外科重症感染与药物治疗

主 审　管向东　郑志华

主 编　何　清　伍俊妍

副主编　陈燕涛　梁　丹

人民卫生出版社
·北京·

图书在版编目（CIP）数据

外科重症感染与药物治疗 / 何清，伍俊妍主编. —
北京：人民卫生出版社，2021.11
ISBN 978-7-117-32319-2

Ⅰ. ①外⋯　Ⅱ. ①何⋯②伍⋯　Ⅲ. ①外科－险症－
药物疗法　Ⅳ. ①R605

中国版本图书馆 CIP 数据核字（2021）第 229673 号

人卫智网	www.ipmph.com	医学教育、学术、考试、健康，购书智慧智能综合服务平台
人卫官网	www.pmph.com	人卫官方资讯发布平台

外科重症感染与药物治疗
Waike Zhongzheng Ganran yu Yaowuzhiliao

主　　编：何　清　伍俊妍
出版发行：人民卫生出版社（中继线 010-59780011）
地　　址：北京市朝阳区潘家园南里 19 号
邮　　编：100021
E - mail：pmph @ pmph.com
购书热线：010-59787592　010-59787584　010-65264830
印　　刷：北京铭成印刷有限公司
经　　销：新华书店
开　　本：710×1000　1/16　印张：31　插页：4
字　　数：540 千字
版　　次：2021 年 11 月第 1 版
印　　次：2022 年 1 月第 1 次印刷
标准书号：ISBN 978-7-117-32319-2
定　　价：99.00 元

打击盗版举报电话：010-59787491　E-mail：WQ @ pmph.com
质量问题联系电话：010-59787234　E-mail：zhiliang @ pmph.com

编者名单

主要编写单位及编者（编者以姓氏笔画为序）

中山大学孙逸仙纪念医院

王译民　石粉梅　伍俊妍　江慧琦　麦汉滔
李文鹏　杨　善　何　清　张克林　陈燕涛
周　晖　郑眉光　郝　鹏　钟贵芳　徐国才
高敏楠　郭瑞莲　黄松音　梁　丹　程慧华
谢晓英

中山大学附属第一医院
陈　杰

感染曾是人类面对的致死率第一的疾病，但随着 1928 年英国科学家亚历山大·弗莱明机缘巧合下发现了青霉素，先前医师面对束手无策的感染，第一次获得了有效的治疗手段，从此也标志着人类进入了"抗生素时代"。据《遏制耐药，中国在行动 2018》报道，人类的平均寿命也因此至少延长了 10 年。但随着时间的推移，细菌耐药的发生率明显升高，近年来已成为全球关注的焦点。

医疗技术飞速发展的今天，新技能、新材料、新设备层出不穷，日新月异。开胸手术、复杂的腹腔肿瘤手术、大关节的置换手术、大器官移植手术等，让越来越多的重症患者重新回归家庭、回归社会，但潜在的感染常常是其迈向最终康复的"拦路虎"。清洁的手术环境、良好的灭菌条件、更小的手术切口、缩短的手术时间、广谱抗菌药物的广泛使用，使很多患者免于痛苦与死亡；但病原微生物也逐渐适应了有抗菌药物的新环境，产生了新的变种。即使在现代化的手术室，应用高级的消毒方法和新型广谱抗菌药物的优越条件下，重症感染仍时有发生；加上外科疾病患者术后留置管路多，引流及渗液多，床旁操作多，更容易导致医院获得性感染。可以说，感染是最常见的围手术期并发症。外科重症感染时，致病微生物在体内繁殖，引起重要脏器或全身的感染，导致器官功能不全或衰竭，手术失败，甚至威胁生命。再者，不同部位的外科重症感染，常见病原菌的分布也不尽相同；近年来日益突出的多重耐药菌问题，更是给临床抗感染治疗带来了极其严峻的挑战。

如何根据不同外科感染部位的常见致病菌分布以及重症患者的器官功能和体外循环支持情况，进行合理恰当的抗菌药物的初始选择及后续的针对性治疗，还有抗感染疗程中的指标观察、药物剂量的调整、停药标准和时机的确定等问题，均需要整合外科各个专科、重症医学科、临床药学、微生物学等相关科室的理论和实践经验。本书通过对上述关键问题进行详细的梳理分析和归纳总结，参阅了国内外最新的相关文献，结合我国病原微生物感染的特点，并根据感染部位的不同，从病理生理学机制入手，运用抗菌药物药代动力学/药效动力学理论,为外科重症感染处理的合理化、规范化提供参考。各个专科感染的章节均由长期活跃在临床一线的专科高年资医师亲自书写或把关,复杂或是相对少见的感染实例均辅以清晰图片帮助理解,并专门设置一个病例分析章节,让理论结合实践,实现认识的二次飞跃,读者也能更直接地参与进来。本书亦是广东省药学会外科药师制度建设的配套书籍,希望为药师进入外科领域开展药学服务提供参考。衷心希望这本专著可以成为外科、重症医学科、药学以及微生物学工作者非常实用的药物治疗工具书。

　　本书的编写团队云集了多个学科的优秀人员,花费了大量的时间和精力,感谢他们为本书出版付出的辛勤劳动。鉴于水平有限,难免有所遗漏和不足,恳请广大读者给予批评与指正。

何　清

2021 年 6 月

目　录

第一章

外科重症感染的病理生理机制

第一节　外科重症感染的流行病学特点及研究概况

机体对侵入其中的细菌等病原微生物或其毒素所产生的一系列局部或全身的炎性病理反应，称为感染。而外科感染传统上被认为是需要外科手术干预的感染性疾病，创伤和手术后并发的感染也属于外科感染的范畴，所以外科感染在外科系统中十分常见。如果外科感染出现失控性的脓毒症（sepsis），进而威胁到全身各个脏器的功能，称为外科重症感染。

病原微生物广泛地存在于人类的周围环境之中，但并不是人类每次接触都能被感染，在与病原微生物长久的共同生活史中，人类的身体也和病原微生物达成了微妙的平衡。机体是否被感染一方面取决于病原微生物的毒力、数量、位置变迁，一方面也取决于机体自身的免疫、营养等状态。

在外科医师李斯特（Lister）创立外科消毒法之前，外科手术的感染率非常高，当时的主流思想认为是医院周围的"瘴气"引起的这些感染，而这些解释都无法令李斯特信服。直到 1865 年李斯特读到了路易·巴斯德的一篇论文，受到了巨大的启发，他认识到这些感染极有可能是细菌造成的，这为李斯特后来的创举奠定了关键的基础，他以此创立的抗菌术和无菌术让患者术后死亡率从 45% 下降到了 15%，这也让当时的外科医师面对术后感染具有了主动权。

抗生素的发现更是让人类掌握了针对细菌等病原微生物的核武器。尽管当时的无菌观念和操作已经让手术感染率有所下降，但其术后死亡率依旧难以让人满意。1928 年秋，英国伦敦圣玛丽学院细菌学讲师弗莱明（Fleming）偶然中发现青霉菌周围出现的一个透明的抑菌圈，并将其提取出来命名为青霉素（penicillin），至此以后，一代代的新型抗生素不断被研发出来，陆续发现的氯霉素（1947 年）、多黏菌素（1947 年）、金霉素（1952 年）、新霉素（1949 年）、制霉菌素（1950 年）、土霉素（1950 年）、鱼素（1950 年）、红霉素（1952 年）、四环素（1953 年）、半合成青霉素和头孢菌素 C（1959 年）等，以及之后大量的半合成抗生素都为外科医师对抗感染提供了强有力的武器。

但抗生素的滥用让医师们面临了更严重的问题。1994 年 8 月，美国联邦疾病控制和预防中心发表声明，1992 年美国有 13 300 位住院患者死于耐药性细菌感染，这些细菌严重时会使人们出现多器官衰竭的脓毒症。20 世纪 90 年代，大部分主要的致病菌都已获得耐药性基因，越来越多的耐药性病原菌以及自 20 世纪 90 年代以来抗生素发展的瓶颈，让外科医师们出现了无药可用的局面。

针对外科重症感染的流行病学特点的研究尚待进一步开展，这里就外科重症感染所涉及的脓毒症流行病学特点进行简单的阐述。脓毒症的流行病学研究有赖于对不同人群和疾病的定义。美国的一项流行病学研究显示，脓毒症的发病率逐渐升高，从 1979 年 82.7/10 万增加到 2009 年 535/10 万。2016 年，Fleischmann 等发表的系统综述显示，高收入国家和地区脓毒症和严重脓毒症的发病率分别为 437/10 万和 270/10 万，而脓毒症是危重病患者的首要死因。在过去数年里，脓毒症的临床诊治取得了明显进展，住院病死率逐年降低；但由于发病人数增加，年死亡人数仍不断增加。Fleischmann 等总结的脓毒症和严重脓毒症住院病死率分别为 17% 和 26%。据此推算，全球每年新发脓毒症患者 3 150 万例，死亡 530 万例，已成为严重的公共卫生负担。

2018 年，Weng 等发表的另一项脓毒症病死率研究采用了"中国死因监测数据集"的文章。"中国死因监测数据集"是由中国疾病控制中心主导的，最早源自 1978 年建立的疾病监测系统，截至 2013 年，该系统在全国设置了 605 个死因监测点，覆盖全国约 24% 的人口。根据 2015 年 NMSS 数据库中居民死因的 ICD 编码，确定与各种感染相关的死亡患者，在 2015 年 NMSS 数据库报告的 1 937 299 例死亡患者中，脓毒症相关死亡占 12.6%，根据人口普查数据计算的标化死亡率为 66.7（95% CI 66.4～67.0）例 /10 万。据此估计，全国当年死于脓毒症的病例约为 100 万。除此之外，脓毒症相关病死率具有显著的地域差异。多因素分析中，男性、高龄和存在合并症是脓毒症死亡增加的独立危险因素。该研究的局限性在于脓毒症的诊断来自死因推断，而非严格的定义。尽管缺乏实验室数据，但导致死亡的感染应当都能够符合脓毒症的新老定义。

第二节　外科重症感染的分类

一、按病原体来源分类

（一）外源性感染

外源性感染是指病原体来自宿主机体以外的环境（主要指医院外的环境），传染源主要有以下几类。

1．患者　患者感染后从潜伏期到病后恢复期这段时间内，都有可能通过接触和污染环境，使病原菌在人与人之间传播。

2．带菌者　携带有病原菌但未出现临床症状的健康人，由于其机体免疫力与病原菌致病力处于平衡状态，故没有临床症状，但在一定时间内具有传染性，带菌者不易被发觉，其危害性高于患者，是重要的传染源。

3．患病及带菌的动物　某些细菌可引起人畜共患病，病原菌可以在人和动物之间传播。

4．外界环境　致病病原菌广泛存在于自然界中，当患者接触到外界环境中的病原菌时，宿主与病原菌之间的博弈也会使患者有机会被感染。

（二）内源性感染

主要指来自身机体内的细菌引起的感染，又叫作自身感染，这类感染主要来源于机体的"正常菌群"，当某些条件改变时，一些条件致病菌可引起感染而致病。内源性感染也包括原先感染过但少数病原菌潜伏下来后又重新感染的现象，如结核分枝杆菌。内源性感染具有条件依赖性，是医院感染的一种常见现象，已成为临床细菌感染中的常见病、多发病。一般有以下几种情况。

1．细菌移位　细菌移位是指肠内细菌通过某种途径越过肠黏膜屏障，进入肠系膜淋巴结、门静脉系统，继而进入体循环以及远隔器官，引起感染。如肠道常见的细菌大肠埃希菌可以进入肺部、血液等。

2．免疫功能下降　当宿主的局部或全身免疫功能下降时，一些正常的菌群可以引起自身感染而出现各种疾病，有的甚至导致脓毒症而死亡。

3．菌群失调（dysbacteriosis）　是机体某个部位正常菌群中各类菌的比例发生较大幅度的变化，少数菌种成为优势菌，导致急性感染表现。如假膜性肠炎。

4．二重感染（superinfection）　即在抗菌药物治疗原有感染疾病过程中产生的一种新的感染。引起二重感染的细菌以金黄色葡萄球菌、革兰氏阴性杆菌和白念珠菌等多见。临床表现为鹅口疮、肺炎、尿路感染等。二重感染的病原菌常对多种抗菌药物耐药,加上人体抵抗力因原发感染而显著降低,因此二重感染常难以控制,病死率高。临床上要注重合理应用抗菌药物,预防和治疗二重感染。及时反复送检标本查找病原菌,根据药敏结果调整抗菌药的使用。

(三)医院感染

又称院内感染,指住院患者在医院内所获得的感染,包括住院期间发生的感染和在医院内获得出院后发生的感染,但不包括入院前已开始或者入院时已处于潜伏期的感染。医院工作人员在医院内获得的感染也属医院感染。其感染来源有以下几种。

1. 交叉感染　由医院内患者或医务人员直接或间接传播引起的感染。

2. 自身感染　由患者自身体内细菌引起,属内源性感染。

3. 医源性感染　在诊断、治疗或预防过程中,由于所用器械等消毒不严造成的感染。

二、按病程分类

(一)急性感染

一般指病程在 3 周以内的感染,具有发病急、症状明显、以局部渗出为主、炎症灶内浸润的细胞以中性粒细胞为主等特点。

(二)慢性感染

一般指病程在 2 个月以上,多由急性感染治疗不彻底转化而来,其临床症状常不明显,局部病变以细胞增生为主。如果在此期间宿主的免疫力下降,病灶内的致病微生物便可趁机繁殖,再转为急性发作。

(三)亚急性感染

顾名思义,病程介于急性和慢性感染之间的感染类型。

三、按外科手术部位分类

(一)切口浅部组织感染

手术后 30 天以内发生的仅累及切口皮肤或者皮下组织的感染,并符合下列条件之一。

1. 切口浅部组织有化脓性液体。

2. 从切口浅部组织的液体或者组织中培养出病原体。

3. 具有感染的症状或者体征,包括局部发红、肿胀、发热、疼痛和触痛等。

(二)切口深部组织感染

无植入物者手术后 30 天以内,有植入物者手术后 1 年以内发生的累及深部软组织（如筋膜和肌层）的感染，并符合下列条件之一。

1. 从切口深部引流或穿刺出脓液，但脓液不是来自器官和 / 或腔隙部位。

2. 切口深部组织自行裂开或者由外科医师开放的切口。同时，患者具有感染的症状或者体征，包括局部发热、肿胀及疼痛。经切口引流所致的器官和 / 或腔隙感染，不需再次手术的归为深部组织感染。

（三）器官和 / 或腔隙感染

无植入物者手术后 30 天以内，有植入物者手术后 1 年以内发生的累及术中解剖部位（如器官或者腔隙）的感染，并符合下列条件之一。

1. 器官或者腔隙穿刺引流或穿刺出脓液。

2. 从器官或者腔隙的分泌物或组织中培养分离出致病菌。

3. 经直接检查、再次手术、病理学或者影像学检查，发现器官或者腔隙脓肿或者其他器官或者腔隙感染的证据。

第三节 外科重症感染的机制

一、经典炎症的反应过程

在人体和致病微生物的长期相互作用中，人体发展出了一套免疫防御系统；而微生物也"发明"了突破这一系统的武器，在两者互相的博弈中，双方相互作用，不断地影响着对方；当细菌侵入人体后，人体会对其产生以防御为主的组织炎症反应。炎症的程度与细菌的毒力、机体的抵抗力强弱等都有着至关重要的关系。虽然炎症的目的是消除局部区域的致病微生物，但如果刺激较强，也会出现全身性的炎症反应。

（一）炎症充血

当致病微生物入侵后，组织即受到刺激，开始了短暂的（约几秒到几分钟）神经反射性血管痉挛。紧随其后的化学物质（如组胺、腺苷酸、5- 羟色胺、激肽类和补体碎片等）的作用，使微小动 / 静脉和毛细血管扩张，特别是在直径 $10\sim100\mu m$ 的小静脉处。多种因子的共同作用下，该处的血管血流加快，血流量也相应增多。此后，由于血管通透性增加，大量血浆渗出，血液浓缩和黏稠度增加，以及组织水肿所致的静脉回流受阻，引起微循环血管扩张，血流速度逐渐缓慢，发生明显的局部充血现象。

（二）炎症渗出

当炎症发生后，局部的血流动力学发生改变，为后期的渗出过程提供条件，炎症渗出分为液体渗出和细胞渗出两个部分。

1. 液体渗出 众多引起渗出的原因中，主要有血管壁通透性增大、血管内流体静压升高和组织渗透压升高。毛细血管和细静脉的内皮为一半透明膜，正常情况下只允许小分子物质自由通过。发生炎症时，由于细菌毒素、组织缺氧和炎症介质的作用，血管壁的通透性发生了明显的增大。血管壁的通透性增大可归咎于细菌毒素和组织分解产物的作用，血管壁通透性增大使血液中的液体成分从血管渗透到血管外，引起组织水肿。根据血管壁受损的程度不同，其渗出液的成分也不尽相同，小到盐类和分子量较小的白蛋白，大到分子量较大的球蛋白，甚至纤维蛋白原都可渗出。渗出液本身对于机体局部防御有着重要的作用，一方面它稀释了致病微生物所产生的毒素和机体炎症反应的代谢产物，另一方面，渗出液中的抗体、补体等对于杀死病原微生物，阻止细菌扩散，辅助吞噬细胞吞噬等起到了不可或缺的作用。

（1）目前认为血管壁通透性增大的机制有以下几种。

1）炎症因子使血管内皮细胞收缩形成细胞间裂隙，同时使内皮细胞本身破损或坏死，以及内皮细胞之间的连接受损而形成裂隙。

2）血管基底膜的损伤。液体在通过血管内皮后，还必须通过基底膜才能达到血管外，炎症过程可能是基底膜受损裂解，也可能是基底膜由凝胶状态变为溶胶状态，使得液体能通过基底膜而渗出到血管外，但其中的机制还尚不明晰。

3）正常血管内皮细胞有穿过细胞的小管，炎症时这些小管的管径变大，因而较大分子的物质可由此渗出到血管以外。

4）炎症介质如组胺、5-羟色胺、激肽及补体均可使小血管扩张，进而使血管壁的通透性增大。

（2）血管内的流体静压升高：由于血管中血流速度减慢，毛细血管内的流体静压升高，造成血管内水顺压力差流出血管后进入组织内并在组织内积蓄，造成组织水肿。

（3）组织渗透压升高：炎症时，组织的代谢水平增强，大量的离子（如钾离子或其他离子）被释放到细胞外部，使得离子浓度升高，进而导致组织渗透压升高。同时，发生炎症的部分其细胞崩解，许多大分子的物质被分解为小分子物质充满细胞间隙，导致分子浓度升高，这也是导致组织渗透压升高的原因之一。组织渗透压的升高促进液体由血管内向血管外渗出。

2. 细胞渗出 除了液体渗出外，局部的炎症反应渗出中还有大量的炎症细胞。常见的炎症细胞有以下几种。

1）中性粒细胞：是急性炎症和化脓性炎症早期最常见的炎症细胞。

2）巨噬细胞：主要见于炎症后期、慢性炎症、非化脓性炎症及病毒感染。

3）淋巴细胞和浆细胞：主要见于慢性炎症和病毒性炎症。

4）嗜酸性粒细胞：常见于某些变态反应和寄生虫感染。

炎症细胞在局部炎症灶中的浸润现象可帮助机体针对性地对抗病原微生物，阻止感染的扩散。炎症发生时随着血管扩张、血流变慢，白细胞逐渐聚集并黏附在血管的内皮细胞处，呈现白细胞附壁现象。随后白细胞借阿米巴样运动游出血管进入组织间隙，并向着炎症灶方向发生趋化性移动，以发挥白细胞吞噬作用。这种趋化作用的动力既来自炎性刺激物或炎症灶的组织分解产物，同时也来自某些炎症介质，如补体、细菌产物、组织崩解产物以及游走因子等。

（三）炎症反应的结局

炎症反应的结局决定于自身机体的抵抗力和致病微生物之间的博弈结果。如果抵抗力占上风，炎症便可局限化或吸收；反之，如果致病微生物占上风，则可能使炎症转为慢性或者扩散。

1. 炎症的局限化或吸收　当机体的抵抗力足以对付病原微生物时，炎症反应过程中的血浆蛋白和白细胞通过一系列反应起到了杀菌的功能，阻止感染扩散，使炎症局限化。而炎症渗出物和组织崩解产物将逐渐液化，并通过血管、淋巴管吸收或排出体外，最终炎症灶部位的组织可以恢复原来的结构和功能。当液化不能被完全吸收时，则可形成局限化的脓肿，周围为纤维组织所包绕。小的脓肿仍然可以自行吸收，而较大的脓肿则需要外科的介入，切开排脓或自行破溃后，转为修复过程，形成瘢痕自愈。

2. 炎症的迁延或扩散　与局限化或吸收相反的另一结果，便是炎症的迁延或扩散。由于机体抵抗力下降，未能完全杀死病原微生物，根据机体和病原微生物之间博弈，形成以下两种结局。

（1）迁延不愈：在某些情况下，急性炎症可逐渐变成慢性过程并表现为不愈状态。主要原因是机体抵抗力降低或治疗不彻底，致炎因素未被彻底清除，致使炎症持续存在，表现时而缓慢、时而加剧，造成炎症过程迁延不愈，甚至转为慢性炎症。

（2）蔓延扩散：当病原微生物数量多、毒力强，而机体抵抗力又相对低下时，病原微生物可不断繁殖，并沿组织间隙向周围组织、器官蔓延，或通过淋巴管、血管向全身扩散，严重时可形成脓毒症危及患者生命。

二、外科重症感染的病理生理机制

在外科重症感染中，脓毒症是个绕不过的主题。随着对脓毒症越来越深入地了解，脓毒症的定义也在不断更新。在第45届危重病医学年会上，美国

重症医学会（Society of Critical Care Medicine，SCCM）与欧洲重症医学会
（European Society of Intensive Care Medicine，ESICM）联合发布《脓毒症和脓
毒症休克第三个国际共识定义》，其定义为：机体对感染的反应失调而导致危
及生命的器官功能障碍。而脓毒症的旧版定义为：感染引起的全身炎症反应
综合征（systemic inflammatory response syndrome，SIRS）。可以看出，旧版的
脓毒症定义过于强调感染，而脓毒症最新定义则以机体对感染的反应失调和
器官功能障碍为核心。换言之，机体反应失调本身就能引起器官功能障碍，
体现为细胞层面的生理及生化异常。该定义不但超越了感染本身的潜在危
险，而且更关注机体应对感染时所发生的复杂病理生理反应。脓毒症的重要
特点是非特异性免疫功能障碍和免疫失衡。促炎 / 抗炎因子分泌失衡，对脓
毒症患者免疫系统产生复杂影响。目前，大多数脓毒症患者并非死于过度炎
症反应，而是后续的免疫抑制阶段。脓毒症免疫抑制是导致脓毒症患者死亡
的主要原因。本部分将进一步针对外科重症感染的发病机制以及病理生理
特点进行讨论。

（一）促炎反应与抗炎反应的失衡

在发生感染后，宿主免疫系统所介导的促炎反应会在几小时内产生应
答。表现为初期的 SIRS 状态。既往研究认为随着促炎反应的发展，机体随
后才会启动代偿性抗炎反应，其实其过程更加复杂，促炎反应和抗炎反应更
可能是在早期同时发生。脓毒症造成的组织损伤其实是由 SIRS 和代偿性抗
炎反应综合征（compensatory anti-inflammatory response syndrome，CARS）两
种状态共同作用而引起的，在早期往往表现为促炎反应的优势期，患者处于
休克、高热及高代谢的过度炎性阶段。例如在感染初期，细菌通过产生内毒
素，激活巨噬细胞及其他细胞表面的 Toll 样受体，导致机体产生大量炎性因
子，使血管内皮细胞受损并引起凝血功能异常，最后往往引发多器官功能障
碍甚至是死亡。后期抗炎反应又会强于促炎反应，长期处于抗炎反应阶段可
以导致 T 淋巴细胞功能受损，表现为程序性死亡受体 -1 表达增加，白细胞介
素 -7 表达减少，从而诱导免疫功能下降，增加患者继发感染如呼吸机相关性
肺炎的风险。

免疫细胞所产生并释放的细胞因子是在 19 世纪 60 年代被发现的，最
初是发现由淋巴细胞产生的"淋巴毒素"具有抗肿瘤的作用。在 1975 年，
Carswell 的团队又报道了另一种由巨噬细胞产生的细胞因子——肿瘤坏死
因子（tumor necrosis factor，TNF），在当时也被叫作恶病质素，Clark 等人随即
提出假设："肿瘤坏死因子在疟疾和内毒素血症患者的症状中起着重要的作
用。"这为当时对感染病理生理机制的理解提供了新的角度和思路。感染造

成了大量炎症因子的释放,这一现象在各种不同类型的感染过程中均能有所体现。Tracey 等人证明了肿瘤坏死因子能够诱导休克和组织损伤,而抗肿瘤因子抗体能阻止由细菌感染引起的这一过程。在 1989 年,相同的团队提出病毒性感染,特别是流行性感冒也能造成炎症细胞因子的释放。

细胞因子是一大类相对较小的蛋白质(<40kD),其产生和释放的目的在于细胞信号的转导,包括自分泌、旁分泌、内分泌等形式,并在免疫功能中起着重要的作用。随之发现,细胞因子与各种不同细胞间特异性受体有结合作用,细胞因子在目标细胞的激活、增殖和迁移中都起着重要作用。

细胞因子的分类非常复杂,它的分类取决于发现的时间以及其结构、靶点和功能。"细胞因子"这一术语包括了 100 多种编码细胞因子蛋白的基因,这一紧密相连的网络支撑着炎症过程的发生发展。细胞因子可以被分为几大不同类型:白细胞介素(interleukin,IL)、趋化因子(chemokine,CK)、肿瘤坏死因子(tumor necrosis factor,TNF)和生长因子(growth factor,GF)。

白细胞介素(简称"白介素")是感染病程中最为重要的一类细胞因子。它包括了一大类主要由白细胞及内皮细胞分泌的旨在参与炎症细胞激活、增殖、死亡、迁移等过程分子信号转导的蛋白。它们被人为地分为促炎因子和抗炎因子。促炎因子被认为与细胞活化、组织损伤、坏死等相关,而抗炎因子的目的则是抑制并最终逆转炎症过程。

在诸多外科重症感染的促炎因子的研究中发现,白介素 -1β(IL-1β)、白介素 -6(IL-6)、白介素 -12(IL-12)和白介素 -17(IL-17)是最为重要的几个。IL-1β 也被认为是代谢产物,它是炎症过程中最初产生的白介素 -1 家族中的一员。IL-1β 被认为是炎症瀑布反应的扳机。IL-1β 的表达水平在因外科重症感染死亡的患者中表达增高,这意味高水平的 IL-1β 预示着外科重症感染的预后不良。IL-6(也被称为干扰素 β2,B 细胞刺激因子 -2)是一种多效性细胞因子,它在炎症风暴中的作用非常复杂并有争议。IL-6 并不是一个单独的蛋白而是由白介素 -11、抑癌素 M、睫状核嗜中性因子、类心肌营养素样细胞因子等组成的分子家族。白介素 -6 的细胞因子受体由两个亚基组成,即 CD126 和 CD130。产生 IL-6 的主要细胞是组织巨噬细胞,在诸多例如冠心病、自身免疫性疾病和癌症等炎性疾病中都能检测到高水平表达的 IL-6。与 IL-1β 类似,高水平的 IL-6 提示着外科重症感染的严重程度及不良的预后。

IL-12 的表达水平在外科重症感染中也同样是升高的状态。这一细胞因子由树突状细胞、巨噬细胞以及类淋巴细胞等细胞广泛分泌,并有促使幼稚 T 细胞向 I 型辅助 T 细胞转化,以及激活自然杀伤细胞的作用,这一过程中会产生大量的干扰素 γ。IL-17 由 17 型辅助 T 细胞所分泌,而这一细胞产生

IL-17的过程受到多种促炎因子（尤其是 IL-6）的互相平衡的关系所调控。

干扰素根据其受体类型主要分为三类：Ⅰ型干扰素（IFN-α 和 IFN-β）、Ⅱ型干扰素（IFN-γ）和 IFN-λ。在外科重症感染中 IFN-γ 起到了促进炎症反应的作用，然而 IFN-γ 的分泌在外科重症感染中却受到抑制，这也许与机体免疫抑制状态时淋巴细胞的低反应性有关。

趋化因子（chemokine，CK）是一种可溶性的小分子物质（8～12kD），其作用不仅在于召集免疫细胞，同时对免疫细胞有着激活的作用。趋化因子的受体与 G 蛋白特异性偶合。细胞的趋化运动需要趋化因子的浓度梯度来指引。根据它们的氨基酸序列，趋化因子可分为 CC、CXC、CX3C 和 XCCK，趋化因子通常对于靶细胞都有着高度特异性。它们在外科重症感染的病理生理机制中被广泛研究，并被发现在对感染的宿主反应中起着统筹的作用。趋化因子不仅可在感染灶中招募白细胞前来，还会动员骨髓及脾脏的白细胞的释放。白细胞一旦被趋化作用招募，不仅会开始清除细菌、死亡的细胞和产生炎症，还会直接激活整个机体的炎症进程。趋化因子或者其受体的缺失会导致类似免疫抑制的状态，并让机体更容易受到感染所致的致命性损伤。

生长因子在外科重症感染的病理生理过程中被广泛涉及。在外科重症感染过程中分泌的众多生长因子中，涉及最多的就是造血相关的集落刺激因子（colony-stimulating factor，CSF）：粒细胞 - 巨噬细胞集落刺激因子（granulocyte-macrophage colony stimulating factor，GM-CSF）、巨噬细胞集落刺激因子（macrophage-stimulating factor，M-CSF）、粒细胞集落刺激因子（granulocyte colony stimulating factor，G-CSF）。另外，在其他因子（如 IL-3）的作用下，集落刺激因子能诱导骨髓细胞的分化和增殖，由此大量被激活的细胞将会被动员并产生更多的炎症因子，进而促使炎症风暴的产生。同时也有研究表明，集落刺激因子不仅仅起着动员增殖的作用，同时对早期细胞因子（如 IL-1β、TNF-α 等）有着增强其活性的作用。

与促炎因子相对的抑炎因子中，被研究比较多的是 IL-1RA、IL-4 和 IL-10。IL-1RA 是由免疫细胞或上皮细胞分泌的，并能与 IL-1 受体结合，从而阻断 IL-1α 和 IL-1β 炎症信号通路的激活。IL-4 主要由 T 细胞分泌，并能促进 B 细胞和 T 细胞的产生以及 T 细胞向 Th2 细胞的转化。而 IL-4 在外科重症感染中的作用还不明朗，它在其病理生理机制中所起到的作用常有矛盾的地方，还需进一步的深入研究。IL-10 是抑炎因子中至关重要的一项，它能阻止骨髓细胞、自然杀伤细胞（natural killer cell，NK）和 T 细胞的炎症因子的产生。IL-10 的表达水平常作为反映抗炎作用的指标，并与炎症反应的程度直接相关，这也进一步说明了促炎因子与抗炎因子的动态平衡关系。高水平的

IL-10通常被认为与外科重症感染所引起的免疫抑制高度相关。

内毒素血症模型曾经被广泛应用于炎症因子应答的类型和动力学研究当中。但不同的物种对于内毒素的敏感度有着天壤之别。举个例子，如果想产生浓度 1 500pg/ml 左右的 IL-6 应答，每只小鼠需要注射几毫克 /kg 的脂多糖（lipopolysaccharide，LPS），而人类只需要几纳克 /kg 就可以了。临床上，在注射 LPS 后，人类的心率会在 30 分钟内升高，并在 2~4 小时达到峰值，而此时小鼠的心率却不会有太大变化。两个物种的体温都会升高 1~2℃，但到达峰值的时间略有不同，小鼠是 1 小时，而人类是 2~4 小时。

在内毒素模型中，人体的白细胞数量会提高，直到 6 小时达到峰值。白细胞的增多呈现高度的剂量依赖性，并反映了骨髓细胞的动员和对炎症灶的细胞趋化作用。白细胞通常以中性粒细胞升高为主，淋巴粒细胞数量通常是下降的。而细胞因子中，主要的炎症因子（例如 TNF-α、IL-6、IL-1β）将会在 1.5~2 小时，或快或慢地达到峰值，并将在 6 小时后迅速下降到基线水平（几乎检测不到的浓度）。同时抗炎因子（例如 IL-10、IL-1RA、TNF-SRI）和趋化因子（例如 IL-8、KC、MIP-2、GRO-α）也有着平行的变化。

（二）凝血功能的异常

脓毒症是因宿主对感染的反应失调而导致的致命性器官功能障碍。炎症反应和凝血系统激活是机体抗感染的两大防御机制，两者相互作用组成复杂的网络系统，机体清除病原微生物的效能依赖于宿主凝血和炎症反应的强度。若凝血和炎症反应发生于感染局部且能阻止并最终清除入侵的病原微生物，则炎症反应和凝血激活呈现可控性和局限性，对机体的抗感染防御有积极作用；若侵入的病原微生物播散至全身，则引起失控的全身炎症反应及弥散性微血管内血栓形成，造成多器官功能障碍甚至死亡。脓毒症患者存在凝血功能紊乱，临床表现不一，包括血小板轻度下降、凝血时间延长、血栓形成风险增大，严重者可发生以自发性弥漫性微血管血栓形成和多部位出血为表现的暴发性弥散性血管内凝血。正确理解脓毒症凝血激活与免疫防御、内皮细胞及器官功能损伤的关系有助于指导脓毒症治疗。

凝血障碍在脓毒症患者中十分普遍，常引发血小板减少甚至是病程后期的弥散性血管内凝血（disseminated intravascular coagulation，DIC）。其过程有以下三个方面。

1. 凝血途径的激活　细菌的内毒素和外毒素，以及组织因子（tissue factor，TF）都可以促进凝血途径的级联反应。生理状态下当血管发生损伤时，血小板能与暴露的内皮下胶原和血管性血友病因子（von Willebrand factor，vWF）结合并发生活化，触发血小板的黏附、聚集和进一步活化，且损伤的血管内皮处因暴露内皮外的 TF,从而与 FⅦ结合,触发凝血级联反应,活化的血小板表面还暴露磷脂酰丝氨酸为凝血酶复合物提供反应表面,上述环节共同作用导致血小板血栓形成和纤维蛋白沉积,阻止血细胞和血浆蛋白流入周围组织,促进伤口愈合和组织再生。出血部位是微生物侵入人体的潜在门户,脓毒症血小板活化促进止血是固有免疫防御的重要环节之一。血小板能被血小板活化因子(platelet activating factor,PAF)直接激活;脓毒症时大量产生的凝血酶可通过血小板蛋白酶激活受体(protease activated receptor,PAR)活化血小板;活化的内皮细胞表达 vWF 并暴露内皮下胶原,通过与血小板膜糖蛋白(platelet glycoprotein,GP)Ⅳ结合诱导血小板活化和聚集;补体 C3a、C5a、C1q 和活化的中性粒细胞释放的胞外诱捕网(neutrophil extracellar traps,NETs)均能诱导血小板活化;病原微生物及其产物(如脂多糖等)作为病原相关模式分子(pathogen-associated molecular patterns,PAMPs),能刺激宿主细胞产生警报素(alarmins),共同作为损伤相关的分子模式(damage-associated molecular patterns,DAMPs),两者共同被模式识别受体(pattern recognition receptor,PRR)识别,其中包括血小板表面的 Toll 样受体(Toll like receptor,TLR)可进一步活化血小板。活化的血小板表达 P-选择素介导白细胞和内皮细胞黏附,并能加速纤维蛋白形成,加强单核细胞表达 TF,最终使感染灶局部微血管内形成以纤维蛋白为骨架,并包含血小板、白细胞的免疫血栓。

2. 抗凝途径的抑制　在脓毒症诱导的 DIC 过程中,包括蛋白 C(protein C,PC)、抗凝血酶(antithrombin,AT)、组织因子途径抑制物(tissue factor pathway inhibitor,TFPI)的表达量均显著降低。Perillo 等研究发现为脓毒症患者补充蛋白 C 后,其死亡率远低于预期。也有研究表明监测 AT 的活性有利于预测脓毒症合并 DIC 患者的预后。在炎症反应情况下,机体 3 条重要的生理性抗凝途径,即抗凝血酶(AT)系统、活化蛋白 C(APC)系统和 TF 途径抑制剂(TFPI)的功能均可能受损。

AT 是在肝脏合成、相对分子质量约为 59×10^3 的单链糖蛋白,可通过与葡糖胺聚糖结合抑制凝血酶和因子Ⅹ、Ⅸ、Ⅶ、Ⅺ、Ⅻ的活性。脓毒症急性期大量 TF 合成致外源性凝血途径迅速激活,随着凝血酶的不断生成,AT 因与凝血酶生成 AT-凝血酶(TATc)复合物而被消耗,这是 AT 显著下降的主要原因。其次,AT 可被激活的中性粒细胞所释放的弹性蛋白酶降解,脓毒症时肝功能不全也可导致 AT 合成减少,而血管通透性增加则致其漏出增多,上述情况均可导致 AT 水平进一步下降。

PC 抗凝系统是最复杂、调节炎症反应最有效的生理性抗凝物质,包括 PC、PC 抑制物、蛋白 S(protein S,PS)、血栓调节蛋白(thrombomodulin,TM)

4 个部分。活化的蛋白 C（APC）作为丝氨酸蛋白酶，催化因子 V 和因子 Ⅷ 的降解，通过负反馈抑制凝血酶原转变为凝血酶，而 PS 可使 APC 活性提高 5 倍。脓毒症时 APC 功能严重受损：消耗增加、肝脏合成能力下降、毛细血管渗漏致循环中 PC 下降；中性粒细胞弹性蛋白酶可降解内皮细胞表面的 TM 活性；炎症细胞因子，如肿瘤坏死因子 -α、白细胞介素 -1 等可使内皮细胞 TM 及内皮细胞蛋白 C 受体（endothelial protein C receptor，ERCP）表达减少，导致 PC 活化减少；在炎症急性反应期，血浆 C4b 结合蛋白水平升高导致游离的 PS 减少，也减弱了 APC 功能。

组织因子途径抑制物（tissue factor pathway inhibitor，TFPI）是由 3 个紧密相连的库尼（Kunitz）结构域组成的蛋白酶抑制剂，是 TF-FⅦ复合物的主要抑制剂。病理情况下，它通过 K12 区与凝血因子 FXa 结合，继而改变自身构造，并在钙离子存在的条件下，通过 K1 区与 TF/FⅦa 结合形成 FXa-TFPI-FⅦa-TF 复合体，在微循环中灭活 TF-FⅦa 复合物，阻止凝血酶原转化为凝血酶，有效阻断凝血激活。在狒狒脓毒症模型的研究中发现，TFP1 随着 FXa-TFPI-FⅦa-TF 复合体的形成而不断消耗，内皮细胞表达 TFP1 减少，血浆 TFP1 水平下降，伴随肺血管和血管周围纤维蛋白沉积增加，这可能是肺血管内凝血和脓毒症相关急性呼吸窘迫综合征的潜在发病机制。

3. 纤溶系统功能下降 脓毒症中纤溶系统的异常与纤溶酶原激活物抑制剂 -1（plasminogen activator inhibitor-1，PAI-1）血浆浓度增加密切相关。生理情况下，内皮细胞释放的组织型纤溶酶原激活物（tissue plasminogen activator，t-PA）和尿纤溶酶原激活物（urokinase plasminogen activator，u-PA）是主要的促纤溶蛋白，可使纤溶酶原转化为纤溶酶，进而降解并消除纤维蛋白凝块。同时，内皮细胞可合成体内最为重要的纤溶酶原活化抑制因子，即纤溶酶原激活物抑制剂 -1（PAI-1）。脓毒症时尽管 t-PA 和 u-PA 水平升高，但 TNF-α 和 IL-1 也可上调 PAI-1 表达，总体上表现为纤溶抑制。升高的 PAI-1 与患者炎症水平、多器官功能障碍以及病死率有关，有可能是未来预测脓毒症病程的生物标志物。已有研究证实维生素 C 可以抑制内皮细胞及血小板释放 PAI-1，有效改善小鼠的微循环。而通过基因编码干扰小鼠纤溶酶原的表达，小鼠在接受内毒素刺激后，器官中出现更广泛的纤维蛋白沉积。

（三）免疫抑制状态

外科重症感染患者在病程后期常常处于严重的免疫功能抑制状态。在非特异性免疫中，主要表现为单核 - 巨噬细胞、自然杀伤细胞（natural killer cell，NK）、树突状细胞（dendritic cell，DC）的广泛凋亡。在适应性免疫中，则表现为 T 细胞及 B 细胞的耗竭，以及调节性 T 细胞（regulatory T cell，Treg）比例的增加。在脓毒症状态下，巨噬细胞和未成熟的树突状细胞可以加速诱导脓毒症中淋巴细胞的凋亡，从而影响免疫细胞的功能甚至导致免疫麻痹的产生；同时 Treg 细胞可以通过细胞接触或者可溶性介质，分泌 IL-10 等因子抑制辅助性 T 细胞 1（Th1）反应，导致脓毒症晚期免疫功能的紊乱。Kim 等研究发现京尼平（genipin）这类药物能够减轻脓毒症后期的免疫抑制反应，主要是通过阻止 T 淋巴细胞凋亡来发挥作用。而脓毒症死亡患者体内 CD4$^+$、CD8$^+$ 等免疫细胞的大量凋亡与抑制性受体如程序性死亡受体 1（programmed cell death protein 1，PD-1）、细胞毒性 T 淋巴细胞相关抗原 -4（cytotoxic T lymphocyte-associated antigen 4，CTLA-4）表达增加密切相关。

1. 免疫细胞的耗竭与凋亡　外科重症感染通常会由于凋亡造成 CD4$^+$、CD8$^+$ T 细胞，B 细胞和树突状细胞的大量消耗。重要的是，在实验室模型中，大量通过药物或基因改变所造成的免疫凋亡自噬的抑制改善外科重症感染预后的案例，证明了淋巴细胞的耗竭与外科重症感染预后存在着一定的因果关系。有证据表明，外科重症感染的患者中 CD4$^+$ Th1、Th2 和 Th17 细胞的功能受到抑制。因外科重症感染死亡的患者，其尸体解剖结果也表明了 T 细胞及 T 细胞信号的衰竭：从外科重症感染死亡患者的脾脏收集的 T 细胞相对于从非感染原因死亡的患者脾脏收集的 T 细胞，其干扰素 γ 和肿瘤坏死因子的分泌水平都更低。另外，从外科重症感染死亡患者身体收集的 CD4$^+$ T 细胞的 PD-1 的表达水平有所提高，同时在其巨噬细胞和内皮细胞中的 PD-L1 的表达也在升高，这一结果可能会导致局部组织 T 细胞水平的抑制。最近也有报道指出封闭脓毒症小鼠 PD-1 的配体 PD-L1 能有效缓解免疫抑制状态，并改善死亡率。单核细胞的 PD-L1 表达是脓毒症休克患者 28 天死亡率的独立预测指标，同时也是筛选能进行抗 PD-1 和抗 PD-L1 治疗的患者的生物标志物。Tregs 细胞的作用为在体内抑制 T 细胞功能从而维持自身免疫耐受，不仅如此，Tregs 细胞还能抑制单核细胞和中性粒细胞的细胞功能，而在外科感染的患者中发现 Tregs 细胞表达的上升表明其与外科感染的免疫抑制状态息息相关。而阻滞 Tregs 细胞的功能能提升外科重症感染实验室模型的免疫功能和病原微生物杀伤力。

2. 抗原提呈细胞（accessory cell，AC）的改变　外科重症感染的免疫抑制的特点是血单核细胞的 HLA-DR（human leukocyte antigen DR）表达的减少，同时在刺激下单核细胞和巨噬细胞释放炎症因子的能力也有所下降。树突状细胞也表现出 HLA-DR 表达的减少和 IL-10 的分泌增加。外科重症感染患者的树突状细胞也表现出凋亡水平的升高，而抑制树突状细胞的凋亡能提高外科重症感染实验室模型的生存率。

基因功能的表观遗传调控也被认为是外科重症感染患者的骨髓功能调节的重要机制。当定位在染色质上的基因进入转录激活或沉默状态时，转录调控便开始了。转录活跃常染色质更容易让转录因子和聚合酶进入，而转录沉默的异染色质更难以进入，造成了基因转录的抑制。包括甲基化、泛素化、磷酸化、乙酰化等几种类型的组蛋白修饰也影响着核染色质的活性。组蛋白赖氨酸残基的乙酰化作用常对基因转录有着促进作用，而组蛋白的赖氨酸残基不仅能促进常染色质激活也能促进异染色质的沉默，这取决于赖氨酸残基有无被甲基化。包括通过 miRNAs 转录后调节的几种表观遗传调控手段都会造成特异性的 mRNAs 表达以及蛋白表达的下调。

3. 神经炎症的反射作用　炎症可被称为神经炎症反射的现象所抑制，这需要外周感受器通过传入迷走神经传入脑干，并通过传出迷走神经到达腹腔神经丛的脾神经，从而使脾脏的去甲肾上腺素释放，以及 CD4$^+$ T 细胞集落分泌乙酰胆碱。乙酰胆碱通过巨噬细胞抑制促炎细胞因子。动物实验显示，迷走神经切断术让动物更易导致内毒素休克，而刺激迷走神经使重症感染的动物全身炎症反应有所减少。迷走神经的刺激抑制促炎因子的分泌并使类风湿关节炎的症状得到改善，这也表明了神经炎症反射能抑制人体的炎症过程。这些都更进一步地说明了神经炎症的反射作用对外科重症感染患者的重要性。

（四）线粒体功能损伤

线粒体是通过氧化呼吸链提供能量的一种细胞器。线粒体还有调节细胞内钙含量，促进活性氧的产生，参与细胞凋亡和自噬等作用。早在 40 多年前在脓毒症大鼠模型中已经报道了线粒体功能障碍这一现象。David 等在脓毒症死亡患者中也发现，骨骼肌细胞中线粒体氧化呼吸链活性受到明显抑制。在脓毒症中，一氧化氮（nitric oxide，NO）、一氧化碳（carbon monoxide，CO）等大量活性氧产生可以直接抑制线粒体呼吸链和损伤线粒体内膜。此外，线粒体 DNA 损伤，膜电位丧失诱导自噬作用，线粒体生物合成功能下降都会导致线粒体功能障碍。线粒体功能障碍一旦出现，除了生成不足，还会增强机体氧化应激反应，受损的细胞释放的线粒体抗原可能和感染的病原体一同诱导患者处于 SIRS 的状态，这些与脓毒症患者器官功能衰竭及预后密切相关。而使用 Mito Q、Mito E 这类特异性针对线粒体的抗氧化剂，有助于修复线粒体损伤，改善机体氧化应激水平和器官功能障碍。因此，靶向干扰线粒体损伤的主要环节，可能会改善脓毒症当前治疗现状。

线粒体呈圆形、近似圆形、棒状或线状，由外膜、内膜、膜间隙和基质四部分构成。外膜包裹完整，嵌有亲水性质的孔蛋白。内膜上有线粒体电子传递链，包含Ⅰ、Ⅱ、Ⅲ、Ⅳ四种复合物，主要功能是传递电子，产生 ATP。基质具有一套完整的转录和翻译体系，主要由线粒体 DNA（mitochondrial DNA，mtDNA）起作用。mtDNA 是一种环状分子，由一条重链和一条轻链构成双链闭环结构，编码参与氧化磷酸化的关键蛋白，其完整表达可保证线粒体发挥其全部功能。

线粒体是体内生成腺苷三磷酸（adenosine triphosphoate，ATP）的主要场所，它通过呼吸作用产生细胞活动时所需的能量，调节细胞代谢。线粒体通过氧化磷酸化过程生成和传递 ATP。葡萄糖、脂质、氨基酸等通过氧化代谢生成丙酮酸盐，在丙酮酸脱氢酶（pyruvate dehydrogenase，PDH）、烟酰胺腺嘌呤二核苷酸（nicotinamide adenine dinucleotide，NAD）和辅酶 A 组成的酶复合物的作用下，形成乙酰基辅酶 A。乙酰基辅酶 A 进入线粒体三羧酸循环，以鸟苷三磷酸（guanosine triphosphate，GTP）的形式产生能量，最终促进 ATP 的合成，为细胞提供能量。此外，线粒体还是细胞内贮存钙离子的场所，具有调节细胞内钙平衡的作用。线粒体还参与其他重要功能，如氧化还原信号和细胞凋亡。

1. 一氧化氮（nitric oxide，NO）过量生成和氧化应激 正常机体内产生少量的活性氧自由基（reactive oxygen species，ROS）。脓毒症时由于液体丢失、摄入减少、血流在微循环再分布、血管紧张度下降等造成灌注损伤，导致组织灌注不足，组织缺氧，刺激体内 ROS、NO 和炎性细胞因子如 IL-1、IL-6、TNF-α 等急剧增加，过量的 NO 和 ROS 生成一种强大的氧化物过氧亚硝基（peroxynitrite，ONOO—），线粒体 ONOO—水平增加，氧化应激水平升高，线粒体功能受损，ATP 生成减少，最终造成多器官功能异常。炎性细胞因子还通过促进一氧化氮合酶（nitric oxide synthase，iNOS）的活性造成 ROS 和 NO 的过度生产。NO 可与活性氧形成活性氮（reactive nitrogen species，RNS），不可逆地抑制线粒体呼吸链的活性。

2. 线粒体内钙超载 脓毒症时，氧自由基可引起线粒体内外 Ca^{2+} 稳态失衡，使细胞外 Ca^{2+} 大量内流，超出肌质网和肌钙蛋白的调控能力，造成线粒体内过量积聚，产生"钙超载"，最终可导致线粒体、细胞、组织功能障碍。钙超载时触发位于线粒体内膜的线粒体渗透性转换孔（mitochondrial permeability transition pore，MPTP），引起 MPTP 呈持续高通透的状态，导致线粒体呼吸控制率降低，线粒体水肿，线粒体膜破裂，启动凋亡途径，最终导致细胞坏死。Ca^{2+} 还可以激活 iNOS，iNOS 增多，循环和局部氧自由基及 NO 增多，进一步加重氧化应激和氮化应激，造成线粒体氧化磷酸化障碍，ATP 合成减少，产生更多的活性分子，形成恶性循环。

3. 线粒体呼吸链及内膜损伤　发生脓毒症时，氧化应激产生过量 ROS，使线粒体内膜上的电子传递链受到破坏，复合物Ⅰ、Ⅱ和Ⅳ的活性下降，线粒体的呼吸功能受到抑制，导致细胞能量生成障碍。NO 等其他活性氧过量产生时，可直接抑制线粒体呼吸功能，造成线粒体内膜等结构的损伤。Liaudet 等在对脓毒症幼鼠模型的研究中发现，脓毒症状态下，大量的炎症介质诱导单核细胞、中性粒细胞和淋巴细胞等出现"呼吸暴发"，线粒体呼吸链的"电子漏"增多，大量 ROS 的形成会破坏线粒体膜脂质，破坏线粒体膜的结构完整性和相关酶的活性。当线粒体内膜结构和功能发生改变时，细胞内 / 外信号转导功能障碍、Ca^{2+} 浓度调节异常，也会引起线粒体功能失调和能量代谢障碍。

4. 线粒体 DNA 损伤与突变　mtDNA 因缺乏组蛋白的维护和完善的自我修复系统，对微环境变化十分敏感，极易受到损伤，且容易发生突变。脓毒症时氧化应激产生的 ROS、RNS 等活性分子均可直接或间接损伤 mtDNA，造成 mtDNA 结构中含氮碱类和糖类的改变或降解，引起 DNA 分子错配、脱氧核糖结构改变、核酸链断裂、碱基突变，从而影响 mtDNA 的转录和表达，致使线粒体呼吸链复合物酶活性降低、电子传递受阻、ATP 合成减少。若 mtDNA 损伤没有及时得到修复，则可能进一步造成复制错误、基因突变、基因组稳定性下降等，甚至造成细胞死亡。活性分子还可引起 mtDNA 突变，造成氧化磷酸化所需的四种复合酶出现编码错误，核编码区蛋白及呼吸链复合物Ⅰ、Ⅳ蛋白合成减少，进一步导致氧化磷酸化过程障碍。Timmermans 等的研究表明，感染性休克患者的血浆细胞因子浓度以及 mtDNA 水平在感染性休克发作时增加，并保持升高状态。

5. 线粒体解偶联　解偶联蛋白（uncoupling proteins，UCPs）是一种质子转运体，存在于线粒体内膜上。目前已发现解偶联蛋白的 5 种亚型——UCP1、UCP2、UCP3、UCP4 及 UCP5/BMCP-1（brain mitochondrial carrier protein 1），且这 5 类解偶联蛋白分布在不同组织中。UCP1 主要存在于棕色脂肪组织，也存在于其他部位，如白色脂肪组织、胰岛 β 细胞、视网膜细胞、骨骼肌等；UCP3 主要分布在骨骼肌和心肌组织中；UCP4 和 UCP5 则主要在脑中高度表达；UCP2 的表达最为广泛，存在于各种组织中，在脾脏、胸腺、胰腺、心脏、肺和肝脏中均高度表达。在脓毒症动物实验模型中，存在于心肌、肝脏、骨骼肌等组织中的 UCP2 表达明显上调。在 UCP2 基因沉默的动物模型，UCP2 缺乏的老鼠更容易受损的线粒体形态和功能，说明 UCP2 对心肌细胞可能具有保护作用，在感染性疾病中降低线粒体膜电位和 ATP 含量、损耗 mtDNA 和 ROS 增加加剧了 UCP2 的沉默。大量研究表明，脓毒症状态下 UCP2 在调控炎性反应、限制氧化应激、维持线粒体生理功能以及影响线粒体 ATP 生成方面具有重要作用。UCP2 能够抑制细胞因子炎性介质的释放和多核淋巴细胞的趋化作用,而目前关于 UCP2 调控炎性反应的具体机制尚未明确,多数认为 UCP 通过调节丝裂原激活蛋白激酶(mitogen-activated protein kinase,MAPK)和核因子 κB(nuclear factor-κB,NF-κB)通路,调控 ROS 的产生,影响氧化应激与炎症信号之间的通路,从而影响细胞因子的释放和炎性细胞的渗出。有研究表明,UCP 具有很高的质子转运活性,能够消耗质子,降低线粒体膜电位,从而抑制 ROS 的生成;而当细胞内 ROS 增加时,UCP2 会反馈性地上调。

6. 线粒体分裂、融合及生物发生异常 线粒体是一种高度动态的细胞器,它的形态与功能密切相关,可通过细胞骨架的融合、分裂和相互连接来保持形态稳定,进而维持功能稳定性。线粒体正常的融合和分裂可保证线粒体的正常生成,满足机体代谢的需要,适当的线粒体融合和分裂可以调节线粒体功能,维持心脏发育。在心肌细胞中,位于线粒体外膜的线粒体融合蛋白 1/2(mitochondrial fusion protein 1/2,Mfn1/2)不仅可调控线粒体外膜融合,还参与调节细胞代谢;缺乏 Mfn1/2 可引起线粒体膜融合障碍,导致心肌细胞更易受到致伤因素的损害。Mfn2 对心肌细胞肥大、心肌坏死及凋亡等过程具有调控作用。有研究显示,心力衰竭时心肌细胞的线粒体动力蛋白 GTPase(OPA1)明显减少,但 Mfn1 和 Mfn2 表达增加,电镜下观察发现线粒体的体积减小、数量增多,表明心力衰竭后心肌细胞线粒体融合能力下降。脓毒症状态下,Mfn2 和线粒体分裂相关蛋白 1(dynamin-related protein 1,Drp1)在过量 ROS 的刺激下过度表达,线粒体发生聚集、分裂并释放细胞色素 C,进而启动细胞凋亡。线粒体生物发生与线粒体分裂和融合相比同等重要,它是在运动、寒冷、氧化应激等的刺激下线粒体前体的生长和分化,能够提高细胞的能量代谢能力,从而满足机体所需能量。其中过氧化物酶体增殖物激活受体 γ 辅激活因子 1α(PGC-lα)、核呼吸因子(nuclear respiratory factor,NRF)、线粒体转录因子 A(mitochondrial transcription factor A,TFAM)是其主要调控因子。在脓毒症过程中,过量的 ROS 会损伤线粒体,导致线粒体合成受损,而在脓毒症早期生物发生表现为减少,在脓毒症晚期生物发生增多。其他一些研究表明,增加线粒体生物发生可以改善脓毒症的预后,抑制生物发生可以增加死亡率。然而,过度的生物发生可能会加重线粒体功能的受损,导致心力衰竭。因此,需要对生物发生进行进一步的研究,以便更清楚地了解其对线粒体和器官功能的影响。

7. 线粒体自噬 线粒体自噬是细胞通过自噬机制,选择性清除受损和功能障碍的线粒体,促进功能良好的线粒体再生的过程。通过自噬可清除细胞质中变性蛋白及坏死物质，并通过溶酶体途径融合降解，实现能量的再循环，以维持细胞自身的稳定。脓毒症状态下，细胞缺氧引起线粒体自噬发生。Piquereu 等用 LPS 诱导脓毒症小鼠模型，发现模型小鼠心肌线粒体功能恢复的同时，会出现线粒体自噬现象，表明线粒体自噬参与了脓毒症心肌细胞结构和功能的修复。陈胜利等发现自噬可能通过限制 IL-1β、TNF-α 等炎症介质和 ROS 的产生，降低内质网应激并阻止 Ca^{2+}、Mg^{2+}-ATP 酶失活，从而改善心肌细胞受损。多个研究均证实，增强自噬可使细胞线粒体损伤得到改善。而当发生线粒体自噬受阻时，线粒体发生去极化反应，活化 Nod 样受体蛋白3（NOD-like receptor family，pyrin domain containing 3，NLRP3）而激活炎性小体，此时活性氧生成增加，炎性细胞因子释放增多，促炎反应增强。

线粒体自噬与 PINK1/Parkin、FUNDC1、NIX/BNIP3 多种调控信号通路有关。在正常条件下，PINK1 以线粒体膜电位依赖的方式降解，而当线粒体受损时降低 PINK1 的活性灭活，PINK1 过量聚集，诱导了 Parkin 的积累，从而介导了自噬体对线粒体的包裹和线粒体膜电位的降低，启动线粒体自噬。另有研究显示，在缺乏 PINK1/Parkin 的小鼠脓毒症中，小鼠的心功能在一定时间内并没有恢复，因此 PINK1/Parkin 在脓毒症诱导的线粒体和心脏收缩功能障碍中发挥了额外的保护作用。Howell GM 等发现烟酰胺嘌呤二核苷通过连接 ATM 蛋白激酶作用，降低线粒体膜电位，促进线粒体自噬发生。自噬基因也参与了自噬通路起始环节的调节。正常状态下微管相关蛋白轻链3（LC3）表达为 LC3 I；在自噬发生时，LC3 II 大量表达并定位于自噬体膜上，LC3 II/LC3 I 水平可用来评估细胞的自噬状况。Ceylan-Isik AF 等在 LPS 诱导的内毒素血症的心脏组织中发现心肌微管相关蛋白1的 LC3 II 和 p62 的表达水平升高，证明了脓毒症时自噬增加。

（五）基因多态性

基因多态性本质上指的是同一群体上基因序列的变异，其影响着宿主对于感染的症状表现、易感性以及预后。脓毒症与 TLR、白细胞分化抗原14（CD14）、甘露糖结合凝集素（mannose-binding lectin，MBL）、PAI-1、白细胞介素、肿瘤坏死因子家族等基因多态性密切相关，主要体现在患者对于脓毒症易感性和28天死亡率上。所以，脓毒症也是一种多基因综合征。同时，基因研究表明，编码宿主因素的基因变异可以作为评估脓毒症易感性的生物标志物。除此之外，最近的研究证明了稀有的有害基因变异能够预测脓毒症后病程甚至可能有保护作用。Retsas 等首次发现了肿瘤坏死因子 -α（tumor necrosis fator-α，TNF-α）的单倍型微小频率变异可以防止处于 SIRS 的患者转归为脓毒症。但是，携带这样的单倍体对于疾病的严重程度和死亡率方面没有实际影响。这提示基因多态性和脓毒症预后的关联性还需要更加深入的研究。

（六）多器官功能障碍

多器官功能障碍综合征（multiple organ dysfunction syndrome，MODS）被定义为危重患者出现的器官功能改变，内环境稳态难以依靠患者体内因素来维持，常涉及两种及以上的器官衰竭。多器官功能障碍最常见的病因是休克、外科重症感染及组织灌流不足。在器官功能障碍进展过程中，呼吸系统和心血管系统最先受累，而后是肝肾功能损伤和凝血、胃肠和中枢神经系统紊乱。骨髓功能衰竭和心肌功能障碍通常是多器官功能衰竭的晚期表现。Pool R 在 2018 年发表在 *Crit Care Clin* 的综述中提及证实外科重症感染合并DIC 或急性肾损伤（acute kidney injury，AKI）的患者病死率是没有合并症患者的 2～3 倍，此外，器官损伤的程度越高，病死率也越高。而临床上针对外科重症感染中多器官功能障碍的治疗手段，主要包括非特异性预防和脏器功能支持两大部分。其中，非特异性预防包括液体复苏、营养支持、抗菌药物使用、减轻炎症反应等。脏器功能支持包括血糖控制、机械通气、肾脏替代疗法、抗凝治疗等。

1. 肝脏

（1）肝脏微循环障碍：外科重症感染时肝脏微循环血流量明显减少，肝窦灌注显著降低，这可能与内皮素 -1（endothelin-1，ET-1）、一氧化氮（NO）等血管活性物质的分泌异常有关。ET-1 具有强效缩血管作用，其水平升高及肝脏微血管对 ET-1 的敏感性增加，最终导致窦状间隙星形细胞介导的肝窦血管持续收缩，肝窦灌注明显降低。血管舒缩失衡是外科重症感染肝脏微循环障碍的重要原因。外科重症感染时凝血反应的激活，纤溶系统抑制因子的增加，导致纤维蛋白沉积，微血栓形成，也会引起肝脏微循环障碍。

（2）能量代谢障碍：肝脏是外科重症感染中能量代谢障碍发生最早、程度最严重的器官。肝细胞线粒体作为机体重要的能量代谢中心，在外科重症感染状态下，肝细胞线粒体损伤可引起肝脏能量代谢和解毒功能障碍，导致肝功能不全甚至发生肝衰竭。王秋卉等借助外科重症感染新西兰兔实验模型发现，肝细胞线粒体膜上主要 ATPase 离子通道活性均降低，如 Na^+，K^+-ATPase、Ca^{2+}-ATPase 等，这些膜蛋白功能活性降低将造成膜的流动性及通透性改变，导致能量代谢障碍。

（3）氧自由基和脂质过氧化：氧自由基占人体自由基总量的 95% 以上。外科重症感染时体内会产生大量的氧自由基，而自由基的形成及其引发的脂质过氧化反应是肝损伤的主要机制之一。丙二醛（malondialdehyde，MDA）

是脂质过氧化物的主要降解产物，其可破坏肝细胞膜和线粒体膜完整性，抑制膜蛋白功能，从而损伤线粒体的结构和功能，导致能量代谢障碍，进一步引起肝组织损伤。

（4）肠道细菌/内毒素移位：肠道是机体最大的细菌及内毒素储存库，也是原因不明感染的"策源地"。外科重症感染时肠道微生态失衡，革兰氏阴性杆菌过度生长，内毒素释放增加，加上肠黏膜缺血缺氧，肠黏膜屏障受损，内毒素穿过肠黏膜入血。大量细菌产物及内毒素通过门静脉进入肝脏，超过 Kupffer 细胞（KC）和内皮细胞（endothelial cell，EC）的处理能力时，可导致或加剧肝损伤。

（5）过度的炎症反应：炎性细胞过度激活并释放大量炎性因子是外科重症感染发生发展的重要机制之一。KC 经刺激后释放白细胞介素 1β（IL-1β）、肿瘤坏死因子-α（tumor necrosis factor-α，TNF-α）、高迁移率族蛋白 B1（high mobility group box-1 protein，HMGB1）等炎性因子，参与外科重症感染肝损伤。TNF-α 是在外科重症感染的发生发展过程中最重要的炎性因子之一，同时是外科重症感染的启动因子。肝内富含 TNF-α 受体，对 TNF-α 高度敏感，TNF-α 可直接诱导细胞毒作用而损伤肝细胞，同时促进其他炎性因子释放和组织器官损伤。机体受到脂多糖（Lipopolysaccharide，LPS）刺激后，肝细胞和 KC 可分泌白细胞介素 18（IL-18），IL-18 也是参与肝细胞损伤的主要细胞因子，在 LPS 诱导的肝细胞毒性损伤中发挥非常重要的作用。当细胞受到外界因素刺激时，蛋白激酶激活，核因子 κB（nuclear factor-κB，NF-κB）通过磷酸化、多泛素化被活化，从细胞质移位至细胞核，与基因上的 κB 位点特异性结合，高效诱导多种炎性因子、黏附因子和趋化因子的基因表达，而基因编码的炎性因子，尤其是 IL-1β、白细胞介素 6（IL-6）和 TNF-α，又可激活 NF-κB，形成正反馈的级联放大效应，产生过度的炎症反应。

（6）多形核中性粒细胞（polymorphonuclear leukocyte，PMN）的介导作用：当机体受到 IL-1β 和 TNF-α 诱导的 PMN 趋化因子（cytokine induced neutrophil chemoattractant，CINC）、巨噬细胞炎症蛋白-2（macrophage inflammatory protein-2，MIP-2）、氧自由基等刺激时，PMN 便会聚集到肝脏微血管系统。只有从肝脏微血管游走到组织的 PMN 才会造成肝细胞损伤。在选择素及其配体的介导下，PMN 通过快速流动的血液沿着血管壁缓慢滚动，从轴流进入边流，开始启动 PMN-EC 相对疏松的初步黏附，β2 整合素与细胞间黏附分子（intercellular adhesion molecule，ICAM-1）、β1 整合素与血管内皮黏附分子（vascular cell adhesion molecule-1，VCAM）进一步以配体和受体的方式介导 PMN 和 EC 间的紧密黏附。PMN 细胞毒性功能的发挥需要 PMN 游走到肝组织,同时需要白细胞介素 8（IL-8）、CINC、MIP-2 等含有谷氨酸 - 亮氨酸 - 精氨酸活性基因的 CXC 趋化因子（Cys-X-Cys,即氨基末端的两个半胱氨酸之间被另一氨基酸隔开的趋化因子,如 IL-8 和粒细胞趋化因子）的作用。外科重症感染时,组织中 PMN 积聚浸润,当激活的 PMN 产生脱颗粒和呼吸暴发,释放大量氧自由基、组织蛋白酶、PMN 弹性蛋白酶、髓过氧化物酶等炎症介质,不仅可以直接损伤肝组织,还可活化 NF-κB 诱导 IL-1β、IL-8 和 TNF-α 等炎性因子释放,引发炎症瀑布效应,间接损伤肝组织,可见 PMN 的浸润和活化在脓毒症肝损伤中发挥着重要作用。

（7）血小板活化因子（PAF）的作用：PAF 是迄今为止发现的一种生物活性最强的磷脂,参与体内多种病理生理反应过程。PAF 主要通过两个方面的机制造成肝损伤。一方面,PAF 释放入血后到达肝脏,促使血小板聚集、活化,导致微血栓形成,引起肝脏供血不足;另一方面,PAF 与内毒素协同作用,诱导其他炎症介质生成,产生正反馈效应,进一步加重内毒素损伤肝脏的过程。此外,PAF 还可能通过活化中性粒细胞及 KC 产生花生四烯酸及氧自由基,导致肝损伤。另有研究表明,PAF 可通过肌酸三磷酸途径引起细胞内钙超载,直接导致肝细胞损伤。

（8）肝细胞凋亡或坏死：氧自由基可引发脂质过氧化反应,使肝线粒体严重受损,诱导肝细胞凋亡或坏死。肝细胞凋亡或坏死是造成肝脏损伤和肝脏疾病最基本的中心环节,在外科重症感染肝损伤的发生发展中具有重要作用。张瑜等研究发现,程序性细胞死亡参与了外科重症感染大鼠肝脏损伤的过程。肝细胞发生凋亡或坏死后,一方面可通过一系列信号通路促进大量损伤相关分子合成,如 HMGB1,进一步加重肝组织炎症反应;另一方面可导致线粒体损伤,产生大量活性氧（ROS）,ROS 可引起脂质过氧化反应,进一步加重肝组织损伤。

（9）其他：环氧合酶 -2（cyclooxygenase-2,COX-2）表达上调、NO 增多、Ca^{2+} 跨膜内流增加、感染控制不佳、脏器支持治疗不当、药物使用不合理等,加之以上各种发病机制之间的协同作用,均可加快外科重症感染肝损伤进展。同时由于外科重症感染累及其他器官,也会加重肝脏负担,形成恶性循环,进一步加重肝损伤。

2. 肾脏

（1）肾脏血流动力学改变：导致 AKI 的常见病因有以下几种,即血容量降低、心力衰竭、严重创伤、手术、感染等。因此长期以来,普遍认为肾脏血流的灌注不足可能是导致 AKI 发生的最重要的原因之一。然而,越来越多的研究结果已证明,外科重症感染导致 AKI 时,患者肾脏血流的灌注并没有减少，有时甚至是增加的。20 世纪 70 年代以来，致力于脓毒症相关肾损害的学者一直认为，内毒素诱导 NO 合酶增加，产生的 NO 导致血管扩张，并且通过主动脉感受器和心脏压力感受器，反馈性使中枢分泌精氨酸升压素，以至于交感神经系统、肾素 - 血管紧张素 - 醛固酮系统兴奋，从而收缩肾血管，造成肾脏血流量减少和肾小球滤过率的下降。Langenberg 等于 2015 年发表在 *Crit Care Med* 的脓毒症相关动物实验中发现将近三分之一的严重感染或感染性休克的肾脏血管与全身系统性血管是扩张的，肾血流量并没有减少，这说明外科重症感染性 AKI 可发生于灌注正常或灌注增加的肾脏，而不仅仅是灌注不足的肾脏。但由于这些临床前的研究动物的异质性、不同诱导外科重症感染方式的干扰，这些结果应用于解释人类外科重症感染时肾血流的变化是不完全一致的。由此可见缺血低灌注仍是外科重症感染致急性肾损伤的重要机制，但不是唯一机制。

（2）细胞因子及自由基对细胞的损伤

1）直接的炎症损伤：由于脓毒血症时血液中的内毒素明显增多，内毒素可经三条途径诱导细胞因子产生致 AKI。①内毒素脂多糖与脂多糖结合蛋白结合，再与复合物受体（CD14）结合，使中性粒细胞、单核巨噬细胞、血管内皮发生复杂的免疫反应，释放出大量的炎性介质。有观点认为肿瘤坏死因子（TNF）是介导外科重症感染的关键细胞因子之一，可诱导其他炎症介质产生并相互作用，形成"瀑布样效应"，这种反应如不能及时终止即形成 SIRS，造成肾脏损害。②在 CD14 的参与下，内毒素直接作用于单核细胞、中性粒细胞及组织中的巨噬细胞等，产生大量细胞因子、花生四烯酸代谢产物、血栓形成成分及其他多种炎性介质，①和②这两种途径中后者占主导作用。③直接作用于肾小管上皮细胞和肾脏局部内皮细胞触发 Toll 样受体（TLR）表达增加，直接造成肾小管损害（这可能是外科重症感染引起 AKI 的机制之一）。这些炎性介质通过介导微血管舒缩功能紊乱、内皮细胞损伤引起肾脏低灌注、肾内血流分布异常、肾小球毛细血管微血栓的形成以及肾组织炎性细胞浸润，从而损伤肾细胞，引起肾小管和肾小球功能障碍以及组织结构损伤导致急性肾衰竭（acute renal failure，ARF）。外科重症感染中肾损伤较为典型，其通过相关细胞因子介导，参与炎症反应，最终产生对全身脏器的损伤。

2）缺血再灌注损伤：外科重症感染导致的脓毒症休克、内皮细胞损伤、内皮素释放增多、肾脏微循环血栓形成，可使肾动脉血流受限，组织缺血、缺氧。当病情缓解后肾脏组织恢复灌注，随着组织灌注恢复会随即产生大量的氧自由基。这些自由基主要通过与生物膜表面的不饱和脂肪酸发生反应导致细胞、线粒体损伤或破坏，引发缺血再灌注损伤。除此之外氧自由基还可通过某些直接、间接因素造成再灌注损伤，可能有以下几方面。①直接破坏细胞中的遗传基因；②影响基因转录过程，进一步改变细胞表型；③使有酶活性的蛋白质失活；④与NO结合产生过氧化亚硝酸盐，损伤血管内皮细胞。

（3）凝血功能异常

1）凝血和血管内皮细胞功能紊乱：外科重症感染时，细胞及炎症因子的过度释放激活凝血因子Ⅶ，引发一系列凝血反应，最终导致纤维蛋白溶酶原被激活形成大量纤维蛋白沉积在肾小球毛细血管管腔内。由于纤维蛋白的沉积导致肾脏血流条件差，肾小球滤过率降低继而发生肾前性肾衰竭。有相关研究表明，给予外科重症感染大鼠注射凝血因子Ⅶ灭活剂可改善肾功能，减轻代谢性酸中毒、肾小管损伤、炎症因子浸润及纤维蛋白沉积等。由于外科重症感染导致机体循环中蛋白C降低，抗凝血酶Ⅲ浓度下降，内皮细胞血栓调节蛋白分泌减少，纤维蛋白溶酶活性受损等导致机体抗凝功能减弱，加之机体产生过多的凝血因子、纤维蛋白等沉积于微循环中，导致肾小球血流量减少，滤过率下降，肾功能减退。

2）微粒与血管内皮细胞的损伤：微粒（microparticles，MPS）是通过胞吐的方式从活化的、凋亡的细胞质膜中生成的。可以产生微粒的细胞有多种类型，例如红细胞、血小板、单核细胞、血管内皮细胞、血管平滑肌细胞等。MPS所含有的蛋白质、脂质均同源于其亲本细胞，细胞膜表面的特异性抗原也同样源于其亲本细胞。除特异性抗原外，其外膜还包含促凝因子——磷脂酰丝氨酸及组织因子。其外膜上的组织因子在凝血机制中起主导作用，通过引发弥散性血管内凝血（DIC）进一步引发外科重症感染微循环血栓形成。因此，MPS被认为具有促炎作用及促进微循环微血栓的形成。正常情况下MPS在机体血液循环中是低量存在的。它们的大量增加与炎症反应、凝血反应、纤溶系统异常相关联。MPS可直接促进肾脏血管内皮细胞生成NO及前列环素，刺激细胞因子释放，使单核细胞趋化黏附于肾脏血管内皮细胞。所以，MPS被认为是外科重症感染进展为外科重症感染性AKI的过程中最重要的因素之一。机体处于感染状态时循环血液中能检测到大量的MPS，并随着其对肾脏血管内皮作用时间的增加，内皮细胞出现复制功能降低、凋亡增加，使得受损的内皮细胞修复效率降低，导致肾脏血管内皮功能发生损害，因此导致肾脏灌注障碍，从而进一步引发外科重症感染性AKI。

（4）肾小管上皮细胞能量代谢的适应性机制：肾小管坏死曾经被认为是外科重症感染性AKI导致的重要病理生理改变之一。然而Takasu O于2013年发表在 *Crit Care Med* 的一项调查研究显示，患外科重症感染性AKI患者的尸检表明，仅有78%的患者的肾小管有局部坏死，其余大部分肾小管细胞均为正常细胞。对于以绵羊为造模对象的外科重症感染的研究也显示，外科重症感染性 AKI 的动物模型并无组织学改变及细胞凋亡相关途径的激活。以上相关研究说明，虽然外科重症感染对肾脏功能有所影响，但肾小管细胞却未见凋亡。可见肾小管细胞在机体外科重症感染时发生了一系列的"自我防御机制"。

1）能量代谢适应机制：能量代谢适应机制是由于外科重症感染时肾灌注不足导致细胞缺氧而引发的自我防御机制。相关研究表明，动物模型的外科重症感染 AKI 中肾小管上皮细胞离子转运明显减少。除此之外，肾小管上皮细胞能量产生方式由氧化磷酸化向无氧酵解转化。这为临床中使用代谢调节剂减轻代谢性酸中毒以及肾小管细胞损伤提供了依据。

2）线粒体自噬机制：由于外科重症感染时氧化应激反应会使得线粒体产生过量的活性氧（ROS），造成细胞损伤。这时机体自身启动相关修复机制来修复受损伤的线粒体，对于不能修复的部分则采用消化、自噬的途径来处理，使得线粒体库重建。文献报道在大鼠模型的外科重症感染 AKI 实验中，3 小时内自噬体水平明显升高，而相比较自噬体水平较低的大鼠来说，自噬体水平高的群体肾小管损伤相对较轻。

3）细胞复制周期停止：机体在外科重症感染状态下，细胞复制周期停止也是自我防御的机制之一。一方面可避免能量及原料用于复制受损的 DNA，另一方面还可避免复制受损 DNA 后对机体产生一系列不利的影响。

（5）AKI 中的基因差异性及其表达

1）基因易感性与多态性：同样严重程度的外科重症感染患者，却不一定都发生 AKI。其原因可能为不同患者所表达的基因有差异，以至于患者对同等程度的外科重症感染刺激反应产生的炎症因子数量、种类不同；临床上表现出的症状不同；对相关治疗效果反应不同。一项由 Matejovic M 等人发表在 2017 年 *BMC Nephrol* 的动物实验表明，并发 AKI 的动物模型与未发生 AKI 的动物模型中，肾脏基因表达存在差异性。另一项由 Vilander LM 等人发表在 2017 年 *Crit Care* 的纳入 2 567 例脓毒症患者的研究表明，*SERPINA4* 基因中 rs2093266 内含子和 *SERPINA5* 基因中 rs1955656 内含子与外科重症感染合并严重 AKI 有显著相关性。上述研究结果提示 AKI 的发病可能具有遗传性。同时，由 Feng D 等人在 2017 年发表在 *Clinical & Experimental Immunology* 的相关研究表明，外科重症感染时产生炎症因子的基因突变是产生 AKI 的重要危险因素之一。

2）微 RNA（microRNA，miRNA）：微 RNA 是由内源性基因编码的长度为 21～23 个核苷酸的非编码性单链 RNA 分子，由具有发夹结构的 70～100

个核苷酸大小的前体 miRNA 通过转运蛋白进入细胞质,且被核酸酶剪切加工而成,不直接参与编码蛋白质。其功能主要是直接结合到特定靶基因的 3′端非编码区(untranslated regions,UTR)来影响功能基因的表达,从而对机体各类病理生理过程发挥重要调控作用。miRNA 通过特定的信号通路参与了外科重症感染及相关严重并发症致病过程的调控。研究发现,脓毒症相关的急性肾损伤患者 miRNA-4270 及 miRNA-4321 表达水平较非脓毒症性 AKI 患者显著升高。进一步基因组数据库分析结果显示,miRNA-4321 主要靶向调节 AKT1、mTOR 及 NOX5 的表达,而 miRNA-4270 主要参与 PPARGC1A、AKT3、NOX5、PIK3C3 及 WNT1 的表达调控,对外科重症感染相关的急性肾损伤患者肾脏组织能量代谢、氧化应激、线粒体功能紊乱、肾小管细胞损伤等起重要作用,从而导致外科重症感染性 AKI。在外科重症感染相关的急性肾损伤小鼠模型中,miRNA-107 可以靶向结合到双重特异性磷酸激酶 -7(DUSP7)的 3′非编码区,通过抑制该特异性 mi-RNA 表达降低小鼠血肌酐水平。Wang 等又通过在肾小囊脏层上皮细胞中导入磷酸脂多糖构建外科重症感染模型发现,miRNA-128 表达显著降低而 miRNA-21 表达显著升高,调控两者表达可减轻磷酸脂多糖诱导的足细胞损伤。因此通过抑制介导肾损伤的特异性 mi-RNA 活性可减轻机体外科重症感染时对肾脏造成的损伤,这项研究或将为外科重症感染性 AKI 治疗新靶点提供有力论据。

(6)细胞凋亡:外科重症感染中因缺血、中毒导致的 AKI 中,局部肾小球、肾小管细胞的损伤并不能引起 GFR 的明显下降,而缺血中毒刺激引发的损伤可使 GFR 出现明显下降。这些刺激诱使促凋亡因子与粒细胞相互作用,使促凋亡因子附着于肾小管上皮细胞,促进肾小管凋亡。用烧伤引发外科重症感染患者的血浆刺激肾小球、肾小管细胞后,均可导致肾小球及肾小管细胞的凋亡或功能异常;且由任延波等人发表在 2007 年《内科急危重症》的相关研究还表明盲肠穿孔结扎术后,肾组织凋亡细胞增多,且 3 小时后达到峰值。Neviere R 等人发表在 2001 年 *Crit Care Med* 的相关动物实验证明,脓毒血症大鼠在注射凋亡因子抑制剂后,心功能不全及心肌细胞凋亡明显缓解。外科重症感染时肾脏组织细胞凋亡不仅与促凋亡因子相关,还与钙超载有一定的关联,当细胞内钙离子浓度升高时,将会使钙依赖性核酸限制性内切酶活化,使核基因裂解成 180～200bp 的小片段,使得细胞凋亡。

(7)其他因素:患者其自身的遗传基因易感性、肾毒性药物的过度使用也是引发外科重症感染性 AKI 的重要相关因素。并且其他人体重要器官的损伤也会对外科重症感染性 AKI 产生一定影响,例如肺损害时会造成组织缺氧及神经 - 内分泌系统的一系列变化,使得肾脏血管收缩,肾血流量减少,进一步导致肾功能损伤。在脓毒症患者治疗中采取机械通气的时候,将会进一步引起肺内及血液中的炎性介质及细胞因子的释放,加重肾脏损伤。

3. 肺脏　急性呼吸窘迫综合征(acute respiratory distress syndrome,ARDS)被定义为严重形式的急性肺损伤(acute lung injury,ALI),特征是肺部炎性反应和增加的毛细血管泄漏。ARDS 的病理生理模型是由炎性细胞和介质以及氧化应激介导的一种急性肺炎性反应。模式识别受体(pattern recognition receptor,PRR)的两种配体,来自受伤细胞或细胞外损伤的损伤相关分子模式(damage-associated molecular pattern,DAMP)和来自病毒和细菌保守结构的病原相关分子模式(pathogen-associated molecular pattern,PAMP)经血液进入到肺循环,被肺泡毛细血管内皮细胞和肺泡上皮细胞中的 TLR 识别,从而激活 TLR 信号通路下游的 NF-κB,上调炎性基因的表达。脓毒性 ALI 小鼠中,TLR4 被认为是抵抗细菌感染的主要受体。

在脓毒性 ALI 中,氧化应激是由激活的肺巨噬细胞和浸润的中性粒细胞的产物引发的,并迅速影响肺上皮和内皮细胞的功能,这会导致组织损伤和器官功能损伤。氧化应激过程会产生大量氧化中间产物,包括活性氧(ROS)和活性氮分子(RNS),而氧化应激是由 ROS 的产生和生物清除系统之间的平衡失调引起,从而释放出大量的活性氧。过氧化物、羟自由基、过氧化氢被划分到 ROS,NO 和过氧亚硝基则属于 RNS。这些分子起到神经递质、第二信使作用,只有当它们积累到一定浓度时才会引发正常细胞的不良反应,最终导致组织和系统的稳态机制紊乱。肺中的氧化应激同样可使 NF-κB、激活蛋白 1(activator protein 1,AP-1)等氧化还原反应敏感的转录因子激活,导致大量的促炎因子和趋化因子的产生,从而加重了炎性反应和氧化应激。此外,核转录因子红系 2 相关因子 2(nuclear factor-erythroid 2-related factor 2,Nrf2)和血红素加氧酶 -1(heme oxygenase 1,HO-1)在限制肺中的氧化应激和炎性反应中起到重要作用,NF-κB 信号通路的激活发挥了调节炎性介质产生的关键作用。外科重症感染中肺组织和血浆中的 TNF-α、IL-1β、IL-4 水平显著增高,并且在 ALI 的发病机制中起到重要作用。可通过干预可能参与到氧化损伤、中性粒细胞浸润过程和抗氧化水平的 NF-κB、iNOS 和 ICAM-1 信号通路来减轻炎性反应。氧自由基的产生导致的氧化应激也在外科重症感染中起到重要作用,ROS 攻击细胞膜的脂质层导致其内不饱和脂肪酸的过氧化反应,随后释放出 MDA 这种高细胞毒性物质,最终使细胞失去完整性,ROS 会使超氧化物歧化酶(superoxide dismutase,SOD)和过氧化氢酶这些抗氧化酶失活,LPS 模型会增加 MDA 含量并且减少 SOD 和过氧化氢酶的激活。还原型谷胱甘肽(glutathione,GSH)是一种非酶性内源性抗氧化剂,通过其—SH 的被动激活使体内氧自由基介导的损伤趋于平衡。由 Meng L 于 2017 年发表在 *Molecular Immunology* 的研究表明，炎性反应的分子信号转导途径是通过 NF-κB 和 MAPK 在转录水平上进行调控的。NF-κB 的激活可调节促炎因子，比如 TNF-α、IL-6、iNOS 和环氧合酶（COX-2）的表达，所以下调 NF-κB 的表达成为治疗脓毒性 ALI 的潜在靶点。由 Lai JL 2017 年发表在 *Inflammation* 上的研究表明，可通过药物来下调肺泡巨噬细胞中 NF-κB 的表达，通过 PI3K/Akt 途径，还可通过 MAPK 途径来抑制 NF-κB 的激活。iNOS 释放出大量的 NO 是外科重症感染肺损伤的一个标志，iNOS 的表达增加，产生更多的 NO 和 COX-2，而 COX-2 会使前列腺素增多并形成血栓，这也会大大加速 ALI 的进程。这也成为一个可能的治疗干预脓毒症的靶点。可尝试通过药物处理，下调 iNOS 和 COX-2 来降低炎性反应，对组织起到保护作用，还可通过下调 iNOS 基因，下调 iNOS mRNA 表达水平，进而减少亚硝酸盐水平。

ICAM-1 是一种细胞间黏附分子，参与中性粒细胞的聚集并且导致炎性反应中的器官损伤，随着外科重症感染加重，中性粒细胞会渗漏到组织中，这将导致薄壁细胞功能紊乱甚至损害到不同的组织。不同炎性介质水平的增高也能上调不同的黏附分子水平，因此，在外科重症感染小鼠中 ICAM-1 基因表达明显增多，由 Holthoff JH 发表在 2012 年 *Kidney International* 的研究表明，用药物预处理外科重症感染模型小鼠，其肺水肿中和中性粒细胞浸润相关的黏附分子 ICAM-1 明显减少。

此外，血管内皮生长因子（vascular endothelial growth factor，VEGF）是影响肺毛细血管通透性的因素之一。VEGF 最先被视为影响血管通透性的因子，与内皮细胞的扩散、迁移及存活密切相关。但是，在 ALI 和 ARDS 中，VEGF 在位于肺泡中的中性粒细胞、单核细胞、巨噬细胞和 N 型肺泡细胞的细胞质中表达，但在肺血管内皮细胞中几乎无表达。因此，在外科重症感染引发的内皮细胞功能紊乱中 VEGF 的作用还需要更多的深入研究。

4．心脏及纵隔　胸部呈圆锥形，位于躯干的上部，上与颈部相连，下与腹、腰相接，两侧移行于上肢，以胸廓为支架，胸廓是由胸骨、肋骨、胸椎及韧带连接而成的骨架。肋骨之间有肋间隙，内有两个胸膜腔和一个心包膜，肺脏、心脏位于其中。两侧胸膜之间为纵隔，内有气管、食管、大血管、胸导管、神经、淋巴组织等。

与神经系统的感染类似，胸部的感染其临床病理生理特点与感染侵犯的部位有很大的关系。

当感染涉及胸膜时，胸腔可因为不同的病程产生不同的病理生理过程。急性期时，胸腔出现组织的炎性病变，脏层胸膜和壁层胸膜充血、水肿、渗出，失去其光泽和润滑度，其渗出的液体依据病原体的不同而呈现出不同的性状，如结核分枝杆菌导致的渗液可呈草绿色，白细胞较少，以淋巴细胞为主；一般的细菌所致的渗液清亮透明，含有纤维蛋白及大量的白细胞，以中性粒细胞为主。渗液较多时会压迫肺组织使其萎缩；急性期后随着致病菌的不断繁殖，白细胞和纤维蛋白增多而使渗液变得混浊成为脓液，纤维蛋白沉积于胸膜表面形成纤维素膜，初期质软而脆，随着纤维素的不断机化，其韧性增强，发生粘连，使感染灶局限，此时如脓液产生较快也会压迫肺组织，使其萎缩，纵隔移位，呼吸循环出现障碍，如不及时合理地治疗，将转变为慢性炎症；当病程迁延，脓液将变得更加黏厚，大量的纤维素积聚在胸膜上而逐渐增厚机化，脏层胸膜及肺组织被机化的瘢痕纤维膜包绕牵拉，肺功能受阻，膈肌也会由于增厚的纤维板的束缚而变得相对固定，胸壁也会因为瘢痕收缩导致内凹，肋骨聚拢，肋间隙变窄，脊柱向对侧弯曲，这些结构的改变都将导致患者肺功能受限，长此以往可造成慢性缺氧。

当感染涉及纵隔时，急性的纵隔感染，病情凶险，随时可危及患者生命安全。慢性的纵隔感染主要累及上腔静脉、无名静脉、奇静脉等，使其发生狭窄或梗阻，其他器官如大的肺血管、食管、气管、支气管也可受累，出现相应的表现，影响其正常的功能。纵隔的炎症因为各组织器官填充着大量疏松结缔组织而不容易被局限化，容易蔓延扩散，并通过颈深筋膜、食管裂孔、主动脉裂孔及膈的胸肋三角间隙进入颈部和腹部。

当感染涉及呼吸器官时，其正常的呼吸功能受到干扰，肺的顺应性降低，气道阻力增加，肺动脉高压，肺表面活性物质破坏，随之而来的低氧血症和高碳酸血症对全身各组织器官都将造成严重损害。

当感染涉及心包时，心包渗液的急速或大量积蓄，当达到一定程度后就会压迫心脏，限制心脏活动，引起心脏血流动力学改变，从而影响全身各器官的血供，并造成严重的损害。

对外科重症感染死亡患者心脏进行尸检研究发现，在心肌纵断面可见明显的横纹丢失和肌丝松解，出现脂褐素颗粒，提示心肌发生了氧化应激反应。在外科重症感染心肌病患者的心肌细胞、血管平滑肌细胞和内皮细胞均可检测到 TNF-α 的表达。Celes MR 在 2013 年发表在 *Pathobiology* 的研究说明，在基于结扎及穿刺盲肠导致多菌性外科重症感染的实验动物模型中，可发现脓毒性心脏的上述特征，并可观察到心肌间质存在明显的单核-巨噬细胞浸润，在心肌细胞、血管平滑肌和内皮细胞中也检测到 TNF-α 的表达。在上述模型中，还可观察到心肌营养不良、蛋白-糖蛋白复合物破坏及心肌收缩功能受损。蛋白-糖蛋白复合物的丢失降低了心肌的机械完整性，使其更容易受到炎症性损伤。Hassoun SM 于 2008 年发表在 *Crit Care Med* 上的研究表明，在多菌性外科重症感染实验模型中可观察到，当单个心肌细胞通过夹层盘中的细胞 - 细胞连接时，这些细胞间的通讯通道发生改变，使机体平均射血分数及心排血量降低，心率加快。上述的一些异常状况与细胞内钙超载有关，钙通道阻滞剂丹曲林或维拉帕米可抵消部分钙超载作用。在多菌性外科重症感染实验动物模型中，可观察到脓毒性心脏中炎症和细胞周期通路的527 个基因转录子中有 12 个明显上调或下调。

5. 神经系统　脑与脊髓表面附有 3 层膜，分别为软膜、蛛网膜、硬膜。

软膜深入脑裂和脑沟，并随脑血管延伸到部分脑实质中，带有血管的软膜形成脉络膜组织（分布于侧脑室、第三脑室和第四脑室中），对脑脊液的形成起着至关重要的作用。脑脊液从侧脑室通过室间孔流入第三脑室，再经过导水管到第四脑室，经过正中孔、外侧孔进入蛛网膜下腔，部分经过蛛网膜颗粒注入上矢状窦，再回流到颈内静脉，注入上腔静脉，部分经脊神经周围淋巴间隙，从淋巴系统回流到上腔静脉中。因而软脑膜的感染不仅可以影响脑脊液的分泌，还能造成脑实质的坏死。

蛛网膜位置在软膜之外，没有血管和神经，其与软脑膜之间的空隙被称为蛛网膜下腔，充满着脑脊液。蛛网膜所形成的蛛网膜颗粒，分布在上矢状窦两侧，并突入上矢状窦和窦外侧隐窝内，在脑脊液循环中扮演着重要的角色。当感染涉及蛛网膜时，炎症可累及蛛网膜颗粒，让脑脊液的吸收出现障碍，影响脑脊液的循环。正常的脑脊液总量为 110～200ml，生成速度为 21～22ml/h，每天约生成 500ml，各种原因导致脑脊液分泌过多时，可达 5 000～6 000ml/h。一旦蛛网膜下腔被感染，脊髓、软膜也会受到感染，并通过脑脊液循环扩散到整个脑室系统。

硬膜的位置在蛛网膜之外，外层为骨膜层，内层为脑膜层，两层之间有血管和神经走行。在一些部位两层膜分开形成的硬脑膜窦（如上矢状窦、横窦、窦汇及乙状窦）参与着神经系统的血液循环和脑脊液循环。此外，硬膜的内层还伸入颅底和脑沟，形成大脑镰、小脑幕等结构。当感染涉及硬膜时，可根据感染与硬膜的位置形成硬膜下积脓和硬膜外脓肿。

不仅如此，血液中的致病性因子也可到达中枢造成脑膜炎、脑脊髓炎，或者直接对中枢神经系统的血管造成损害，导致血管炎、血管破裂、血栓形成、血管瘤（如真菌性动脉瘤）等。虽然神经系统拥有一套由内皮细胞、基膜和星形胶质细胞的足突组成的防御系统——血脑屏障，但当严重的感染发生时，大量的炎症因子在血液中积累，内皮细胞间的紧密连接受到破坏，使得血脑屏障的保护作用不再有效，神经系统尤其是脑组织就非常容易受到感染。

脓毒症相关性脑病（sepsis-associated encephalopathy，SAE）被认为是由炎症介质诱导的（即使没有直接的实质的感染灶），并引起的内皮激活、氧化应激、兴奋性中毒和线粒体功能障碍、血脑屏障破坏、相关炎症、局部贫血、神经元缺失和神经递质的失衡、细胞因子和补体系统激活等改变。这些 SAE 相关的炎症的直接影响可能间接加剧了颅外的病理生理进程。如低血压和低氧，这一常在外科重症感染中观察到的现象，可能会导致单独的神经性损伤并复合原发性脑病的病理生理进程。

与 SAE 病理生理相关的关键机制包括内皮激活、氧化应激、兴奋性中毒和线粒体功能障碍、血脑屏障破坏、相关炎症、局部贫血、神经元缺失和神经递质的失衡、细胞因子和补体系统的激活。

（1）SAE 与内皮细胞激活：一个长期的说法是随着炎症介质和神经细胞群的接触，大脑内皮细胞的激活导致了血脑屏障的破坏。微循环调节和功能的损失这一说法也被诸多应用了或者没有应用影像学技术的研究证据所支持。

内皮细胞的激活可以导致活性氧的产生，这一现象被用于活体上以提高血管的通透性，这一过程决定于一氧化氮（NO）。缺少诱导型一氧化氮合酶（iNOS）的小鼠对脓毒血症对神经认知的影响有抵抗作用，在尸检中人类自主神经中也发现了 iNOS 阳性的凋亡细胞。新电子共振光谱学"自旋捕捉"技术用来揭示氧化应激的信号，包括 NO 在白血病动物模型中的产生。

（2）SAE 与血脑屏障的破坏：内皮细胞的激活会促进血脑屏障的破坏，也许是通过活性氧的产生。这一假设由诸多将血脑屏障破坏归结于细胞因子（比如说肿瘤坏死因子和的白细胞介素 -1）的影响的病理生理实验提供的证据所证实。

血脑屏障调节着脑部毛细血管血流并通过调节特殊的营养物、代谢产物和毒素转运通道维持着脑部的微环境来保证脑部功能的效率。在外科重症感染动物模型中观察到的早期结构改变现象是微血管水肿，脑部的微血管内皮细胞被星型胶质细胞血管周围终板所包绕，此时的微血管变得水肿并且易破裂，血管壁功能受到破坏。因此，氧代谢物和营养物的运输受到扰乱。血脑屏障的渗透性变大，导致受水通道蛋白 4 紧密调控的脑部水的转运遭到破坏，从而进一步导致血管周围的水肿、星型胶质细胞终板的破坏，以及对神经组织的二次损伤。Tsao 发表在 2001 年 *J.Med.Microbiol* 的实验以及 Bogdanski 发表在 2000 年 *Anesthesiology* 的动物实验明确地表明血脑屏障通透性的改变在外科重症感染开始的几个小时内就已经发生了。在这样的环境中，芳香族氨基酸（aromatic amino acids，AAA）通过血脑屏障比支链氨基酸（branched chain amino acid，BCAA）要容易得多；而众所周知意识状态的改变与高芳香族氨基酸水平有着密切的关系。

血脑屏障的通透性改变与补体、炎症因子、脑部微血管中细胞间黏附分子（ICAM）的活性增强有关，通透性的增大会导致激活的白细胞进入大脑，并进一步增强炎症反应。尽管内皮细胞间的紧密连接并未遭到破坏，但血管内皮细胞的胞饮作用加强以及一氧化氮合酶的诱导使得活性物质能通过屏障涌入脑部。

SAE 的脑部影像学证据显示组织的局部缺氧缺血主要发生于脑白质，这也进一步说明了血脑屏障通透性变大与不良预后有着密切关系。

在 Irwan 发表在 2009 年 *Methods* 上的研究中，研究者发现在接受大剂量 IL-2 阻断癌细胞转移的黑色素瘤和肾癌的患者身上，其药物的神经精神方面和循环方面的不良反应和有些脓毒血症时发生的症状很相似，这也许是由于微血管渗透性的增大导致的。为了进一步研究，他们在 SAE 的老鼠模型上使用了动态对比增强 MRI（dynamic contrast-enhanced magnetic resonance imaging，DCE-MRI），然后发现血浆容积分数（在限定范围内血浆血液的体积）、内皮转移系数（代表血管对对比造影剂的渗透性）以及渗透表面积乘积（对血脑屏障渗漏物的估量）都有所提高。这些发现被微血管表面的病理学研究所证实。

内皮的完整性由许多分子参与调节，包括酪氨酸受体激酶受体 Tie-1、它的兴奋剂血管生成素，以及整合素家族如 αvβ3，似乎能够减少脂多糖诱导的脓毒血症动物模型中内皮的通透性。αvβ3 配体的成像是可行的，且已被应用在了癌症动物模型的正电子发射型计算机断层显像（positron emission computed tomography，PET）研究中。

（3）SAE 与氧化应激、兴奋性中毒和线粒体功能障碍：外科重症感染进程中细菌内毒素被释放进了循环系统中，进而提高了大脑中各种促炎症因子（如干扰素 γ 和肿瘤坏死因子）的浓度。白细胞在众多趋化因子（诸如肿瘤坏死因子、血管生成素 2、白介素 -1β 以及补体系统）的影响下聚集在炎症病灶中，它们的激活产生了氧自由基。由于氧化应激的作用，红细胞的细胞膜变得不稳定并开始肿胀，这加重了大脑的缺血缺氧情况并导致线粒体损伤从而限制脑部细胞摄取氧。干扰素 γ 刺激星形胶质细胞诱导产生一氧化氮合酶（iNOS），而肿瘤坏死因子 -α 激活其他胶质细胞产生同样的酶。iNOS 会产生作为 NO 副产物的超氧化物，因此氧化应激程度的增强在脑功能失常以及损伤中起着关键的作用。脑组织有着低水平的抗氧化物水平以及对氧气的高需求，这一特征导致其倾向于受到氧化损伤。内源性的抗氧化物的聚集（如维生素 C）能够起到阻止炎症反应激活的作用，但快速的消耗且脑组织无法从头合成这些物质将会导致抗氧化物水平的迅速下降。NO 水平的提高改变了大脑的自我调节，因此打乱了血流和新陈代谢的平衡。不仅如此，NO 还会通过提高环鸟苷酸（cyclic guanosine monophosphate，cGMP）产生来影响突触传导，而这已被证明会扰乱大脑的记忆功能、行为活动以及神经分泌功能。NO 还会通过产生高活性过氧硝酸盐这一细胞损伤的关键成分来产生毒害作用。另外，NO 能通过与氧气竞争并抑制细胞色素氧化酶来高效地抑制线粒体的呼吸作用，这将造成胞内腺苷三磷酸（ATP）的消耗、神经元细胞钙离子平衡的破坏，并导致神经元凋亡。NO 水平的提高能通过细胞能量消耗造成细胞坏死诱导细胞死亡，并通过氧化 / 氮化应激调控细胞凋亡。在 G.C.Brown 于 2007 年发表在 *Biochemical Society Transactions* 的文章中，以人类为对象的研究中，内皮细胞的 iNOS 的表达被认为与自主神经区域和海马区的神经元死亡有关。

线粒体的作用并不限于产生能量，同时也参与着诸多新陈代谢途径和钙离子稳态。线粒体 ATP 产生的减少是外科重症感染早期重要的特征，这种由 NO、活性氧（ROS）以及细胞因子所造成的现象将导致能量不足和代谢衰竭。在外科重症感染 24 小时后，由于线粒体内膜的渗透性增大、细胞色素浓度降低和复合物Ⅳ活性的降低，氧化磷酸化的效率会降低。此外，作为氧化应激的主要场所，线粒体还是 ROS 的主要来源。外科重症感染造成的线粒体功能和结构损伤产生了严重的后果，包括扰乱钙离子平衡、结构肿胀以及如电子传递链（electron transfer chain，ETC）、复合物Ⅳ、细胞色素 C 氧化酶、腺嘌呤核苷转运蛋白和线粒体脱氢酶等线粒体酶的失活。由于细胞色素 C 的释放，线粒体的损伤也可能引起细胞凋亡。线粒体膜中的活性氧的直接作用同样会导致凋亡的启动。最近，以线粒体功能障碍为目标的治疗被提出，并有望在治疗多器官功能障碍方面起到一定的作用。

外科重症感染中脑组织间液谷氨酸浓度的升高会加重兴奋性毒素的活性。胞外的谷氨酸能激活 *N*- 甲基 -D- 天冬氨酸（NMDA）类谷氨酸受体，因此刺激或损害受到影响的神经细胞，同时导致这些受体的下调。这一机制也许对癫痫的发病机制也起着重要的作用。在动物实验中，脂多糖（LPS）对于类胆碱细胞的有害作用可以被 NMDA 受体的拮抗剂所改善。由于突触间隙的胞外谷氨酸浓度的升高，钠离子依赖的谷氨酸的清除受到抑制。此外，由于钠钾泵受到抑制以及神经细胞肿胀，细胞 ATP 浓度减少。

（4）SAE 与炎症细胞的激活和迁移：神经炎症的血脑屏障的破坏让炎症性的骨髓源性细胞（如巨噬细胞）涌入大脑。在细胞迁移和炎症中所见的增加的细胞密度是病理生理的关键因素，这也许能为脓毒血症患者在扩散加权成像

（diffusion-weighted imaging，DWI）所显示出的细胞毒性水肿提供可能的解释。细胞密度增加会减少在细胞外部的水的表面弥散，当细胞内水的扩散受限则会出现在细胞毒素水肿时观察到的表观扩散系数（apparent diffusion coefficient，ADC）下降。这样的现象曾在一些脑肿瘤中有所报道，如 Jenkinson 分别在 2007 年发表在 *J.Magn.Reson.Imaging* 和 2010 年发表在 *J.Neurooncol* 的研究、Yamashita 于 2009 年发表在 *Neurol.Res* 的研究等。

　　小胶质细胞是脑组织中的骨髓源性细胞。一项尸检表明，对比死于脓毒血症的患者和存活下来的患者，前者激活的小胶质细胞数量有所提高，对 $CD11b^+$（激活）的小胶质细胞或者巨噬体的诱生型一氧化氮合酶的定位也说明了这点。在体外实验中，当培养小胶质细胞时脂多糖（LPS）诱导 NO 的产生以及内皮细胞的破坏。综上所述，这些发现说明了激活的小胶质细胞在脓毒血症中有着重要的作用。

　　（5）SAE 与局部缺血、新陈代谢和神经元损失：缺氧会导致组织坏死。组织缺氧缺血的机制包括微循环的功能紊乱、大血管痉挛、加压药物治疗、凝血障碍和内皮激活。神经元缺失已经被人类脓毒血症的病理学研究所证实。Bozza 等人发表在 2010 年的 *J.Cereb.Blood Flow Metab* 杂志上的磁共振波谱分析研究中，研究者通过显示包括海马的许多组织中 *N*- 乙酰天冬氨酸峰值信号的减弱来说明神经元缺失。影像学脑实质的变化结果以及由脓毒血症引起的神经学症状（不论是急性的还是慢性的），提示在脓毒血症中发生梗死的区域。Semmler 在 2008 年发表在 *J.Neurotrauma* 上的一项动物模型研究利用了氟脱氧葡萄糖 PET、脑血流量激光多普勒测量、免疫组化和脑电图（electroencephalogram，EEG）研究脂多糖诱导的脓毒血症对新陈代谢和神经元的影响。研究者证明了与 EEG 放慢有关的新皮质糖摄取总体上的减少，炎症因子的增加，小胶质细胞的激活，以及神经细胞数量的减少。他们认为这些进程是互相关联的，随着炎症细胞的激活会导致神经元的减少，葡萄糖利用的减少和随后的脑血流量的减少是由于新陈代谢与灌注的紧密联系。结合脑血流量测量和躯体感觉诱发反应，其他的研究者利用对活动神经区域的缺血再灌注发现了神经元激活和脑血流量之间的解偶联。

　　磁共振血流量扫描（magnetic resonance spectroscopy，MRS）能够检测到脓毒血症涉及的病理生理链中的下游微妙变化。Hotchkiss 于 1989 年发表在 *Am.J.Physol* 的一项相关研究使用 MRS 检测了脓毒血症的大鼠模型中高能含磷化合物的变化。这些化合物水平即使在疾病的终末期依旧保持稳定。Morandi 教授应用了大出血模型中的附加数据，在这个模型中这些化合物水平一直都保持稳定直到平均动脉压降到了 4.67kPa（35mmHg）。该研究还讨论了去极化的磷酸盐化合物的光谱学峰值的增宽,这也许说明这些化合物水平在特定的脑区域中上升得并不均匀。在外科重症感染所致的休克的发展过程中,脑组织含氧量发生了戏剧性的下降,与此同时利用 NO 自旋捕捉发现了 NO 的增加。经典的生物化学认为氧含量的下降会造成有氧氧化向无氧氧化转移并导致高能化合物的下降和乳酸酸中毒,但两者都没有在 Hotchkiss 等人的研究中发现。

(6) SAE 与神经递质失衡:神经递质系统的异常可能是 SAE 的影响。这样的异常可能是疾病病理生理的结果(如上所述),并构成了在脓毒血症中神经可逆性损伤的最接近的机制。因此,神经递质系统也能提供辅助的药物作用靶点。

神经递质相关的认知紊乱可能是类胆碱类和多巴胺能类神经递质间的失衡所致。的确,一系列拮抗副交感神经生理作用的药物所造成的"抗胆碱能负担"让患者容易变得认知紊乱。Sprung 等人于 1991 年发表在 *Crit Care Med* 的对脓毒血症患者的研究报道了与肝性脑病所观察到的氨基酸类递质的脓毒血症氨基酸类递质水平的不同主要是芳香族氨基酸的升高和支链氨基酸的减少。Kadoi 于 1996 年发表在 *Crit Care Med* 的动物实验报道了在盲肠穿孔造模(CLP 模型)大鼠前脑中 γ- 氨基丁酸(γ-aminobutyric acid,GABA)受体结合密度的上升,并认为这样的改变在外科重症感染休克中的大脑功能紊乱病理生理中有着一定的作用。

类胆碱神经递质的失效,特别是乙酰胆碱(acetylcholine,ACh),是解释 SAE 谵妄和症状最广为人知的发病机制。胆碱能系统通过烟碱受体和毒蕈碱受体调控诸如记忆、学习能力、唤醒水平,以及其他与谵妄状态息息相关的意识功能。乙酰胆碱能调控记忆形成、学习以及恐慌反应等神经生理学功能,越来越多的证据表明乙酰胆碱与细胞因子之间的互动关系是谵妄发生过程的一部分。在注射细菌内毒素脂多糖(LPS)的大鼠上已经观察到了行为改变和长时记忆缺失,而这一现象可以被认为是和脑皮质、前额叶皮质以及海马区的类胆碱功能紊乱有关。这些研究都说明了 SAE 的长期神经病学影响是建立在包括类胆碱信号改变和神经元细胞凋亡的基础上的,而脂多糖和炎症细胞因子起着中介调控的作用。临床上谵妄能被抗胆碱能药物治疗也进一步支持了这一假说。进一步的研究证明经 LPS 处理过的动物没有意识障碍发生,而胆碱能缺失的动物在注射脂多糖后表现出急性暂时性的工作记忆困难。而使用乙酰胆碱酯酶抑制剂处理后可以部分治疗这些症状,从而证明了外科重症感染引起的脑功能损害与胆碱能信号的改变有着很大的关系。因此由于大脑没有胆碱能的抗炎特性,所以抗胆碱能药物应被认为是 SAE

引起谵妄的危险因素。然而，理论上通过毒蕈碱型受体和迷走神经依赖的途径，乙酰胆碱水平的提升有助于改善全身炎症症状。在 SAE 晚期，乙酰胆碱的进一步丢失使迷走神经的功能减弱，由于其原有的胆碱能抗炎作用的缺失，促炎症活动得以加强。

（7）SAE 与细胞因子：作为 SAE 的标志性过程即所谓的"细胞因子风暴"，细胞因子调控炎症过程，而激活神经细胞的炎症介质会导致意识和心理上的失调。细胞因子通过多种不同的通路来对各种细胞产生广泛的影响，由此来调控多种病理生理过程。由于细胞因子的亲水性和其分子大小，他们不能通过结构完整的血脑屏障，但在 SAE 中，血脑屏障的破坏让细胞因子得以进入中枢神经系统。通过激活 MAP 激酶途径以及刺激钙通道，细胞因子产生了类神经递质的作用；不仅如此，它还改变了自然产生的神经递质的活性和浓度。一旦介质到达大脑皮质，它便通过线粒体功能障碍、氧化应激以及激活小胶质细胞来调控细胞新陈代谢。神经病理学的异常由此开始，并最后以谵妄为结果。炎症介质影响了 γ- 氨基丁酸（γ-aminobutyric acid，GABA）能、肾上腺素能和胆碱能的神经递质的活性并调控促肾上腺皮质素、促肾上腺皮质素释放素和血管升压素的分泌，这一过程将进一步加重 SAE。

SAE 的发展与小胶质细胞的过度激活以及随之的免疫因子的提高有关。促炎症因子（如白介素 -1α、白介素 -1β、白介素 -6 和肿瘤坏死因子 -α）被大量激活的单核细胞和中性粒细胞所释放。Van Den Boogaard M 等人在 2011 年发表在 *Crit Care* 的一项临床研究显示，在伴随炎症反应的谵妄患者中检测到血清白介素 -8 的水平的提高，而无炎症反应的谵妄患者中 β 淀粉样蛋白和白介素 -10 有所提高。白介素 -1 通过影响脑干、边缘系统和下丘脑的交感神经来引起一系列诸如食欲减退、心境变化以及认知错乱等"病态表现"。此外，白介素 -1 刺激内皮细胞分泌前列素 E_2（prostaglandin E_2，PGE_2），从而导致发热以及通过下丘脑 - 垂体 - 肾上腺轴促进皮质醇分泌。其中一个亚型，白介素 -1β 能直接刺激延髓最后区和脉络丛，这样的刺激通过刺激边缘系统造成抑郁和厌食症。肿瘤坏死因子 -α 通过影响色氨酸的新陈代谢参与脑功能抑制的进程，并因此降低 5- 羟色胺的水平。另外，TNF-α 通过影响大脑水分转运来参与脑水肿的进程。Renno T 在 1995 年发表在 *J Immunol* 的一项动物研究表明，当小鼠外周注射脂多糖（LPS）后其中枢神经系统的肿瘤坏死因子 -α 迅速升高，并在接下来的 10 个月保持这样的高水平浓度。

另外还有证据显示（如 Boomer JS 于 2011 年发表在 *JAMA* 的研究、Hotchkiss 于 2009 年发表在 *Nature Med* 上的研究），外科重症感染晚期与免疫功能的丧失有关，体现在淋巴细胞减少、单核细胞 HLA-DR 的表达降低，以及血浆白

介素 -10 水平提高。一种假说认为这些细胞因子在 SAE 中调控免疫抑制的方式与脑损伤时的调控方式相似。外科重症感染晚期的免疫抑制同样可以被认为是交感神经和下丘脑 - 垂体 - 肾上腺轴活性增强的结果。

（8）SAE 与补体系统：大量临床研究（如 Cunneen J 发表在 2004 年 *AACN Clin Issues* 杂志上的研究、Poch B 发表在 1999 年 *FEBS Lett* 杂志上的研究）已经证实补体系统通过加重细胞因子和趋化因子的产生、白细胞聚集、水肿、神经细胞凋亡以及血脑屏障降解来参与炎症。补体蛋白也可以降低中性粒细胞的趋化作用和活性氧分泌能力。补体系统的激活将导致 C3 和 C5 蛋白的裂解，引起诸如 C3a 和 C5a 等过敏毒素的形成。C3 浓度的提高导致血脑屏障的破坏并加重胶质细胞增生、细胞水肿，同时改变 iNOS、TNF 以及水通道蛋白 4 的活性。类似 C3b 这样的免疫复合物的副产物，C5b 参与 C5b-9 复合物的生成，这一复合物也被称为"膜攻击复合体"造成细胞激活或者凋亡。补体过敏毒素 C5a 浓度的提高与细菌内毒素通常有着时间上的先后关系——先是在大脑内皮细胞，然后是小胶质细胞，最后是更深层次的脑实质组织。根据 Flierl MA 于 2009 年发表在 *Crit Care* 杂志上的研究，在腹腔外科重症感染患者上进行全身性的输入抗 C5a 的中和抗体能阻止血脑屏障的破坏并使下丘脑室旁核和杏仁核区域的反应性降低。

（郭瑞莲　王译民　何　清）

参 考 文 献

[1] GOTTLIEB M，LONG B，KOYFMAN A. The evaluation and management of Rocky Mountain spotted fever in the emergency department: a review of the literature. J Emerg Med，2018，55（1）：42-50.

[2] SINGER KE，COLLINS CE，FLAHIVE JM，et al. Outpatient beta-blockers and survival from sepsis: results from a national cohort of medicare beneficiaries. Am J Surg，2017，214（4）：577-582.

[3] 刘保池，蔡端，朱同玉. 特殊感染外科新理念与新技术. 上海：上海科技教育出版社，2017.

[4] WALKEY AJ，LAGU T，LINDENAUER PK. Trends in sepsis and infection sources in the United States. A population-based study. Ann Am ThoracSoc，2015，12（2）：216-220.

[5] FLEISCHMANN C，SCHERAG A，ADHIKARI NK，et al. Assessment of global incidence and mortality of hospital-treated sepsis. Current estimates and limitations. Am J Respir Crit Care Med，2016，193（3）：259-272.

[6] MCGARRITY S，ANUFORO Ó，HALLDÓRSSON H，et al. Metabolic systems analysis of LPS induced endothelial dysfunction applied to sepsis patient stratification. Sci Rep，

2018，8（1）：6811.

[7] LIU S, WU X, LOPEZ AD, et al. An integrated national mortality surveillance system for death registration and mortality surveillance, China. Bull World Health Organ, 2016, 94（1）: 46-57.

[8] 刘保池, 蔡端. 特殊感染外科学. 上海: 上海科技教育出版社, 2014.

[9] RAUCH PJ, CHUDNOVSKIY A, ROBBINS CS, et al. Innate response activator B cells protect against microbial sepsis. Science, 2012, 335（6068）: 597-601.

[10] WYNN TA. Type 2 cytokines: mechanisms and therapeutic strategies. Nat Rev Immunol, 2015, 15（5）: 271-282.

[11] 储以微. 医学免疫学. 上海: 复旦大学出版社, 2015.

[12] BONE RC, BALK RA, CERRA FB, et al. Definitions for sepsis and organ failure and guidelines for the use of innovative therapies in sepsis. The ACCP/SCCM Consensus Conference Committee. American College of Chest Physicians /Society of Critical Care Medicine. Chest, 1992, 101（6）: 1644-1655.

[13] SINGER M, DEUTSCHMAN CS, SEYMOUR CW, et al. The third international consensus definition for sepsis and septic shock（sepsis-3）. JAMA, 2016, 315（8）: 801-810.

[14] MARTIN GS, MANNINO DM, EATON S, et al. The epidemiology of sepsis in the United States from 1979 through 2000. N Engl J Med, 2003, 348（16）: 1546-1554.

[15] PARK DW, ZMIJEWSKI JW. Mitochondrial dysfunction and immune cell metabolism in sepsis. Infect Chemother, 2017, 49（1）: 10-21.

[16] CHENG SC, SCICLUNA BP, ARTS RJ, et al. Broad defects in the energy metabolism of leukocytes underlie immunoparalysis in sepsis. Nat Immunol, 2016, 17（4）: 406-413.

[17] HAN CY, SONG Q, REN YC, et al. Dose-response association of operative time and surgical site infection in neurosurgery patients: a systematic review and meta-analysis. Am J Infect Control, 2019, 47: 1393-1396.

[18] 胡逢静, 蔡玲, 杨亚红, 等. 神经外科医院感染现状及其风险评估研究进展. 中华医院感染学杂志, 2019, 29（8）: 1267-1271.

[19] BENTZER P, FJELL C, WALLEY KR, et al. Plasma cytokine levels predict response to corticosteroids in septic shock. Intensive Care Med, 2016, 42（12）: 1970-1979.

[20] 汪复. 感染性疾病与抗微生物治疗. 3 版. 上海: 复旦大学出版社, 2008.

[21] ARULKUMARAN N, POLLEN S, GRECO E, et al. Renal tubular cell mitochondrial dysfunction occurs despite preserved renal oxygen delivery in experimental septic acute kidney injury. Crit Care Med, 2018, 46（4）: e318-e325.

[22] PAN P, WANG X, LIU D. The potential mechanism of mitochondrial dysfunction in septic cardiomyopathy. J Int Med Res, 2018, 46（6）: 2157-2169.

[23] BURGDORFF AM, BUCHER M, SCHUMANN J. Vasoplegia in patients with sepsis and septic shock: pathways and mechanisms. J Int Med Res, 2018, 46（4）: 1303-1310.

[24] 顾觉奋. 抗生素. 上海: 山海科学技术出版社, 2001.

[25] HAN RT, KIM S, CHOI K, et al. Asthma-like airway inflammation and responses in a rat model of atopic dermatitis induced by neonatal capsaicin treatment. J Asthma Allergy, 2017, 10: 181-189.

[26] PARANDE-SHIRVAN S, EBRAHIMBY A, DOUSTY A, et al. Somatic extracts of Marshallagia marshalli down regulate the Th2 associated immune responses in ovalbumin-induced airway inflammation in BALB/c mice. Parasit Vectors, 2017, 10(1): 233.

[27] 安兵, 胡丽华, 游波, 等. 临床外科危急重症治疗学. 天津: 天津科学技术出版社, 2011.

[28] BUI TT, PIAO CH, SONG CH, et al. Bupleurum chinense extract ameliorates an OVA-induced murine allergic asthma through the reduction of the Th2 and Th17 cytokines production by inactivation of NFκB pathway. Biomed Pharmacother, 2017, 91: 1085-1095.

[29] WENG L, ZENG XY, YIN P, et al. Sepsis related mortality in China: a descriptive analysis. Intensive Care Med, 2018, 44(7): 1071-1080.

[30] 江正辉, 刘兴才, 陈微. 神经系统感染诊断与治疗. 上海: 上海第二军医大学出版社, 2006.

[31] TAEB AM, HOOPER MH, MARIK PE. Sepsis: current definition, pathophysiology, diagnosis, and management. Nutr Clin Pract, 2017, 32(3): 296-308.

[32] TAHAMTAN A, TEYMOORI-RAD M, NAKSTAD B, et al. Anti-inflammatory microRNAs and their potential for inflammatory diseases treatment. Front Immunol, 2018, 9: 1377.

[33] 孙田杰. 外科护理学. 2 版. 上海: 上海科学技术出版社, 2016.

[34] LUZINA IG, KEEGAN AD, HELLER NM, et al. Regulation of inflammation by interleukin-4: a review of "alternatives". J Leukoc Biol, 2012, 92(4): 753-764.

[35] WEBER GF, CHOUSTERMAN BG, HE S, et al. Interleukin-3 amplifies acute inflammation and is a potential therapeutic target in sepsis. Science, 2015, 347(6227): 1260-1265.

[36] 塞默尔·I. 斯克华兹. 外科原则. 彭忠民, 译. 江西: 江西科学技术出版社, 2002.

[37] RIZZO AN, DUDEK SM. Endothelial glycocalyx repair: building a wall to protect the lung during sepsis. Am J Respir Cell Mol Biol, 2017, 56(6): 687-688.

[38] CHEN J, XUAN J, GU YT, et al. Celastrol reduces IL-1β induced matrix catabolism, oxidative stress and inflammation in human nucleus pulposus cells and attenuates rat intervertebral disc degeneration in vivo. Biomed Pharmacother, 2017, 91: 208-219.

[39] 陈涛, 丁岚. 脓毒症炎症调控的研究进展. 实用临床医学, 2015, 16(6): 104-107.

[40] USHIKI T, HUNTINGTON ND, GLASER SP, et al. Rapid inflammation in mice lacking both SOCS1 and SOCS3 in hematopoietic cells. PLoS One, 2016, 11(9): e0162111.

[41] BLUMENTAL-PERRY A, BONFIELD TL. Editorial: modulation of HMGB1 holds promise for managing sepsis immune paralysis. J Leukoc Biol, 2017, 101(6): 1273-1275.

[42] TACCONE FS, SU F, PIERRAKOS C, et al. Cerebral microcirculation is impaired during sepsis: an experimental study. Crit Care, 2010, 14 (4): R140.

[43] TACCONE FS, CASTANARES-ZAPATERO D, PERES-BOTA D, et al. Cerebral autoregulation is influenced by carbon dioxide levels in patients with septic shock. Neurocrit Care, 2010, 12 (1): 35-42.

[44] MORANDI A, ROGERS BP, GUNTHER ML, et al. The relationship between delirium duration, white matter integrity, and cognitive impairment in intensive care unit survivors as determined by diffusion tensor imaging: the VISIONS prospective cohort magnetic resonance imaging study. Crit. Care Med, 2012, 40 (7): 2182-2189.

[45] LUITSE MJ, VAN ASCH CJ, KLIJN CJ. Deep coma and diffuse white matter abnormalities caused by sepsis-associated encephalopathy. Lancet, 2013, 381 (9884): 2222.

[46] GRIFFIN WS. Neuroinflammatory cytokine signaling and Alzheimer's disease. N Eng J Med, 2013, 368: 770-771.

[47] MARTIN GS, MANNINO DM, EATON S, et al. The epidemiology of sepsis in the United States from 1979 through 2000. N Engl J Med, 2003, 348 (16): 1546-1554.

[48] WALKEY AJ, LAGU T, LINDENAUER PK. Trends in sepsis and infection sources in the United States. A population-based study. Ann Am Thorac Soc, 2015, 12 (2): 216-220.

[49] RACHEL POOL, HERNANDO GOMEZ, JOHN A KELLUM. Mechanisms of Organ Dysfunction in Sepsis. Crit Care Clin. 2018 Jan; 34 (1): 63-80.

[50] LANGENBERG C, BELLOMO R, MAY C, et al. Renal blood flow in sepsis. Crit Care, 2005, 9: 363-374.

[51] TAKASU O, GAUT JP, WATANABE E, et al. Mechanisms of cardiac and renal dysfunction in patients dying of sepsis. Am J of Respir Crit Care Med, 2013, 187: 509.

[52] MATEJOVICM, VALESOVA L, BENES J, et al. Molecular differences in susceptibility of the kidney to sepsis-induced kidney injury. BMC Nephrol, 2017, 18: 183.

[53] VILANDER LM, KAUNISTO MA, VAARA ST, et al. Geneticvariants in SERPINA4 and SERPINA5, but not BCL2 and SIK3 are associated with acute kidney injury in critically ill shock. Crit Care, 2017, 21: 47.

[54] FENG D, WANG Y, LIU Y, et al. DC-SIGN recats with TLR4 and regulates inflammatory cytokine expression via NF-κB activation in renal tubular epithelial cells during acute renal injury. Clinical & Experimental Immunology, 2017, 191 (1): 107-115.

[55] 任延波, 张彧. 脓毒血症大鼠肾脏细胞凋亡变化. 内科急危重症杂志, 2007, 13: 28.

[56] NEVIERE R, FAUVEL H, CHOPIN C, et al. Caspase inhabition prevents car-diac dysfunction and heart apoptosis in a rat model of sepsis. Am J Respir Crit Care Med, 2001, 163 (1): 218-225.

[57] MENG L, LI L, LU S, et al. The protective effect of dexmedetomidine on LPS-induced acute lung injury through the HMGB1-mediates TLR4/NF-B and PDK/Akt/mTOR

pathway. Molecular Immunology, 2017, 94: 7-17.

[58] LAI JL, LIU YH, LIU C, et al. Indirubin Inhibits LPS-induced inflammation via, TLR4 Abrogation Mediated MAPK Signaling Pathway. Inflammation, 2017, 40 (1): 1-12.

[59] HOLTHOFF JH, WANG Z, SEELY KA, et al. Resveratrol improves renal microcirculation, protects the tubular epithelium, and prolongs survival in a mouse model of sepsis-induced acute kidney injury. Kidney International, 2012, 81 (4): 370-378.

[60] CELES MR, PRADO CM, ROSSI MA. Sepsis: going to the heart of the matter. Pathobiology, 2013, 80 (2): 70-86.

[61] HASSOUN SM, MARECHAL X, MONTAIGNE D, et al. Prevention of endotoxin-induced sarcoplasmic reticulum calcium leak improves mitochondrial and myocardial dysfunction. Crit Care Med, 2008, 36 (9): 2590-2596.

[62] TSAO N., HSU H. P., WU C. M., et al. Tumour necrosis factor-α causes an increase in blood-brain barrier permeability during sepsis. J. Med. Microbiol. 2001, 50: 812-821.

[63] IRWAN Y. Y. Quantitative analysis of cytokine-induced vascular toxicity and vascular leak in the mouse brain. J. Immunol. Methods 2009, 349: 45-55.

[64] SHARSHAR T, GRAY F, LORIN DE LA GRANDMAISON G, et al. Apoptosis of neurons in cardiovascular autonomic centres triggered by inducible nitric oxide synthase after death from septic shock. Lancet 2003, 362: 1799-1805.

[65] JENKINSON M D, SMITH TREVOR S, BRODBELT ANDREW R, et al. Apparent diffusion coefficients in oligodendroglial lumors characterized by genotype. J Magn Reson Imaging, 2007, 26: 1405-1412.

[66] JENKINSON M D, PLESSIS D G D, SMITH T S, et al. Cellularity and apparent diffusion coefficient in oligodendroglial tumours characterized by genotype. J Neurooncol, 2010, 96 (3): 385-392.

[67] YAMASHITA Y., KUMABE T., HIGANO S., et al. Minimum apparent diffusion coefficient is significantly correlated with cellularity in medulloblastomas. Neurol. Res. 2009, 31: 940-946.

[68] BOZZA F A, GARTEISER P, OLIVEIRA M F, et al. Sepsis-associated encephalopathy: a magnetic resonance imaging and spectroscopy study. Journal of Cerebral Blood Flow & Metabolism, 2010, 30 (2): 440-448.

[69] SEMMLER A, WIDMANN C N, OKULLA T, et al. Persistent cognitive impairment, hippocampal atrophy and EEG changes in sepsis survivors. Journal of Neurology Neurosurgery & Psychiatry, 2013, 84: 62-69.

[70] HOTCHKISS R S, LONG R C, HALL J R, et al. An in vivo examination of rat brain during sepsis with 31P-NMR spectroscopy. Am J Physiol, 1989, 257 (6): 1055-1061.

[71] SPRUNG C L, CERRA F B, FREUND H R, et al. Amino acid alterations and encephalopathy in the sepsis syndrome. Critical Care Medicine, 1991, 19 (6): 753-757.

[72] KADOI Y., SAITO S. An alteration in the gamma-aminobutyric acid receptor system in experimentally induced septic shock in rats. Crit. Care Med. 1996, 24, 298-305

[73] VAN DEN BOOGAARD M, KOX M, QUINN KL, et al. Biomarkers associated with delirium in critically ill patients and their relation with long-term subjective cognitive dysfunction: indications for different pathways governing delirium in inflamed and noninflamed patients. Crit Care 2011; 15: R297.

[74] RENNO T, KRAKOWSKI M, PICCIRILLO C, et al. TNF-alpha expression by resident microglia and infiltrating leukocytes in the central nervous system of mice with experimental allergic encephalomyelitis. Regulation by Th1 cytokines. J Immunol 1995; 154: 944-953.

[75] BOOMER JS, TO K, CHANG KC, et al. Immunosuppression in patients who die of sepsis and multiple organ failure. JAMA 2011; 306: 2594-2605.

[76] HOTCHKISS RS, COOPERSMITH CM, MCDUNN JE, et al. The sepsis seesaw: Tilting toward immunosuppression. Nature Med 2009; 15: 496-497. Back to cited text no.

[77] CUNNEEN J, CARTWRIGHT M. The puzzle of sepsis: Fitting the pieces of the inflammatory response with treatment. AACN Clin Issues 2004; 15: 18-44.

[78] POCH B, GANSAUGE F, RAU B, et al. The role of polymorphonuclear leukocytes and oxygen-derived free radicals in experimental acute pancreatitis: Mediators of local destruction and activators of inflammation. FEBS Lett 1999; 461: 268-272.

[79] FLIERL M A, STAHEL P F, RITTIRSCH D, et al. Inhibition of complement C5a prevents breakdown of the blood-brain barrier and pituitary dysfunction in experimental sepsis[J]. Critical Care, 2009, 13 (1): 1-9.

第二章

外科重症感染的处理原则

外科重症感染的特点如前章节所述，表现极其凶险，如处理不及时，牵一发而动全身，容易出现全身多个器官组织功能障碍，对患者预后产生极为不良的影响，因此及时、有效地控制外科重症感染尤为重要。

随着技术的进步，临床医师针对外科感染的治疗方式也是多种多样。本书将针对外科重症感染的治疗手段，分为非外科治疗和外科治疗两大类，并在这两大类中进行更为细致的分类讨论。

第一节　非外科治疗

一、诊断与评估

外科重症感染的诊断与各项评分密切相关，根据最新的脓毒症 3.0 标准，对于感染或疑似感染的患者，当脓毒症相关序贯器官衰竭评分（Sequential Organ Failure Assessmengt，SOFA）评分较基线上升≥2 分可诊断为外科重症感染（表 2-1）。SOFA 评分将器官功能失常或衰竭评价系统所包含的脏器数量限定为 6 个；每一个脏器的分值均为 0（正常）～4 分（最差）；每天记录一次最差值。

SOFA 评分的目的是描述 MODS 的发生、发展并评价发病率；定量地、尽可能客观地描述群体患者乃至个体患者在不同时间脏器功能失常或衰竭的严重程度；评价新的疗法对脏器功能失常或衰竭病程的影响。它所采取的变量均为持续变量，将 MODS/MOF 看作是一种连续疾病过程而非孤立的事件，具有客观、简单、容易获得及可靠的特点，对所评价的器官功能有特异性，每个医疗机构都能以常规的方法每天检测，并避免了有创性的操作。这些变量与患者来源、病种、人口统计学特征等因素无关，与治疗措施无关，它能区分单个器官功能障碍或衰竭的程度。

表 2-1　SOFA 评分标准

系统	检测项目	0	1	2	3	4	得分
呼吸	PaO$_2$/FiO$_2$ [kPa(mmHg)]	≥53.3 (400)	＜53.3 (400)	≤40(300)	<26.7 (200)	<26.7 (200)	
	呼吸支持(是/否)				是	是	
凝血	血小板(×10^9/L)	≥150	101~150	51~100	21~50	<21	
肝	胆红素(μmol/L)	<20	20~32	33~101	<102~204	≥204	
循环^a	平均动脉压 [kPa(mmHg)]	MAP≥ 9.3(70)	MAP< 9.3(70)				
	多巴胺剂量 [μg/(kg·min)]			<5	5.1~15	>15	
	肾上腺素剂量 [μg/(kg·min)]				0.1	>0.1	
	去甲肾剂量 [μg/(kg·min)]				0.1^a	>0.1^a	
	多巴酚丁胺 (是/否)			是			
神经^b	GCS 评分	15	13~14	10~12	6~9	<6	
肾脏	肌酐(μmol/L)	<110	110~170	171~299	300~440	>440	
	24 小时尿量(ml/d)				<500	<200	

注：^{a} 儿茶酚胺类药物给药剂量单位为 μg/(kg·min)，给药至少 1 小时；^{b}GCS 评分为 3~15 分，分数越高代表神经功能越好。

在 SOFA 评分中的 GCS 评分，即 Glasgow 昏迷评分(表 2-2)，对于意识障碍患者的意识状态判定，对患者的抢救治疗和预后有重要的临床意义。1974 年英国 Glasgow 首创的昏迷程度评定表主要包括睁眼动作、言语反应和运动反应 3 项，简单易行，能快速判定昏迷程度，有一定临床价值。此后经修订增加 7 项指标共 35 级，称为 Glassgow-Pittsburgh 昏迷观察表。从睁眼、语言和运动三方面分别进得评分。以三者积分表示意识障碍程度：最高分 15 分，表示意识清楚；8 分以下为昏迷；最低分为 3 分，表示深昏迷。评分越低，意识障碍越重。

然而在临床实践中，SOFA 评分操作起来比较复杂，临床上也可以使用床旁快速 SOFA(quick SOFA，qSOFA)标准识别重症患者，如果符合 qSOFA 标准中的至少 2 项时，应进一步评估患者是否存在器官功能障碍(表 2-3)。

表 2-2　GCS 评分

运动评分(M)6 分		语言反应(V)5 分		睁眼反应(E)4 分	
6	主动运动				
5	刺痛定位	5	正确回答		
4	刺痛躲避	4	不正确回答	4	自动睁眼
3	刺痛肢体屈曲	3	答非所问	3	呼唤睁眼
2	刺痛肢体伸展	2	只能发音	2	刺痛睁眼
1	不能运动	1	不能言语	1	不睁眼

GCS 评分 = M + V + E

瞳孔的观察：

在自然光线下，瞳孔直径为 2～5mm，平均为 3～4mm。

病理情况下，瞳孔直径 <2mm 为瞳孔缩小，<1mm 为针尖样瞳孔。瞳孔缩小见于虹膜炎症或有机磷中毒、吗啡中毒。瞳孔直径大于 5mm 为瞳孔散大，见于阿托品药物反应、颅内压升高及濒死状态。

表 2-3　qSOFA 评分

项目	标准
呼吸频率	≥22 次 /min
意识	改变
收缩压	≤13.3kPa（100mmHg）

在外科重症感染患者的管理中还有很多评估患者状态的评分，这些都能帮助临床医师及时发现并处理患者的问题，这里介绍几种临床上常用的评分。

1. 急性生理与慢性健康评分Ⅱ（Acute Physiology and Chronic Health Evaluation Ⅱ，APACHE Ⅱ）　APACHE Ⅱ评分系统是由急性生理学评分（APS）、年龄评分、慢性健康状况评分（CPS）3 部分组成，最后得分为三者之和。理论最高分 71 分，分值越高病情越重。其中 APS 将 APACHE 的 34 项参数中不常用或意义不大者如血浆渗透压、血乳酸浓度、BUN、GLU、ALB、中心静脉压（central venous pressure，CVP）及尿量等删去，变为 12 项参数（均为入 ICU 后前 24 小时内最差者），每项分值仍为 0～4 分，总分值 0～60 分。年龄分值 0～6 分，CPS 2～5 分。APACHE 的总分值为 0～71 分（表 2-4）。与 APACHE Ⅰ不同的是，APACHE Ⅱ要求 12 项 APS 必须全部获得，以排除因将所缺数项视为正常所带来的误差。此外，APACHE Ⅱ还提出了计算每一个患者死亡危险性（R）的公式：$\ln(R/1-R) = -3.517 + (APACHE \ 得分 \times 0.146) + 0.603$。

表2-4 危重患者 APACHE II评分系统表

姓名		性别		科室		住院号		评分日期		

A. 年龄：>75 □6　65~74 □5　55~64 □3　45~54 □2　≤44 □0　　A记分：

B. 有严重器官系统功能不全或免疫损害：有慢性疾病(不能手术)□5；有慢性疾病(不能手术，择期手术后)□2；有慢性疾病(不能手术，非手术或急诊手术后)□5；无上述情况□0　　B记分：

GCS评分

	6	5	4	3	2	1
1. 睁眼反应			□自动睁眼	□呼唤睁眼	□刺疼睁眼	□不能睁眼
2. 语言反应		□回答切题	□回答不切题	□答非所问	□只能发音	□不能言语
3. 运动反应	□按吩咐动作	□刺疼能定位	□刺疼能躲避	□刺疼肢体屈曲	□刺疼肢体伸展	□不能活动

GCS积分=1+2+3：

C. 积分=15-GCS　　C记分：

D. 急性生理指标

	\+4	\+3	\+2	\+1	0	\+1	\+2	\+3	\+4	D记分
1. 体温（腋下℃）	≥41	39~40.9		38.5~38.9	36~38.4	34~35.9	32~33.9	30~31.9	≤29.5	
2. 平均血压 kPa(mmHg)（FiO_2<50%）	≥21.3(160)	17.3~21.2(130~159)	14.7~17.2(110~129)	—	9.3~14.5(70~109)	—	6.7~9.2(50~69)	—	≤6.5(4)	
3. 心率（次/min）	≥180	140~179	110~139	—	70~109	25~34	55~69	40~54	≤39	
4. 呼吸频率（次/min）	≥50	35~49	—	25~34	12~24	10~11	6~9	—	≤5	
5. PaO_2 kPa(mmHg)（FiO_2<50%）	≥66.7(500)	46.7~66.5(350~499)	26.7~46.5(200~349)	—	>9.3(70)	8.1~9.3(61~70)	—	7.3~8(55~60)	<7.3(55)	
$A-aDO_2$ kPa(mmHg)（FiO_2>50%）					<26.7(200)					

续表

项目									
6. 动脉血血 pH	≥7.7	7.6~7.69	—	7.5~7.59	7.33~7.49	—	7.25~7.32	7.15~7.24	<7.15
或血清 HCO₃⁻(mmol/L)（无血气时用）	≥52	41~51.9	—	32~40.9	23~31.9	—	18~21.9	15~17.9	<15
7. 血清 Na⁺(mmol/L)	≥180	160~179	155~159	150~154	130~149	—	120~129	111~119	≤110
8. 血清 K⁺(mmol/L)	≥7	6~6.9	—	5.5~5.9	3.5~5.4	3~3.4	2.5~2.9	—	<2.5
9. 血清肌酐(μmol/L)	≥305	172~304	128~171	—	53~127	—	<53	—	—
10. 血细胞比容(%)	≥60	—	50~59.9	46~49.9	30~45.9	—	20~29.9	—	<20
11. WBC(×10⁹/L)	≥40	—	20~39.9	15~19.9	3~14.9	—	1~2.9	—	<1

APACHE Ⅱ总积分＝A＋B＋C＋D   APACHE Ⅱ总积分：

评分时间：_____小时   评分人：

说明：

1. 数据采集应为患者入 ICU 或抢救开始后 24 小时内最差值，并注明具体评分时间。

2. B 项中"不能手术"应理解为由于患者病危情危重而不能接受手术治疗。

B 项中"慢性疾病"指住院前患者具有严重重要器官功能障碍或免疫功能受损病史，判定标准如下，具备一项即可。

(1) 肝脏：肝硬化及门脉高压；上消化道出血史；或有肝衰竭/肝性脑病史。

(2) 心血管：纽约心脏病学会心功能分级Ⅳ级。

(3) 肺（呼吸）：慢性缺氧，阻塞性或限制性通气障碍，运动耐力差。

(4) 肾脏：正在接受慢性透析治疗。

(5) 免疫损害：如接受放疗、化疗、长期或大量激素治疗，有白血病、淋巴瘤、艾滋病等。

3. D 项中的血压值应为平均动脉压＝（收缩压＋2×舒张压）/3，若有直接动脉压监测，则记直接动脉压。

4. 呼吸频率应记录患者的自主呼吸频率。

5. 如果患者是急性肾衰竭，则血清肌酐一项应在原基础上加倍（×2）。

6. 血清肌酐的单位是 μmol/L 时，与 mg/dl 的对应值如下：

mg/dl	3.5	2~3.4	1.5~1.9	0.6~1.4	0.6
μmol/L	305	172~304	128~171	53~127	53

2. RASS 评分（表 2-5） 用于危重病患者镇静深度的判定，对于危重病患者而言，镇静甚至肌松可能是减轻患者应激、改善机械通气效果需要采取的措施。但是，镇静与肌松也可能对患者产生不良的后果，如医院获得性肺炎等。因此，恰当选择镇静的深度，是必须要解决的问题。

目前临床上多采用 Ramsay 镇静评分评价患者的镇静状况，一般以 Ramsay 2 级或 3 级镇静为宜。

表 2-5　RASS 镇静程度评估表

+4	有攻击性	有暴力行为
+3	非常躁动	试着拔出呼吸管、胃管或静脉点滴
+2	躁动焦虑	身体激烈运动，无法配合呼吸机
+1	不安焦虑	焦虑紧张但身体只有轻微的移动
0	清醒平静	清醒自然状态
−1	昏昏欲睡	没有完全清醒，但可保持清醒超过 10 秒
−2	轻度镇静	无法维持清醒超过 10 秒
−3	中度镇静	对声音有反应
−4	重度镇静	对身体刺激有反应
−5	昏迷	对声音及身体刺激都无反应

3. MODS 评分（多器官功能障碍综合征评分） MODS 评分由 6 个脏器系统的评分组成（表 2-6）。

（1）呼吸系统：氧分压与吸入氧浓度比值（PaO_2/FiO_2）。

（2）肾脏：血清肌酐浓度（CRE）。

（3）肝功能：血清胆红素浓度（BIL）。

表 2-6　MODS 评分系统

器官系统	评分				
	0	1	2	3	4
呼吸[PaO_2/FiO_2，kPa（mmHg）]	>40 (300)	30.1～40 (226～300)	20.1～30 (151～225)	10.1～20 (76～150)	≤10 (75)
肾脏（血清肌酐，μmol/L）	≤100	101～200	201～350	351～500	>500
肝脏（血清胆红素，μmol/L）	≤20	21～60	61～120	121～240	>240
心血管（PAR）	≤10.0	10.1～15.0	15.1～20.0	20.1～30.0	>30.0
血小板计数（×10^9/L）	>120	81～120	51～80	21～50	≤20
Glasgow 昏迷评分	15	13～14	10～12	7～9	≤6

（4）心血管系统：压力调整的心率（pressure-adjusted heart rate，PAR）PAR=心率×右房压（或中心静脉压）/平均动脉压。

（5）血液系统：血小板计数（PLT）。

（6）神经系统：格拉斯哥昏迷评分（GCS）。

每个脏器系统的分值为0～4分，0分代表脏器功能基本正常，ICU病死率<5%；而4分代表显著的脏器功能失常，ICU病死率达50%以上。MODS评分的总分为0～24分。

此外还有诸如Child-pugh分级、营养危险指数、急性肺损伤评分以及各种护理方面的评分，在此便不一一赘述。

二、重症监测

1.血流动力学监测　血流动力学是研究血液及其组成成分在机体内运动特点和规律性的科学。机体中最主要的液体流动便是血流，不同的器官和系统之间的物质交换也依靠着血流的快速运动完成。组织与血管间、组织与组织间的液体交换，完成了细胞内外和细胞之间的物质交换。对于外科重症感染患者来说，针对血流动力学的监测不可或缺。

血流动力学分为宏观血流动力学和微观血流动力学，后者倾向于微循环间血流运动的情况。随着技术的发展，能反映细胞代谢和组织间液运动的指标也在不断增加，并不断应用在临床当中，为临床医师判断患者的血流动力学情况提供了更完整的画面，并让研究学者对于血液的组成成分穿过血管壁进入组织，完成与细胞间的物质交换运动有了更为深刻的理解。血液在心血管系统的运动与血液成分在组织间运动之间的互相影响，由此产生的对临床影响和医学理论的发展得到广泛的认可，已经成为血流动力的重要组成部分。

依据物理学的定律，结合生理和病理生理概念，对血液及其组成成分运动的规律性进行定量地、动态地、连续地测量和分析，并将这些数据反馈性用于对病情发展的了解和对临床治疗的指导，称为血流动力学监测。

近些年血流动力学监测进入蓬勃发展的时代，但其实血流动力学监测已经有相当悠久的历史了，可以说，从根据血压来了解循环系统的功能变化就已经开始了应用血流动力学的原理对病情的变化进行监测。随着医学的发展、临床技术的提高，对于患者的临床评估越来越需要定量的、动态的监测。1929年，Forssman对着镜子经自己的左肘前静脉插入导管，测量自己的右心房压力。而后右心导管的技术逐渐发展，临床上开展了中心静脉压力及心内压力的测定和"中心静脉血氧饱和度"的测定。应用Fick法测量心排血量也从实验室走向临床。在血流动力学的发展史上具有里程碑意义的是应用热稀释法测量心排血量的肺动脉漂浮导管的出现，从而使得血流动力学指标更加系统化和具有对治疗的反馈指导性。

随着时代的进步，血流动力学监测指标涉及的位点不断增加，血流动力学的理论也更加成熟。脉搏指示持续心排血量的监测方法将热稀释法测量心排血量与脉搏波形轮廓变化的分析相结合，使得在床旁就可以获得心排血量的动态数据。同时，由于热稀释法经肺测量的可行性，血管外肺水等一系列指标为临床治疗提供的新的治疗空间。

血流动力学指标目前已是临床医师观察患者病情变化的一大指标，是反映患者目前临床情况的一大组成部分。要关注包括临床常规观察在内的每一个指标的变化，才能发现患者病情的变化，才能对患者目前情况进行正确评估并提供最接近病情需要的治疗措施。复杂的仪器和导管可以为发现病情变化提供更深层次的指标，为提供治疗的针对性和准确性提供更多的依据。

（1）外周血压监测：外周血压监测作为广泛应用在临床的监测手段，分为两类，即无创测压法和有创测压法。

无创测压法简单易行，不需要特殊的设备，是最为常用的方法。根据袖带充气的方式不同，又分为手动测压法和自动测压法。

有创测压法是通过桡动脉处的特殊压力换能装置直接测量每一个心动周期的血压变化情况。对比无创测压，能更精确地反映出收缩压、舒张压和平均动脉压，并能根据动脉波形初步判断心脏功能。对于血管痉挛、休克、体外循环转流的患者其测量结果更为可靠。缺点是操作不当时，会引起血肿、血栓等并发症。

（2）中心静脉压监测：CVP 是指腔静脉与右心房交界处的压力，是反映右心前负荷的指标。中心静脉压由 4 个部分组成，包括右心室充盈压、静脉内壁压、静脉外壁压、静脉毛细血管压。因此 CVP 能更直接地反映血容量、静脉压力和右心功能。中心静脉压的监测适用于以下几种情况。

1）严重创伤、各类休克及急性循环衰竭等重症患者。

2）各类大中手术，尤其是心血管、头颅和腹部大手术的患者。

3）需长期输液或完全胃肠外营养治疗的患者。

4）接受大量、快速输液的患者。

目前的 CVP 测量多采用经皮穿刺的方法放置导管至中心静脉部位。常采用锁骨下静脉、颈内静脉等部位，特殊情况时也可以使用贵要静脉或股静脉，但应将导管上端置于上腔静脉。

（3）肺动脉漂浮导管测压：肺动脉漂浮导管是由 Jeremy Swan 和 William Ganz 等人设计并引入临床应用的，所以称之为 Swan-Ganz 导管。近年来，随着技术的进步，许多改良的 Swan-Ganz 导管被投入临床中使用，这些导管不仅能实现对肺动脉压、肺动脉楔压、心排血量的测量以及混合静脉血标本的抽取，还增加了进行心脏起搏、计算心室容积或记录心内电图等功能。

肺动脉漂浮导管对于血流动力学指标、肺脏和机体组织的氧合功能的监测，对于任何血流动力不稳定及氧合功能改变，或者存在引起这些改变的危险因素的患者来说都适用。Swan-Ganz 导管置管操作要求难度大，以及其并发症（如心律失常、导管打结、肺动脉破裂、肺栓塞、感染等）的发生让肺动脉漂浮导管在临床上的应用受到了一定的限制。

此外 Swan-Ganz 导管的绝对禁忌证是在导管经过的通道上有严重的解剖畸形，导管无法通过或导管的本身即可使原发疾病加重，如右心室流出道梗阻、肺动脉瓣或三尖瓣狭窄、肺动脉严重畸形等。而在急性感染性疾病、细菌性心内膜炎或动脉炎、心脏束支传导阻滞（尤其是完全性右束支传导阻滞）、近期频发心律失常（尤其是室性心律失常）、严重的肺动脉高压、活动性风湿病、严重出血倾向、心脏及大血管内有附壁血栓、疑有室壁瘤且不具备手术条件的患者应慎用 Swan-Ganz 导管。

（4）脉搏指示持续心排血量监测：脉搏指示持续心排血量（pulse induced contour cardiac output，PiCCO）监测可床旁监测 CO、有创动脉压、周围血管阻力和测量各种血流动力学数据，并提供容量状态和肺水肿程度的评价，是一种简便、有效的临床实时监测手段。

PiCCO 还具有以下优点：

1）损伤小，只需利用中心静脉导管和一条动脉通路，无须使用右心导管。

2）各类参数更直观，应用于临床所测参数无须加以推测解释。

3）节约费用和时间，导管放置过程简便，无须行胸部 X 线定位，无须仅凭 X 线胸片争论是否存在肺水肿。

4）操作简便，结果受人为干扰因素小。

5）单机还有备用电池便于患者转运。

但 PiCCO 禁用于穿刺部位严重烧伤和感染的患者。对存在心内分流、主动脉瘤、主动脉狭窄者及肺叶切除和体外循环等手术的患者容易出现测量偏差。PiCCO 在容量状态和肺水肿评价方面有一定优势，但无法取代肺动脉漂浮导管。

2. 神经功能监测　对于外科重症感染的患者，神经功能的监测旨在对缺血缺氧迹象的尽早发现，并预防和治疗神经系统的继发性损伤。最基本的神经功能监测是床旁的体格检查，定时严密观察患者的神志、体动、语言和瞳孔情况，及时发现病情变化，并给予相应的处理。但随着医疗技术的进步，这些定性的数据资料，不足以让临床医师准确地判断患者脑血流和代谢的早期变化。对于神经系统的定量监测数据的测定也越来越多地应用在了近年来的临床工作中。

（1）颅内压监测：很多类型的脑损伤可导致颅内压（intracranial pressure，ICP）升高，如颅内占位、脑脊液循环失调和弥漫性的脑水肿。颅腔作为一个半封闭、刚性腔隙，其内容物的可压缩性很小。当颅内压升高时，颅脑的代偿机制会让血流和脑脊液被挤出颅腔，从而造成脑血流降低，造成脑缺血性损坏，这也是继发性脑损伤的主要原因。

目前的颅内压监测可分为多种类型：脑室引流测压、脑实质探头、蛛网膜下腔探头、硬膜外探头、腰椎穿刺测压及经颅多普勒等。

其中脑室内测压被认为是 ICP 监测的"金标准"，置管位置多选择一侧侧脑室前角。通常在颅骨钻孔处和头皮穿刺处之间建立皮下隧道，目的是降低感染发生率，并便于固定。不仅如此，脑室内置管测压还可作为脑脊液引流和采样的途径，也可作为局部给药的通路。但同时，ICP 监测也有感染和出血的并发症风险。

（2）脑血流监测：脑血流量（cerebral blood flow，CBF）的测量对于临床医师判断患者脑部血流情况是十分有利的工具。而床旁的脑血流监测早在1945 年就已经开始，当时的 Kety 和 Schmidt 应用 Fick 原理以 N_2O 作为示踪器测量全脑血流量。随后的 20 世纪 60 年代，^{133}Xe 脑血流测定的出现，并结合影像学的进步，让局部脑血流灌注的数据能够越来越直观、清晰地被临床医师掌握。

然而对于外科重症感染的患者来说，以上技术却难以应用，由于患者的病情严重，危及生命，很多外科重症感染的患者无法转运到放射科并耐受检查。因此，在临床中监测脑血流的手段目前主要是经颅多普勒血流测定、激光多普勒血流测定和热弥散血流测定，其中经颅多普勒血流测定在临床上应用得最为广泛。

经颅多普勒脑血流测定（cerebral blood flow measurement by transcranial doppler，TCD）于 1982 年引入临床，具有无创、便于使用、可反复操作等优点。TCD 让超声波穿透颅骨较薄的部位（如颞骨、眼眶和枕骨大孔）进入颅内，检测红细胞移动速度，直接获得颅底动脉血流速度，无创监测脑血流的动态数据。TCD 所监测的数据是颅底动脉的血流速度，而不是直接的脑血流量本身。

TCD 能帮助临床医师更准确地判断脑血管痉挛，间接评估 CBF，以及评价脑血管的自身调节功能，而且能及时识别患者神经系统的早期缺血并及时处理。

而激光多普勒血流测定和热弥散血流测定虽然各有各的优点,但由于其有创性(均需要放置在颅内),更多地应用在术中的 CBF 监测中。

(3)脑电图监测:脑电图在普通病房中是诊断癫痫的重要手段之一。但目前随着计算机技术的引进,床旁脑电持续监测和数据分析有了很大的提升。脑电图(EEG)记录了大脑皮质神经元自发而又有节律的电活动,为兴奋性和抑制性突触后电位的总和。通过不同频率、振幅、位相的脑电波来观察并记录患者的脑部放电情况。

无抽搐氧发作性癫痫在顽固性癫痫、脑外伤、脑卒中、颅内感染、脑肿瘤和代谢性昏迷患者中具有较高的发病率,并且影响预后。EEG 是目前监测大脑癫痫放电的最佳办法,动态的 EEG 监测可以及时发现病情变化并及时处理,降低癫痫持续状态的死亡率和并发症发生率。

(4)脑功能的多元化监测:如上文所述,各种神经系统的监测都有各自的优点和缺点,目前并没有一种单一的方法能准确有效地监测神经系统。近年来,也有越来越多的专家提倡脑功能的多元化监测,即监测脑功能时采用多种手段、综合评价。多种手段的共同使用能让临床医师对外科重症感染患者的神经功能有一个整体的画面,同时,不同技术得到的数据也具有互补性。

3.重症超声 20 世纪 50 年代起,超声逐渐被广泛应用于疾病的诊断、筛查和辅助治疗,但主要由放射科医师和有资格的超声科医师实施。然而床旁超声的出现让临床医师对于外科重症感染的患者的器官功能评估有了更易获得的、更直观的画面。

起初的床旁超声主要应用于心脏功能的评估,主要目的是帮助诊断心血管疾病。当时,心脏超声被限制于检查心脏和大血管的解剖结构。但随着技术的进步,临床医师们试着应用心脏超声来进行血流动力学的全面详尽的评估,现如今的心脏彩超与外科重症感染患者的血流动力学监测和治疗息息相关。

同时针对其他器官的床旁超声技术也如雨后春笋般应用在临床。肺脏的超声能让临床医师极快地判断患者肺脏的情况,对于急性呼吸衰竭和肺栓塞作出快速准确的反应;肾脏超声能让临床医师监测肾脏灌注的情况,评估整体的器官灌注状态以及肾脏的损害程度。

4.呼吸功能监测 呼吸功能的监测常常与肺的呼吸功能支持同步进行,呼吸功能的监测也作为指导机械通气参数调节的一个标志,旨在尽可能地降低机械通气的负面影响。

(1)食管压监测:呼吸系统由肺和胸壁构成,它们各自独立地运动。食管压监测是临床常用的评估胸腔内压的方法,其一方面可以计算跨肺压(使肺膨胀的力,肺泡内压与胸腔内压力的差值),另一方面可以用于评估呼吸肌产生的胸腔内压力变化而评估自主呼吸做功,及判断人机同步的协调一致性。

当气道阻力为零时,气道内压等于跨肺压与胸腔内压力之和,由于胸腔内压力临床上难以获得,而食管与胸膜腔解剖位置相近,因此常用食管压作为胸腔压进行计算评估。

食管压在测量时受到诸多因素影响,如肺或胸腔的弹性回缩力,胸腔、纵隔内器官尤其是心脏的重量,膈肌与胃的重量压迫,食管壁顺应性,食管测压气囊的顺应性等,因此有学者认为食管压的绝对数值不能用于评估呼吸系统的力学特征,但如果其数值有所变化,则更能说明患者呼吸功能的改变。

(2)胸部电阻抗断层成像:胸部电阻抗断层成像(electrical impedance tomography,EIT)技术是一种使用一根从前胸到后背环绕在胸部的电极带,监测实时通气时的肺部影像的新型医学功能成像技术。根据电极之间电压和电流的关系变化重构出胸部内部电阻抗值或电阻抗的变化值。外科重症感染患者常处于安静状态,此时胸内部阻抗变化主要为肺随呼吸的形态变化。从而EIT能监测通气时肺的实时形态变化,指导机械通气治疗。

目前的电阻抗断层成像根据成像方式不同,主要包括静态电阻抗断层成像、动态电阻抗断层成像和多频电阻抗断层成像。目前应用在临床的主要是动态电阻抗断层成像。

EIT不能提供绝对的肺容积测量,然而它实时动态地反映肺内通气变化,可用于各种通气状况,如有创和无创通气,正压或自主呼吸,还包括仰卧、半坐位、侧卧位及俯卧位等各种体位。

EIT的常见禁忌证为脊柱损伤、严重肺水肿、体内安装植入型心律转复除颤器、体外除颤、皮肤条件不具备等。

5. 其他方面的监测 对于外科重症感染的患者,细致的管理和及时的问题处理是关键。因此除了以上几个方面的监测以外,还有水电解质监测、血气监测、凝血功能监测和药物浓度监测等。这其中的绝大部分需要与检验科等其他科室合作才能完成,本身并不是新技术,主要依靠着高密度的检测才能实现动态监测,这里便不再一一介绍。

三、抗感染治疗

现在的医疗环境中,抗感染药物治疗绝对是外科医师针对感染的有力武器,其重要性不言而喻。充分理解药物在人体中的代谢过程及特点,对于外科医师选择药物有着重要作用。

1. 抗菌药物的体内过程 熟悉抗菌药物在体内的吸收、分布、代谢、排泄特点将有助于结合药物的药代动力学选择恰当的种类、剂量及给药方式。

药物的分布受多种因素影响,如脂溶性、解离度、分子量、蛋白结合力等,故不同药物的分布容积(V_d)相差甚多,一般而言,药物的 $V_d > 1L/kg$ 提示组织浓度大于血浓度,在体内分布广泛。

通常情况下,多数药物不易达到骨、前列腺、脑脊液等组织,下文列举了可在这些组织达到较高浓度的药物。

(1)骨组织:克林霉素、林可霉素、磷霉素、喹诺酮类中的某些品种均可在骨组织中达到杀灭病原菌的浓度,在治疗骨感染时可选用上述药物;

(2)前列腺:红霉素、磺胺甲噁唑、四环素、喹诺酮类在前列腺组织中可达有效浓度;

(3)脑脊液:药物浓度是否能达到有效治疗水平,取决于给药剂量和病原菌对药物的敏感性,一般来说,脑脊液药物浓度达到最低抑菌浓度(minimum inhibitory concentration,MIC)10 倍可达杀菌效果。脑膜炎症时脑脊液药物浓度 / 血药浓度 >50% 的药物,可达到有效杀菌或抑菌水平。氯霉素、磺胺嘧啶、青霉素、氨苄西林、异烟肼、氟胞嘧啶、甲硝唑等对血脑屏障的穿透性好;某些青霉素类、头孢菌素类药物在脑膜炎症时,穿透血脑屏障的能力提高;苯唑西林、头孢氨苄、红霉素、多黏菌素、两性霉素 B 等对血脑屏障穿透性较差,无论脑膜有无炎症,脑脊液中的药物浓度均不能达到抑菌水平。

(4)浆膜腔和关节腔:因全身应用抗菌药物后大部分可分布至浆膜腔和关节腔,局部药物浓度甚至可达血浓度的 50%~100%,故除个别情况,如包裹性积液或厚壁脓肿,一般不需局部腔内注药。

WHO 制定的合理用药 8 字原则(安全、有效、经济、适当)对抗感染药物的合理使用有着重要的指导意义,但不同的情况用药原则也有所不同。

2. 治疗性抗菌药物的用药原则 合理使用抗感染药物的最基本原则就是要努力做到安全有效,在安全的前提下有效。抗感染用药多在医师处方指导下按医嘱用药,因此要求医师必须遵守以下原则。

(1)诊断为细菌性感染者方有指征应用抗菌药物:根据患者的症状、体征、实验室检查或放射、超声等影像学结果,诊断为细菌、真菌感染者方有指征应用抗菌药物;由结核分枝杆菌、非结核分枝杆菌、支原体、衣原体、螺旋体、立克次体及部分原虫等病原微生物所致的感染也有指征应用抗菌药物。缺乏细菌及上述病原微生物感染的临床或实验室证据,诊断不能成立者,以及病毒性感染者,均无应用抗菌药物指征。

(2)尽早查明感染病原,根据病原种类及药物敏感试验结果选用抗菌药物:对于怀疑外科重症感染患者,在不显著延迟启动抗菌药物治疗的前提下,推荐常规进行微生物培养（至少包括两组血培养）。在抗菌药物治疗开始之前先采样培养与改善预后有关。如果能及时采样，则先采集血样进行培养；如果不能马上获得标本，尽快启动抗菌药物治疗。患者的标本来源包括血液、脑脊液、尿液、伤口、呼吸道分泌物及其他体液，一般不包括有创操作的标本来源。如果临床检查明确提示感染部位，则不需要对其他部位进行采样（除血样外）。对于留置静脉导管超过48小时且感染部位不明的患者，建议至少进行需氧瓶和厌氧瓶两组血培养。对于怀疑导管感染的患者，建议一组血标本经皮肤穿刺抽取，一组血标本由每个血管通路装置分别抽取。

抗菌药物品种的选用，原则上应根据病原菌种类及病原菌对抗菌药物敏感性，即细菌药物敏感试验（以下简称"药敏试验"）的结果而定。因此有条件的医疗机构，对临床诊断为细菌性感染的患者应在开始抗菌治疗前及时留取相应合格标本（尤其血液等无菌部位标本）送病原学检测，以尽早明确病原菌和药敏结果，并据此调整抗菌药物治疗方案。

（3）抗菌药物的经验治疗：对于临床诊断为细菌性感染的患者，在未获知细菌培养及药敏结果前，或无法获取培养标本时，可根据患者的感染部位、基础疾病、发病情况、发病场所、既往抗菌药物用药史及其治疗反应等推测可能的病原体，并结合当地细菌耐药性监测数据，先给予抗菌药物经验治疗。待获知病原学检测及药敏结果后，结合先前的治疗反应调整用药方案；对培养结果阴性的患者，应根据经验治疗的效果和患者情况采取进一步诊疗措施。

（4）按照药物的抗菌作用及其体内过程特点选择用药：各种抗菌药物的药效学和人体药动学特点不同，因此各有不同的临床适应证。临床医师应根据各种抗菌药物的药学特点，按临床适应证正确选用抗菌药物。

（5）综合患者病情、病原菌种类及抗菌药物特点制订抗菌治疗方案：根据病原菌、感染部位、感染严重程度和患者的生理、病理情况及抗菌药物药效学和药动学证据制订抗菌治疗方案，包括抗菌药物的选用品种、剂量、给药次数、给药途径、疗程及联合用药等。在制订治疗方案时应遵循下列原则。

1）品种选择：根据病原菌种类及药敏试验结果尽可能选择针对性强、窄谱、安全、价格适当的抗菌药物。进行经验治疗者可根据可能的病原菌及当地耐药状况选用抗菌药物。

2）给药剂量：一般按各种抗菌药物的治疗剂量范围给药。治疗重症感染（如血流感染、感染性心内膜炎等）和抗菌药物不易达到的部位的感染（如中枢神经系统感染等），抗菌药物剂量宜较大（治疗剂量范围高限）；而治疗单纯性下尿路感染时，由于多数药物尿药浓度远高于血药浓度，则可应用较小剂量（治疗剂量范围低限）。

3）给药途径：对于轻、中度感染的大多数患者，应予口服治疗，选取口服吸收良好的抗菌药物品种，不必采用静脉或肌内注射给药。仅在下列情况下可先予以注射给药。①不能口服或不能耐受口服给药的患者（如吞咽困难者）；②患者存在明显可能影响口服药物吸收的情况（如呕吐、严重腹泻、胃肠道病变或肠道吸收功能障碍等）；③所选药物有合适抗菌谱，但无口服剂型；④需在感染组织或体液中迅速达到高药物浓度以达杀菌作用者（如感染性心内膜炎、化脓性脑膜炎等）；⑤感染严重、病情进展迅速，需给予紧急治疗的情况（如血流感染、重症肺炎患者等）；⑥患者对口服治疗的依从性差。

肌内注射给药时难以使用较大剂量，其吸收也受药动学等众多因素影响，因此只适用于不能口服给药的轻、中度感染者，不宜用于重症感染者。

接受注射用药的感染患者经初始注射治疗病情好转并能口服时，应及早转为口服给药。

抗菌药物的局部应用宜尽量避免：皮肤黏膜局部应用抗菌药物后，很少被吸收，在感染部位不能达到有效浓度，反而易导致耐药菌产生，因此治疗全身性感染或脏器感染时应避免局部应用抗菌药物。抗菌药物的局部应用只限于以下少数情况。①全身给药后在感染部位难以达到有效治疗浓度时，加用局部给药作为辅助治疗（如治疗中枢神经系统感染时某些药物可同时鞘内给药，包裹性厚壁脓肿脓腔内注入抗菌药物等）。②眼部及耳部感染的局部用药等。③某些皮肤表层及口腔、阴道等黏膜表面的感染可采用抗菌药物局部应用或外用，但应避免将主要供全身应用的品种作局部用药。局部用药宜采用刺激性小、不易吸收、不易导致耐药性和过敏反应的抗菌药物。青霉素类、头孢菌素类等较易产生过敏反应的药物不可局部应用。氨基糖苷类等耳毒性药不可局部滴耳。

4）给药次数：为保证药物在体内能发挥最大药效，杀灭感染灶病原菌，应根据药动学和药效学相结合的原则给药。青霉素类、头孢菌素类和其他 β-内酰胺类、红霉素、克林霉素等时间依赖性抗菌药，应一日多次给药。氟喹诺酮类和氨基糖苷类等浓度依赖性抗菌药可一日给药一次。

5）疗程：抗菌药物疗程因感染不同而异，一般宜用至体温正常、症状消退后 72～96 小时，有局部病灶者需用药至感染灶控制或完全消散。但血流感染、感染性心内膜炎、化脓性脑膜炎、伤寒、布鲁菌病、骨髓炎、B 群链球菌咽炎和扁桃体炎、侵袭性真菌病、结核病等需较长的疗程方能彻底治愈，以减少或防止复发。

6）抗菌药物的联合应用：单一药物可有效治疗的感染不需联合用药，仅在下列情况时有指征联合用药。①病原菌尚未查明的严重感染，包括免疫缺陷者的严重感染。②单一抗菌药物不能控制的严重感染，需氧菌及厌氧菌混合感染，2种及2种以上复数菌感染，以及多重耐药菌或泛耐药菌感染。③需长疗程治疗，但病原菌易对某些抗菌药物产生耐药性的感染，如某些侵袭性真菌病；或病原菌含有不同生长特点的菌群，需要应用不同抗菌机制的药物联合使用，如结核和非结核分枝杆菌。④毒性较大的抗菌药物，联合用药时剂量可适当减少，但需有临床资料证明其同样有效。如两性霉素B与氟胞嘧啶联合治疗隐球菌脑膜炎时，前者的剂量可适当减少，以减少其毒性反应。联合用药时宜选用具有协同或相加作用的药物联合，如青霉素类、头孢菌素类或其他β-内酰胺类与氨基糖苷类联合。联合用药通常采用2种药物联合，3种及3种以上药物联合仅适用于个别情况，如结核病的治疗。此外必须注意联合用药后药物不良反应亦可能增多。

（6）应按照患者生理、病理、免疫状态而合理用药，注意特殊人群如新生儿，老年人，孕妇及哺乳期妇女，肝肾功能减退、重度营养不良、低蛋白血症与免疫缺陷患者等抗感染药选用品种、剂量、疗程的特殊性。

1）新生儿：体内药物代谢的酶系尚未发育完全，其血浆蛋白结合药物的能力较弱，肾小球滤过率较低，主要经肾排出的青霉素类、头孢菌素类等β-内酰胺类药物需减量使用，出生30日内新生儿的酶系和肾功能不断发育并逐渐完善，因此其给药剂量宜按日龄调整剂量或给药间期。

2）老年人：血浆白蛋白普遍比青壮年低，肾功能也随年龄增长而逐渐减退，故采用同量抗菌药物后血药浓度较年长儿和成人高，药物半衰期也会延长，所以老年人宜选用毒性低其并具有杀菌作用的抗菌药物，无用药禁忌者首选青霉素类、头孢菌素类等β-内酰胺类药物，氨基糖苷类具有肾、耳毒性，应尽可能避免使用。

3）孕妇及哺乳期妇女：肝脏易受药物损害，静脉滴注较大剂量四环素时易引起肝脂肪变性和肝功能减退，红霉素酯化物（依托红霉素）可导致血清转氨酶浓度升高或胆汁淤积性黄疸，宜避免应用。氨基糖苷类易进入胎儿循环，孕妇应用后有损害胎儿听力的可能，故应避免应用或慎用链霉素、庆大霉素、卡那霉素等氨基糖苷类。通常母乳中抗感染药物含量不高，磺胺类药和异烟肼在乳汁中的含量较多，其在乳汁中浓度约与母体血药浓度相等，氯霉素、红霉素和四环素在乳汁中也有相当量（约为母体血药浓度的一半），青霉素类和头孢菌素类在乳汁中的含量少，目前认为哺乳期妇女在接受抗感染药物治疗时，均宜暂停哺乳。

（7）注意用药方法的选用：①病毒感染和发热原因不明时应避免使用；②注意皮肤黏膜等局部应用抗感染药物特点；③控制抗感染药物的预防用药，明确适应证；④选用适当的给药途径、剂量和疗程，制订合理治疗方案。

（8）联合应用抗感染药物必须具备明确的指征：①病因未明的严重感染；②单一抗菌药物不能控制的严重感染；③单一抗菌药物不能控制的混合感染；④较长期用药细菌产生耐药性可能者；⑤联合用药毒性较大的药量得以减少。

四、器官系统功能支持治疗

1. 脑　外科重症感染在疾病发展过程中往往会出现多个器官系统功能损伤的表现例如脓毒症心肌病、脓毒症肾功能损伤等，而往往最容易忽略的是脑的损伤。重症感染引起的脑损伤，称为脓毒症脑病（septic encephalopathy，SE）或者脓毒症相关性脑病（sepsis associated encephalopathy，SAE），是指由于全身炎症反应引起的弥漫性大脑功能障碍，且需排除直接颅内感染、脑出血、脑栓塞、肝性脑病、肺性脑病等其他脑病。患者精神状态急剧恶化，主要表现为人格改变、记忆受损、认知障碍、意识混乱、定向力障碍、躁动、激动、谵妄、昏睡、木僵或昏迷等。众多研究表明 SAE 可能与脓毒症时炎性细胞因子引起的患者血脑屏障的通透性改变、脑代谢异常、脑内小胶质细胞异常激活以及氧化应激损伤等相关。由于 SAE 临床诊断的复杂性，目前仍缺乏非常有效的治疗药物及治疗手段，现阶段认为有效的治疗方法主要有以下几种。

（1）浅低温治疗：低温治疗即用物理和 / 或药物的方法来降低机体的中心温度，并维持在预期的低温水平，从而达到治疗疾病的目的。浅低温是指机体的中心温度在 32～35℃。浅低温属于综合性治疗措施，可以对机体的多种炎性细胞介质产生作用，一方面可以抑制机体促炎性细胞因子的释放，另一方面也可以促进机体抗炎性细胞因子产生，从而达到降低炎性级联反应，最终达到调节脓毒症炎症反应的作用。另外低温降低了脑氧代谢，降低了组织氧耗，保护了血脑屏障，调节兴奋毒性神经递质过度释放，抑制钙超载，减少神经元凋亡，进而改善认知障碍。有研究表明，亚低温治疗可以延长脓毒症大鼠术后的存活时间，并可提高其生存率。另外，临床试验也表明，通过对脓毒症休克患者的中心体温控制在 36.5～37℃，发现其可以明显降低脓毒症休克患者血管活性药物的用量，并能在一定程度上降低患者早期患病的死亡率，该研究结果提示，亚低温治疗对于脓毒症患者在一定范围内是安全且有益的。

（2）适当镇静镇痛治疗：镇静镇痛治疗可调节患者的意识状态及交感神经系统的兴奋性，降低机体神经内分泌系统的应激反应，从而产生间接的抗炎反应。例如常用的镇静药物右美托咪定可减轻炎性反应并且具有神经保护作用，从而改善术后认知功能障碍。右美托咪定联合浅低温治疗时，右美托咪定可通过激动 α_2 受体产生镇静镇痛作用，同时还兼有抗交感兴奋作用等，可以有效抑制低温治疗性时产生的寒战；此外，右美托咪定还可增强脓毒症机体的免疫功能，此作用可一定程度上改善低温治疗时可能存在的免疫功能抑制，因此，右美托咪定联合浅低温治疗具有协同作用。

（3）神经保护剂：神经保护剂一般是指能够减少大脑病理状况下的应激反应，降低炎症损伤，促进神经细胞再生和修复的一类药物。神经保护剂的种类繁多，包括谷氨酸拮抗剂（AMPA 拮抗剂、海人酸拮抗剂、竞争性 NMDA 拮抗剂）；钙通道阻滞剂；自由基清除剂（抗氧化剂）；BABA 激动剂；神经生长因子；白细胞黏附抑制剂（抗 ICAM 抗体）；一氧化氮抑制剂；阿片样物质拮抗剂（纳洛酮、纳美芬）；磷脂酰胆碱前体（胞磷胆碱）；5- 羟色胺激动剂；钠通道阻滞剂（磷苯妥英）；钾通道开放剂；作用机制不明或多重作用的药物（脑活素、脑复康）等。虽然神经保护剂的种类众多，且从不同的作用机制上干预发病因素，但临床上目前未见到确切的大的多中心试验研究证实疗效。由于缺血缺氧后神经元损伤的机制是多种的，故在使用神经保护剂时应考虑针对损伤的多种机制，这就是近来被称为"鸡尾酒"的疗法或多方式治疗，即应用多种神经保护剂，每种药物既可同时使用，也可快速连续应用，以达到每种药物针对缺血损伤机制的不同环节的目的。例如氧自由基清除剂与兴奋性氨基酸拮抗剂合用，与两种药物单独使用相比可能可以发挥更大的保护作用。

2. 循环系统

（1）外周循环：因外科重症感染引起的循环功能障碍，由于血管紧张度降低，导致低血压和血液再分布，机体不能将足够的氧运输到组织器官，从而引起细胞氧利用障碍，并伴血乳酸水平升高，表现为脓毒症休克。如何纠正脓毒症休克，维持循环稳定，可以从以下几个方面入手。

1）液体复苏：早期液体复苏对于纠正脓毒症休克，维持循环稳定至关重要。2018 年"拯救脓毒症运动"对脓毒症集束化治疗进行更新，提出"1 小时集束化治疗"策略，进一步强调了应立即开始复苏和治疗。对脓毒症所致的低灌注，推荐在拟诊为脓毒症休克起 3 小时内输注至少 30ml/kg 的晶体溶液进行初始复苏。晶体液应作为脓毒症休克治疗一线液体复苏的选择。多项随机对照试验（randomized controlled trial，RCT）研究及系统综述比较了白蛋白与生理盐水、羟乙基淀粉与生理盐水在危重患者液体复苏中的作用，结果显示白蛋白在液体复苏中的效果并不优于生理盐水，但不增加死亡风险，对肾功能也具有一定的保护作用；羟乙基淀粉则会增加急性肾损伤（acute kidney injury，AKI）的发生风险，对凝血功能也有一定影响。完成初始复苏后，评估血流动力学状态以指导下一步的液体使用。在重症监护期间持续的液体正平衡是有害的。因此，在患者血流动力学指标持续改善的前提下进行补液应谨慎，推荐进行补液试验评估液体反应性后再合理给予液体。

2）血管活性药物：推荐去甲肾上腺素（norepinephrine，NE）作为首选血管活性药物。感染诱发循环衰竭的患者，心率加快与死亡率成正相关。NE 主要激动 α_1 受体，对 β_1 受体激动作用较弱，与多巴胺相比，对心率影响较小，因此推荐作为首选缩血管药物。Avni T 于 2015 年发表在 *PLoS One* 的一篇研究显示，NE 治疗组心源性休克患者 28 天病死率和心律失常发生率均明显低于多巴胺治疗组。NE 的常用剂量为 0.1～0.2μg/（kg·min），建议通过中心静脉使用，以防出现渗漏致皮肤和皮下组织缺血坏死。当需要使用更多血管活性药物来维持血压时，应当考虑联合应用小剂量血管升压素（0.01～0.03U/min），但应避免单独使用血管升压素。Gordon AC 于 2010 年发表在 *Intensive Care Med* 的研究显示，脓毒症休克伴有 AKI 患者应用血管升压素可以提升血压，增加尿量，改善预后，降低对肾脏替代治疗的需求。

3）激素治疗：当脓毒症休克患者经充分复苏，血流动力学仍不稳定时，可静脉注射氢化可的松 200mg/d 进行治疗。脓毒症休克患者对液体和血管活性药物治疗的反应性是选择氢化可的松治疗的重要因素。Annane D 于 2009 发表在 *JAMA* 的一篇研究显示，对血管活性药物无反应[液体复苏和血管活性药物治疗超过 1 小时，收缩压＜12kPa（90mmHg）]的脓毒症休克患者，相对肾上腺功能不全患者[定义为促肾上腺皮质激素（adreno-cortico-tropic-hormone，ACTH）皮质醇增加最大值小于 9μg/dl]使用氢化可的松可显著逆转休克，降低病死率。

4）对于药物治疗无效的脓毒症休克患者，可以考虑短期（数天至数周）应用机械循环辅助装置，主要是体外膜氧合器（extracorporeal membrane oxyge-nerator，ECMO）。ECMO 基本模式分为静脉 - 动脉体外膜肺氧合（veno-arterial extracorporeal membrane oxygenation，VA-ECMO）和静脉 - 静脉体外膜肺氧合（veno-venous extracorporeal membrane oxygeneration，VV-ECMO）两种，前者能提供有效氧合血流至动脉系统，提供有效动脉血流和氧输送，起到心肺功能完全支持作用；后一种模式引血方式同 VA-ECMO，回输时氧合血流注入静脉系统，使静脉氧分压提高，起到呼吸支持的作用。循环不佳时，一般选用VA-ECMO。

（2）心脏：外科重症感染后很容易引起心肌损伤（脓毒性心肌损伤），出现心功能不全，导致循环障碍甚至衰竭。目前研究认为脓毒症心肌损伤病理生理的机制主要有氧化应激反应、炎症反应、肾上腺素信号通路异常、补体系统的激活、线粒体功能障碍、细胞凋亡和 Toll 样受体作用等。脓毒症心肌损伤的临床特征主要有左心室射血分数下降、外周血管阻力下降和对血管活性药物的反应下降等；同时伴有实验室检测指标 CK-MB、肌钙蛋白、B 型钠尿肽（B-type natriuretic peptide，BNP）等心肌标记物的水平增加，这些均表明脓毒症心肌功能障碍不仅出现功能的障碍，同时在细胞结构上也出现损伤。文献报道，约有 50% 脓毒症患者合并有心脏收缩功能障碍，约有 11% 的脓毒症患者甚至出现心力衰竭。研究发现脓毒症患者的心肌功能与预后密切相关，合并心功能障碍的脓毒症患者死亡率（约 70%）远高于未合并心功能障碍的脓毒症患者死亡率（约 20%）。在外科重症感染时，如何保护心脏、改善心功能，显得尤为重要。可以从以下几个方面入手。

1）液体管理：有液体潴留证据的心功能不全患者可使用利尿剂，首选袢利尿剂；存在利尿剂抵抗的心功能不全患者，可以考虑袢利尿剂与噻嗪类利尿剂合用；有条件者应当考虑行血液超滤治疗。

2）正性肌力与血管活性药物：脓毒症心肌损伤常用的正性肌力与血管活性药物包括肾上腺素、多巴酚丁胺等，其中肾上腺素可使脓毒症心肌损伤患者的心排血量和心脏指数提高，有助于患者正性肌力的提高，改善血压，是临床推荐用于治疗该病的首选药物；多巴酚丁胺一般是在患者心排血量低的情况下使用，其能够加快患者心率和增加心肌收缩力，对周围血管进行扩张。米力农能够降低炎症因子水平，对炎症介质和细胞因子进行调节，有助于心肌灌注改善，维持血流动力学稳定。

3）抗凝治疗：针对无抗凝禁忌证的脓毒症心肌损伤患者，予以低剂量普通肝素、低分子量肝素既可起到预防深静脉血栓的作用，还可对脓毒症心肌损伤患者体内炎性介质进行有效地抑制，阻止氧自由基的释放，对补体系统的激活进行抑制，可保护血管内皮细胞，有助于患者微循环的改善，促使脓毒症患者的心肌损伤程度减轻，对于患者预后的改善具有重要意义。

4）血管紧张素受体拮抗剂：血管紧张素的过度激活会损伤心肌，使用血管紧张素受体拮抗剂类药物能够抑制血管紧张素的过度激活，防止出现心肌组织损伤，改善脓毒症心肌损伤患者的心功能。

5）他汀类药物和 β 受体拮抗剂：他汀类药物是一种具有多向性效应的药物，抗炎及抗氧化作用显著，可促进患者内皮系统功能的改善，有助于脓毒症心肌损伤患者一氧化氮生物有效性提高及炎症反应减轻，对心脏副交感神经活性、心跳频率进行调节，促进副交感神经张力的恢复。在脓毒症发生后的黄金 6 小时内为患者实施阿托伐他汀、辛伐他汀等他汀类药物治疗具有显著的效果,对于脓毒症心肌损伤具有显著的防治效果。

β 受体拮抗剂应用在早期脓毒症心肌损伤中能够有效保护心肌功能,促使机体降低高能量代谢和减轻心肌细胞氧化应激损伤。梁福攸等人采用 β 受体拮抗剂美托洛尔为脓毒症患者进行治疗,可降低患者的血压、心率、心脏指数,改善心肌酶指标,有助于改善患者的心功能和凝血功能,减轻炎症介质,治疗效果高且不良反应少。

6)其他治疗:乌司他丁作为一种蛋白酶抑制剂,可对炎症介质的释放进行抑制,通过将氧自由基清除可使脓毒症心肌损伤程度减轻。另外采用左卡尼汀、川芎嗪、别嘌醇、甘露醇等抗氧化应激药物和抗细胞凋亡药物能够使患者的心肌损伤范围缩小,有助于缺血心肌脂质过氧化程度和心肌功能的改善,降低心律失常发生率,对脓毒症心肌损伤患者体内氧化应激状态、细胞凋亡进行抑制,保护心肌细胞。

7)对于药物治疗无效的心功能不全患者,可以考虑短期(数天至数周)应用机械循环辅助装置,主要包括主动脉内球囊反搏(intra-aortic balloon counterpulsation,IABP)、经皮心室辅助装置、体外生命支持装置和体外膜氧合器(extracorporeal membrane oxygenerator,ECMO)。

3. 肺脏　外科重症感染时最容易波及的器官就是肺脏,主要表现为呼吸功能不全,是由于肺通气和 / 或换气功能发生障碍,出现严重缺氧或高碳酸血症,所导致的一系列生理功能和代谢紊乱。呼吸功能不全根据危重症程度可以分为以下几种。①轻度呼吸功能不全:血气分析 $PaO_2 < 8kPa$(60mmHg)和 / 或 $PaCO_2 > 6.7kPa$(50mmHg),伴 ARDS 时 26.7kPa(200mmHg)$< PaO_2/FiO_2 < 40kPa$(300mmHg)。②中度呼吸功能不全:血气分析 $PaO_2 < 8kPa$(60mmHg)和 / 或 $PaCO_2 > 6.7kPa$(50mmHg),同时需要机械通气;伴 ARDS 时 13.3kPa(100mmHg)$< PaO_2/FiO_2 < 26.7kPa$(200mmHg)。③重度呼吸功能不全:机械通气情况下 $PaO_2/FiO_2 < 13.3kPa$(100mmHg)。

当呼吸功能不全时,可以逐阶梯采用以下策略。

(1)鼻导管吸氧:低氧流量(1~2L/min)开始,若无 CO_2 潴留,可采用高流量给氧(6~8L/min)。

(2)面罩吸氧:氧流量比鼻导管给氧高(5~10L/min),更适用于伴呼吸性碱中毒的患者。

(3)主动恒温湿化的经鼻高流量氧疗:适用于轻中度低氧血症、轻度呼吸窘迫和通气功能障碍的患者,其较传统氧疗方式改善氧合的效果更好,比无创通气舒适性更好。

(4)无创呼吸机辅助通气:有呼吸窘迫者(呼吸频率 >25 次 /min,$SpO_2 <$

90%），神志清醒，能自主咳痰，建议尽快给予无创通气。一项荟萃分析显示，早期应用无创通气可降低急性肺损伤（acute lung injury，ALI）/ARDS 患者气管内插管的概率。

（5）气管插管和人工机械通气：适用于呼吸衰竭导致低氧血症[$PaO_2 < 8kPa$（60mmHg）、$PaCO_2 > 6.7kPa$（50mmHg）和酸中毒（pH<7.35）]，经无创通气治疗不能改善者。脓毒症诱发 ARDS 患者进行机械通气时，临床医务人员应当根据个人经验选择压力控制通气（pressure control ventilation，PCV）或容量控制通气（volume control ventilation，VCV）模式，建议设定小潮气量 6ml/kg。中重度 ARDS 患者早期应用呼气末正压（positive end expiratory pressure，PEEP）以防止肺泡塌陷，如氧合不佳，推荐使用俯卧位通气和肺复张。俯卧位通气可降低胸膜腔压力梯度，提高胸壁顺应性，促进分泌物的清除，从而改善 ARDS 患者的通气。

在实施俯卧位通气时应结合肺保护性通气，并进行较长时间（如>17 小时）的实施才可能获益。同时，需注意避免致命的并发症，如气管插管意外脱出的发生。最新研究表明，在严重 ARDS 患者中，早期应用长时间俯卧位通气可显著降低 28 日和 90 日死亡率。《急性呼吸窘迫综合征患者俯卧位通气治疗规范流程指南》指出，俯卧位通气显著增加了压疮的发生率，但是在没有显著增加不良事件（如气管导管并发症）发生率的前提下，显著降低了 ARDS 病死率。因此，俯卧位通气治疗获益大于风险。肺复张可以减少肺不张和增加呼气末肺容积，使气道压力短暂升高，旨在打开塌陷的肺组织和增加参与通气的肺泡单位数量，与短期改善肺生理变化相关，如减少肺内分流和增加肺顺应性。一项纳入 1 594 例患者系统评价和荟萃分析显示，肺复张可显著降低 ARDS 患者的住院病死率。最近的一项研究报告显示，接受 6ml/kg 潮气量的中度或重度 ARDS 患者采用积极肺复张和非常高的 PEEP[$2.45\sim4.41kPa$]升高了 28 日全因死亡率。为了使获益最大化并降低肺组织过度牵张的风险，使用高 PEEP 时可能需要进一步减少潮气量。

（6）重度呼吸衰竭患者使用机械通气，经俯卧位通气、肺复张后，氧合仍不佳，可以考虑联合 ECMO 治疗。单纯为了改善氧合，一般选择 VV-ECMO。ECMO 已被提议作为已确诊重度 ARDS 患者的救治疗法。最近一项纳入 249 例重度 ARDS 患者的研究显示，与常规机械通气策略相比，ECMO 联合机械通气策略使重度 ARDS 患者 60 日病死率降低了 11%，但差异无统计学意义（$P = 0.09$）。

（7）当呼吸功能不全时尤其是 ARDS 时推荐限制性液体策略，可以通过监测 CVP、肺动脉楔压、平均动脉压（mean arterial pressure，MAP）、尿量等来确定使用利尿剂和补液量（包括晶体液和胶体液）。无休克的 ARDS 患者推荐每日总液体平衡减少 500～1 000ml。采用限制性液体策略，虽然没有降低 ARDS 患者病死率，但也未增加肾脏替代治疗的需求。由于机械通气治疗的持续时间缩短，限制液体策略的获益大于风险。

4. **胃肠道** 外科重症感染可导致胃肠道消化、吸收营养和 / 或黏膜屏障功能产生障碍，临床上主要表现为恶心、呕吐、腹泻、喂养不耐受、肠梗阻、消化道出血或肠缺血。改善胃肠道功能障碍可从以下几方面入手。

（1）推荐加强保护胃肠黏膜屏障功能的完整性：肠黏膜屏障功能是肠道的一个重要功能。感染和应激可导致胃肠黏膜受损，屏障功能障碍，抗菌药物可引起肠道菌群失调。危重患者肠黏膜屏障功能因缺氧、缺血等因素而受到损害，易出现肠道细菌易位，因此，维护肠黏膜屏障功能是治疗危重患者的一项不可忽视的措施。胃黏膜保护药有预防和治疗胃黏膜损伤、保护胃黏膜、促进组织修复和溃疡愈合的作用，主要作用机制有增加胃黏膜血流、增加胃黏膜细胞黏液和碳酸氢盐的分泌、增加胃黏膜细胞前列腺素的合成、增加胃黏膜和黏液中糖蛋白和磷脂的含量。

（2）使用质子泵抑制剂（proton pump inhibitors，PPI）预防和治疗上消化道出血：PPI 可与胃壁细胞膜腔面的 H^+、K^+-ATP 酶不可逆地结合并抑制其活性，从而有效阻止胃酸分泌，提高胃液 pH，稳定血凝块并改善临床结局。PPI 可用标准剂量经口 / 管饲给药或者静脉滴注。上消化道大出血的患者可在 72 小时内持续静脉泵入 PPI，病情稳定后逐渐减量维持，直至停药；若条件允许，推荐行床旁胃镜检查，明确出血原因，必要时给予内镜下相应治疗。

对于上消化道出血风险较高的重症患者，应激性溃疡的预防性用药仍存在争议。多数证据倾向于有效，认为预防性用药是合理的，PPI 是最为有效的药物，但是会增加肺炎、艰难梭菌感染等风险。

（3）抗生素的使用：对艰难梭菌感染（*clostridium difficile* infection，CDI）的患者，建议应用窄谱抗生素，代表药物有甲硝唑和万古霉素，重症 CDI，万古霉素是一线用药。对抗生素相关性腹泻（antibiotic associated diarrhea，AAD）的患者，可考虑个体化应用肠道微生态制剂，对疑似 AAD 的患者进行粪便艰难梭菌毒素和大便球杆比检测。研究表明 CDI 患者用口服窄谱抗生素治疗有效，益生菌辅助治疗可以显著改善初发 CDI 患者的腹泻症状。

《肠道微生态制剂老年人临床应用中国专家共识（2019 年）》推荐 AAD 患者可在常规治疗基础上联用枯草杆菌、肠球菌二联活菌肠溶胶囊（500mg，3 次 /d，服用至症状控制后 2 周）。

（4）早期肠内营养：在外科重症感染患者治疗过程中，早期给予肠内营养治疗可有效改善其肠屏障功能,改善预后,降低病死率。早期给予小剂量肠内营养支持,之后根据患者耐受情况逐渐增加剂量,保证其正常供给能量,可有效保护机体胃肠黏膜生理屏障功能,提升其胃肠屏障功能,增强免疫力和抵抗力,对肠道内病原菌入侵肠外器官进行阻止,起到减少细菌移位、减轻炎症反应的效果。所以建议患者血流动力学、内环境稳定后,应立即给予小剂量肠内营养治疗,可促进胃肠功能尽快恢复,缓解其临床症状,改善病情,促进尽早康复。

肠内营养途径包括经口和管饲。管饲分为经胃和经幽门后喂养,包括经口胃管、经鼻胃管、经皮内镜胃造瘘术、经皮X线下胃造瘘术、外科胃造瘘术等。经幽门后喂养包括盲插法留置空肠营养管,内镜引导下放置空肠营养管,以及经皮内镜下、经皮X线下或外科肠造口放置营养管。除非认为吞咽动作可引起误吸、吸入性肺炎等风险,首选经口喂养。当出现吞咽困难以及高误吸风险时,应该进行肠内营养途径的管理,比如经鼻胃管或经幽门后喂养。

5. 肝脏　肝脏作为人体重要的解毒和代谢器官,储血量和血流量相对较多,对外界的刺激更加敏感,容易发生肝损害。外科重症感染导致的肝损伤,主要是指重症感染后肝脏在没有原发疾病的基础上出现肝功能不全,或者在原发疾病基础上出现肝功能不全加重,多由细菌、病毒等病原体的毒素直接作用于肝脏细胞或者通过诱导释放肿瘤坏死因子、白介素等炎性因子而破坏毛细胆管的摄取、排泌功能而造成肝功能损害,还可能与肝细胞缺血,诱发抑制肝细胞功能的缓激肽产生及过氧化物的过量生成有关。外科重症感染后,使用大量药物治疗,也不可避免出现药物性肝损伤。所以外科重症感染后,肝功能的维护非常必要,可以从以下几个方面入手。

(1) 早期液体复苏,使用血管活性药物,尽可能维持循环稳定,纠正低氧血症,避免肝脏缺血缺氧性损伤。及时纠正水、酸碱、电解质紊乱,维持内环境稳定。

(2) 使用护肝药物,保肝药物分为解毒类、降酶类、利胆类、促肝细胞再生类、肝水解肽、保护肝细胞膜类、抗炎类、促能量代谢类等,如还原型谷胱甘肽、丁二磺酸腺苷蛋氨酸、复方甘草酸苷等。还原型谷胱甘肽作为一种由人类细胞质自然合成的多肽,广泛分布于机体各脏器,对于维持细胞生物功能具有重要作用,在药物性肝损伤、病毒性肝炎、感染性疾病导致的肝功能异常等方面具有一定临床效果。感染性疾病易使细胞内还原型谷胱甘肽生物合成能力降低,因此补充外源性还原型谷胱甘肽具有必要性。张哲英等研究证实,还原型谷胱甘肽治疗多器官功能障碍综合征,可有效减低肝功能的损害程度,避免内毒素对内皮细胞的氧化损伤。

（3）避免使用容易引起肝功能损伤的药物，当已经出现肝功能不全时，注意根据 Child-Pugh 肝功能分级调整药物用量。

6. 肾脏　外科重症感染时可通过多种途径造成肾损伤，其主要机制为脓毒症患者体内过量的炎性介质，以及休克时有效循环容量的不足引起机体肾脏血流动力学的异常改变，进而导致肾脏发生严重的肾缺血低灌注，最终造成包括肾脏在内的多脏器损害。肾损伤主要表现为急性肾损伤（AKI）或者慢性肾功能不全急性加重。推荐应用 KDIGO 标准诊断外科重症感染患者中 AKI。当 48 小时内出现血肌酐（serum creatine，Scr）水平升高 > 0.3mg/dl（26.5μmol/L），和 / 或 Scr 在 7 天内上升至基线值 1.5 倍及以上的水平，和 / 或尿量≤0.5ml/（kg•h）并持续 6 小时以上等情况时，提示存在 AKI。因此，如何在早期进行干预，清除炎症介质，改善肾脏灌注，对于控制病情、改善预后至关重要，可以从以下几个方面入手。

（1）根据患者的病情，选择个体化的补液方案，维持循环稳定，保证肾脏灌注。

（2）如果患者存在容量负荷过重，在 MAP 达标的情况下，若尿量仍 < 0.5ml/（kg•h），持续 6 小时以上，可以考虑给予利尿治疗，尽量保证尿量 > 40ml/h。尿量减少常导致患者容量负荷过重，此时应用袢利尿剂则可排出过多的水负荷并纠正电解质紊乱（如高钾血症），改善心功能，提高患者生存质量。

（3）及时纠正代谢性酸中毒及电解质紊乱：AKI 患者的酸碱电解质紊乱以代谢性酸中毒、高钾血症、低钠血症最为常见。代谢性酸中毒，轻度可无症状，当 HCO_3^- < 15mmol/L 时可表现为纳差、呕吐、乏力、深长呼吸等，甚至死亡。水钠平衡紊乱常表现为水钠潴留、皮下水肿或多浆膜腔积液、血压升高、心力衰竭等。老年 AKI 患者高钾血症发生率也较高，当存在酸中毒、感染、出血等情况时，发生风险将进一步升高，上述各种酸碱、电解质紊乱均严重影响患者的预后，因此治疗过程中需严密监测各项指标，积极纠正酸碱及电解质紊乱。

（4）肾脏替代治疗：当外科重症感染患者合并严重 AKI（Scr 超过基线的 4.0 倍，或增加至≥4.0mg/dl，无尿 > 24 小时），或肾脏功能不能满足全身治疗需求（比如危及生命的水、电解质及酸碱平衡紊乱）时，应当考虑启动肾脏替代治疗（renal replacement therapy，RRT）。RRT 可控制容量平衡，稳定内环境，清除毒素，清除炎性介质，改善免疫功能，理论上早期进行 RRT 可以避免炎性介质的级联效应，重建机体免疫内稳态，阻断各器官的进一步损害，但目前多数 RCT 研究认为，早期进行 RRT 治疗在患者 28 天生存率上并没有明显获益，且会引起出血等相关并发症和更多的医疗花费。近期一项临床随访资料显示，对于重症 MODS 并伴有 AKI 的患者，与晚期（AKI 3 期）开始 RRT 治疗相比，早期（AKI 2 期）开始 RRT 治疗可以减少肾脏不良事件发生，提高生存率，并改善 1 年内肾脏预后；然而在亚组分析中，80 岁以上的高龄老年人早期 RRT 治疗并没有降低 1 年内全因死亡率，反而升高心律失常、瓣膜病及高血压的发生率。因此，建议外科重症感染并伴有 AKI 的患者，在条件允许时可适时启动 RRT 治疗。当启动 RRT 时，连续性肾脏替代治疗（continuous renal replacement therapy，CRRT）和间歇性肾脏替代治疗（intermittent renal replacement therapy，IRRT）均可。对于血流动力学不稳定的脓毒症患者，建议使用 CRRT。

推荐 CRRT 的治疗剂量为 $20\sim25\text{ml/(kg·h)}$。荟萃分析结果显示，与正常治疗剂量 $[20\sim50\text{ml/(kg·h)}]$ 相比，高容量血液滤过 $[治疗剂量\geqslant35\text{ml/(kg·h)}]$ 并未显著降低 28 天病死率、转为慢性血液透析比例等临床终点事件，在改善肾功能预后方面也无任何优势，还可能导致抗菌药物、营养素清除率增加，低钾血症、低磷血症、低体温等不良事件增多。然而，在实际应用中，由于存在可预测的治疗中断（CRRT 套装更换与护理等）和不可预测的治疗中断（中途凝血异常等），如果要真正达到 $20\sim25\text{ml/(kg·h)}$ 的治疗剂量，实际给予的治疗剂量应略高于目标剂量，达到 $25\sim30\text{ml/(kg·h)}$，不推荐治疗剂量 $\geqslant35\text{ml/(kg·h)}$。

对于没有高出血风险、没有凝血障碍及未接受系统抗凝治疗的患者，进行 IRRT 治疗时，推荐使用常规剂量的肝素抗凝（推荐使用普通肝素或低分子量肝素抗凝）。

对于 CRRT 治疗患者的抗凝，没有禁忌证的情况下，推荐使用局部的柠檬酸钠抗凝或低剂量肝素抗凝。对于凝血功能受损或出血风险增加的患者，没有禁忌证的情况下，应当考虑使用局部的柠檬酸钠抗凝治疗。

7. 血液系统　外科重症感染后可引起骨髓造血抑制、凝血紊乱等血液系统问题，如不及时发现、治疗，可危及生命。

（1）弥散性血管内凝血（diffuse intravascular coagulation，DIC）：是外科重症感染最常见和最严重的凝血功能障碍，早期发现、早期治疗是改善外科重症感染患者预后的关键。一旦确诊 DIC，对于血小板 $<10\times10^9/\text{L}$ 伴有自发性出血的患者，大出血或需要急诊手术而血小板 $<50\times10^9/\text{L}$ 的患者，推荐输注血小板。实验室检查 PT、APTT 延长（> 正常值的 1.5 倍）或 FIB 下降（$<1.5\text{g/L}$）且伴有活动性出血的 DIC 患者，推荐输注新鲜冰冻血浆或冷沉淀。DIC 是一个持续性凝血酶生成和纤溶激活的过程，治疗 DIC 依赖于消除其诱因，因此，治疗基础病因最为重要。血小板低和凝血因子缺乏可增加出血的危险。然

而，血液成分治疗不应该单独取决于实验结果，还应根据患者的临床情况。在没有出血或没有出现高风险的患者，只要血小板>20×10⁹/L，不常规预防性使用血小板和凝血因子。活动性出血、需侵入性操作和有出血并发症危险的患者具有治疗指征，输注血小板的阈值取决于患者的临床状态。

（2）在血红蛋白≤70g/L时，推荐输注红细胞，但要尽快明确贫血病因，尤其需要排除急性出血等原因。如果存在心肌缺血、严重低氧血症，应当考虑维持血红蛋白≥100g/L。对于脓毒症相关贫血，应当考虑尽早使用促红细胞生成素，当血红蛋白达到120g/L时，减量或停止使用。

（3）血小板绝对值<100×10⁹/L时诊断为血小板减少，当血小板计数≤10×10⁹/L并存在出血高风险时，推荐预防性输注血小板。对活动性出血，外科手术或者介入性操作时，需血小板≥50×10⁹/L。对于同时存在缺血和出血高风险的老年人群，应谨慎选用抗血小板药物。当血小板<75×10⁹/L时，应当考虑注射重组人血小板生成素（recombinant human thrombopoietin，rhTPO），直至血小板数量连续2天增加量超过50×10⁹/L，停止注射。

（4）外周血中性粒细胞绝对计数<0.5×10⁹/L即诊断中性粒细胞缺乏；中性粒细胞绝对计数<0.1×10⁹/L诊断为严重中性粒细胞缺乏。患者中性粒细胞缺乏者，应当考虑皮下注射5μg/（kg·d）粒细胞集落刺激因子（granulocyte colony stimulating factor，G-CSF），使中性粒细胞数量恢复到正常水平，白细胞计数超过10×10⁹/L时停用。

五、免疫治疗

对于外科重症感染患者尤其老年患者建议进行细胞和体液免疫功能评估（NK细胞、T细胞亚群、血浆免疫球蛋白测定），如免疫功能低下，应当考虑尽早启动免疫支持治疗。

静脉注射用丙种球蛋白（intravenous immunoglobulin，IVIG）一方面可直接补充人体免疫球蛋白，提高患者的免疫能力，抵御感染；另一方面，IVIG被认为具有免疫调节和抗炎症作用。2018年发表 *Intensive Care Medicine* 的CIGMA研究认为IVIG能降低机械通气的重症感染患者的28天病死率。

外科重症感染患者容易早期出现低蛋白血症，其机制与消耗增加，营养不良，蛋白合成的速率下降，以及炎症和组织缺氧导致血管通透性增加，白蛋白从血浆中转移到组织间液等有关。低蛋白血症对外科重症感染患者的危害包括血浆胶体渗透压的下降，组织间隙潴留大量的液体，机体有效循环血量的下降，最终导致重要器官的灌注不足和功能障碍；支气管壁水肿、肺水肿、呼吸肌疲劳，肺通气和弥散功能受阻；肠壁水肿，肠道屏障被破坏，加重肠源性感染。故建议对外科重症感染患者密切关注其血浆白蛋白水平的变化并早期补充人血白蛋白,保证患者血浆白蛋白水平 >30g/L。

胸腺法新在临床中广泛应用,已证实其能增强患者免疫能力,参与免疫调节。ETASS 研究是我国一项多中心、单盲、RCT 研究,研究共入组 361 例 ICU 住院的严重脓毒症患者,64.3% 患者年龄 >60 岁,在传统治疗基础上,随机加用胸腺法新或安慰剂,评估胸腺法新治疗重症脓毒症患者的疗效和预后。结果显示,使用胸腺法新联合传统治疗可明显降低重度脓毒症患者死亡率。因此,外科重症感染患者可酌情使用胸腺肽。

六、血糖的监控

外科重症感染患者极容易发生应激反应,导致应激性高血糖(stress hyperglycemia, SHG)。研究表明,SHG 在 ICU 患者的发生率为 40%～50%。SHG 增加患者感染和发生多器官功能障碍综合征的风险,严重者可致死亡。因此,有效调控外科重症感染患者血糖显得尤为重要。对于外科重症感染患者推荐采用程序化血糖管理方案,推荐每 1～2 小时监测一次血糖,连续两次测定血糖 >10mmol/L 时启用胰岛素治疗,目标血糖为≤10mmol/L,血糖水平及胰岛素用量稳定后每 4 小时监测一次。

多项 RCTs 结果表明,与传统血糖控制(10～11.1mmol/L)比较,胰岛素强化治疗(3.9～6.1mmol/L)未显著降低 ICU 患者病死率,并可显著增加严重低血糖风险。Song F 于 2014 年发表在 *Biomed Res Int* 的研究显示胰岛素强化治疗对患者 28 天及 90 天病死率无显著改善,但增加患者低血糖风险。多个医疗机构(如美国临床内分泌学家协会、美国糖尿病协会、美国心脏协会、美国医师学会和重症监护医学学会)于 2014 年发表在 *Diabetes Care* 的研究中公布的住院患者血糖控制的共识将葡萄糖水平定在 7.8～10.0mmol/L,因为没有证据表明 7.8～10.0mmol/L 的指标与 6.1～7.8mmol/L 的指标不同。对于外科重症感染患者建议血糖控制在 7.8～10.0mmol/L。在没有显著低血糖的情况下可实施更严格的范围,如 6.1～7.8mmol/L。应避免与高病死率相关的高血糖(>10mmol/L)、低血糖和血糖水平波动较大。

床旁末梢血糖测定是目前应用最广的监测血糖方式,但它的准确性易受多种因素的影响,如设备类型、患者血细胞比容、患者氧分压及药物等。一项系统综述结果表明,使用动脉血测定血糖的准确度显著高于末梢毛细血管血。美国食品药品管理局(FDA)及联邦医疗保险和医疗补助服务中心(CMS)也呼吁停止重症患者的末梢毛细管血糖测定。对于有动脉置管的患者,采集动脉血测定血糖更为精确。

七、下肢深静脉血栓的预防

下肢深静脉血栓（lower extremity deep venous thrombosis，LEDVT）是外科重症感染患者最常见、最严重的并发症之一，是血液在下肢深静脉内不正常凝结形成血凝块，部分或完全堵塞静脉管腔，致使静脉回流障碍的一种疾病。当下肢深静脉血栓脱落，引起肺栓塞，常危及生命。提前采取安全、有效的预防措施，不仅可降低 LEDVT 的发生率，还可减少患者的痛苦和医疗资源的浪费。

1. 护理预防　护理措施在预防工作中起重要作用，不仅可以达到预防效果，还可以节省医疗成本及治疗费用。主要护理措施包括以下几个方面。

（1）尽量选择上肢静脉穿刺，避免在下肢静脉穿刺或在同一静脉反复穿刺，不同的药物、血液制品选择不同的输液速度，严格控制输液时间，防止输液时间过长导致血管损伤。

（2）保持大、小便通畅，控制腹带松紧度适宜，尽量避免排便用力、尿潴留或腹带过紧，引起腹压增加而阻碍下肢静脉血回流。

（3）训练患者深呼吸、有效咳嗽、床上翻身、用力蹬床、腓肠肌挤压、膝关节屈伸、踝关节踝泵运动等，以促进下肢静脉血回流，减少静脉血淤滞，并视病情轻重鼓励患者尽早下床活动。

2. 药物预防　对于外科重症感染患者，若无抗凝治疗禁忌可给予预防性抗凝治疗，临床上常用的抗凝药物有低分子量肝素、普通肝素、维生素 K 拮抗剂（如华法林）、Xa 因子抑制剂（如利伐沙班、磺达肝癸钠）等。药物预防的方案有多种，但国际临床指南均建议预防性抗凝治疗优先选择低分子量肝素或普通肝素，其中低分子量肝素具有良好的疗效和安全性，推荐作为首选药物。除此之外，低分子量肝素的临床应用最为广泛，疗效最为确切。但使用肝素抗凝治疗存在出血风险，应用前需要评估出血风险，注意把握用药时机。

3. 机械预防　使用机械预防不增加出血风险，且与药物联用时还可提高预防效果。主要机械措施包括以下几种。

（1）弹力袜：根据长度套于脚踝至膝盖或脚踝至大腿，脚踝水平的压力建议在 2.4～3.1kPa（18～23mmHg）。过膝弹力袜优于膝下弹力袜，可用于预防无症状及下肢远端 DVT，但对下肢近端效果尚不明确。与未采取防护措施的患者相比，使用弹力袜能有效降低 DVT 的发生风险，如与其他预防措施联用效果更佳。

（2）间歇性充气压力泵：是利用间歇气压装置来模拟肌肉运动中收缩和

舒张,对下肢近端和远端 DVT 均有预防效果,建议每天使用时间至少保证 18 小时。

（3）足底静脉泵:是一种模仿生理性足泵原理的器械,通过输送脉冲压力气体冲击足底,对下肢施加压力挤压肌肉,产生被动舒缩运动,能够提高静脉血液回流速度,加速血液循环,避免血液淤滞,但对肢体反应迟钝者应慎用。单纯的机械预防并不能完全代替药物预防,建议使用机械预防联合低分子量肝素预防性治疗。

第二节　外科治疗

外科重症感染不同于内科感染,单纯药物治疗效果有限,很多时候需要找到感染灶,及时清除感染灶,才能有效控制感染。清除感染灶的方式分为微创治疗和开放手术治疗。

一、微创治疗

随着超声、影像、内镜等技术的发展,越来越多的微创方式来清除感染灶,局部麻醉下就可以完成,创伤小,风险低,恢复快,并且可以多次操作。

1.超声辅助下穿刺引流　在超声辅助下进行穿刺不仅有利于为患者的诊断提供重要的依据,也可以为患者提供安全且高效的临床治疗技术。超声引导费用低,可在病床边进行,可以减少危重患者搬运带来的危险。但缺陷是容易受到肺部气体或肠道积气干扰而使超声检查显示不清。

患者于超声辅助下实施定位、穿刺及置管引流,常用套管针法和 Seldinger 法行经皮穿刺并置管引流。于超声图像引导下合理选择进针方向及穿刺点 (如图 2-1),以 2% 利多卡因常规局部麻醉,选择合适的穿刺针,对患者病灶实施穿刺,回抽到液体后置入导丝,沿导丝使用扩张器将窦道逐步扩张,沿导丝把合适的引流管进行置入,装置妥善固定于体外并进行无菌包扎。根据感染部位的特点可以选择置入单腔、双腔甚至三腔引流管,置入一条或数条引流管,发挥引流、冲洗甚至注药的作用。

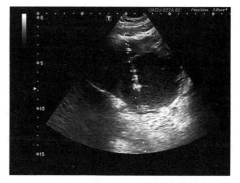

图 2-1　超声定位下置入导丝

2.影像辅助下穿刺引流　在影

像技术辅助下对感染灶进行穿刺引流,目前最常用的是在 CT 辅助下进行。CT 导引的优点是定位准确,尤其对较深、较小的病灶有突出优势,不存在显示盲区,不受肥胖及胀气影响,并且术中可注射造影剂,以了解病灶大小及引流管位置,此时含气的病灶不受影响,反而可作为穿刺的标记。再加上同时可了解感染灶的部位、毗邻脏器的相关变化,甚至肠壁的炎症水肿、膈上膈下的积液积气也一目了然。但不足之处是费用较高,操作时有 X 线辐射。

CT 导引的置管穿刺路径也是采用套管针法和 Seldinger 法。根据患者情况嘱其取仰卧、俯卧、侧卧或斜位。先行常规 CT 扫描,部分患者可口服对比剂,必要时进行增强扫描,初步了解病变内部情况及周围血管、重要脏器等结构关系。对病变区采用薄层和多次扫描,以选择最佳穿刺层面、穿刺进针点以及路径、角度和深度。常规消毒、铺巾,以 2% 利多卡因局部麻醉,穿刺过程中连续校准,避开重要脏器,待穿刺针进入感染病灶后,对穿刺针及相邻层面以 2～5mm 层厚多次扫描,以确定针尖与病灶的位置关系。将针尖调整到理想位置,置入导丝后沿导丝用扩张器逐步扩张窦道,最后置入引流管(图 2-2、图 2-3)。对于多处或分隔的灶,可置入多个引流管。

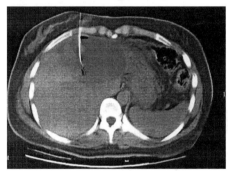
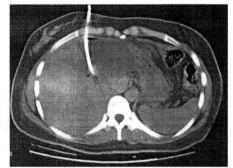

图 2-2　CT 定位下置入导丝　　　　图 2-3　CT 定位下置入穿刺管

3. 超声内镜引导下经胃穿刺引流　超声内镜引导下经胃穿刺引流是近几年国内外新兴的一项技术,主要用于治疗胰腺假性囊肿,作为经自然腔道内镜外科技术发展的一部分,具有治疗创伤小、效果好、并发症发生率低的特点。近年来临床治疗方面已取得了较大进展,被广泛应用。

患者取侧卧位,给予基础麻醉,插入超声内镜,扫查显示囊肿位置和大小,用超声内镜扫查囊肿邻近的血管结构,确认进针位置周围血管,避开血流信号,确定位置后,在胃壁上选择合适的穿刺点。将穿刺针缩入外鞘内,插入超声内镜管道,然后伸出针尖,在超声影像上再次识别针尖的位置。在超声影像的指导下将针刺入囊肿腔内。如果穿刺困难,可以将穿刺针接高频电针,通纯电切电流,当感觉明显落空感时,表明穿刺针已进入囊肿。进一步将外鞘刺入囊腔,抽出穿刺针,在外鞘内送入导引导丝至囊腔内,拔出外鞘及超声内镜。沿导丝送入囊肿切开刀,切开引流口,取出切开刀。沿导丝送入柱状扩张球囊,逐级扩张引流口取出柱状扩张球囊。在导丝的引导下送入猪尾型支架及引导系统,分别将 2 根支架置入囊腔内(或放入 1 根猪尾型支架后,应用导丝送入鼻 - 囊肿冲洗引流管),检查引流效果,若见囊液流出通畅,引流口无明显渗血,若有鼻 - 囊肿冲洗引流管接引流袋,结束治疗(图 2-4、图 2-5、图 2-6)。

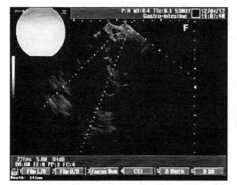

图 2-4　超声引导下穿刺

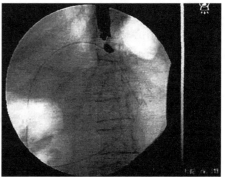

图 2-5　置入导丝

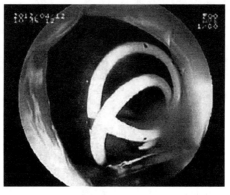

图 2-6　双支架置入(见书末彩插)

二、开放手术治疗

非外科治疗和微创治疗不能完全替代开放手术。对于非外科和微创治疗无效并持续存在的感染病灶,符合手术指征时,及早地进行手术治疗对患者的感染控制及预后有着积极的作用。近代科学技术的快速发展促进了医学的巨大进步,从第 1 代开放性手术到第 2 代微创外科手术,人类大约花了100 多年,而从第 2 代进入第 3 代机器人外科手术,仅用了 20 多年,手术创伤越来越小,安全性越来越高。

100 多年前,在手术室中没有无菌的概念,没有任何消毒剂和麻醉剂。手术医师着装日常衣服做手术,不戴口罩和帽子;手术室里有很多观摩者,同样无口罩、帽子,所以因手术感染导致的死亡率很高。后来,医学科学技术的发展解决了外科手术的诸多问题,一是发现了病原微生物,于是出现消毒剂(石炭酸),并从消毒防菌进入蒸汽灭菌;二是解决了手术疼痛的问题,发明了麻醉剂(最初吸入乙醚);另外还解决了输血血型等与手术有关的其他问题。20世纪外科学在诸多领域有很多突出的成就,例如器官移植、显微外科手术、关节置换术、微创的内镜手术等。微创外科中使用最多的是腹腔镜,它是 1901年开始出现的,Kelling 最早用膀胱镜在充气条件下完成了对动物(犬)的腹腔检查。1910 年瑞典学者 Jacobaeus 将它用于第 1 例人的腹腔检查,1928 年 Ott以额镜作光源,用陷凹镜观察孕妇的腹腔,同年德国人 Kalk 用腹腔镜行肝穿刺活检。但是,在外科领域经历了漫长的历史后,腹腔镜外科一直未能得到发展,其主要原因是不能将病变切除。直至 1987 年,法国的 Mouret 成功施行了世界上首例腹腔镜胆囊切除术(laparoscopic cholecystectomy,LC)。1988 年法国的 Dubois 连续完成了 36 例 LC,并在翌年将手术录像公布于世,一举震惊了世界,从此开创了外科手术新的历程。外科手术从很大的切口演变到腹腔镜四五个孔,再到单孔可以做手术,直至手术无须开创,仅利用人体自然腔道就能进行。其间,微创外科(minimally invasive surgery,MIS)的概念也随之产生与完善,MIS 的发展在理论和技术上均告具备。MIS 在普外科、泌尿外科、胸外科、妇科、小儿外科等领域迅速开展,已成为外科发展史上继麻醉、消毒灭菌、临床营养治疗、器官移植后又一个里程碑。

进入 21 世纪,正如工业生产依靠机器人作业突破了人类先前无法达到的成就一样,机器人外科手术系统应运而生,成为外科医师处理复杂、精细手术的最佳助手。外科机器人技术被认为是外科第 3 代手术(腹腔镜手术是第2 代微创外科手术的代表),是外科手术未来发展的方向。从 20 世纪 90 年代开始,外科机器人装置进入临床医学领域,经过从伊索(AESOP,美国)、宙斯(ZEUS,美国)到达芬奇(daVinic,美国)系统。达芬奇机器人外科手术系统已成为当今的主流,该系统由 3 个主要部分组成,即术者控制台、患者手术车和设备视频车。术者控制台与手术床间的距离为 2~3 米,甚至更远。患者手术车是安置于手术床旁的机器臂,包括 3 个机器臂和 1 个摄影臂,手术中根据需要选用 2 个或 3 个机器臂，机械臂用于插入多种特制的手术器械。3 个部分的组件由数据传输光缆连接成一体，实现其完整的操作功能。除主刀医师外，仅需床旁助手、洗手护士和巡回护士各 1 名协助完成手术。采用全身麻醉。其技术特点及优势为：①图像更清晰，可放大 10～15 倍，3D 手术视野，可准确地进行组织定位和器械操作；②操作更精细，Endowrist 仿真手腕可提供 7 个自由度的活动，同时能识别与过滤手颤抖信号。因此，手术器械完全达到人手的灵活度和准确度，并能进行人手不能触及的狭小空间的精细手术操作。此外，学习曲线缩短，术者疲劳减轻，手术安全性提高。

先进的科学技术终将改变医疗，改进手术方式，更好地服务人类，改变人类的生活，让未来更美好。

（郭瑞莲　王译民　何　清）

参 考 文 献

[1] HE YJ, XU H, FU YJ, et al. Intraperitoneal hypertension, a novel risk factor for sepsis-associated encephalopathy in sepsis mice. Sci Rep, 2018, 8(1): 8173.

[2] ZHANG LN, WANG XT, AI YH, et al. Epidemiological features and risk factors of sepsis-associated encephalopathy in intensive care unit patients: 2008-2011. Chin Med J (Engl), 2012, 125(5): 828-831.

[3] SILVESTRE F, DANIELSKI LG, MICHELS M, et al. Effects of organoselenium compounds on early and late brain biochemical alterations in sepsis-survivor rats. Neurotox Res, 2014, 26(4): 382-391.

[4] 刘大为. 实用重症医学. 2 版. 北京: 人民卫生出版社, 2018.

[5] MACGOWAN AP, MACNAUGHTON E. Antimicrobial therapy: principles of use. Medicine, 2013, 41(11): 635-641.

[6] PASHAZADEH A, FRIEBE M. Radioguided surgery: physical principles and an update on technological developments. Biomedizinische Technik, 2019, 65(1): 1-10.

[7] DENG J, LIANG H. Clinical significance and principles of the specification procedures for lymph node examination after curative surgery for gastric cancer. Zhonghua Wei Chang Waike Zazhi, 2018, 21(10): 1183-1190.

[8] KEPLER CK, DIVI SN, BRONSON WH, et al. General principles in the consensus of SSI management after spine surgery. Clin Spine Surg, 2019, 33(5): 1-8.

[9] HUANG J, CAO C, NELSON G, et al. A review of enhanced recovery after surgery principles used for scheduled caesarean delivery. J Obstet Gynaecol Can, 2019, 41(12): 1775-1788.

[10] ACHEAMPONG A, VINCENT JL. A positive fluid balance is an independent prognostic factor in patients with sepsis. Crit Care, 2015, 19(1): 251.

[11] BROTFAIN E, KOYFMAN L, TOLEDANO R, et al. Positive fluid balance as a major predictor of clinical outcome of patients with sepsis/septic shock after ICU discharge. Am J Emerg Med, 2016, 34(11): 2122-2126.

[12] MITCHELL KH, CARLBOM D, CALDWELL E, et al. Volume overload: prevalence, risk factors, and functional out come in survivors of septic shock. Ann Am Thorac Soc, 2015, 12(12): 1837-1844.

[13] DE OLIVEIRA FS, FREITAS FG, FERREIRA EM, et al. Positive fluid balance as a prognostic factor for mortality and acute kidney injury in severe sepsis and septic shock. J Crit Care, 2015, 30(1): 97-101.

[14]《抗菌药物临床应用直到原则》修订组. 抗菌药物临床应用指导原则（2015 年版）. 国卫办医发（2015）43 号附件.

[15] HASHIMOTO SATORU, SANUI MASAMITSU, EGI MORITOKI, et al. The clinical practice guideline for the management of ards in JAPAN. J Intensive Care, 2017, 5: 50.

[16] GUERIN C, REIGNIER J, RICHARD JC, et al. Prone positioning in severe acute respiratory distress syndrome. N Engl J Med, 2013, 368(23): 2159-2168.

[17] BORGES JB, OKAMOTO VN, MATOS GF, et al. Reversibility of lung collapse and hypoxemia in early acute respiratory distress syndrome. Am J Respir Crit Care Med, 2006, 174(3): 268-278.

[18] SUZUMURA EA, FIGUEIRO M, NORMILIO-SILVA K, et al. Effects of alveolar recruitment maneuvers on clinical outcomes in patients with acute respiratory distress syndrome: a systematic review and meta-analysis. Intensive Care Med, 2014, 40(9): 1227-1240.

[19] 中华医学会老年医学分会,《中华老年医学杂志》编辑委员会. 肠道微生态制剂老年人临床应用中国专家共识（2019）. 中华老年医学杂志, 2019, 38(4): 355-361.

[20] Writing Group for the Alveolar Recruitment for Acute Respiratory Distress Syndrome Trial(ART) Investigators, CAVALCANTI AB, SUZUMURA EA, et al. Effect of lung recruitment and titrated positive end-expiratory pressure(PEEP) vs low PEEP on mortality in patients with acute respiratory distress syndrome: a randomized clinical trial. JAMA, 2017, 318(14): 1335-1345.

[21] PLADYS P, VANDENBROUCKE L, HERNANDEZ A, et al. The benefits of measuring heart rate variability in sepsis. Réanimation, 2015, 24(2): 315-321.

[22] LENZ K. Internistische Intensivmedizin in sterreich. Intensivmedizin Und Notfallmedizin, 2008, 45(4): 167-170.

[23] LANGLEY RJ, WONG HR. Early diagnosis of sepsis: is an integrated omics approach the way forward? Mol Diagn Ther, 2017, 21(5): 525-537.

[24] MATTHAY MA, ZEMANS RL, ZIMMERMAN GA, et al. Acute respiratory distress syndrome. Nat Rev Dis Primers, 2019, 5(1): 18.

[25] COMBES A, BRODIE D, BARTLETT R, et al. Position paper for the organization of

extracorporeal membrane oxygenation programs for acute respiratory failure in adult patients. Am J Respir Crit Care Med，2014，190（5）：488-496.

[26] JOHNSON S，LOUIE TJ，GERDING DN，et al. Vancomycin，metronidazole，or tolevamer for Clostridium difficile infection：results from two multinational，randomized，controlled trials. Clin Infect Dis，2014，59（3）：345-354.

[27] BARKER AK，DUSTER M，VALENTINE S，et al. A randomized controlled trial of probiotics for Clostridium difficile infection in adults（PICO）. J Antimicrob Chemother，2017，72（11）：3177-3180.

[28] 郭玉红，刘清泉. 脓毒症心肌功能障碍的研究进展. 中华急诊医学杂志，2017，26（3）：361-366.

[29] TRAN TT，MATHIEU C，TORRES M，et al. Effect of landiolol on sex-related transcrip-tomic changes in the myocardium during sepsis. Intens Care Med Exper，2019，7（1）：50.

[30] ANDREWS D，CHETTY Y，COOPER BS，et al. Multiplex PCR point of care testing versus routine，laboratory-based testing in the treatment of adults with respiratory tract infections：a quasi-randomised study assessing impact on length of stay and antimicrobial use. BMC Infect Dis，2017，17（1）：671.

[31] PATIL SM，ARORA N，NILSSON P，et al. Native valve infective endocarditis with osteomyelitis and brain abscess caused by Granulicatella adiacens with literature review. Case Rep Infect Dis，2019，2019：4962392.

[32] 孙田杰. 外科护理学. 2 版. 上海：上海科学技术出版社，2016.

[33] ZYWOT A，LAU CSM，STEPHEN FLETCHER H，et al. Bundles prevent surgical site infections after colorectal surgery：meta-analysis and systematic review. J Gastrointest Surg，2017，21（11）：1915-1930.

[34] 中华医学会血液学分会血栓与止血学组. 弥散性血管内凝血诊断中国专家共识（2017年版）. 中华血液学杂志，2017，38（5）：361-363.

[35] The Bluebelle Study Group，REEVES BC，ANDRONIS L，et al. A mixed-methods feasibility and external pilot study to inform a large pragmatic randomised controlled trial of the effects of surgical wound dressing strategies on surgical site infections（Bluebelle Phase B）：study protocol for a randomised controlled trial. Trials，2017，18（1）：401.

[36] 中华医学会血液学分会，中国医师协会血液科医师分会. 中国中性粒细胞缺乏伴发热患者抗菌药物临床应用指南（2016 年版）. 中华血液学杂志，2017，37（5）：353-359.

[37] BUETTNER S，ETHUN CG，POULTSIDES G，et al. Surgical site infection is associated with tumor recurrence in patients with extrahepatic biliary malignancies. J Gastrointest Surg，2017，21（11）：1813-1820.

[38] EROGLU A，D KARASOY，KURT H，et al. National Practice in Antibiotic Prophylaxis in Breast Cancer Surgery[J]. Journal of Clinical Medicine Research，2014，6（1）：30-35.

[39] HEDRICK TL，SAWYER RG. Surgical infections. Surg Clin N Am，2014，94（6）：xvii-xviii.

[40] EDMISTON CE, SPENCER M. Going forward: preventing surgical site infections in 2015. AORN J, 2014, 100(6): 616-619.

[41] ELSOLH B, ZHANG L, PATEL SV. The effect of antibiotic-coated sutures on the incidence of surgical site infections in abdominal closures: a meta-analysis. J Gastrointest Surg, 2017, 21(5): 896-903.

[42] 赵小义. 外科护理. 2版. 西安: 第四军医大学出版社, 2014.

[43] MALBRAIN ML, MARIK PE, WITTERS I, et al. Fluid overload, deresuscitation, and outcomes in critically ill or injured patients: a systematic review with suggestions for clinical practice. Anaesthesiol Intensive Ther, 2014, 46(5): 361-380.

[44] ANNANE D, BELLISSANT E, BOLLAERT PE, et al. Corticosteroids in the treatment of severe sepsis and septic shock in adults: a systematic review. JAMA, 2009, 301(22): 2362-2375.

[45] CIMOLAI MC, ALVAREZ S, BODE C, et al. Mitochondrial mechanisms in septic cardiomyopathy. Int J Mol Sci, 2015, 16(8): 17763-17778.

[46] 张哲英, 张蓓, 秦静, 等. 多器官功能障碍综合征患者血清对内皮细胞氧化损伤的影响及还原型谷胱甘肽的保护作用. 中国急救医学, 2015, 35(1)38-43.

[47] SINGER P, BLASER AR, BERGER MM, et al. ESPEN guideline on clinical nutrition in the intensive care unit. Clin Nutr, 2019, 38(1): 48-79.

[48] PLAUTH M, BERNAL W, DASARATHY S, et al. ESPEN guideline on clinical nutrition in liver disease. Clin Nutr, 2019, 38(2): 485-521.

[49] GAUDRY S, HAJAGE D, SCHORTGEN F, et al. Initiation strategies for renal-replacement therapy in the intensive care unit. N Engl J Med, 2016, 375(2): 122-133.

[50] BARBAR SD, CLERE-JEHL R, BOURREDJEM A, et al. Timing of renal-replacement therapy in patients with acute kidney injury and sepsis. N Engl J Med, 2018, 379(15): 1431-1442.

[51] LAI TS, SHIAO CC, WANG JJ, et al. Earlier versus later initiation of renal replacement therapy among critically ill patients with acute kidney injury: a systematic review and meta-analysis of randomized controlled trials. Ann Intensive Care, 2017, 7(1): 38.

[52] MEERSCH M, KULLMAR M, SCHMIDT C, et al. Long-term clinical outcomes after early initiation of RRT in critically ill patients with AKI. J Am Soc Nephrol, 2018, 29(3): 1011-1019.

[53] AVNI T, LADOR A, LEV S, et al. Vasopressors for the treatment of septic shock: systematic review and meta-analysis. PLoS One, 2015, 10(8): e0129305.

[54] GORDON AC, RUSSELL JA, WALLEY KR, et al. The effects of vasopressin on acute kidney injury in septic shock. Intensive Care Med, 2010, 36(1): 83-91.

[55] SONG F, ZHONG LJ, HAN L, et al. Intensive insulin therapy for septic patients: a meta-analysis of randomized controlled trials. Biomed Res Int, 2014, 2014: 698265.

外科重症感染的病原菌分布及抗菌药物治疗

肝胆外科重症感染是指发生在肝脏、胆道及胆囊等肝胆系统,除抗感染治疗外还需要外科干预的,除局部感染表现外,同时还可引起严重的全身炎症反应,可导致多器官功能障碍甚至衰竭,对患者生命存在严重威胁的感染性疾病。其可以由肝胆系统本身疾病引起,也可以由周围组织感染性疾病或者血流、淋巴感染蔓延导致,同时感染也可累及肝胆系统周围腔隙。

一、肝脏外科重症感染

肝脏外科重症感染主要是指发生在肝脏、需要穿刺和/或手术等外科治疗方法处理的肝脏感染性疾病,可引起严重的 SIRS 导致全身多器官功能障碍综合征(multiple organ dysfunction syndrome,MODS),严重威胁生命,需要住入 ICU 进行抗感染及支持治疗。最常见的是肝脓肿(liver abscess,LA)。肝脓肿是肝脏被细菌、阿米巴原虫、真菌和包虫等病原体感染后,在局部产生肝脏组织的破坏,形成局限的病原及坏死组织积聚的感染性疾病,其中细菌感染导致的细菌性肝脓肿(pyogenic liver abscess,PLA)是最常见的,占肝脓肿的 80% 以上,本节所讨论的主要内容是细菌性肝脓肿。

可以引起细菌性肝脓肿的途径较多,主要的感染途径为经胆道、门静脉、肝动脉、邻近组织侵入等,其中胆道逆行感染是最主要的感染途径。由于广谱抗生素的广泛使用,阑尾炎、肠道感染等腹腔内感染导致的门静脉途径性肝脓肿已明显减少。但值得注意的是隐源性肝脓肿有明显上升趋势,比例从既往的 4% 上升至 40%。创伤后及邻近器官感染破溃直接侵入引起的肝脓肿比例不高,但却是临床容易误诊和忽视的环节。暴发性肝脓肿由于进展迅速,误诊率高,并发症发生率高等特点,具有高病死率,是一种特殊的重症类型,临床应引起足够的重视。

细菌性肝脓肿的发病率存在区域性差异。在发达国家,由于生活水平和可获得医疗服务水平高,其发病率明显低于发展中国家。导致细菌性肝脓肿的病原菌分布也存在明显的地域差别,在欧美等西方国家,致病菌以大肠埃希菌最多见,在包括日本在内的东亚地区,肺炎克雷伯菌培养阳性率,已经明显超过大肠埃希菌、厌氧菌、金黄色葡萄球菌等,成为最常见的病原体。2016年,中国的一项关于细菌性肝脓肿病原学的流行病学分析表明,中国大陆地区细菌性肝脓肿患者的细菌培养结果中,革兰氏阴性杆菌占70%,其中以肺炎克雷伯菌最常见,占比超过54%,其次为大肠埃希菌(29%)、肠杆菌属(9%)、变形杆菌属(6%),偶见铜绿假单胞菌、鲍曼不动杆菌。在革兰氏阳性菌中,以葡萄球菌属最常见(13%),其次为链球菌属(8%)和肠球菌属(7%)。

细菌性肝脓肿的脓液及血液的细菌培养及药敏试验结果,对治疗具有重要指导意义,是抗感染治疗的"金标准"。但由于广谱抗生素特别是第三代头孢菌素的大量使用,致使肝脓肿脓液病原培养的阳性率并不高,刘霞2018年发表在《福建医科大学学报》的研究显示阳性率仅60%左右;血培养阳性更低,仅略超过20%。因此,对于细菌性肝脓肿的抗感染治疗,经验用药仍具有十分重要的意义。但是要做到恰当的经验性抗感染治疗,必须对细菌性肝脓肿的发病原因、致病途径、本地区的病原菌的流行病学分布特点等有充分的了解。因此,本章节对各种途径的细菌性肝脓肿及其病原菌分布特点分别作讨论,以期为指导临床治疗提供可靠的依据。

(一)胆源性肝脓肿

目前胆源性肝脓肿(pyogenic liver abscesses of biliary origin,PLAB)仍然是细菌性肝脓肿的最主要类型,其常继发于胆道系统的感染,包括急性及慢性胆囊炎、胆管结石合并急性及慢性胆管炎、急性及慢性胰腺炎、肿瘤所造成的胆道梗阻后合并感染等,也包括经胆道的相关手术治疗后发生的逆行感染。综合国内外研究提示,胆道感染的常见诱因有肝内外胆管结石合并胆管狭窄、经内镜逆行胰胆管造影(endoscopic retrograde cholangiopancreatography,ERCP)后、胆道支架植入术后、经皮肝穿刺胆道引流术(percuteneous transhepatic cholangio drainage,PTCD)后、胆管癌、胆肠吻合术后吻合口狭窄、急性梗阻性化脓性胆管炎、急性化脓性胆囊炎或胆囊穿孔及免疫力低下等。因此,发生胆源性肝脓肿的患者常存在严重的基础疾病,与其他病因导致的肝脓肿相比,大多患者病情较危重,且病情相对复杂,处理较为困难,预后也较差,这主要与肝内外胆管梗阻及胆道感染治疗十分困难,病史迁延,长期使用抗生素致使病原菌耐药率升高有关。

胆源性肝脓肿形成的病理生理因素为胆道梗阻及胆道感染,其过程为胆管梗阻造成胆管化脓性炎及胆管周围炎，逐渐累及肝脏实质，在肝脏实质内形成大范围局限性化脓性感染灶。当肝内、外胆管正常引流通畅不佳时，含有细菌、毒素的胆汁因胆道压力升高，经肝细胞、肝细胞旁路、汇管区淋巴管间隙等反流进入肝实质，在毛细胆管旁形成数量众多的微小脓肿，并逐渐形成较大的小脓腔，然后由多个小脓肿逐渐融合成一个或多个大脓腔，因此胆源性肝脓肿一般为多脓腔性，且脓腔内往往含有脓性胆汁，而非单纯的脓液。

根据病情进展情况分期，胆源性肝脓肿可分为急性期（多发细小脓肿发生期）、亚急性期（脓肿融合期）、慢性期（厚壁脓肿形成期）三个时期。在急性期内，患者常有较为严重的全身感染症状，此时脓肿形成不明显，超声、CT及MRI等影像学检查常不能发现明显的脓肿灶，常被当作急性胆管炎及急性梗阻性化脓性胆管炎治疗，此时已经形成的微小脓肿及小脓肿常被忽略。随着抗感染治疗的进行，全身感染症状逐渐控制，但由于胆道梗阻等因素未能及时解除，脓液未能通畅引流，感染持续存在，患者发热等感染症状反复发作，亚急性期内抗生素抗感染治疗效果不佳，病史迁延，此期内可被超声、CT及MRI等影像学检查手段发现的肝内脓肿逐渐形成。在慢性期，患者的中毒症状常不明显，因脓腔壁厚，毒素和细菌不易进入血流，同时抗生素亦不易渗透入脓肿，如进入慢性期，治疗将十分困难，形成慢性重症感染，逐渐导致脓肿所在肝叶及肝段肝脏萎缩、胆管扩张，肝叶及肝段的肝功能丧失，此时常需要外科手段治疗，切除病变肝叶及肝段，但此时患者常合并营养不良、恶病质等问题，手术风险极高，慢性期胆源性肝脓肿，整体预后不良。

胆源性肝脓肿的病原菌谱通常和胆道感染的胆汁细菌培养病原谱一致，多为混合性。近年来研究表明，胆源性肝脓肿的病原学以大肠埃希菌属、克雷伯菌属为主，且大肠埃希菌多于肺炎克雷伯菌，也可见铜绿假单胞菌、鲍曼不动杆菌、厌氧菌、肠球菌、金黄色葡萄球菌等，草绿色链球菌也有报道，且常常可以培养出两种或两种以上的病原菌。以往大肠埃希菌与肺炎克雷伯菌的混合感染常见，近年来，在混合感染中，铜绿假单胞菌、屎肠球菌、粪肠球菌、鲍曼不动杆菌等细菌的耐药菌株出现的概率越来越高。且胆源性肝脓肿较其他类型肝脓肿，由于患者病史迁延，免疫力低下，抗生素的大剂量使用，其脓液中发现合并真菌二重感染的概率明显较高，且白念珠菌多见，但真菌培养的阳性率并不高，常在抗细菌治疗效果不佳时，需要经验性使用抗真菌治疗。

由于胆道相关感染性疾病的患者，在临床治疗中存在不规范使用抗菌药物进行抗感染治疗的情况，近年来各地区胆道感染的细菌耐药发生率在逐年升高，这使得胆源性肝脓肿病原菌耐药率也逐渐升高。另外，反复住院、合并

感染性休克、终末期肾脏病、糖尿病、高龄等因素，均为致病菌产生耐药提供
了条件。胆源性肝脓肿的肺炎克雷伯菌耐药率高于其他类型肝脓肿，对青霉
素类、头孢菌素类、单环内酰胺类、氨基糖苷类、喹诺酮类等抗菌药物表现出
不同程度耐药，虽然对碳青霉烯类药物敏感率尚可，但已有不少报道有耐碳青
霉烯类的肺炎克雷伯菌产生。大肠埃希菌同样面临耐药率上升的问题，对青
霉素类、头孢菌素类、单环内酰胺类、氨基糖苷类、喹诺酮类、碳青霉烯类等抗
菌药物表现出部分耐药，但无论肺炎克雷伯菌还是大肠埃希菌均对替加环素
均敏感。因此，对胆源性肝脓肿患者的前期抗菌药物治疗，应充分考虑可能
存在的耐药性问题，采用广谱强力抗菌药物治疗的同时，应尽可能尽快获得
病原学培养及药敏结果，并根据药敏试验结果进行抗菌药物的针对性调整。

（二）血源性肝脓肿

病原菌经由血液循环系统进入肝脏，并在肝脏内定植形成的局部化脓性
感染灶，称为血源性肝脓肿（pyogenic liver abscesses of hematogenous origin,
PLAH），包括经门静脉和经肝动脉两种途径。其中，经门静脉系统途径肝脓
肿为病原菌借助门静脉系统血流进入肝脏，并在肝窦内定植，产生化脓性感
染灶，常见的病原菌来源有胃、十二指肠、空肠、回肠、阑尾、结肠等消化系统
及腹膜腔内其他脏器感染的感染性疾病；经肝动脉途径肝脓肿为全身其他部
位的感染性疾病的病原菌通过肝动脉途径进入肝脏，形成化脓性病灶，常见
的病原菌来源有亚急性感染性心内膜炎、肺炎、皮肤软组织感染、牙髓炎、骨
髓炎等。血源性肝脓肿的诊断，常在发病前或发病时有明确的全身其他部位
的感染性疾病，且两种感染性疾病的病原菌高度一致，应注意原发部位感染
病原菌的跟踪，如肝脓肿时未发现原发病感染灶，则称为隐源性肝脓肿。张
鸣于2018年发表在《中国感染与化疗杂志》的研究介绍，糖尿病是肝脓肿的
独立危险因素，肝脓肿患者糖尿病基础病的比例高达56.8%～75.0%。这是
因为糖尿病患者常存在免疫功能的受损，更容易发生感染性疾病，特别是皮
肤软组织的感染，且感染更容易扩散，经血液循环导致全身继发性感染，肝脏
是其中最容易受累器官之一。

在抗生素发明之前，由门静脉系统引流的腹腔内脏器感染所导致的肝脓
肿是肝脓肿的主要类型，但在过去的几十年里，原本作为首要原因的经门静
脉途径已日渐减少。目前，由于抗生素使用，经门静脉途径的血源性肝脓肿
的发病率明显降低，但由于糖尿病发病率的升高，经肝动脉途径稍有增多，但
整体发病率仍已明显低于胆源性及隐源性肝脓肿。门静脉途径血源性肝脓
肿常见于肝右叶，肝左叶较少见，其病原菌主要为肠道菌群，以克雷伯菌属、
大肠埃希菌属最常见，也可见铜绿假单胞菌、鲍曼不动杆菌、厌氧菌、肠球

菌、金黄色葡萄球菌等。

肺炎克雷伯菌占肝脓肿病原的一半以上,血源性肝脓肿中,其所占比例甚至接近80%。肺炎克雷伯菌多分布在经济发达地区,这些地区糖尿病的发病率较高,已有证据表明糖尿病和肺炎克雷伯菌感染有关。因为较高的血糖水平导致中性粒细胞的趋化功能减弱,为这些菌属通过血行播散提供了便利的条件,早期即可出现血源性播散性感染。吴华2015年发表在《中华医学杂志》的研究显示,高毒力肺炎克雷伯菌(hypervirulent Klebsiella pneumoniae,hvKP)所致肝脓肿被认为是一种新的侵袭性感染性疾病,易出现转移性感染的症状,且更容易导致侵袭综合征。侵袭综合征常累及肺、中枢神经系统及眼睛等器官,主要表现为肺炎、脑膜炎及内源性眼内炎,hvKP肝脓肿并发眼内炎的比例达0.83%～11%,hvKP感染眼内环境后,会在48小时内造成视网膜光感受器细胞的不可逆损伤,可短期快速进展为永久性视力丧失。肝脓肿并发化脓性眼内炎时误诊率很高,特别是在疾病的早期,由于症状缺乏特异性,且患者多合并糖尿病,可能存在糖尿病视网膜病变已导致视力受损,在此基础上再次视力减退不易被察觉,加之肝胆外科医师往往更注意肝脓肿的专科治疗,眼内炎更容易被忽视,治疗被延误,视力预后极差,甚至致盲。

相较于胆源性肝脓肿,导致血源性肝脓肿的肺炎克雷伯菌耐药率相对较低,但是由于血源性肝脓肿患者常有较严重基础病,特别是糖尿病、肿瘤性疾病,使患者免疫力受损,且在临床治疗过程中常存在抗生素使用不规范等原因,从而导致肺炎克雷伯菌在治疗过程中产生获得性耐药增加。近年来,中国细菌耐药监测网(CHINET)的数据显示,肺炎克雷伯菌对碳青霉烯类的耐药率在逐年上升,其中,2018年上半年监测显示,其对亚胺培南耐药率已高于25%,对美罗培南的耐药接近30%,恰恰反映了这一情况。其他病原菌也面临同样的耐药问题。由于肝脓肿患者分离出来的肺炎克雷伯菌毒力较强,尤其是患者有糖尿病基础时,容易出现血行播散,发生感染性休克,对于此类患者一旦出现多重耐药菌,治疗更加棘手,死亡率明显升高,住院时间显著延长,且住院费用增加,预后相对较差。

(三)隐源性肝脓肿

有相当一部分肝脓肿患者,常难以找到明确的病因,结合病史及检查结果不能发现明确的肝脏外感染性病灶,称之为隐源性肝脓肿(pyogenic liver abscesses of cryptogenic origin,PLAC)。隐源性肝脓肿可能是未被发现的原发感染部位的病原菌经血液循环、淋巴系统、胆道系统、肝脏周围的隐匿感染灶等播散至肝脏,只是在肝脓肿形成时,原发病灶仍未被发现。值得注意的是近年来隐源性肝脓肿发病率有明显上升趋势,比例已从既往的4%上升至

40%左右，也有报道指出隐源性肝脓肿占确诊肝脓肿的半数以上，这可能与肝内已存在的隐匿病变有关。在人体的抵抗力减弱时，这些隐匿性感染性病灶迅速暴发，使病原菌在肝内迅速繁殖而导致肝脓肿形成，糖尿病是隐源性肝脓肿的独立危险因素。糖尿病患者比非糖尿病患者更易发生肝脓肿，其罹患肝脓肿的风险是健康人群的3倍以上，机制可能是长期血糖控制较差造成血管内膜异常，血管内膜异常增加病原菌侵入风险，而且与高血糖致使自身免疫受损、中性粒细胞趋化及吞噬功能下降有关，同时高糖状态也为细菌生长提供了良好的内环境。有研究发现糖尿病肝脓肿患者中，恶性肿瘤、败血症、产气脓肿和肺炎克雷伯菌感染率的比例更高，临床症状较非糖尿病组患者更严重，但认为糖尿病只是反映了一部分肝脓肿患者特有的临床特征，并不能影响最终的病死率，其中原因还不甚明确。因此对于糖尿病患者如出现找不到原发灶的寒战高热反应，需排除肝脓肿可能。

隐源性肝脓肿通常没有特异性症状，不明原因的发热是常见症状。对于合并糖尿病的、不明原因的难治性发热，且有白细胞计数、中性粒细胞比例、超敏反应蛋白C、降钙素原等感染指标明显升高的患者，在排除其他器官的感染性疾病之后，应高度警惕隐源性肝脓肿的可能。有研究提示，对高龄，既往肝炎、肝硬化病史的隐源性肝脓肿患者，应高度警惕肝癌可能。也有文献报道正常人群罹患结直肠恶性肿瘤的风险仅为隐源性肝脓肿患者的1/3。因此，在隐源性肝脓肿的诊疗过程中，需要注意进行恶性肿瘤筛查。长期血糖控制较差的隐源性肝脓肿患者，尤其细菌培养为克雷伯菌者，建议行肠镜检查防止结直肠病变漏诊可能。

有研究提示，隐源性肝脓肿的病原菌以肺炎克雷伯菌为主，病原谱分布与血源性肝脓肿类似，提示隐源性肝脓肿病原菌绝大部分是血液循环来源，只是原发病灶不明显，或者仅有病原侵入血液后播散，而并无明确原发部位。也有研究提示，隐源性肝脓肿的肺炎克雷伯菌检出率明显高于非隐源性肝脓肿，而大肠埃希菌的检出率明显低于非隐源性肝脓肿。因此，对于隐源性肝脓肿，抗感染治疗应早期经验性覆盖肺炎克雷伯菌，轻症患者可选用覆盖革兰氏阴性杆菌的第三代头孢菌素，重症患者应直接选用碳青霉烯类药物，但应警惕耐碳青霉烯类药物的病原菌出现的可能，包括耐碳青霉烯类的肺炎克雷伯菌（percuteneous transhepatic cholangio drainage，CR-KP）、耐碳青霉烯类的大肠埃希菌（carbapenem-resistant escherichia coli，CR-Eco）及多重耐药的铜绿假单胞菌及鲍曼不动杆菌等。

（四）创伤后肝脓肿

创伤后肝脓肿（pyogenic liver abscesses of posttraumatic type，PLAP）是

指由肝脏开放性外伤，或者邻近器官破溃直接侵入，或者异物经胃肠道刺入，或者肝脏外科的侵入性诊疗操作等原因，导致致病菌直接由创伤部位进入肝脏，且侵入后未能被清除，逐渐增殖并引起肝脏组织局限性坏死，在肝脏内形成化脓性感染性病灶的一类疾病。这类肝脓肿所占比例不高，却是临床容易误诊和忽视的环节。

肝脏开放性创伤导致的创伤后肝脓肿较为常见，术中肝创面缝合不当可导致遗留死腔、积血感染，极易造成肝脓肿或肝周脓肿，迟发者导致出院后再次入院。胃肠肿瘤侵及肝脏后穿透胃壁导致肝脓肿的案例较少，但随着肿瘤发病率及诊断技术的进步，确诊例数渐多。消化道异物也是导致继发性肝脓肿的常见原因，如鱼刺、鸡肋、牙签等尖锐物品，其中鱼刺发生最多，占异物致肝脓肿一半以上。绝大多数由异物所致的肝脓肿是通过胃肠道途径，而胃是最常见的。异物在胃壁的持续压力下能穿透黏膜，尖锐异物可穿透胃壁，每次蠕动都可能使异物向外推，由于解剖上的毗邻，左肝叶往往是异物导致肝脓肿最常见的区域。异物穿过胃壁后，导致胃壁局部炎症增生粘连，而后胃部穿孔愈合，炎症吸收，但异物已存留肝内。随着时间的推移，短至1天，长达数年，患者出现腹部疼痛、发烧、恶心、呕吐、体重减轻、乏力等非特征性症状，而典型的肝脓肿临床症状（发热、上腹部疼痛、黄疸）很少见，常规的实验室检查大多亦无特异性，除非放射学检查使异物显影。随着肝脏外科手术技术的发展，肝脏已不是手术禁区，因此由手术因素导致的创伤后肝脓肿的数量较以往已有明显升高。随着肝脏微创治疗技术的发展，经皮肝穿刺胆道引流术（PTCD）、射频消融术（radiofrequency ablation，RFA）、微波固化术（microwave ablation，MWA）、经肝动脉栓塞术（transcatheter arterial chemoembolization，TACE）等技术的开展在逐年增多，在微创治疗后出现继发性肝脓肿的案例也逐渐增多。已有多篇文献报道 RFA 后可导致肝脓肿产生，国内王淞也曾于 2018 年在中国介入影像与治疗学报道显示肝癌 RFA 治疗后发生肝脓肿的发生率为 0.79%；TACE 后肝脓肿发病率较低，但随着 TACE 治疗肝肿瘤病例的增加，肝脓肿的发病数也相应增加；国外也有经皮胃造瘘（percutaneous endoscopic gastrostomy，PEG）后并发肝脓肿的报道。

由于创伤后肝脓肿病因多样，因此不同病因导致的创伤后肝脓肿的致病菌种类有较大差异。由消化道异物刺入后产生的创伤后肝脓肿，其病原菌谱与肠道常驻菌群保持一致，以肺炎克雷伯菌、大肠埃希菌等为主。因 PTCD、RFA 及 MWA 的手术方式都需要经皮穿刺，因此由这些操作导致的创伤后肝脓肿的病原菌除了大肠埃希菌、肺炎克雷伯菌、屎肠球菌、脆弱拟杆菌等肠道菌群外，亦多见链球菌、表皮葡萄球菌、金黄色葡萄球菌等，考虑这与局部皮肤彻底消毒困难，皮肤定植菌经针道被带入肝脏内有关。2018 年翟博在第二军医大学学报报道，肝癌 RFA 治疗后发生肝脓肿的死亡率为 5.56%，因此对 RFA 后产生的肝内创伤后肝脓肿应高度重视。TACE 后肝脓肿的感染细菌绝大部分来源于肠道，其中大肠埃希菌最常见，其次是鲍曼不动杆菌、阴沟肠杆菌、粪肠球菌，少见肺炎克雷伯菌。根据创伤后肝脓肿的特点，对经皮穿刺后产生的肝脓肿，其抗感染治疗，早期除覆盖革兰氏阴性杆菌外，还应经验性覆盖革兰氏阳性球菌。

（五）暴发性肝脓肿

暴发性肝脓肿（pyogenic liver abscesses of fulminant type，PLAF）是一种特殊类型的重症肝脓肿，是指发病 72 小时以内迅速出现脓毒血症，且伴有 MODS 产生的肝脓肿，具有发病急、进展迅速、误诊率高、并发症发生率高、病死率高等特点。其发生率约为 2.4%，以女性为主，男女比例约为 1∶2；年龄以中青年为主，其中糖尿病患者所占比例约为 50%。暴发性肝脓肿常以发热为主要表现，而腹痛和黄疸症状在早期表现并不明显，且同时又合并有严重的呼吸道感染症状，常常被误诊为肺炎或因发热原因不明被收治在急诊内科、呼吸科或感染科，对于出现呼吸功能障碍需要机械辅助通气治疗的患者往往被直接收治在 ICU，多数在住院期间进行 CT 或超声扫描时意外发现肝脓肿病变。

根据暴发性肝脓肿发病的病理生理特点，哈尔滨医科大学的刘连新、姜洪池教授将其分为三个阶段：第一阶段为暴发期，发病至 72 小时内迅速出现全身炎性反应综合征（SIRS），并快速累及多个器官，引起急性呼吸窘迫综合征（ARDS）、急性肾损伤（AKI）及急性心功能不全等，全身状况较差，而此时肝脓肿液化往往不充分，影像学诊断存在一定困难，且无法进行穿刺引流，病死率较高。第二阶段为液化期，大致在发病 72 小时至 14 天，此时患者仍然存在 MODS，但是经过初期的支持治疗病情已相对稳定，重要的是脓肿已经逐渐开始液化，能够在超声或腹腔镜引导下穿刺置管引流，全身炎性反应减轻，MODS 逐渐缓解，该阶段有一定的死亡风险，但死亡率已明显降低。第三阶段即发病 14 天后的恢复期，该阶段由于脓汁的充分引流和全身炎性反应的消退，MODS 基本消失，全身状态已经好转，基本没有生命危险，患者处于肝脏脓肿局部炎症的吸收和恢复过程，已基本达到转出 ICU 治疗的条件。

从病原学来看，90% 以上暴发性肝脓肿为肺炎克雷伯菌，且其具有毒力强、易侵袭特点，可伴发多部位脓肿或出现眼内炎、中枢神经系统感染等严重并发症，与欧美国家报道肝脓肿以大肠埃希菌为主要病原菌有所不同。肺炎克雷伯菌具有生长迅速的特点，当免疫力低下时，特别是糖尿病患者，其在肝内定植并迅速繁殖形成脓肿，但此时包膜尚未能形成，由于脓肿腔内压力急剧升高，胆汁脓汁中细菌经肝窦迅速入血引起脓毒血症，迅速影响到全身多器官，产生阶梯式瀑布样连锁反应，最终导致炎性反应在机体内全面暴发，出现全身炎性反应综合征，继而发生 MODS，暴发机制类似于急性梗阻性化脓性胆管炎。暴发性肝脓肿患者血细菌培养阳性率高，脓液细菌培养阳性率在90% 以上。

因此，暴发性肝脓肿前两个阶段需要在 ICU 内进行支持治疗，治疗原则主要是抗炎治疗的同时，积极纠正 MODS，并尽早穿刺或置管引流。在第一阶段脓肿液化不充分，穿刺引流比较困难，此时以支持治疗为主，应积极进行呼吸支持，血液净化清除血液内炎症因子及毒素，有效控制血糖，并在获得病原学结果之前，经验性使用抗生素应首先考虑碳青霉烯类药物。随着脓肿液化进入第二阶段，此时应尽早在超声引导下穿刺及置管引流，必要时重复多部位穿刺引流，同时继续针对 MODS 进行支持治疗，纠正内环境紊乱和酸碱失衡，尽早开展肠内营养，纠正肠道菌群失衡等。随着脓液引流，全身炎症反应逐渐减轻，肺、心脏、肾脏等器官功能逐步改善，此时患者才考虑转出 ICU进行下一阶段治疗。鉴于暴发性肝脓肿患者全身状况差，可能无法耐受麻醉和手术打击，因此在急性期采用手术引流或肝脏部分切除需慎重考虑。

在暴发性肝脓肿整个治疗过程中，涉及多个学科和多个系统问题，需要包括 ICU 医师、肝脏外科医师、临床药师，影像科医师及其他专科医师在内的多学科医师协作。在急性期，ICU 主管医师作为协作团队的主导者，应做到准确把握时机，优化治疗方案，不同阶段抓主要矛盾，并强化整体观念，加强多学科管理，积极实现个性化治疗。

二、胆道外科重症感染

肝胆系统感染是临床中常见的感染性疾病，是导致病情向危重状态发展的常见原因，除肝脓肿等肝脏重症感染性疾病外，急性梗阻性化脓性胆管炎、急性化脓性胆囊炎等胆道重症感染都是导致严重全身性感染和感染性休克的常见临床重症。胆道重症感染的特点是起病急、并发症多、病死率较高。长期以来，人们对其认识不充分和治疗上的滞后，造成其严重危害人们的健康。随着近年来基础研究的深入，诊断方法的改进，其治疗效果和治疗理念都发生了深刻的变化。

胆道感染，原则上应以外科治疗为主，但胆道重症感染，由于常迅速导致严重的全身感染和感染性休克，除外科手术治疗外，常需要强有力的器官功能支持及有效的抗感染治疗，其中抗感染治疗是胆道重症感染性疾病最重要的治疗措施之一。但临床医师要做到合理、及时、有效的抗感染治疗，必须对肝胆道系统各种感染性疾病特点及其病原谱有充分的了解。

肝脏、胆道、胰腺与消化道在解剖学及功能上密切相关，胆道、胰管与十二指肠相连，属于消化系统的重要部分，正常情况下，胆道保持无菌状态，但当肿瘤、结石等导致胆道梗阻，或患者免疫力低下或缺陷时，胆道的无菌状态被打破，可导致感染发生。本质上，胆道感染属于逆行性感染，在抗生素广泛使用前，胆道感染的病原菌谱与肠道常驻菌群基本保持一致。但近年来，由于广谱抗生素的广泛使用、不规范使用甚至滥用，使得胆道感染的病原谱发生了明显的变化，且病原菌的耐药株逐渐增多，增加了治疗的难度。因此，了解胆道系统重症感染性疾病的病理生理特点、病原菌谱特点及其耐药情况，对经验性及针对性治疗胆道感染，合理使用抗菌药，促进患者病情转归具有非常重要的意义。希望通过对重症胆囊炎及重症胆管炎两种危重症的分析，为一线临床医师处理胆道外科重症感染提供帮助。

（一）急性重症胆囊炎

梗阻和感染是胆囊炎发病的两大病理基础。胆囊管细长、弯曲，容易发生梗阻是胆囊炎发生的解剖基础。在正常生理情况下，胆囊内胆汁处于无菌状态，可顺畅地随消化周期经胆囊管进出胆囊。当发生胆囊结石或有异物梗阻胆道时，胆囊内压力升高，黏膜充血水肿，胆囊内渗出增加，进一步加重梗阻。同时，胆囊内胆汁浓缩，高浓度胆汁酸盐加重急性炎症。如果梗阻未能及时解除，胆囊内压力持续增加，可导致胆囊壁血液循环障碍，导致胆囊缺血、坏死、穿孔。感染是胆囊炎发生的另一重要因素，其中胆囊结石是引起急性胆囊炎的最常见的病因，85%以上的急性胆囊炎由胆囊结石引起。正常情况下，胆汁中的细菌不足以诱发细菌感染，但胆囊管梗阻后，胆囊黏膜的损伤破坏，为胆囊结石内原有细菌繁殖提供了有利条件，致使细菌迅速繁殖，从而加重加快了胆囊炎的病理改变。病原菌迅速繁殖后产生大量炎症物质，诱发全身炎症反应综合征。当发生胆囊坏疽、破裂穿孔后可导致严重腹腔感染，出现脓毒症休克、多器官功能障碍综合征，此时胆囊炎已发展成为急性重症胆囊炎，威胁生命，特别是高龄或合并糖尿病、免疫抑制状态或免疫缺陷的患者，由于免疫力的受损，急性胆囊炎更容易发展成重症类型。虽然胆囊结石性急性胆囊炎是急性胆囊炎的主要类型，但仍有5%~15%的急性胆囊炎是非结石性的。非结石性胆囊炎发病机制目前尚不明确，但其发生于严重创伤、大手术、充血性心力衰竭、多器官功能衰竭等危重患者。可能的发病机制为胆囊缺血、胆汁淤积、胆汁浓缩后游离胆红素的损伤，以及胆囊黏膜的缺血再灌注损伤。此类患者病情进展迅速，因原发病严重，诊治困难，并发症发生率及死亡率都非常高。

胆囊炎胆汁病原学培养的致病菌谱基本与正常肠道菌谱一致，革兰氏阴性杆菌是最主要病原菌，其次为革兰氏阳性球菌，厌氧菌占有一定比例，以拟杆菌为主，真菌所占比例较小，但重症胆囊炎往往是多重细菌感染并存。在重症胆囊炎的病原谱中，革兰氏阴性杆菌占比大于 2/3，大肠埃希菌高居首位，其次为肺炎克雷伯菌、阴沟肠杆菌、产酸克雷伯菌等。铜绿假单胞菌、鲍曼不动杆菌等非发酵菌在慢性感染或大量使用抗生素后常见，耐药率高且治疗难度大。革兰氏阳性球菌中肠球菌最常见，其次是葡萄球菌、链球菌，其中耐甲氧西林金黄色葡萄球菌占一定比例。厌氧菌检出率较低，以拟杆菌、厌氧芽孢梭菌常见，厌氧菌检出率不足 1%，可能的原因是胆汁环境不利于厌氧菌生长。

胆囊炎特别是合并结石的患者，常反复发作，且交替出现急性与慢性表现，因此长期抗生素治疗致病菌耐药菌及耐药率增高，甚至出现多重耐药菌。肺炎克雷伯菌、大肠埃希菌等肠杆菌科细菌的耐药问题也越来越严重，总体来说两者对碳青霉烯类的敏感度较高，但耐碳青霉烯类菌株已逐渐增多。近年来，鲍曼不动杆菌具有相当高的耐药率，多重耐药鲍曼不动杆菌（multidrug-resistant acinetobacter baumannii，MDR-AB）、广泛耐药鲍曼不动杆菌（extensively drug- resistant acinetobacter baumannii，XDR-AB）层出不穷，甚至出现全耐药鲍曼不动杆菌（pandrug-resistant acinetobacter baumanii，PDR-AB），是目前我国最主要的"超级细菌"，以鲍曼不动杆菌为主要致病菌的胆道感染患者人数明显增加。多重耐药铜绿假单胞菌在有胆道基础疾病（胆道结石、肿瘤等）的胆囊炎患者中的占比也有逐年增加趋势。

急性胆囊炎，原则上以外科手术治疗为主，手术切除病变胆囊是主要治疗方式。急性胆囊炎手术治疗目前有两种主张：一种是尽量非手术治疗，待病情缓解，炎症控制后，择期手术；另一种主张积极支持治疗，改善全身状况，尽可能早手术，避免发生胆囊坏疽穿孔，实际上确有 60% 以上的急性胆囊炎经保守治疗好转。但对于急性重症胆囊炎，患者多数已发生严重的腹膜炎及全身炎症反应，甚至感染性休克、多器官功能障碍，保守治疗，死亡风险高，此时应在强有力的支持治疗下，尽早手术切除胆囊，去除病灶。在急性重症胆囊炎治疗过程中，重症医学科医师的参与是改善预后、提高生存率的有力保障。

（二）急性重症胆管炎

急性重症胆管炎（acute cholangitis of server type，ACST），又称急性梗阻性化脓性胆管炎（acute obstructive suppurative cholangitis，AOSC），是急性胆管

炎的严重阶段，它是由各种原因引起的胆道梗阻，继发各种化脓性细菌感染，导致胆道系统的急性炎症，且由于梗阻导致感染性胆汁反流入血，引起败血症、弥散性血管内凝血、多器官功能障碍甚至衰竭，起病急，变化快，死亡率高，是肝胆外科临床上最常见的危及生命的急危重症。除发生在胆总管外，急性梗阻性化脓性胆管炎也可发生在肝内主要胆管的梗阻及感染，称之为急性梗阻性化脓性肝胆管炎（acute obstructive suppurative hepatic cholangitis，AOSHC）。胆管结石是最多见原发性疾病，寄生虫、胆道狭窄、肿瘤也是引起胆道阻塞的常见原因，亦可以发生于患者全身抵抗力低下者，特别是老年人和晚期肿瘤患者。急性重症胆管炎临床症状有上腹痛、寒战、高热、黄疸、低血压、休克，意识障碍乃至死亡。腹痛、高热、黄疸是重症胆管炎典型的Charcot 三联征，见于大多数患者。当患者胆道梗阻未能及时解除，感染无法有效控制时，病情将继续恶化，可出现休克、烦躁、淡漠，甚至昏迷等意识改变，此时患者进入感染性休克期，出现 Reynolds 五联征，如仍未能及时治疗，患者将快速出现脏器功能衰竭，危及生命。

急性梗阻性化脓性胆管炎的基本病理改变是胆道梗阻和胆道感染。梗阻的胆管常明显扩张，炎症的反复刺激引起胆管壁增厚，黏膜充血水肿，黏膜表面多发溃疡形成。炎症刺激导致肝脏充血肿大，肝组织镜下可见肝细胞肿胀，细胞质疏松不均匀，肝细胞索紊乱，肝窦扩张，胆管壁及周围可见大量中性粒细胞和淋巴细胞浸润，胆汁淤滞，部分可形成局部肝细胞坏死及脓肿形成。胆管梗阻后内部压力升高在整个 AOSC 发展过程中起着非常重要的作用，压力升高使胆小管破溃，大量含有游离胆红素的胆汁经坏死的肝细胞进入肝窦内，形成胆小管 - 肝静脉或门静脉分支内漏，有实验已证明，当胆管内压力大于 2.9kPa 时，细菌及毒素即可反流入血，引起严重的脓毒血症。含病菌及毒素的胆汁反流入肝窦后，可引起肝中央静脉、小叶旁静脉、肝静脉及其属支内混合有胆红素颗粒的血栓形成，并可经下腔静脉进入肺循环，引起肺动脉及静脉内胆沙性局灶性血栓栓塞。致病菌和毒素通过胆汁直接入血后造成的全身严重脓毒症，迅速出现的循环障碍、休克、多器官功能损伤才是AOSC 导致死亡的最严重原因。

AOSC 病情重，死亡率在急性胆道疾病中最高，但及时有效的治疗可有效地减少患者死亡的风险。胆道梗阻，感染引流不畅是病情迅速恶化的主要原因，因此，治疗上应尽早以微创方式胆道减压引流，或在未发生严重多器官损伤之前创造条件，以简单快捷、安全有效的方式实施手术引流。在创伤控制最小的情况下解除梗阻，通畅引流，是控制病情进展的关键。对部分需要病例，为控制创伤，并不需要一次性彻底手术，特别是多发结石、肿瘤、胆道狭窄的患者。对于 AOSC 患者，入院后应快速完善检查，力争缩短明确诊断的时间，对已出现休克的患者的手术治疗的时机，明确诊断后应在充分抗休克的情况下，尽可能缩短术前准备时间，过多费时的检查及期望抗休克治疗控制病程进展将造成病情的延误，增加多器官功能衰竭的发生，导致不可逆器官损伤，解除梗阻才是治疗的关键。轻型的急性胆管炎治疗效果满意，死亡率几乎与潜在基础疾病及合并症有关，对于出现休克及中枢神经系统症状的重症类型，死亡率明显升高。对于重症类型，在发病 24 小时内手术的患者，死亡率较低，若发病超过 72 小时以上，因严重并发症而被迫手术者，死亡率剧增，多因多器官功能衰竭死亡，因此，对于重症 AOSC，手术治疗时机很重要。

　　对于 AOSC 患者的治疗，术前抗休克及术后器官功能支持治疗十分关键，因此，重症医学科医师的参与显得十分重要。重症医学科医师可以充分发挥其在抗感染及器官功能支持的专科特长，将极大地改善患者预后。除解除梗阻、器官功能支持外，及时、有效的抗感染治疗，在整个治疗过程中仍十分关键。要做到有效的抗感染治疗，必须对重症胆管炎的致病菌特点有充分的了解。急性梗阻性化脓性胆管炎患者的血培养与胆汁培养致病菌高度一致，且血培养在急性期阳性率较高。国内外文献报道，胆道感染的病原菌和肠道常驻菌群一致，检出的病原菌主要为肠杆菌科细菌和肠球菌属细菌，其中肠杆菌仍是胆道致病菌中主流菌属，但国内汪倩钰等人的文献报道，肠杆菌科细菌所占比例已由 2011 年的 70% 逐渐降至 2019 年的略高于 60%。肠球菌菌株所占比重近年来逐渐升高，2019 年已升至接近 40%，且由于广谱强效抗生素的广泛应用，胆道感染致病菌常出现明显的个体和地区性的差异。革兰氏阴性菌仍以大肠埃希菌为主，其次是肺炎克雷伯菌、铜绿假单胞菌、阴沟肠杆菌。近年来肠球菌的比例有升高趋势，其中主要是屎肠球菌和粪肠球菌，屎肠球菌和粪肠球菌的耐药菌株比例升高明显，且屎肠球菌已超过粪肠球菌，成为主要耐药肠球菌。厌氧菌培养检出率不高，可能与厌氧菌培养难度有关，也与胆汁环境不利于其生长有关。厌氧菌感染很少单独存在，多见于混合感染者。近年来胆道感染培养出来的病原菌种类增多，包括鲍曼不动杆菌、金黄色葡萄球菌、产气肠杆菌、催产克雷伯菌、少丙二酸盐柠檬酸杆菌、克鲁沃菌、迟缓爱德华菌、鸟肠球菌、草绿色链球菌、铅黄肠球菌、斯氏假单胞菌、居泉沙雷菌、液化沙雷菌、肠炎耶尔森菌、红斑丹毒丝菌、嗜麦芽黄单胞菌等。胆道感染在长期、大量、联合使用抗生素后，常出现侵袭性真菌感染问题，多为二重感染，白念珠菌常见，近平滑念珠菌、光滑念珠菌、热带念珠菌偶见。在感染性胆汁培养中，混合性感染较为常见，既往混合性感染者

80%以上为大肠埃希菌和肺炎克雷伯菌两者混合，但近年来以大肠埃希杆菌和肺炎克雷伯菌为主的混合感染也有所减少，铜绿假单胞菌、屎肠球菌、粪肠球菌在混合感染中逐渐增多，混合感染中偶见厌氧菌、真菌。

近年来，多重耐药的铜绿假单胞菌和鲍曼不动杆菌层出不穷，是目前我国最主要的"超级细菌"，两者多见于肺部及复杂腹腔感染，但其在胆道感染中的影响也应得到足够的重视。病原谱的改变，耐药菌的增多，很大程度上给临床治疗增加难度，也时刻提醒广大医务工作者在临床治疗和预防感染时，改变抗生素应用策略，避免抗生素的滥用。

三、肝胆外科重症感染的抗菌药物治疗

（一）抗菌药物在肝胆系统的分布特点

目前，全世界范围内不断增长的细菌耐药问题，对患者生命已造成严重的威胁，已成为临床医师必须面临的现实难题。合理使用抗生素，遏制细菌耐药性增强已成为广大医务人员的重要使命。目前细菌耐药性增长迅速，而新型抗菌药物研发相对滞后，在新药研发速度赶不上细菌耐药增加速度的情况下，临床医师熟练掌握抗菌药物的药代动力学/药效动力学（pharmacokinetic/pharmacodynamic，PK/PD）理论，并在临床应用中充分利用，是发挥现有抗菌药物治疗潜力的可靠策略。《美国感染性疾病学会/美国胸科协会（IDSA/ATS）2016年临床实践指南：医院获得性肺炎与呼吸机相关性肺炎（HAP/VAP）的管理》首次强调临床医师不应完全依照药品说明书用药，而应根据抗菌药物的PK/PD特点，在充分论证安全性的前提下，合理调整用药剂量，这充分说明了抗菌药物的PK/PD理论对指导临床抗感染治疗的重要性。在目前临床医师PK/PD理论知识相对不足的情况下，有条件的医院，在治疗过程中，临床药师的参与对指导抗菌药物的应用也有很大的帮助。

肝脏及胆道系统的感染性疾病是我国的常见病、多发病，且危重症感染患者比例高，数量庞大，同时也是细菌耐药感染的重灾区，特别是胆道感染。但对于肝脏及胆道系统的重症感染性疾病，要做到合理使用抗菌药物，除了要对肝胆重症感染的病原谱有充分的了解之外，还必须对肝胆系统本身病理生理特点及各种抗菌药物的PK/PD特点有深入的了解。

1. 各种抗菌药物的胆汁分泌与排泄　各种抗菌药物在胆汁中的浓度可能受到药物分子量、极性、肝肠循环、肝细胞功能、胆道梗阻状态等多种因素的影响。有研究证明，药物的胆道排泄与药物分子量成正相关，分子量500～1 000D者主要从胆汁排泄，350～500D者部分从胆汁排泄，小于350D者几乎不从胆汁排泄。胆汁分泌促进剂（如熊去氧胆酸）能提高胆道抗菌药物浓

度。合并肝功能障碍时,胆汁分泌、肝细胞摄取药物及转化代谢能力降低导致抗菌药物从胆汁分泌减少。胆道梗阻时胆道内压升高,肝脏向胆道内排泌抗菌药物减少,可以使抗菌药物胆汁浓度降低。

抗菌药物在体内的代谢途径主要有两种,分别为通过肾脏、肝脏代谢,之后以原型或代谢产物形式经尿液或肠道排出体外。因此,抗菌药物在体内的代谢方式对其在胆道内浓度的影响十分重要,主要经肝脏代谢,以原型或活性代谢产物形式经胆道排泄的药物,其胆汁内药物较高,适合用于胆道感染的治疗。

青霉素类中,青霉素和半合成青霉素类在胆汁的浓度不高,对胆道感染效果差;美洛西林和阿洛西林等酰脲类青霉素在胆汁的浓度明显高于血清;哌拉西林在胆汁中的浓度最高,是血浆中浓度的 60 倍,哌拉西林和他唑巴坦的联合应用是很好的选择,但他唑巴坦的药代动力学与哌拉西林不同,只有在给药后 3 小时内才能在胆汁中达到有效浓度;阿莫西林在正常人胆汁中的浓度是血浆中的 3 倍。

头孢菌素类的第一代头孢菌素中,头孢唑林在胆汁中的药物浓度与血药浓度相当,头孢替安的胆汁药物浓度高于血液。第二代头孢菌素中,头孢孟多的胆汁药物浓度是血药浓度 3～4 倍。第三代头孢菌素中,头孢哌酮在胆汁中的药物浓度最高,胆总管胆汁内浓度可高达 3 100μg/ml,是血药浓度的 8～12 倍,因此头孢哌酮与酶抑制剂舒巴坦钠的复合制剂在胆道感染中具有较好的抗菌效果;头孢曲松约有 40% 以原型经胆道排泄,且半衰期长达 9 小时以上,头孢曲松在肾功能不全患者无须调整剂量,但肝功能不全患者应减少剂量;头孢他啶在胆汁的药物浓度低于血药浓度,但对敏感菌尚可达到有效杀菌浓度;头孢噻肟在胆汁内也有较高的浓度。第四代头孢菌素中,头孢吡肟对肠杆菌科细菌及铜绿假单胞菌抗菌活性强于头孢他啶及头孢噻肟,但对厌氧菌及耐甲氧西林金黄色葡萄球菌(methicillin-resistant staphylococcus aureus,MRSA)作用不理想,头孢吡肟几乎全部经肾脏排出,但其在胆囊、胆汁内的浓度均可以达到治疗浓度,且肝功能不全的患者无须调整剂量,目前常作为二线用药。

美罗培南、亚胺培南等碳青霉烯类抗菌药物为时间依赖性抗生素,是胆道及腹腔重症感染常用药物,具有较高的杀菌活性,对肠杆菌科细菌有较好的疗效。美罗培南的血药浓度较高,其主要经肾代谢,对于肾功能正常者,美罗培南的半衰期约为 1 小时。美罗培南静脉注射 12 小时后约 70% 以原型经尿排出。亚胺培南同样具有较高的血药浓度,也是主要经肾代谢,对于肾功能正常者,亚胺培南的半衰期约为 1 小时。静脉注射亚胺培南的半衰期在 10 小时内,约 70% 在尿中以原型重吸收。静脉注射 1g 亚胺培南后监测组织药物浓度,2.25 小时取胆汁药物浓度为 5.3μg/ml,远低于腹膜腔内 23.9μg/ml。但严重肝胆系统感染时,患者常合并严重的血行感染及全身症状,因此碳青霉烯类药物对严重肝胆系统感染仍具有优势,可以通过延长输注时间,增大药物剂量来提高治疗效果。

氟喹诺酮类药物具有良好的生物利用率,具有双通道排泄特点,在肾脏和肝脏都有排泄。例如,环丙沙星的胆汁药物浓度是血浆浓度的 28~45 倍,即使是胆囊梗阻的患者,胆汁浓度仍然很高。氨基糖苷类抗生素在胆汁内的浓度普遍偏低,均低于血药浓度,其与 β- 内酰胺类联用有协同作用,对合并全身感染者有一定疗效,但肾毒性及耳毒性需要注意监测。大环内酯类及四环素类均具有较高的胆汁药物浓度,但对肠道致病菌活性低,肝损伤大,应避免使用。甘氨酸环素类,如替加环素,在胆汁和胆囊壁中具有广谱的活性和良好的利用率。

由于大多数头孢菌素类、青霉素类、氨基糖苷类和碳青霉烯类药物是由肾脏排出的,肾功能受损的患者应减少其剂量。常用抗生素胆汁 / 血药浓度比值见表 3-1,表中值得注意的是,对于碳青霉烯类药物,虽然其胆汁 / 血药浓度比值较小,但其血药浓度较高,因此胆汁内药物浓度基本上仍可以达到治疗剂量。

表 3-1　常用抗生素胆汁 / 血药浓度比值

抗菌药物	胆汁 / 血药浓度比值	抗菌药物	胆汁 / 血药浓度比值
青霉素	0.5	庆大霉素	0.1~0.6
氨苄西林	1~3	阿米卡星	0.3
阿莫西林	1~3	氯霉素	0.2
哌拉西林	60	诺氟沙星	10
美洛西林	1~10	环丙沙星	28~45
头孢唑林	0.7	左氧氟沙星	1~2
头孢克洛	0.6	莫西沙星	1~2.4
头孢呋辛	0.4	克拉霉素	70
头孢西丁	2.8	克林霉素	2.5~3
头孢哌酮	8~12	四环素	2~32
头孢唑肟	0.1~0.3	多西环素	2~32
头孢他啶	0.3	米诺环素	2~32
头孢克肟	8	替加环素	38

续表

抗菌药物	胆汁 / 血药浓度比值	抗菌药物	胆汁 / 血药浓度比值
头孢曲松	10	利福平	5～100
头孢吡肟	5	磺胺甲噁唑	0.4～0.7
头孢孟多	3～4	林可霉素	2.5～4
拉氧头孢	1.52～2.24	万古霉素	0.5
氨曲南	0.6	替考拉宁	ND
厄他培南	0.1	利奈唑胺	ND
美洛培南	0.3～3	甲硝唑	1
亚胺培南	0.04	多黏菌素	ND

注：ND 指没有具体临床数据。

近年来，新型抗生素发展比较缓慢，远远赶不上病原菌产生耐药的速度。在胆道感染中，但关于新型抗生素用于胆道内感染的研究还相对匮乏。主要介绍以下几种胆道感染常用的抗生素。

（1）替考拉宁：是一种糖肽类抗生素，对厌氧和革兰氏阳性需氧菌均有抗菌活性，耐药现象罕见，尤其对于甲氧西林敏感金黄色葡萄球菌（methicillin-susceptible Staphylococcus aureus，MSSA）和耐甲氧西林金黄色葡萄球菌（MRSA）体外抗菌活性良好，对肠球菌也较好的抗菌活性。目前关于替考拉宁在胆汁中的浓度的研究较少。Antrum 的研究显示，择期胆囊切除术在手术前随机静脉注射替考拉宁，术中取血、胆囊胆汁、组织及胆总管胆汁进行替考拉宁测定，结果表明替考拉宁对胆囊壁和胆汁的渗透性较好，但对胆总管胆汁的渗透性稍差，但替考拉宁仍是治疗肠球菌胆道感染的合适抗生素，对胆道感染患者治疗效果优于万古霉素。

（2）莫西沙星：莫西沙星对社区获得性肺炎，皮肤及软组织感染，泌尿生殖系统衣原体、支原体及细菌感染，复杂腹腔感染都有良好疗效。尹大龙等的国内多中心前瞻性对照研究显示，其治疗急性胆道感染同样有良好的临床疗效和细菌清除率。其研究表明，无论患者有无胆道梗阻，其在胆汁中的浓度都是足够的，高于血药浓度。莫西沙星另外一个显著的优点是单药即可有效清除致病菌，且每天只需静脉滴注 1 次，安全有效，尤其是对 β-内酰胺类药物过敏者更是首选用药。

（3）替加环素：是一种新型甘氨酰环素类抗菌药物，2005 年 6 月被美国食品药品管理局（FDA）批准上市，用于治疗成人复杂性腹腔感染和复杂性皮肤及皮肤软组织感染，2008 年批准用于治疗社区获得性肺炎。作为一种广谱抗菌药物，替加环素对革兰氏阴性需氧菌如肠杆菌科细菌、大多数革兰氏阳性需氧菌包括耐甲氧西林葡萄球菌（MRSA）、厌氧菌和非典型病原体均具有较好的体外抗菌活性。除了对铜绿假单胞菌具有天然耐药外，对于肠道常见菌群均有较好的抑菌作用，也被广泛用于腹腔感染及胆道感染等。其在胆道内的药物浓度，与血清药物浓度相比，给药 4 小时后胆囊内药物浓度是血药浓度的 38 倍，^{14}C 标记的替加环素给药后，粪便和尿液中放射活性的总回收率结果提示，替加环素给药剂量的 59% 通过胆道 / 粪便排泄消除，33% 经尿液排泄，总剂量的 22% 以替加环素原型经尿液排泄，总之，替加环素排泄的主要途径为替加环素原型及其代谢产物的胆汁分泌，因此其在胆汁中的浓度很高。

（4）利奈唑胺：其抗菌谱覆盖绝大多数革兰氏阳性球菌，包括万古霉素耐药的屎肠球菌（vancomycin resistant enterococci，VRE）感染，因此在严重胆道感染的病原菌为耐药肠球菌科细菌时，是可选药物之一。黄成珂 2015 年于《中国临床药学杂志》的研究表明，胆汁中利奈唑胺浓度较高，且显示出良好的分布性，远高于其最低抑菌浓度 4mg/L，其在胆汁中的药物浓度显著高于其血药浓度，并与血药浓度呈现一定的相关性，但个体差异明显，这与病理生理条件下存在影响药物在体内分布和排泄的多种因素有关，造成不同患者使用相同剂量的利奈唑胺后，组织浓度波动较大。

（5）多黏菌素：随着多重耐药革兰氏阴性菌比例逐年上升，多黏菌素作为阴性菌的最后一道防线，再次引起了广泛的关注。多黏菌素是一组碱性多肽类抗生素，主要有 A、B、C、D、E 五种，其基本结构为类环状十肽序列，包括一个七肽环、一个三环侧链，三环侧链各带一个含氨基酸残基短的脂肪酸尾链，残基端的不同氨基酸组成导致其化学结构不全相同，是多黏菌素分型的主要依据，用于临床的只有 B 和 E 两种。目前，多黏菌素 B、多黏菌素 E 在国内均有上市，注射剂型的多黏菌素 B 是多黏菌素 B 硫酸盐，其 1mg 相当于10 000IU；多黏菌素 E 主要是甲磺酸盐，也有硫酸盐，计量单位不一，换算复杂，主要有多黏菌素 E、多黏菌素 E 基质（CBA）和多黏菌素 E 甲磺酸盐（CMS）三种，换算为 30mg CBA 相当于 80mg CMS，相当于多黏菌素 E 100 万 IU，临床上经常有人把 CBA 和 CMS 弄混淆，导致严重的不良反应，因此，在 2011 年在美国药品差错报告网上重点警告要注意其剂量单位。

多黏菌素 B 和多黏菌素 E 有相同的抗菌谱，作为窄谱抗生素，对大部分革兰氏阴性菌均敏感，包括鲍曼不动杆菌、铜绿假单胞菌、克雷伯菌属、肠杆菌属、埃希菌属、沙门菌属、志贺菌属、鼠疫耶尔森菌属和柠檬酸杆菌属。对耐碳青霉烯鲍曼不动杆菌、铜绿假单胞菌、肺炎克雷伯菌等，多黏菌素的敏感性接近 100%。目前国内批准的适应证为革兰氏阴性杆菌主要为铜绿假单胞杆菌引起的感染,包括泌尿系感染、脑膜炎、肺部感染、败血症以及皮肤、软组织、眼、耳、关节感染等,对其他革兰氏阴性杆菌引起的感染也有较好的疗效。最新研究表明,多黏菌素在高浓度下具有广谱抗真菌作用,与氟康唑联用,对光滑念珠菌和新型隐球菌具有明显的协同抗菌作用,甚至可杀灭耐氟康唑的光滑念珠菌和新型隐球菌。

多黏菌素 B 和多黏菌素 E 的药代动力学特性相差较大,在临床使用上也大有不同,综合比较下来,多黏菌素 B 在临床使用上更有优势。多黏菌素 E 是前体药物,代谢转化成黏菌素的过程效率低且很缓慢,多黏菌素 E 甲磺酸盐(CMS)进入体内大部分会经肾脏排泄,仅少部分经肾脏转化成有效成分黏菌素,在肾脏中该药物的排泄率远高于转化率,因此经常药物还没来得及转化就已经排泄很大部分($t_{1/2}=2h$),且转化率的多少主要取决于患者肾功能的差异。*Nation RL* 等研究表明,CMS 转化成有效的黏菌素的比率仅 20% 左右,意味着在体内达到一定数量的黏菌素是需要注射 4～5 倍量的 CMS,而黏菌素的排泄主要是非肾脏途径。患者黏菌素的血药浓度和肾功能是成反比的,肾功能受损的患者 CMS 排泄率降低,导致更多的 CMS 转化成黏菌素,因此黏菌素的血药浓度将升高。相较于多黏菌素 E 复杂的代谢过程,多黏菌素 B 简单很多,主要是因为多黏菌素 B 给药形式是活性药物,在体内可以直接发挥抗菌作用,所以其小剂量少次给药即可在血液中可以达到理想的血药浓度,两者的代谢方式如图 3-1 所示。有动物实验表明,胆汁排泄可能是多黏菌素 B 消除的主要方式之一,但目前仍缺乏多黏菌素 B 在人体胆汁浓度的研究。因此对于严重的耐药革兰氏阴性杆菌胆道感染,多黏菌素 B 可能是最后一道防线,但需要更多的循证医学证据证明其在胆道感染中的作用。

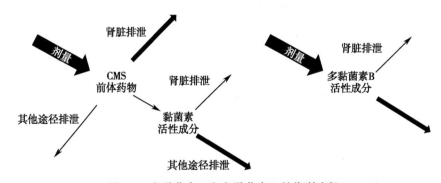

图 3-1　多黏菌素 B 和多黏菌素 E 的代谢途径

但对于 CRE、碳青霉烯类耐药鲍曼不动杆菌(CR-AB)、碳青霉烯类耐药铜绿假单胞菌(CR-PA)等耐药菌的抗感染治疗,使用多黏菌素治疗,很少单独使用，各大指南均建议联合使用。2019 年 1 月美国临床药学会（American College of Clinical Pharmacy，ACCP）联合欧洲临床微生物与感染性疾病学会（European Society of Clinical Microbiology and Infectious Diseases，ESCMID）、美国感染病学会（Infectious Diseases Society of America，IDSA）、美国重症医学会（Society of Critical Care Medicine，SCCM）等多家学会组织共同发布了多黏菌素最佳应用国际共识指南。建议使用多黏菌素 B 作为全身侵袭性感染的首选药物（相比于多黏菌素 E），因为多黏菌素 B 在人体中具有优异的 PK 特征及更低的肾毒性风险。对于碳青霉烯耐药的肠杆菌科细菌（CRE）的侵袭性感染的治疗，建议多黏菌素 B 或黏菌素联合其他一种或以上对病原菌 MIC 显示敏感的药物；如果没有其他敏感药物，建议使用多黏菌素 B 或黏菌素与第二种和 / 或第三种不敏感药物（如碳青霉烯）组合使用，应优先考虑相对各自敏感性折点最低 MIC 的药物。对于碳青霉烯类耐药鲍曼不动杆菌（carbapenem-resistant Acinetobacter baumannii，CR-AB）的侵袭性感染的治疗，建议多黏菌素 B 或黏菌素联合其他一种或多种药物对病原菌 MIC 显示敏感的药物；如果没有其他敏感药物，建议多黏菌素 B 或黏菌素进行单药治疗。对于碳青霉烯类耐药铜绿假单胞菌（carbapenem-resistanee Pseudomonas aeruginosa，CR-PA）引起的侵袭性感染，建议治疗方案与 CRE 类似，建议多黏菌素 B 或黏菌素联合其他一种或以上对病原菌 MIC 显示敏感的药物；如果没有其他敏感药物，建议使用多黏菌素 B 或黏菌素与第二种和 / 或第三种不敏感药物（如碳青霉烯）组合使用，应优先考虑相对各自敏感性折点最低 MIC 的药物。

（6）其他新抗菌药物：FDA 分别于 2014 年 12 月及 2015 年 2 月批准上市了两个新的 β- 内酰胺酶抑制剂合剂——头孢洛扎 / 他唑巴坦和头孢他啶 / 阿维巴坦，两者均批准适用于复杂腹腔感染及尿路感染。阿维巴坦是人工合成的 β- 内酰胺酶抑制剂，除超广谱 β- 内酰胺酶（extended spectrum beta-lactamase，ESBL）外，对 AmpC、部分 D 类 β- 内酰胺酶及丝氨酸碳青霉烯酶 KPC 均具有抑制作用。头孢哌酮 / 阿维巴坦已于 2019 年在我国上市。头孢洛扎是与头孢他啶结构相似的新头孢菌素，对铜绿假单胞菌具有较强的抗菌活性。肝胆系统的感染作为腹腔感染的一部分，两者上市后对重症肝胆系统感染的治疗具有一定的意义。

目前，伊拉环素（eravacycline）、奥马环素（omadacycline）两种新型甘氨酰环素类抗菌药物已于 2018 年在美国上市。已有新型的丝氨酸酶、金属酶的酶抑制剂应用于临床，显著改善碳青霉烯类的耐药问题。预计不久的将来，将会有更多的新型酶抑制剂应用于临床，显著改善更多的耐药问题，也会有新型的无毒多黏菌素应用于临床，但耐药问题将永远是困扰人类的存在，应谨慎使用药物。

胆道系统感染往往易迅速扩散，故不仅需在胆道局部有较高的抗菌药物浓度，还需要血清有足够的抗菌药物浓度以控制败血症。因此在胆道感染治疗的抗菌药物选择时要做到两者兼顾，这需要临床医师除了对胆道感染的病原谱及其耐药情况有充分的了解外，还需要对抗菌药物的抗菌谱及药物的 PK/PD 有充分的了解，抗菌药物的 PK/PD 基本理论详见本书第六章。

2. 各种抗菌药在肝脏内的分布　肝脏血供丰富，因此肝脏的感染性疾病容易迅速扩散，发展成菌血症甚至败血症，导致感染性休克、全身多器官功能障碍甚至衰竭。对于肝脏感染性疾病的抗感染治疗，无论是胆道源性还是非胆道源性感染，均需要抗菌药物具有足够的血药浓度。

（二）肝脏外科重症感染

1. 细菌性肝脓肿的经验性抗感染治疗　细菌性肝脓肿虽然根据感染来源分为多种类型，病原菌谱也略有差别。在我国，常见的病原菌基本上是肠杆菌科为主的革兰氏阴性杆菌，如肺炎克雷伯菌、大肠埃希菌，革兰氏阳性球菌比例较少，以葡萄球菌及肠球菌为主的，如金黄色葡萄球菌、屎肠球菌、粪肠球菌属，偶见铜绿假单胞菌、鲍曼不动杆菌。综合国内报道，目前大多数肝脓肿，肺炎克雷伯菌是引起肝脓肿的第一位病原菌，胆源性略有不同，大肠埃希菌超过肺炎克雷伯菌，为第一位致病菌。

国内文献报道，肝脓肿患者病原学培养送检率在 50%～70%，仅个别报道送检率达 80%，脓液培养阳性率 47.5%～60%，血培养 11%～40%，两者同时阳性的概率仅为 6.6%～16.7%。有接近半数的肝脓肿患者的抗感染治疗缺乏病原学依据，即使有病原学结果，得到结果的时间也较晚，且对于危重患者必须抢先治疗。因此经验性治疗对肝脓肿来说十分重要。及早诊断，早期根据肝脓肿病原菌在当地的流行病学特点经验性抗感染治疗，及时加强病灶引流并完善血液、脓液等相关的病原学培养和药敏试验，并根据病原学结果进行针对性治疗抗感染方案调整是肝脓肿治疗的原则。

肝脓肿的经验性治疗，对于轻中症多选用第三代头孢菌素或第三代头孢菌素/酶抑制剂复合制剂或氟喹诺酮类，联合甲硝唑、奥硝唑治疗，重症患者可直接选用碳青霉烯类治疗。国内有专家根据 Dr Feng-Yee Chang 发表在 *Lancet Infect Dis* 关于肝脓肿的研究并结合中国肝脓肿的病原学特点，将经验性治疗分为三类：①高危人群，对于有脓毒症或侵袭综合征倾向的患者可选用碳青霉烯类药物（亚胺培南 0.5g q.8h. 或美罗培南 1.0g q.8h.）；②低危人群或中、低程度感染，可选用哌拉西林/他唑巴坦 4.5g q.8h.，或头孢哌酮/舒巴坦 3g q.8h.，或头孢曲松 2g q.d. 联用甲硝唑 0.5g b.i.d.；③侵袭综合征，静脉

应用头孢他啶 - 头孢曲松联用阿米卡星是最常用方案，若发生眼内炎，需行眼球内注射抗菌药物，若怀疑为产 ESBL 菌感染，需将第三代头孢菌素改为碳青霉烯类药物。抗感染疗程为 4～6 周。如果患者有糖尿病基础，肺炎克雷伯菌肝脓肿可能性大，使用抗生素时应选择能覆盖肺炎克雷伯菌的药物；如果患者有胆道疾病史或胆道手术史，大肠埃希菌可能性大，大肠埃希菌产 ESBL 比率高，使用抗生素时应选择碳青霉烯类；如果患者有高龄、糖尿病、入住 ICU、体内置管、恶性肿瘤等情况时，应该考虑到病原菌耐药可能，在经验性用药时要考虑碳青霉烯类。

肝脓肿的治疗涉及多学科协作，临床医师要把握时机，优化方法，抓住不同阶段的主要矛盾，强化整体观念，加强多学科管理，积极个体化治疗。

2. 细菌性肝脓肿的针对性治疗　对于细菌性肝脓肿，早期经验性治疗十分重要，但随着广谱抗菌药物的大量使用，多药耐药菌、高毒力致病菌的出现，抗菌药物耐药率的逐渐上升，单凭经验性治疗，已无法达到理想的治疗效果。因此，根据病原学培养和药敏试验进行针对性抗感染方案调整对治疗的成败起关键作用。针对明确病原菌的肝脓肿的针对性治疗，要充分了解病原菌的药敏结果及敏感抗生素的 PK/PD 特点，还要兼顾肝脓肿患者的肝肾功能状态等。目前肺炎克雷伯菌已成为国内细菌性肝脓肿的最主要致病菌，已占肝脓肿病原菌的 43%～66%。下面介绍几种常见病原菌的针对性治疗。

（1）肺炎克雷伯菌：目前肺炎克雷伯菌已成为国内细菌性肝脓肿的最主要致病菌。肺炎克雷伯菌的荚膜多糖抗原与其致病力有关，共分为 79 个血清型，不同荚膜血清型之间毒力有差异，高毒力菌株（hvKP）主要属 K1、K2、K5、K16、K20、K54 和 K57 型，而其中 K1 和 K2 型的毒性最强，尤其在糖尿病患者中最常见，高毒力性荚膜血清型在多个位点引起破坏性、侵袭性转移感染，不仅能导致肝脓肿，还可引起转移性感染，如菌血症、脑膜炎、眼内炎及坏死性筋膜炎等，严重者可危及生命。Tan 等发现转移性脓毒性并发症通常是由 K1 或 K2 血清型引起的。Siu 等认为几乎所有引起肝脓肿的肺炎克雷伯菌都来自 K1 和 K2 两种血清型。李花 2018 年发表在肝胆胰外科杂志的研究则显示，尽管从肝脓肿脓液中分离出的肺炎克雷伯菌中近 80% 为 K1 或 K2 型，仍有约 20% 为非 K1 和非 K2 型。曹敬荣 2015 年发表在《中国感染控制杂志》的另一项研究证实，除 K1 和 K2 型外，K57 型也是引起国内肝脓肿的重要型别，K1、K2、K57 型以外的其他型别也可能导致肝脓肿。可见，除了最主要的 K1 和 K2 型，应当重视我国其他型别肺炎克雷伯菌引起的肝脓肿。

在亚洲，头孢菌素是治疗肺炎克雷伯菌肝脓肿的最主要药物；在美国，抗感染治疗更倾向于联合使用抗菌药物。肝脓肿患者肺炎克雷伯菌对多种抗菌药物的耐药率仍较低，除了对氨苄西林有较高耐药率外，目前大多数菌株对多种抗生素是敏感的，而从肝脓肿分离出的 K1 型相比其他型别对抗生素的耐药率更低，对头孢菌素、氟喹诺酮类、碳青霉烯类、替加环素等均有较高敏感性。社区获得性肺炎克雷伯菌很少产 ESBL，因此静脉第三代头孢菌素为治疗首选，而碳青霉烯类抗生素是产 ESBL 肺炎克雷伯菌的首选药物。但近年来，随着包括碳青霉烯类抗菌药物在内的抗菌药物被大量使用，耐碳青霉烯类肺炎克雷伯菌（CR-KP）的检出率不断上升，已在全球很多地区散发和 / 或流行。肺炎克雷伯菌对亚胺培南、美罗培南及厄他培南等碳青霉烯类抗菌药物的敏感性也逐渐下降，我国细菌耐药性监测数据显示肺炎克雷伯菌对美罗培南的耐药率由 2015 年的 2.9% 升至 2017 年的 24.0%，对亚胺培南的耐药率则从 2015 年的 3.0% 升至 2017 年的 20.9%，且感染 CR-KP 后其病死率可高达 47.9%。令人担忧的是高毒力肺炎克雷伯菌获取耐药基因后出现的高毒力并高耐药菌株，将成为导致临床感染的又一种"超级细菌"。对于耐碳青霉烯的肺炎克雷伯菌，替加环素及多黏菌素 B 是最后的防线，且常需要与其他药物联合用药，具体内容详见本书第五章第一节。

（2）大肠埃希菌及其他革兰氏阴性杆菌：大肠埃希菌是肝脓肿致病菌中仅次于肺炎克雷伯菌的第二位致病菌，但在胆源性肝脓肿中其是仍是占第一位的致病菌。大多数胆源性肝脓肿均合并有胆道感染、胆道结石、肿瘤等胆道梗阻性因素，且多数患者有较长期的抗菌药物治疗史，因此，导致肝脓肿的大肠埃希菌的耐药率远高于肺炎克雷伯菌。对于胆源性肝脓肿，应考虑致病菌为大肠埃希菌的可能，起始经验性治疗选用第三代头孢菌素 / 酶抑制剂复合制剂较为合理，症状重者常直接使用碳青霉烯类药物。

近年来，由于第二 / 三代头孢菌素的大量使用，大肠埃希菌产超广谱 β-内酰胺酶比例明显升高，且对氟喹诺酮类、氨基糖苷类耐药比例也明显增多。虽然大多数菌株对碳青霉烯类抗生素仍保持高度敏感，但耐碳青霉烯类的大肠埃希菌（CRE）已时常可见。因此，在治疗过程中，尽早地留取病原学标本，以期尽早获得病原学及药敏结果，并根据药敏结果及抗菌药物的 PK/PD 特点选择抗菌药物，达到治疗的最优化。

肝脓肿致病菌中，其他革兰氏阴性杆菌所占比例不大，除肺炎克雷伯菌及大肠埃希菌外的肠杆菌属小于 10%，另外少见变形杆菌、铜绿假单胞菌、鲍曼不动杆菌等。肠杆菌科细菌及铜绿假单胞菌、鲍曼不动杆菌的耐药与抗感染，具体内容详见本书第五章第一节。

（3）肠球菌及其他革兰氏阳性球菌：肠球菌属细菌为常见革兰氏阳性球菌，是分布于人与动物的胃肠道和泌尿生殖道的正常菌群，其中屎肠球菌和粪肠球菌是最常见的两种肠球菌。在正常条件下,肠球菌属细菌与宿主之间维持着良好的平衡关系,但在宿主免疫力低下、菌群失调等条件下,肠球菌可引发包括泌尿系感染、感染性心内膜炎、菌血症以及败血症在内的多种严重疾病。

肠球菌对几种临床常用抗生素具有不同程度的耐药。有研究显示,屎肠球菌对青霉素及氨苄西林的耐药率均在 90% 以上,而粪肠球菌对两者的耐药率明显低于屎肠球菌。屎肠球菌对喹诺酮类抗生素的耐药性大于 75%,而粪肠球菌对喹诺酮类耐药率低于 35%。肠球菌属细菌对高水平氨基糖苷类药物的耐药性也较高,屎肠球菌与粪肠球菌对高水平庆大霉素的耐药率均达 50% 左右,屎肠球菌略高于粪肠球菌,而对高剂量链霉素的耐药率有 30%～40%。虽然耐万古霉素肠球菌自 1988 年首次在英国和法国报道后,便在世界范围内迅速蔓延播散,但目前为止,肠球菌对万古霉素及替考拉宁的敏感性仍然很高。生物膜的形成是多数细菌产生耐药的重要环节,生物膜的成熟程度与细菌的耐药性高低有着密切关联,有研究发现,利福平联合替加环素对屎肠球菌及粪肠球菌的生物膜形成具有显著抑制作用。利奈唑胺是一类重要的恶唑烷酮类抗生素,在治疗耐万古霉素肠球菌及耐甲氧西林金黄色葡萄球菌所引发的感染中发挥着极为重要的作用。目前几乎所有的肠球菌,包括耐万古霉素菌株均对利奈唑胺、替加环素敏感。

在肝脓肿中,非肠球菌属革兰氏阳性球菌在肝脓肿病原菌中所占比例很小,偶见金黄色葡萄球菌、表皮葡萄球菌、链球菌等,其中耐甲氧西林金黄色葡萄球菌(MRSA)及耐甲氧西林凝固酶阴性葡萄球菌(methicillin resistance coagulase negative staphylococci, MRCNS)少见。

总体来说,不同于胆道感染,肝脓肿的病原菌中革兰氏阳性球菌所占比重不大,且耐药率略低于胆道感染中的革兰氏阳性球菌,但对于革兰氏阳性球菌的抗感染治疗,抗菌药物的选择均需要结合药敏结果及各种药物在血液及肝脏组织的分布特点。临床万古霉素和替考拉宁是革兰氏阳性球菌的一线治疗用药,替加环素、利奈唑胺是当万古霉素和替考拉宁耐药时的备选药物。

对于肝脓肿的治疗,目前并没有公认的治疗方案,应根据患者情况,采取个体化的治疗方案。尽早足量地全身使用抗生素治疗,及时地在影像学引导下经皮穿刺或置管引流,尽可能减轻脓肿压力,减少病原及毒素入血是重要的治疗手段。虽然外科手术目前不作为一线手段,但是在以上方法治疗失败时或者需要一并处理患者相关的原发病时应予以考虑。

(三)胆道外科重症感染

1. 经验性治疗　胆道外科重症感染,目前我国多项研究数据提示,虽然在地区间病原菌谱略有差异,但革兰氏阴性菌仍是主要致病菌,占70%～75%,前三位依次是大肠埃希菌、肺炎克雷伯菌及铜绿假单胞菌。革兰氏阳性菌有明显上升趋势,以屎肠球菌和粪肠球菌为主,且胆道感染中混合性感染常见,大肠埃希菌、肺炎克雷伯菌两者混合,铜绿假单胞菌、屎肠球菌、粪肠球菌在混合感染中逐渐增多,混合感染中偶见厌氧菌、真菌。侵袭性真菌,多为在长期、大量、联合使用抗生素后出现二重感染,白念珠菌常见,近平滑念珠菌、光滑念珠菌、热带念珠菌偶见。因此,胆道感染的经验性抗感染治疗应以革兰氏阴性菌为主,兼顾革兰氏阳性球菌、厌氧菌及真菌。

对于初次发作的胆道感染,一旦确诊或高度怀疑,首先需要依据患者的全身情况、实验室检查和辅助检查结果等,综合评估其疾病严重程度。不同的病情程度选用不同的抗菌药物治疗方案,同时进行细菌学培养及药物敏感试验,必要时可考虑应用基因测序的方法,尽快获得病原学结果及耐药情况。对于病情较轻不需要入住ICU的患者,在经验性用药时尽量使用广谱抗革兰氏阴性菌药物,同时联合抗厌氧菌药物。推荐使用用第二／三代头孢菌素,氨苄西林和氨基糖苷类等药物,加用甲硝唑或替硝唑。也可直接选哌拉西林／他唑巴坦、头孢哌酮／舒巴坦等,如治疗3～5天后临床症状未有明显改善,应考虑合并革兰氏阳性菌感染可能,需联合使用对革兰氏阳性菌敏感的抗菌药物,如万古霉素、替考拉宁等。

重症急性胆道感染,出现器官功能损伤、感染性休克症状,需要转入ICU进行专门治疗的患者,推荐第三／四代头孢类,如头孢他啶、头孢吡肟等,同时联合硝基咪唑类药物;或直接使用β-内酰胺酶抑制剂复合制剂、碳青霉烯类(亚胺培南、美罗培南、比阿培南等)或替加环素;可疑球菌感染者,推荐使用万古霉素、替考拉宁等抗菌药物。可疑合并真菌感染,常需要加用抗真菌药物治疗,三唑类(氟康唑、伏立康唑等)及棘白菌素类(卡泊芬净、米卡芬净等)为常用选择。

胆道感染部位局部清除和通畅引流十分重要,在胆道梗阻、胆汁引流不畅等因素没有彻底解决时,胆道感染将出现反复发作,且需要反复使用,逐步升级抗菌药物,容易出现严重耐药问题。对于反复发作的胆道感染,在没有病原学及药敏结果时,建议经验性选择第三／四代头孢菌素同时联合抗厌氧菌药物或β-内酰胺酶抑制剂复合制剂治疗,症状重的反复胆道感染者或头孢菌素治疗效果不佳者,推荐使用碳青霉烯类药物或替加环素等。

无论胆道感染程度轻重,应尽可能积极完善血液、胆汁等组织体液标本的病原学培养及药敏,为后期针对性治疗提供依据。去除病灶、解除梗阻、通畅引流、合理使用抗菌药物是胆道感染处理的大原则,应在注重抗感染治疗的同时，争取做到外科措施处理，从根本上解决感染的源头。

2．针对性治疗　对于胆道感染病原菌，无论是肠杆菌科细菌，还是肠球菌属细菌，以及铜绿假单胞菌、鲍曼不动杆菌等非发酵菌，其感染的复杂程度及耐药率均高于肝脓肿。耐药菌株包括耐甲氧西林金黄色葡萄球菌（MRSA）、耐万古霉素肠球菌（Vancomycin-resistant enterococcus，VRE）、产超广谱 β-内酰胺酶细菌、碳青霉烯类耐药肠杆菌科细菌（CRE）、碳青霉烯类耐药鲍曼不动杆菌（CR-AB）、多重耐药 / 泛耐药铜绿假单胞菌（multiple-drug resistant Pseudomonas aeruginosa/pan-drug resistant Pseudomonas aeruginosa，MDR/XDR-PA）等，对于多重耐药病原菌的胆道感染，治疗十分困难。因此，根据药敏结果采取针对特定病原菌的抗感染治疗特别重要。针对不同耐药菌的抗感染治疗，常用药物推荐如表 3-2，具体耐药菌的耐药机制方面的内容，详见本书第五章第一节。

表 3-2　针对不同多重耐药菌推荐的常用抗菌药物治疗方案

病原菌	推荐药物
耐甲氧西林金黄色葡萄球菌	糖肽类（万古霉素、去甲万古霉素、替考拉宁）、替加环素、利奈唑胺
耐万古霉素肠球菌	利奈唑胺、替加环素、达托霉素
产超广谱 β- 内酰胺酶肠杆菌	碳青霉烯类抗生素、头孢哌酮 / 舒巴坦、哌拉西林 / 他唑巴坦
碳青霉烯类耐药肠杆菌科细菌	替加环素、多黏菌素、头孢他啶 / 阿维巴坦
多重耐药不动杆菌	舒巴坦或含舒巴坦复合剂（如头孢哌酮 / 舒巴坦、氨苄西林 / 舒巴坦）、替加环素、多黏菌素 B 或 E
多重耐药 / 泛耐药铜绿假单胞菌	抗假单胞菌的第三 / 四代头孢菌素，头孢哌酮 / 舒巴坦或哌拉西林 / 他唑巴坦，多黏菌素

（张克林　石粉梅　何　清）

参 考 文 献

[1] 吴在德，吴孟超. 黄家驷外科学. 7 版. 北京：人民卫生出版社，2013.

[2] 陈薇，杨春凤，曹阳，等. 肺炎克雷伯菌肝脓肿发病危险因素及致病菌耐药性分析. 中华传染病杂志，2018，36（10）：630-634.

[3] 赵海平，杜铁宽，郭树彬，等. 糖尿病与非糖尿病肝脓肿患者的病原菌比较. 中国急救医学，2015（9）：808-810.

[4] 章顺轶，陈岳祥. 细菌性肝脓肿诊治进展. 临床肝胆病杂志，2018，34（7）：1577-1580.

[5] GLICK WA，SIMO KA，SWAN RZ，et al. Pyogenic hepatic abscess secondary to endolumenal

perforation of an ingested foreign body. J Gastrointest Surg，2012，16（4）：885-887.

[6] WANG J，YAN Y，XUE X，et al. Comparison of pyogenic liver abscesses caused by hypermucoviscous Klebsiella pneumoniae and non-Klebsiella pneumoniae pathogens in Beijing：a retrospective analysis. J Int Med Res，2013，41（4）：1088-1097.

[7] SHI S，XIA W，GUO H，et al. Unique characteristics of pyogenic liver abscesses of biliary origin. Surgery，2016，159（5）：1316-1324.

[8] TSAI FC，HUANG YT，CHANG LY，et al. Pyogenic liver abscess as endemic disease，Taiwan. Emerg Infect Dis，2008，14（10）：1592-1600.

[9] THOMSEN RW，JEPSEN P，SORENSEN HT. Diabetes mellitus and pyogenic liver abscess：risk and prognosis. Clin Infect Dis，2007，44（9）：1194-1201.

[10] TIAN LT，YAO K，ZHANG XY，et al. Liver abscesses in adult patients with and without diabetes mellitus：an analysis of the clinical characteristics，features of the causative pathogens，outcomes and predictors of fatality：a report based on a large population，retrospective study in China. Clin Microbiol Infect，2012，18（9）：e314-e330.

[11] CHEN YC，LIN CH，CHANG SN，et al. Epidemiology and clinical outcome of pyogenic liver abscess：an analysis from the National Health Insurance Research Database of Taiwan，2000-2011. J Microbiol Immunol Infect，2016，49（5）：646-653.

[12] LAI HC，LIN HC. Cryptogenic pyogenic liver abscess as a sign of colorectal cancer：a population-based 5-year follow-up study. Liver Int，2010，30（9）：1387-1393.

[13] GUO Y，WANG S，ZHAN L，et al. Microbiological and clinical characteristics of hypermucoviscous Klebsiella pneumoniae isolates associated with invasive infections in China. Front Cell Infect Microbiol，2017，7：24.

[14] KIM HY，KIM CW，KIM DR，et al. Recurrent pyogenic liver abscess as a presenting manifestation of colorectal cancer. Korean J Intern Med，2017，32（1）：174-177.

[15] 孙培伟，白雪莉，陈义刚，等. 隐源性细菌性肝脓肿临床特点分析. 中国实用外科杂志，2017，37（2）：166-169.

[16] 尹大龙，刘连新. 细菌性肝脓肿诊治进展. 中国实用外科杂志，2013，33（9）：793-795.

[17] ABBAS MT，KHAN FY，MUHSIN SA，et al. Epidemiology，clinical features and outcome of liver abscess：a single reference center experience in Qatar. Oman Med J，2014，29（4）：260-263.

[18] 尹大龙，刘连新，姜洪池. 暴发性肝脓肿 12 例诊治体会. 中国实用外科杂志，2015，35（9）：984-987.

[19] FUKS D，COSSE C，REGIMBEAU JM. Antibiotic therapy in acute calculous cholecystitis. J Visc Surg，2013，150（1）：3-8.

[20] 中国医药教育协会感染疾病专业委员会. 抗菌药物药代动力学 / 药效学理论临床应用专家共识. 中华结核和呼吸杂志，2018，41（6）：409-446.

[21] SCHWAB D，GRAUER M，HAHN EG，et al. Biliary secretion of moxifloxacin in

obstructive cholangitis and the non-obstructed biliary tract. Aliment Pharmacol Ther，2005，22（5）：417-422.

[22] 尹大龙，张志程，刘连新，等. 莫西沙星治疗急性胆道感染的多中心随机对照研究. 中华普通外科杂志，2011，26（3）：212-215.

[23] DOAN TL，FUNG HB，MEHTA D，et al. Tigecycline：a glycylcycline antimicrobial agent. Clin Ther，2006，28（8）：1079-1106.

[24] ANTRUM RM，BIBBY SR，RAMSDEN CH，et al. Teicoplanin：Part 2. Evaluation of its use in the biliary system. Drugs Exp Clin Res，1989，15（1）：25-27.

[25] PEA F，LUGANO M，BACCARANI U，et al. Biliary pharmacodynamic exposure to linezolid in two liver transplant patients. J Antimicrob Chemother，2014，69（2）：567-568.

[26] PEA F，VIALE P，LUGANO M，et al. Biliary penetration and pharmacodynamic exposure of linezolid in liver transplant patients. J Antimicrob Chemother，2009，63（1）：167-169.

[27] 黄成坷，周伶俐，孙未，等. HPLC 法检测人胆汁中利奈唑胺浓度. 中国临床药学杂志，2015，24（2）：103-106.

[28] TSUJI BT，POGUE JM，ZAVASCKI AP，et al. International consensus guidelines for the optimal use of the polymyxins：endorsed by the American College of Clinical Pharmacy（ACCP），European Society of Clinical Microbiology and Infectious Diseases（ESCMID），Infectious Diseases Society of America（IDSA），International Society for Anti-infective Pharmacology（ISAP），Society of Critical Care Medicine（SCCM），and Society of Infectious Diseases Pharmacists（SIDP）. Pharmacotherapy，2019，39（1）：10-39.

[29] 替考拉宁临床应用剂量专家共识组. 替考拉宁临床应用剂量专家共识. 中华结核和呼吸杂志，2016，39（7）：500-508.

[30] 袁莹，杨颖. 多粘菌素 B 和 E：如何选择. 中国感染控制杂志，2017，16（7）：677-682.

[31] NATION RL，VELKOV T，LI J. Colistin and polymyxin B：peas in a pod，or chalk and cheese? Clin Infect Dis，2014，59（1）：88-94.

[32] MANCHANDANI P，ZHOU J，LEDESMA KR，et al. Characterization of polymyxin B biodistribution and disposition in an animal model. Antimicrob Agents Chemother，2016，60（2）：1029-1034.

[33] SIU LK，YEH KM，LIN JC，et al. Klebsiella pneumoniae liver abscess：a new invasive syndrome. Lancet Infect Dis，2012，12（11）：881-887.

[34] TAN TY，ONG M，CHENG Y，et al. Hypermucoviscosity，rmpA，and aerobactin are associated with community-acquired Klebsiella pneumoniae bacteremic isolates causing liver abscess in Singapore. J Microbiol Immunol Infect，2019，52（1）：30-34.

[35] OSUKA H，NAKAJIMA J，OISHI T，et al. High-level aminoglycoside resistance in Enterococcus faecalis and Enterococcus faecium causing invasive infection：twelve-year surveillance in the Minami Ibaraki Area. J Infect Chemother，2016，22（1）：61-63.

[36] YANG JX，LI T，NING YZ，et al. Molecular characterization of resistance，virulence and clonality in vancomycin-resistant Enterococcus faecium and Enterococcus faecalis：a hospital-based study in Beijing，China. Infect Genet Evol，2015，33：253-260.

[37] WANG QY，LI RH，SHANG XH. Urinary tract infection caused by Enterococcus isolates：aetiology and antimicrobial resistance patterns. J Chemother，2015，27（2）：117-119.

[38] 中华医学会外科学分会胆道外科学组，中国研究型医院学会加速康复外科专业委员会，中华外科杂志编辑部. 胆道外科抗菌药物规范化应用专家共识（2019 版）. 中华外科杂志，2019，57（7）：481-487.

[39] GUAN X，HE L，HU B，et al. Laboratory diagnosis，clinical management and infection control of the infections caused by extensively drug-resistant gram-negative bacilli：a Chinese consensus statement. Clin Microbiol Infect，2016，22 Suppl 1：S15-S25.

[40] 刘霞，陈雪娥，陈金通，等. 细菌性肝脓肿的临床特点分析. 福建医科大学学报，2018，52（4）：271-273.

[41] 张鸣，刘杨，朱剑清，等. 细菌性肝脓肿 310 例临床分析. 中国感染与化疗杂志，2018，18（4）：372-376.

[42] 吴华，沈定霞. 高毒力肺炎克雷伯菌肝脓肿的临床和实验研究进展. 中华医学杂志，2015，95（32）：2654-2656.

[43] 王淞，郝艳红，等. 肝癌射频消融后肝脓肿的发生率及危险因素分析. 中国介入影像与治疗学，2018，15（1）：37-41.

[44] 翟博，夏念信. 肝癌射频消融后肝内感染的影响因素. 第二军医大学学报，2008，29（6）：671-674.

[45] 汪倩钰，李从荣，郭静，等. 胆道疾病患者胆汁病原菌谱与耐药监测. 肝胆胰外科杂志，2019，31（7）：417-412.

[46] 李花，王倩. 肝脓肿肺炎克雷伯菌血清分型及毒力基因研究. 临床检验杂志，肝胆胰外科杂志，2018，36（7）：493-495.

[47] 曹敬荣，高世超，陈静，等. 粪便中分离肺炎克雷伯菌的血清型与毒力基因检测. 中国感染控制杂志，2016，15（11）：807-812.

第二节　腹　腔　感　染

　　腹腔感染指任何腹腔内脏器（包括腹膜）的感染，病原体侵入宿主腹腔、腹膜后腔或腹腔内脏器后造成明显损害而引起的感染性疾病。腹腔感染是一类疾病的统称，既包括常见的急性阑尾炎、急性胆囊炎，同时也包括危害较大的术后腹腔感染、急性重型胰腺炎（感染期）以及病死率极高的粪汁性腹膜炎。按照感染来源不同，可分为社区获得性腹腔感染及卫生保健相关性腹腔感染；按照感染范围不同，可分为复杂腹腔感染及非复杂腹腔感染。若腹腔感染早期得不到及时有效处理,极易出现单个或多个器官功能障碍。也有专家将腹腔感染按是否伴有器官功能障碍、解剖结构异常等严重程度划分为泛复杂腹腔感染和普通腹腔感染,具体分类请见图3-2。

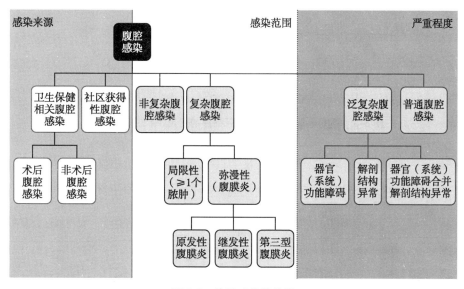

图 3-2　腹腔感染的分类

一、腹腔感染的常见病原菌分布

(一)国内最新进展

　　2019 年 11 月 19 日全国细菌耐药监测网发布了来自 1 429 所成员医疗机构从 2017 年 10 月至 2018 年 9 月的病原学监测数据,其中上报数据的医院共 1 425 所。上报数据的成员单位中二级医院 381 所,三级医院 1 044 所;可以清楚地看到 2018 年纳入分析的细菌总数为 3 234 372 株,其中革兰氏阳性菌占 29.4%(952 023/3 234 372),革兰氏阴性菌占 70.6%(2 282 349/3 234 372)。革兰氏阳性菌分离率排名前五位的是金黄色葡萄球菌 309 801 株(32.5%)、肺炎链球菌 101 534 株(10.7%)、表皮葡萄球菌 99 630 株(10.5%)、屎肠球菌 91 788 株(9.6%)和粪肠球菌 90 196 株(9.5%)。革兰氏阴性菌分离率排名前五位的是大肠埃希菌 660 261 株(28.9%)、肺炎克雷伯菌 465 322 株(20.4%)、铜绿假单胞菌 283 222 株(12.4%)、鲍曼不动杆菌 227 091 株(9.9%)和阴沟肠杆菌 90 329 株(4.0%)。这组数据清晰地展示出不同医院、不同病区、不同年龄段、不同感染部位耐药菌的构成比例,为临床医师早期经验性抗感染提供强有力的证据支持。见图3-3至图3-6。

外科重症感染的病原菌分布及抗菌药物治疗

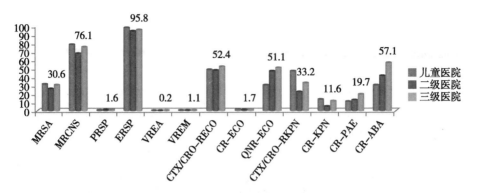

图 3-3　不同等级医院常见耐药细菌的检出率（见书末彩插）

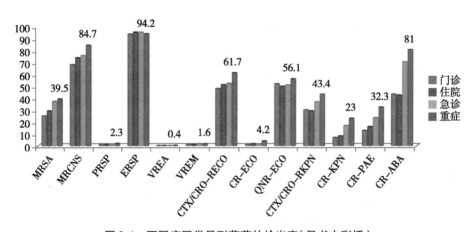

图 3-4　不同病区常见耐药菌的检出率（见书末彩插）

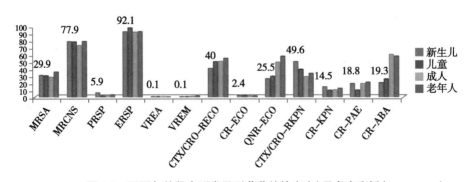

图 3-5　不同年龄段人群常见耐药菌的检出率（见书末彩插）

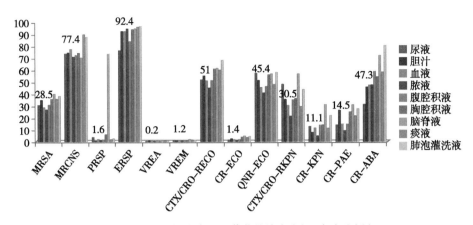

图 3-6　不同标本常见耐药菌的检出率(见书末彩插)

注：

耐甲氧西林的金黄色葡萄球菌（methicillin-resistant staphylococcus aureus，MRSA）

耐甲氧西林的凝固酶阴性葡萄球菌（methicillin resistance coagulase negative staphylococci，MRCNS）

青霉素耐药的肺炎链球菌（penicillin resistant Streptococcus pneumoniae，PRSP）

红霉素耐药的肺炎链球菌（erythromycin-resistant Streptococcus pneumoniae，ERSP）

万古霉素耐药的粪肠球菌（vancomycin resistant enterococcus faecalis，VREA）

万古霉素耐药的屎肠球菌（vancomycin resistant enterococcus faecium，VREM）

头孢噻肟或头孢曲松耐药的大肠埃希菌（cefotaxime/ceftriaxone- resistant escherichia coli，CTX/CRO-RECO）

碳青霉烯类耐药的大肠埃希菌（carbapenem-resistant escherichia coli，CR-ECO）

喹诺酮类耐药的大肠埃希菌（quinolone-resistant escherichia coli，QNR-ECO）

头孢噻肟或头孢曲松耐药的肺炎克雷伯菌（cefotaxime/ceftriaxone- resistant klebsiella pneumoniae，CTX/CRO-RKPN）

碳青霉烯类耐药的肺炎克雷伯菌（carbapenem-resistant Klebsiella pneumoniae，CR-KPN）

碳青霉烯类耐药铜绿假单胞菌（carbapenem-resistanee pseudomonas aeruginosa，CR-PAE）

碳青霉烯类耐药鲍曼不动杆菌（carbapenem-resistant Acinetobacter 6aumannii，CR-ABA）

（二）国外最新进展

　　虽然 2020 年 11 月 19 日全国细菌耐药监测网发布了 2019 年全国病原学的监测数据，且样本取材全部来源于我国各个省、自治区、直辖市，具有较高的代表性，但菌株主要来源于痰标本、尿标本及血标本，所以在指导腹腔感染尤其是复杂腹腔感染的经验性治疗及常见病原菌的预判时具有一定的局限性。因腹腔感染的菌株多为胃肠道内正常存在的菌群为主，以大肠埃希菌最常见，此外还有克雷伯菌、变形杆菌、粪链球菌等，无芽孢专性厌氧菌如脆弱拟杆菌、梭杆菌、双叉杆菌、乳杆菌、消化球菌等也常参与其中。越位于远端的腹腔感染,感染菌群越复杂。2019 年 10 月欧洲重症医学会腹腔脓毒症研究小组在 *Intensive Care Medicine* 发表的一篇国际性、多中心、前瞻性观察队列研究完美地解决了这一问题。该研究样本来源于欧洲、亚太、中东及南北非洲总计 42 个国家 309 个重症医学科的 2 621 例腹腔感染的患者,并将腹腔感染分离出的不同病原菌按照社区获得性、早发医院获得性(住院天数≤7 天)、晚发医院获得性(住院天数 >7 天)分开表示,为临床医师掌握初期社区获得性腹腔感染及住院期间不同时间节点腹腔感染病原学微生物的特点提供了强有力的证据支持,具体内容详见表 3-3。同时也揭示了腹腔不同部位感染占腹腔脓毒症总感染的比例,详见表 3-4。

表 3-3　腹腔感染患者样本中分离出的微生物

微生物	总量 ($n=1\,982$)	获得性感染的分型		
		社区获得性 ($n=664$)	早发医院获得 ($n=482$)	晚发医院获得 ($n=836$)
革兰氏阴性细菌	1 161(58.6)	385(58)	287(59.5)	498(58.5)
肠杆菌	1 024(51.7)	344(51.8)	247(51.2)	433(51.8)
柠檬酸杆菌属	21(1.1)	6(0.9)	8(1.7)	7(0.8)
弗氏柠檬酸杆菌	18(0.9)	6(0.9)	3(0.6)	9(0.9)
大肠埃希菌	729(36.8)	252(38)	172(35.7)	304(36.4)
产气肠杆菌	37(1.9)	15(2.3)	6(1.2)	16(1.9)
海阴沟肠杆菌	80(4)	31(4.7)	16(3.3)	34(4.1)
蜂房哈夫尼菌	8(0.4)	3(0.5)	2(0.4)	3(0.4)
摩根菌	25(1.3)	10(1.5)	5(1)	10(1.2)
克雷伯菌属	51(2.6)	22(3.3)	12(2.5)	17(2)
产酸克雷伯菌	44(2.2)	23(3.5)	11(2.3)	10(1.2)
肺炎克雷伯菌	170(8.6)	57(8.6)	37(7.7)	76(9.1)
变形杆菌属	23(1.2)	9(1.4)	7(1.5)	7(0.8)
奇异变形杆菌	63(3.2)	28(4.2)	15(3.1)	20(2.4)
普鲁维登菌属	3(0.2)	0	1(0.2)	2(0.2)
沙门菌	4(0.2)	2(0.3)	2(0.4)	0
黏质沙雷菌	12(0.6)	2(0.3)	4(0.8)	6(0.7)
其他肠杆菌	24(1.2)	7(1.1)	5(1)	12(1.4)
其他非发酵菌	233(11.8)	72(10.8)	66(13.7)	95(11.4)
铜绿假单胞菌	131(6.6)	41(6.2)	34(7.1)	56(6.7)

续表

微生物	总量 （$n=1\,982$）	获得性感染的分型		
		社区获得性 （$n=664$）	早发医院获得 （$n=482$）	晚发医院获得 （$n=836$）
假单胞菌属（other or NI）	15（0.8）	3（0.5）	4（0.8）	8（1）
嗜麦芽窄食单胞菌	11（0.6）	5（0.8）	2（0.4）	4（0.5）
鲍曼不动杆菌	61（6.2）	18（2.7）	22（4.6）	21（2.5）
不动杆菌属（other or NI）	32（1.6）	8（1.2）	12（2.5）	12（1.4）
其他革兰氏阴性菌				
流感嗜血杆菌	4（0.2）	2（0.3）	0	2（0.2）
革兰氏阳性菌	781（39.4）	274（41.3）	187（38.8）	320（38.3）
葡萄球菌	195（9.8）	69（10.4）	44（9.1）	82（9.8）
金黄色葡萄球菌	64（3.2）	23（3.5）	19（3.9）	22（2.6）
凝固酶阴性葡萄球菌	100（5）	37（5.6）	23（4.8）	40（4.8）
金黄色葡萄球菌 （other or NI）	37（1.9）	11（1.7）	5（1）	21（2.5）
肠球菌	513（25.9）	173（26.1）	121（25.1）	219（26.2）
粪肠球菌	257（13）	83（12.5）	59（12.2）	115（13.8）
屎肠球菌	216（10.9）	70（10.5）	46（9.5）	100（12）
肠球菌属（other or NI）	77（3.9）	33（5）	18（3.7）	26（3.1）
其他革兰氏阳性细菌				
链球菌 A、B、C、G 组	117（5.9）	44（6.6）	27（5.6）	46（5.5）
肺炎链球菌	9（0.5）	4（0.6）	2（0.4）	3（0.4）
草绿色链球菌	33（1.7）	13（2）	7（1.5）	13（1.6）
棒状杆菌	8（0.4）	1（0.2）	3（0.6）	4（0.5）
厌氧菌	231（11.7）	83（12.5）	45（9.3）	103（12.3）
产气荚膜梭菌	21（1.1）	7（1.1）	3（0.6）	11（1.3）
消化链球菌属	4（0.2）	1（0.2）	2（0.4）	1（0.1）
放线菌属	2（0.1）	1（0.2）	0	1（0.1）
革兰氏阳性厌氧菌 （other or NI）	53（2.7）	17（2.6）	12（2.5）	24（2.9）
艰难梭菌	8（0.4）	3（0.5）	1（0.2）	4（0.5）
拟杆菌属	103（5.2）	46（6.9）	17（3.5）	40（4.8）
卟啉单胞菌属	2（0.1）	0	2（0.4）	0

外科重症感染的病原菌分布及抗菌药物治疗

续表

微生物	总量 ($n=1\,982$)	获得性感染的分型		
		社区获得性 ($n=664$)	早发医院获得 ($n=482$)	晚发医院获得 ($n=836$)
普氏菌属	5（0.3）	3（0.5）	0	2（0.2）
梭菌属	9（0.5）	7（1.1）	0	2（0.2）
革兰氏阴性厌氧菌属（other or NI）	66（3.3）	20（3）	13（2.7）	33（3.9）
真菌	258（13）	80（12）	71（14.7）	107（12.8）
曲霉属	3（0.2）	0	2（0.4）	1（0.1）
念珠菌属	257（13）	81（12.2）	69（14.3）	107（12.8）
白念珠菌	173（8.7）	56（8.4）	50（10.4）	67（8）
光滑念珠菌	35（1.8）	10（1.5）	9（1.9）	16（1.9）
克柔念珠菌	3（0.2）	2（0.3）	0	1（0.1）
近平滑念珠菌	9（0.5）	4（0.6）	1（0.2）	4（0.5）
热带念珠菌	16（0.8）	6（0.9）	2（0.4）	8（1）
念珠菌属（other or NI）	20（1）	2（0.3）	7（1.5）	11（1.3）

注：表格中 n 代表培养阳性结果患者的数量，（）中数字表示培养阳性占总培养样本的百分比，NI 表示未能识别。

表 3-4　根据感染源的不同，腹腔内感染类型的比例和分布

腹腔脓毒症类型	总 $n(\%)^*$	社区获得性 n $(\%)^{**}$	早发医院 - 获得性 $n(\%)^{**}$	晚发医院获得性 $n(\%)^{**}$
原发性腹膜炎	103（3.9）	33（32）	28（27.2）	42（40.8）
继发性和第三型腹膜炎	1 794（68.4）	588（32.8）	431（24）	775（43.2）
透析相关性膜炎	9（0.3）	0	2（20）	7（70）
腹腔脓肿	180（6.9）	36（20）	49（27.2）	95（52.8）
胆道感染	319（12.2）	117（36.7）	95（29.8）	107（33.5）
胰腺感染	165（6.3）	45（27.3）	33（20）	87（52.7）
盲肠炎	9（0.3）	0	3（33.3）	6（66.6）
中毒性巨结肠	42（1.6）	9（21.4）	15（35.7）	18（42.9）

注：* 代表在此列中占的百分比　** 代表在此行中占的百分比。

　　由于我国幅员辽阔，不同地区人群、气候等差异明显，各地经济发展水平相差很大，抗生素的使用习惯也不尽相同，所以没有任何一项研究或指南可

以反映出每一个地区的病原微生物的特点。即使同一地区不同医院间病原微生物的特点也相差甚远,要想深入了解当地,甚至是本病区的病原学特点就必须扎根临床一线,做好病原学收集与采集后分析的工作才能获得一份世上独一无二,又能充分代表本病区致病菌特点的图谱。

Marshall 等观察到危重患者在其发病早期,小肠内即可出现念珠菌、凝固酶阴性葡萄球菌和假单胞菌的过度繁殖。在危重患者中由于肠黏膜灌注不足,长期禁食,以及大量抗生素的应用所致的肠道正常菌群的杀灭,使肠黏膜萎缩,失去其屏障功能,从而造成了肠道菌群的易位。在手术中医源性的小肠损伤也增加了菌群易位的可能性。还有一点值得医务人员注意的是,现在抗生素的滥用在很大程度上也造成了体内菌群的失调和易位。因本书重点在于介绍外科的重症感染与治疗,如果按疾病的严重级别或手术的复杂程度分类,病原微生物的特点有何不同?2019 年 11 月意大利热那亚大学卫生科学系、意大利圣马蒂诺医院传染病所、德国汉诺威医科大学附属医院等六大医疗机构的专家在 *Intensive Care Medicine* 发表的一篇术后腹腔感染的流行病学、手术方法和预后的研究给出了答案。从中可以得知需氧菌与厌氧菌、革兰氏阳性菌与阴性菌被分离出的比例都可能与穿孔、漏口的位置,累积的范围不同而不同,随着手术次数的增加和抗生素治疗时间的延长,多重耐药菌的出现逐渐增加,且不排除互为因果。耐药菌的治疗恰恰是腹腔感染外科学治疗的难点,经验不足的治疗是术后腹膜炎预后不良的重要因素,早期精准抗感染治疗需再一次得到人们的重视,文中也给出了许多建设性的意见,并重点介绍了多重耐药菌在初次手术,第一次、第二次、第三次再手术占术中标本菌株的比例,从中可以清楚地了解到多数耐药菌株随着再手术的次数而明显增加,具体内容见图 3-7。

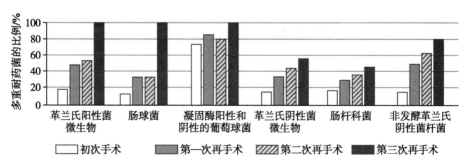

图 3-7　多药耐药(MDR)菌的出现在初次手术和第一次、第二次、第三次再手术时占术中标本菌株的比例

二、腹膜炎

腹腔感染为普通外科最为常见的感染之一,按累及范围可大致分为腹膜炎和局限性脓肿(包括胰周脓肿、肾周脓肿、肠间脓肿和膈下脓肿等),其中腹膜炎是本部分的重点。腹膜炎是腹腔腹膜脏层和腹膜壁层的炎症,通常是由细菌感染、化学刺激或损伤所引起的一种复杂的腹腔疾病,可导致机体血流动力学障碍,呼吸、循环不稳定及代谢紊乱。若不及时治疗可发展为脓毒症休克、弥散性血管内凝血、多器官功能衰竭从而危及生命。其主要临床表现为腹痛、腹肌紧张,以及恶心、呕吐、发热,严重时可致血压下降和全身脓毒性反应,如未能及时治疗可死于脓毒症休克。按发病机制,腹膜炎可分为原发、继发和第三类腹膜炎三种。腹膜炎的诊治虽然有了长足的进展,但依旧是当下医学研究的重点之一,下文将按照腹膜炎的发病机制来系统阐述腹膜炎相关的临床问题。

1.腹膜解剖结构及生理概要　腹膜是一层很薄的浆膜,表面积几乎与全身皮肤面积相等,可分为两部分,即壁层和脏层。腹膜壁层贴附于腹壁的内表面,其稍深部为疏松结缔组织,含有胶原弹力纤维。腹膜脏层除覆盖在内脏表面外,还将内脏器官悬垂或固定于膈肌、腹后壁或盆腔壁,形成网膜和系膜以及多种不同形状的韧带。例如连接肝与胃和十二指肠的腹膜称为小网膜,而悬垂于胃和横结肠之下、小肠之前者称为大网膜(图3-8)。腹腔是腹膜壁层和腹膜脏层所构成的腔隙,严格讲全部胃肠道及其衍化器官实际上都位于腹膜之外,除在女性经输卵管、子宫、阴道与外界相通外,整个腹腔是密闭的空腔。腹腔又分为两部分,即腹腔和网膜囊,两者仅由网膜孔相通。网膜囊是位于胃和小网膜后(背侧)的小腔,其上部在平卧时是腹内空隙最低的部位,因此在弥漫性腹膜炎时,患者宜采取半坐位卧式,以防止腹腔内脓液引流入网膜囊,形成该处较隐蔽的脓肿。腹膜下层的脂肪和结缔组织中有丰富的血管网、淋巴管网和神经末梢。腹膜的动脉来自肋间动脉和腹主动脉的分支。腹膜的静脉血回流入门静脉和下腔静脉。故门静脉或下腔静脉回流受阻时,腹腔内可积聚大量液体,发生腹水。由于壁层与脏层的来源不同,其神经分布也不同,壁层神经是肋间神经和腰神经的分支,属于体神经系统,故触痛敏感性强,疼痛定位准确,受炎症刺激后引起腹壁肌反射性收缩,产生腹肌紧张。腹膜脏层属于自主神经系统支配,来自交感神经和迷走神经末梢,对牵引和由于胃肠腔内压力增加或炎症引起组织内压力增高所致的张力,以及压迫等刺激较为敏感。内脏痛常是钝性,多位于中央部位,故对疼痛的定位较差。

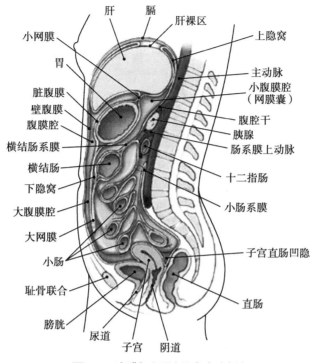

图 3-8　腹膜解剖图（见书末彩插）

2. 腹膜的生理作用

（1）润滑作用：正常情况下腹腔内含有 50～100ml 浆液，具有减少胃肠道或其他器官接触面摩擦的作用。

（2）吸收和渗出作用：腹腔为一个潜在空腔，能容纳大量液体，既可以吸收大量的渗液、血液、空气和毒素，也能渗出大量的电解质和非蛋白氮。

（3）防御作用：急性炎症时可以渗出大量吞噬细胞，吞噬及包围进入腹腔的异物颗粒和细菌，故腹膜对于感染具有强大的防御功能。

（4）修复作用：腹膜具有很强的修复能力，但也因此而易形成粘连，故进行腹部手术时，应尽量保护组织，减少腹膜损伤。

（一）原发性腹膜炎

1. 定义　原发性腹膜炎（spontaneous peritonitis）又称为自发性腹膜炎，是指腹腔既没有感染灶，也没有与外界相通的损伤时所发生的腹腔化脓性炎症。其中，自发性细菌性腹膜炎最为常见，往往在失代偿肝硬化或肾病综合征合并腹水时发生。以往致病菌以肺炎球菌多见，近年来引起原发性腹膜炎的致病菌以革兰氏阴性菌的混合感染为主，随着厌氧菌检测手段的进步，原发性腹膜炎腹水中厌氧菌的检出率明显提高。

2．病因　严重慢性疾病患者多有体质衰弱、营养不良和免疫功能低下。慢性肾脏病、肝硬化合并腹水、系统性红斑狼疮的患者发病率较高，也可见于脾切除后的患儿。常见的病原菌包括大肠埃希菌、肺炎球菌、克雷伯菌和溶血性链球菌，也有金黄色葡萄球菌和厌氧菌。病原菌通过血液，也可来自经肠壁的细菌移位，或女性生殖系统感染的淋巴侵入。儿童原发性腹膜炎多是呼吸道或泌尿系的感染灶通过血行播散至腹腔。近年来随着腹膜透析人群的增加，腹膜透析相关的腹膜炎比例明显升高。腹膜炎多为弥漫性，感染来自女性生殖系统者可局限于盆腔或下腹部。

3．细菌侵入途径及机制

（1）血行感染：成人多见于肝硬化患者，脾功能亢进、营养不良、机体抵抗力低；门脉高压引起门静脉血流动力学变化，削弱了肝脏单核 - 吞噬细胞系统的正常吞噬功能；腹水是理想的细菌培养基，而吞噬细胞在腹水中的吞噬功能减退，各种原因引起的菌血症易在腹水中迅速繁殖。儿童原发灶症状往往不甚明确，起病前可有上呼吸道感染或皮肤感染史。

（2）淋巴途径：肝硬化患者肝静脉回流受阻，肠道、肝脏淋巴液淤滞，带有细菌的淋巴液经肝门淋巴丛漏入腹腔，导致腹水感染。胸腔感染也可经淋巴管扩散到腹腔，引起原发性腹膜炎。

（3）透壁性感染：小肠中有较大量大肠埃希菌繁殖。免疫力差或长期未进食患者肠道的屏障功能明显减弱，肠壁淤血、水肿，或黏膜变薄，肠壁通透性增加，肠道细菌容易经肠壁转移到腹腔。广谱抗生素使用不当，肾上腺皮质激素和免疫抑制剂的应用也成为腹水感染的诱因。

（4）由生殖系逆行感染：10 岁以下女孩阴道分泌物呈碱性，有利于细菌繁殖，细菌可经过阴道 - 输卵管逆行进入腹腔，引起原发性腹膜炎。

4．临床表现　发病前可能有上呼吸道感染。患者出现急性腹痛，常伴有高热，腹痛开始部位不定，很快蔓延至全腹。恶心、呕吐等消化道症状很常见，因有肠麻痹而有腹胀，还可出现膀胱和直肠刺激症状，体检时可发现患者有全身感染中毒症状，体温升高、脉快、呼吸加速等。常有眼球凹陷、皮肤弹性消失等脱水征。腹部有广泛压痛、肌紧张和反跳痛。但由于患者原已存在慢性疾病，体质衰弱，腹部体征往往不明显，与全身感染情况不相符合，然而肠鸣音均有减弱或消失，叩诊多可叩出移动性浊音，晚期可有感染性休克表现。

5．诊断及检查

（1）具有高危因素且排除一些常见的引起继发性腹膜炎的疾病。

（2）不同程度的发热、腹痛、腹胀。

（3）查体腹部张力升高，轻重不等的压痛、反跳痛。

（4）腹水白细胞 $> 0.5 \times 10^9/L$，或中性粒细胞百分比 $> 50\%$，血常规可见白细胞计数明显增高，以及中性粒细胞比例不同程度的升高。

（5）腹水穿刺液混浊，无臭味，涂片革兰氏染色发现阳性球菌，为原发性腹膜炎渗出液的特点。

6.治疗　详见本节"五、腹腔感染的治疗策略"。

（二）继发性腹膜炎

1.定义　继发性腹膜炎是指在外科感染中，绝大多数腹膜炎是继发于某些腹部器官或组织的急性炎症、穿孔、缺血、坏疽、外伤或手术后并发症，是常见的外科急腹症。如不早期诊断和正确治疗，其病死率极高。

2.病因　腹腔内脏器的急性病变，如果继续发展，最终均可继发局限性或弥漫性腹膜炎，最常见的是急性阑尾炎合并穿孔，其次是溃疡病急性穿孔，脓液或消化液的溢出，必然导致急性腹膜炎；其他空腔脏器的穿孔，如急性胆囊炎、结肠癌穿孔较少见。包括实质脏器在内，不少脏器的急性病变虽然无穿孔存在，但大量的炎性渗出也可以刺激腹膜发生炎症，如急性蜂窝织炎性阑尾炎、急性胰腺炎，特别是急性坏死性胰腺炎，以及女性的急性附件炎等，均为急性腹膜炎的常见原因。脏器缺血产生的渗出液同样可刺激腹膜发炎，其中绞窄性肠梗阻较常见。虽然不一定伴有肠壁的坏死和穿孔，但肠管内的细菌可通过缺血的肠壁渗至腹腔内，引起感染。腹腔内出血，如自发性脾破裂、动脉瘤破裂、女性的宫外孕破裂等，因积血刺激腹膜也可导致腹膜炎。

急性腹膜炎如果继发于感染病灶的扩散，开始即存在细菌感染。胃肠道穿孔由于有细菌污染，数小时后可继发感染。有些炎性渗出，如早期急性胰腺炎，及腹腔内积血，均为无菌性，但病变继续发展或旷日持久，有可能通过肠道内的细菌移位（bacterial translocation）而转变为感染性。常见病因见图3-9。

3.病理生理变化　急性腹膜炎的病理变化为充血和水肿，随即有大量液体渗出，渗出液中含有大量的白细胞和巨噬细胞，以及多种生物活性物质和细胞因子，还富含纤维蛋白原，经腹膜间皮细胞受损后释放出来的凝血酶原激酶的作用变为纤维蛋白而逐渐沉积。随着白细胞不断死亡，腹膜及内脏浆膜面间皮细胞的损伤和脱落，纤维蛋白的沉积与凝聚，渗出液逐渐由清亮而变为混浊，最后成为脓性，同时也为日后腹腔粘连埋下伏笔。

急性腹膜炎的发展，视患者的抗感染能力、原发病灶的转归和细菌感染的严重程度而定，可以发展为弥漫性化脓性腹膜炎，也可由肠管和大网膜包裹及纤维素粘连而局限化，或者逐渐吸收而自愈，或者形成脓肿。

弥漫性腹膜炎多合并麻痹性肠梗阻，除了肠管本身的浆膜，即腹膜脏层

外科重症感染的病原菌分布及抗菌药物治疗

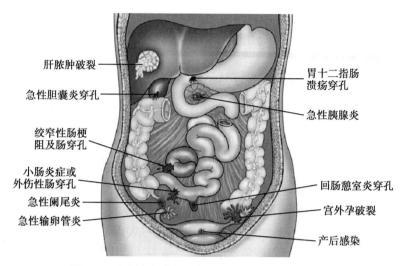

肝脓肿破裂
急性胆囊炎穿孔
绞窄性肠梗阻及肠穿孔
小肠炎症或外伤性肠穿孔
急性阑尾炎
急性输卵管炎

胃十二指肠溃疡穿孔
急性胰腺炎
回肠憩室炎穿孔
宫外孕破裂
产后感染

图 3-9　继发性腹膜炎的常见感染来源（见书末彩插）

发生充血和水肿而影响其蠕动功能外，内脏神经反射的抑制，水、电解质平衡紊乱（特别是低钾），以及消化道激素的分泌失调等也与麻痹性肠梗阻的发生有关。广泛肠管淤胀，消化液积存，进一步加重了体液的丢失。

　　腹膜炎时除原发病变引起机体变化外，腹膜炎病变范围广泛，且常常发展迅速，如处理不及时将导致严重的全身性生理紊乱，甚至危及生命。

　　（1）循环系统变化：发病早期因摄入不足、呕吐、腹腔渗出等导致循环血量减少，血液浓缩。进入中毒期循环血量进一步减少，血液黏滞性增加，心排血量减少，周围血管阻力降低，动静脉短路开放，以改善重要器官灌注。

　　（2）代谢系统紊乱：腹膜炎时机体对糖的需要量增加，血糖升高，乳酸盐和丙酮酸增加。腹腔大量渗出，丢失较多蛋白质、电解质和体液，引起脱水和低蛋白血症，分解代谢可消耗大量蛋白质。

　　（3）肠道功能改变：腹膜炎患者常出现肠麻痹，其原因之一是区域性肠血流状态紊乱，肠系膜动脉血管床进行性痉挛，血流减少。其次是低钾血症，肠麻痹使肠腔内气、液体进一步滞留，肠膨胀加剧，加重肠壁血运障碍，肠管血流进一步减少。腹胀妨碍膈肌运动，腹压升高，妨碍静脉回流，毛细血管压力增加，炎性液体渗出增加。胃肠浆膜淋巴管丰富，发病 12 小时后，部分毛细淋巴管变性，影响肠道消化吸收功能。

　　（4）细菌毒素影响：腹膜炎的病原菌主要是革兰氏阴性菌，菌体释放的内毒素吸收入血。内毒素对体温调节中枢有直接作用，并激活白细胞和单核 - 吞噬细胞，产生单胺、前列腺素等内源性致热物质，引起发热。内毒素也对体液的补体系统与激肽系统有激活作用,破坏血管内皮,胶原外露,激活Ⅺ因子,后者再作用于血管舒缓素的前驱物,导致缓激肽形成,使血管舒张,血管阻力下降,引起严重血流动力学改变、休克、DIC,甚至多系统多器官衰竭。

(5)免疫系统变化:腹膜炎时腹腔渗液中含有蛋白质、红细胞、白细胞。研究表明渗液中有抗菌活性,并能提高吞噬细胞的吞噬活力。渗液中的特异、非特异性抗体可激活补体。白细胞、大单核细胞也参与清除细菌,但大量渗出会使氧溶解度降低,有利于厌氧菌的生长和繁殖。若合并年龄大、基础病多、肿瘤等危险因素,则机体防御能力进一步降低。

4.临床表现　腹膜炎的临床表现,依病变部位、范围,污染物的性质,发病急缓等各有差异。腹膜壁层有躯体神经分布,受炎症刺激后反应强烈。后腹膜部分则缺少脊神经分布,受炎症刺激后症状较轻,但发病时间较长后就出现严重中毒症状。

(1)反射症状:①腹痛。腹痛是腹膜炎的必备症状,见于所有病例,疼痛可仅限于炎症区域,随着炎症扩散,疼痛范围也随之扩大甚至累及全腹,但仍以病变部位为著。②呕吐。腹膜炎早期即可出现反射性呕吐,呕吐物多为胃内容物,随着腹膜炎病程进展,发生肠麻痹,呕吐物转为胆汁及肠内容物,较为频繁,具有梗阻的特征。③腹肌强直。腹膜炎早期即可出现腹肌强直,伴有明显反跳痛。以胃、十二指肠溃疡穿孔最典型,突然发病,腹肌强直呈板状。随着病情进展,腹肌紧张减轻或消失,提示预后不良。肥胖患者、年老体弱者则缺少肌强直。④腹部皮肤痛觉过敏。一般限于腹股沟区,为1~12肋间神经分布区域。⑤肠鸣音消失。腹腔内大量液体积聚,则出现移动性浊音。直肠指检常出现直肠内温度升高,直肠壁水肿、触痛。

(2)中毒症状:腹膜炎病程稍长即出现高热、寒战。严重者反而体温不会升高,患者面色苍白、烦躁不安、兴奋或淡漠。

5.诊断　继发性腹膜炎的诊断并不困难。根据压痛和腹肌紧张范围也比较容易判断腹膜炎为局限性还是弥漫性,但对继发性腹膜炎来说,依靠准确的病史,并根据影像学的检查结果及发病的全过程找到继发性腹膜炎的原发病灶尤为重要。

(1)持续性腹痛,腹膜刺激征,肠鸣音减弱或消失。

(2)全身性感染中毒表现。

(3)X线检查提示腹腔炎症或膈下有游离气体,B超及CT等影像学检查可以为病情提供更准确的判断。

(4)腹腔穿刺可抽到脓液。

6.治疗　详见本节"五、腹腔感染的治疗策略"。

（三）第三型腹膜炎

1. 定义　无论是原发性腹膜炎还是继发性腹膜炎，经过外科引流和必要抗生素治疗，大多数患者的感染能很快控制，少数患者可在腹腔内形成脓肿，需经手术或穿刺引流方能控制感染。然而，还另有极少数患者经过积极的外科治疗，腹腔感染依然存在，仍表现为弥漫性腹膜炎，而剖腹探查时腹腔内并无局限性病灶，仅见散在稀薄积液。为了区别于前两类腹膜炎，Rotstien 等专家于 1990 年首次提出了第三型腹膜炎（tertiary peritonitis，TP）的概念，特指原发性和继发性腹膜炎经过 72 小时以上适当治疗，腹腔感染症状仍然持续存在或反复发作的腹膜炎。有学者认为第三型腹膜炎具有复杂院内感染的特征，甚至将其称为复发性腹膜炎（recurrent peritonitis）。TP 的定义为，某些病情危重或伴有免疫抑制的患者，腹膜炎（多为继发性腹膜炎）经正规治疗（包括手术引流和抗菌药物治疗）后不能完全缓解，或缓解后又反复发作，形成临床上难以处理的、缺乏明确感染灶的持续性弥漫性腹膜炎。

2. 发病机制　第三型腹膜炎常发生于病情危重或免疫功能低下的患者。其临床表现具有医院内感染的特点，表现为弥漫性腹膜炎症状持续存在而缺乏明确感染灶，进行性器官功能衰竭，最终致患者死亡。其发病机制可能与患者控制感染为局限性脓肿的能力受损有关。这种能力与患者的生存率密切关联，严重腹腔内感染引起明显的 Th1/Th2 细胞失衡。Th 根据其分泌细胞因子的不同，可分为 Th1 细胞和 Th2 细胞，其中 Th1 细胞主要分泌白细胞介素 -2、干扰素 γ、肿瘤坏死因子 -α；Th2 细胞主要分泌白细胞介素 -4、白细胞介素 -5、白细胞介素 -10。Th1、Th2 细胞有着不同的功能。Th1、Th2 细胞相互制约，决定着机体细胞免疫与体液免疫间的平衡，这种平衡一旦被打破，将导致疾病的发生。严重的腹腔感染会导致 Th1、Th2 平衡破坏，出现以 Th2 为优势的克隆转换；Th1 细胞因子分泌受抑制，表现为抗炎性细胞因子占优势的免疫抑制。

3. 危险因素

（1）国外学者认为 TP 的危险因素包括：①营养不良；②高 SAPSⅡ（simplified acute physiology score Ⅱ）评分及高 MPI 指数（mannheim peritonitis index）；③耐药病原菌；④发热和白细胞增多；⑤多器官功能衰竭；⑥高龄；⑦感染来源部位。

（2）国内亦有学者提出 TP 的危险因素包括：①严重腹部创伤；②腹部大手术；③继发性腹膜炎、腹腔脓肿；④手术后；⑤器官功能衰竭；⑥年龄 >40 岁；⑦耐药细菌感染；⑧应用抗生素 >7 天；⑨应用抗生素 >3 种；⑩糖尿病；⑪恶性肿瘤；⑫营养不良、肠外营养支持；⑬血糖 >11.1mol/L；⑭应用类固醇；⑮Ⅱ～Ⅲ

度烧伤；⑯严重颅脑外伤。并认为如同时存在3项危险因素则为高危病例。

4. 临床表现　除与继发性腹膜炎共有的全身症状和腹部体征外，第三型腹膜炎患者的全身症状更明显，主要表现为低灌注、脓毒症休克、高代谢状态、多器官功能衰竭。多数患者可有发热，但白细胞计数不一定增多。原发性腹膜炎和继发性腹膜炎发病急，病情重。而第三型腹膜炎的特点是病程持久而反复，炎症不容易局限，实际上也不容易吸收和消散，多伴器官损伤。体温峰值多在38~39℃，多不超过39.5℃，腹痛与腹膜刺激征不如原发性或继发性腹膜炎那么强烈，脓液也少而稀薄。这可能是患者体质变差，免疫力降低和感染细菌毒力也不强的缘故。第三型腹膜炎有较高的MODS发生率和病死率。急性呼吸功能衰竭往往是第三型腹膜炎时最先出现的器官衰竭，死亡率甚高。TP与其他腹膜炎的不同表现：①伴有明显的免疫功能低下状态。②临床表现不典型，常伴有低热、白细胞增多、心排血量增加和全身血管阻力降低，呈全身分解代谢状态。③病原菌与院内感染的细菌谱类似。④即使采取积极的外科治疗，MODS的发生率和病死率仍较高。⑤尽管有潜在脓毒症的指征，但CT检查和剖腹探查均不能确定局部感染源。⑥术中比较常见的是腹膜的弥漫性感染及其表面散在的纤维蛋白样物质，同时可能还有稀薄的血性液。

5. 诊断　目前对TP的机制仍存在不同观点，尚无统一的诊断标准。诊断TP应包括下面几点供参考。

（1）腹膜炎患者，尤其是腹部手术后的患者。

（2）积极治疗72小时后无好转，且有脓毒症表现。

（3）仅有约30%的患者血培养为阳性结果。

（4）术中探查常见腹膜面散在的纤维蛋白样物质，以及稀薄的血性液。

6. 治疗　详见本节"五、腹腔感染的治疗策略"。

三、腹腔脓肿

腹腔脓肿大多是弥漫性腹腔炎的并发症，也可在一开始就是局限性，它常继发于腹部创伤和腹腔脏器手术后感染，如胆、肝、胰、胃肠手术后的渗漏，腹腔内积血、积液继发感染；部分患者是因消化道穿孔所致。腹腔脓肿常见于横膈下、盆腔及肠间隙，其主要与解剖关系和体位有关。腹腔脓肿15%为多发性。腹腔脓肿形成时间短则数天，长则数年，有的治疗经久不愈，最后可能因多器官功能衰竭或消化道出血致死。盆腔位于腹膜最低位，腹腔内炎性渗出物常聚集于此，所以盆腔脓肿常与膈下脓肿、肠间脓肿一同划入腹腔脓肿中，盆腔脓肿的具体内容请见本章第四节。

（一）膈下脓肿

1. 定义　位于膈肌之下、横结肠及其系膜之上的脓肿，统称为膈下脓肿。膈下间隙是指膈肌以下、横结肠及其系膜以上的一个大间隙。肝脏处于这个大间隙之中，并将它分隔为肝上和肝下两个间隙。肝上间隙又被纵行的镰状韧带分隔为右肝上间隙和左肝上间隙。右肝上间隙又被横行的冠状韧带和右三角韧带分隔为右前肝上间隙和右后肝上间隙。肝下间隙以镰状韧带和肝圆韧带为界，分为右肝下间隙和左肝下间隙。后者又被肝胃韧带、胃和胃结肠韧带分隔为左前肝下间隙和左后肝下间隙，后者即网膜囊，它通过网膜孔与腹腔相通。临床上，右肝上间隙和右肝下间隙为膈下脓肿的好发部位，尤以右肝上间隙脓肿为常见。

2. 病因

（1）邻近器官的化脓性感染，例如坏疽性胆囊炎、肝脓肿的破溃、阑尾穿孔、胃肠穿孔或闭合性腹部损伤等。

（2）手术后并发症，如胆囊手术、胃肠道手术，特别是术后出现吻合口瘘时极易发生膈下脓肿。下腹部阑尾、结肠等的手术，如术后出现感染也可沿结肠旁沟波及膈下形成脓肿。

（3）腹膜炎后腹腔内夹杂着的细菌聚集在膈下各间隙后形成的脓肿。

3. 临床表现

（1）全身症状：体温升高，初为弛张热，渐变为稽留热。全身性感染中毒症状，如乏力、衰弱、消瘦、盗汗，部分患者可见精神症状。

（2）局部症状：患者可有下胸部及上腹部疼痛，并向肩部放散，部分患者有呃逆、胸闷、咳嗽及呼吸困难，在脓肿的前、后方常有触痛。

（3）体征：肝区可有叩击痛，侧胸部或后腰有时出现指凹性水肿。患侧胸部下方呼吸音减弱或出现湿性啰音。右膈下脓肿可使肝浊音界扩大。严重病例，可能出现患处肋间隙增宽、饱满，并扪及软组织水肿。

4. 诊断

（1）X线检查：包括胃肠道钡餐检查及腹部 X 线平片。50% 患者可表现为胃肠道外孤立性积气或有气液面，胃肠道压迫性移位和部分肠梗阻。膈肌抬高和活动受限常是膈下脓肿的主要表现，部分患者有肋膈角积液。

（2）腹部超声检查：主要用 B 超检查，其准确率可达 90% 是最常用而简单的无创伤检查方法，亦可与介入治疗同时进行。

（3）CT 检查：CT 检查能正确判断脓肿的部位、范围及与周围器官的关系，整个腹部均可使用，尤其在 B 超检查未能确定诊断时，辅以 CT 检查常可得出答案。

（4）放射性核素检查：通常用 ^{67} 镓、^{111} 铟，这也是目前诊断腹腔脓肿的新方法。其方法为用药后，分别在 48 小时和 72 小时进行腹腔扫描，其准确率也较高。但是，该方法出结果晚，检查较复杂，目前主要用于 B 超及 CT 检查未能确定的患者进行鉴别诊断。

（5）诊断性穿刺：目前大部分在 B 超和 CT 引导下进行，并尽可能同时进行介入治疗。

5．治疗　详见本节"五、腹腔感染的治疗策略"。

（二）肠间脓肿

1．定义　肠间隙脓肿（interbowel abscess）是在肠管、肠系膜与网膜之间粘连包裹，与游离的腹腔隔离的脓肿。脓肿可能是单发的，也可能为多个大小不等的脓肿。

2．病因　腹部急性弥漫性腹膜炎或腹部外伤治疗期间，脓液积聚在肠管与肠管、肠管与腹膜、肠管与系膜或网膜间，由肠襻包裹形成多个脓肿。此类患者多伴有部分肠麻痹，因手术时病情较重，腹部脓液较多，或冲洗不净，残余积脓或术后抗感染未达目的。

3．临床表现　肠间脓肿常为多发性小脓肿，位于肠曲及肠系膜之间。主要表现为低热、腹痛不适，经保守治疗常有自愈趋向。较大脓肿常有中毒症状并可能发生肠梗阻、腹块等急腹症征象。

4．诊断　同膈下脓肿。

5．治疗　详见本节"五、腹腔感染的治疗策略"。

四、腹膜后感染

（一）肾周脓肿

1．定义　肾周脓肿是指肾实质的感染穿破肾包膜，或肾盂的感染通过肾盏穹隆部及肾窦，细菌侵入肾周围的脂肪组织，引起的肾周围炎。而肾旁间隙脓肿，常常被误认为是肾周脓肿，不过从临床治疗角度上看并无明显区分，况且脓肿同时涉及肾周间隙和肾旁间隙者并不少见，并非完全割裂关系，因此有学者将其统称为肾周脓肿。肾周脓肿有肾脏本身及肾外起源两大类，老年人、糖尿病患者及体质衰弱者易发本病，仅用抗生素治疗常常难以奏效，通常早期结合彻底的引流预后相对良好。

2．病因　肾周脓肿有肾脏本身及肾外起源两大类，目前由于抗生素的广泛应用，肾外来源继发于全身其他部位感染的肾周脓肿越来越少见，此病目前多继发于肾脏感染如肾盂肾炎、结石性感染等，主要由肾内脓肿局部压力升高破入肾周而成。

3. 临床表现　肾周脓肿患者初期可有尿频、尿急、尿痛等膀胱刺激症状、单侧或双侧腰痛、腹部绞痛、尿闭、发热、寒战、食欲不振、恶心、呕吐等症状。病情严重者可出现脓毒症休克表现。

4. 诊断

（1）实验室检查：血常规可见白细胞增多明显，常常有不同程度的贫血及红细胞沉降率上升情况。如无其他肾脏疾病或双侧病变，一般血清肌酐和血尿素氮升高不明显。尿液分析可有脓尿和蛋白尿，但未必有血尿。因肾周脓肿病原菌多为肠杆菌科细菌，且以大肠埃希菌最为常见，降钙素原（procalcitonin，PCT）往往升高明显。脓毒症休克患者中可短时间内出现血小板的降低。

（2）X线检查：胸部、腹部X线检查虽不能确定肾周脓肿的诊断，但对诊断有帮助。胸部X线检查可能发现同侧膈肌抬高和固定、胸膜渗出、积脓、肺下叶浸润和不张、肺炎疤痕形成等表现。腹部X线检查可能发现脊柱侧凸（凹向患侧）、肿块、肾结石、肾及腰大肌失去正常轮廓、肾或肾周出现气体或肾脏固定。

（3）CT及MRI检查：CT与MRI扫描更能反映病变的全貌。平扫＋造影剂增强的影像学检查可将脓肿及肾脏周围组织区分开来，病灶内的气体或液气平面也可较好地显示出来。

（4）肾脏超声波检查：是肾周脓肿的一种诊断性检查方法，优点是床边易操作，且可以根据患者的体位实时监测引导，提供准确路径。

（5）诊断性穿刺：在B超和CT引导下进行诊断性穿刺，培养出病原菌即可确诊。

5. 治疗　详见本节"五、腹腔感染的治疗策略"。

（二）胰周脓肿

1. 定义　胰周脓肿是由急性胰腺炎的坏死组织或并发假性囊肿继发感染所致，可发生在胰腺任何部位，主要致病菌为肠道杆菌。脓肿溃破腐蚀邻近脏器，可引起肠瘘或出血。从2018年美国胃肠病协会的《急性胰腺炎的初期管理指南》得知急性胰腺炎的总体病死率为5%，胰腺及胰周脓肿是重度急性胰腺炎最严重的并发症，其病死率远远高于胰腺炎的总体病死率，国外有文献报道其病死率为14%～54%。

2. 病因　胰周脓肿是坏死性胰腺炎或胰腺周围脂肪发生局灶性坏死、液化继发感染而形成。

3. 临床表现　急性胰腺炎患者在无其他引发因素的情况下突然血压降低，心率、呼吸加快，肠鸣音减弱或消失，腹痛或腰背部疼痛突然加剧，部分患者很快出现体温升高、恶心、呕吐等症状应高度怀疑胰腺及周围脓肿。部分重症患者可能陆续出现各器官功能的障碍。

4．诊断

（1）临床诊断：胰周脓肿患者的临床表现各异，感染征象是常见的临床表现。重度急性胰腺炎患者如症状和体征突然加剧，如发热、持续性心动过速、呼吸加快、胃肠道症状、肠麻痹、腹痛加剧、白细胞计数增多、肝肾功能异常等。体格检查显示上腹部或全腹压痛，可触及包块，应高度怀疑胰腺周围脓肿。

（2）影像学检查：B超可显示脓肿大小、数目和位置。B超对胰周脓肿的检出率为70%，应作为首选检查，但超声容易受胃肠道内气体的影响，对于胃肠道积气严重、被肠道包绕的脓肿通常不能准确显示。CT分辨率高，不受气体、骨骼的影响，可较好显示各种解剖结构，是安全有效的诊疗技术。增强CT是诊断胰周脓肿最重要的影像学手段，其可明确病灶部位、大小、与周围邻近脏器的关系。

（3）细菌学依据：胰腺和胰周脓液细针穿刺细菌学检查是鉴别有无感染的重要方法，可在B超或CT引导下进行，为诊断提供细菌学依据。

5．治疗　详见本节"五、腹腔感染的治疗策略"。

五、腹腔感染的治疗策略

（一）早期识别

早期识别是有效治疗的关键，包括确定感染者、感染来源分类和风险程度分级。

1．确定感染者　常规病史、体检可发现大多数可疑腹腔感染患者。他们常有腹痛、腹胀、恶心呕吐等表现，查体见腹部压痛、腹肌强直、肠鸣音消失，较严重者出现高热、寒战、面色苍白、烦躁不安或淡漠等脓毒症的表现。对于部分体检结果不可靠的患者，如神志状态迟钝，或脊髓损伤者，或免疫功能因疾病或治疗而受抑制的患者，如有不明来源感染的证据，则应考虑腹腔感染。检验结果常见白细胞计数增多、中性粒细胞比例升高、降钙素原水平上升等感染证据，影像学示有腹腔积液、积脓（隐匿性的脓肿不一定能发现），手术后腹腔引流物性状改变，甚至培养出病原菌等，均可证明腹腔感染的存在。

2．感染来源分类和风险程度分级　2017年美国外科感染协会（Surgical Infection Society，SIS）和世界急诊外科学会（World Society of Emergency Surgery，WSES）分别发布《美国外科感染学会修订指南：腹腔内感染的管理》（以下简称SIS指南）和《基于全球视野的腹腔感染诊治指南》（以下简称为WSES指南），两者均建议将患者按照感染获得的场所（社区获得性、医疗机构相关性）以及治疗失败或死亡的风险（低危、高危）进行分级，并对不同分级的患者给予相应的抗感染建议。SIS 指南建议根据感染获得的场所将其归类为社区获得性腹腔感染（community-acquired intraabdominal infection，CA-IAI）和包括术后感染在内的医疗机构相关性腹腔感染（healthcare- or hospital-associated intraabdominal infection，HA-IAI），判断为医疗卫生机构或医院获得性腹腔感染的依据：①初始感染源控制措施实施后，感染仍继续加重超过 48 小时；②此次住院超过 48 小时，或者先前 90 日内住院超过 48 小时；③此前 30 日内居住于疗养院或其他长期护理机构；④此前 30 日内接受家庭静脉输液治疗、家庭伤口护理或透析治疗；⑤此前 90 日内接受过广谱抗生素治疗大于等于 5 日。利用表型因素和生理因素评估腹腔感染者治疗失败和死亡的风险，包括脓毒症或败血症性休克的体征、极端年龄和患者合并疾病；腹部感染的范围与初始感染源得到控制的程度；是否存在耐药性或机会性病原体，以及感染持续的时间。对于存在至少两项预示不良结局的表型/生理风险因素者、具有弥漫性腹膜炎者、感染源控制延迟或不足者，应将其视作高危患者，此外符合"拯救脓毒症运动标准"或者 APACHE Ⅱ评分≥10 分的腹腔感染患者也视为高危患者，详见表 3-5。此外，qSOFA、SOFA 等评分也有助于对患者病情的早期判别。

表 3-5　判断腹腔内感染患者为高风险的潜在因素

表型/生理危险因素	感染扩散/适当的起动感染源控制
高龄（≥70 岁）	弥漫性腹膜炎
恶性肿瘤	MPI（曼海姆腹膜炎指数）分值升高
严重心功能不全	延迟起动感染源控制
严重肝病或肝硬化	无法有效控制感染源
严重肾脏病	微生物特征
低蛋白血症	怀疑感染耐药病原菌

（二）液体复苏与血压调控

严重的腹腔感染往往发展成脓毒症，甚至脓毒症休克，对其给予合适的静脉液体复苏是非常重要的。"拯救脓毒症运动（surviving sepsis campaign，SSC）"的核心策略是"脓毒症 1h bundle"，《拯救脓毒症运动集束化管理：2018年更新》指出，在确诊脓毒症或脓毒症休克起 1 个小时内，对于低血压及乳酸≥4mmol/L 的脓毒症患者应立即给予 30ml/kg 的晶体液扩容，实际上大多数患者需要量远比这个要多。如果患者在液体复苏时或液体复苏后仍有低血压，应采用血管加压药物维持平均动脉压≥8.7kPa（65mmHg）。["脓毒症 3.0"的定义为：宿主对感染的反应失控导致危及生命的器官功能衰竭。脓毒症休克的定义为：脓毒症患者经过充分的液体复苏仍存在持续的低血压，需要使用升压药物维持平均动脉压8.7kPa（65mmHg）以上，血乳酸2mmol/L以上］。即使患者只是疑似腹腔感染，也应开始静脉补液治疗。液体复苏应根据患者临床反应对初始复苏进行滴定，而不仅仅是依据事先确定的方案进行治疗。对于乳酸水平升高、提示组织低灌注的患者，可以进行乳酸指导性复苏，并将乳酸恢复正常水平，但CVP不能单独用于指导液体复苏，尤其是其测量值在相对正常的范围时。

1. 开通深静脉通道　对于生命体征不平稳、随时可能需要抢救、需要快速液体复苏、需要使用血管活性药物维持血压等情况的患者，建议立刻开通深静脉通道。考虑穿刺部位是否容易被污染，优先选择颈内静脉和锁骨下静脉，其次股静脉。如果患者生命体征较稳定且需要长期较大量补液治疗，如无法建立肠内营养需要静脉营养支持的患者，建议留置经外周静脉穿刺中心静脉导管（peripherally inserted central catheters，PICC），可选择腋静脉、贵要静脉、肘正中静脉或头静脉等，具体操作不再赘述。

2. 复苏液体的种类　对于脓毒症以及脓毒症休克患者，《中国脓毒症/脓毒性休克急诊治疗指南（2018）》建议在早期液体复苏以及随后的容量置换中，推荐首选晶体液，可以使用平衡液或者生理盐水进行液体复苏，如果需要大量的晶体液时，可额外使用白蛋白，但不建议使用羟乙基淀粉进行血容量的扩充，因其增加死亡风险和肾替代治疗（renal replacement treatment，RRT）的需要。液体复苏需要滴定调整，在血流动力学指标持续改善的前提下，当持续进行液体输注时，建议进行补液试验。

3. 血管活性药物的选择　从升血压的原理来说，去甲肾上腺素是强烈的α受体激动药，对β_1受体作用较弱，对β_2受体几乎无作用。通过α受体的激动作用，可引起小动脉和小静脉收缩，以皮肤、黏膜血管，肾小球为最明显，其次为脑、肝、肠系膜、骨骼肌等。α受体激动的心脏方面表现主要是心肌收缩力增大，心率加快，心排血量增大，但实际心排血量还受到血压升高的负反馈，迷走神经的调节心率减慢，血管强烈收缩引起外周阻力增高等因素影响，故心排血量不变或下降。总体来说，因外周血管收缩和心肌收缩力增大引起供血量增加，使收缩压及舒张压都升高，脉压略加大。多巴胺则具有β受体激动作用，也有一定的α受体激动作用，其通过增强心肌收缩力和加快心率从而增大平均动脉压和心排血量。对于感染特别是脓毒症患者，由于全身炎症反应严重、乳酸堆积、血管通透性增加等原因，使用去甲肾上腺素逆转低血压更有效。

2015年AVNI T教授发表一篇荟萃分析包括32项研究，入组人数达3 544

人（其中含 11 个随机试验，人数 1 718 人）的系统综述和荟萃分析，比较去甲肾上腺素与多巴胺在脓毒症休克患者的有效性和安全性。结果发现，与多巴胺相比，去甲肾上腺素有更低的全因死亡率和心律失常的风险，RR：0.89（95% CI 0.81~0.98），因此认为去甲肾上腺素应作为脓毒症休克的一线血管升压药物。而另一项由 De Backer D 教授 2010 年发表在《新英格兰杂志》的研究，系统地比较了低剂量多巴胺与安慰剂对肾功能的影响，发现肾替代治疗使用率、尿量、肾脏恢复时间、生存时间、ICU 停留时间、住院或心律失常发生率均没有显著差异。因此，不支持单纯为维持肾功能使用低剂量多巴胺。

此外脓毒症指南不建议使用血管升压素作为升高平均动脉压的一线血管加压药，且建议限制去氧肾上腺素的使用。多巴酚丁胺则在低心排血量且存在足够的左心室充盈压力（或足够的液体复苏的临床评估）和足够的平均动脉压时作为强心药的首选。

如果条件允许，建议所有需要血管活性药物的患者，都留置动脉置管进行连续性血压测定。

4．血压目标 指南建议目标平均动脉压为 8.7kPa（65mmHg）。有几项关于 MAP 8.7kPa（65mmHg）和 MAP 11.3kPa（85mmHg）的比较 RCT 研究，发现两者在生存率、尿量、肾功能上无统计学差异，且 MAP 11.3kPa（85mmHg）组的患者发生心律失常的风险更高。其中一项是 Asfar P 2014 年发表在《新英格兰》的研究，其表明既往有高血压的患者 MAP 提升至 11.3kPa（85mmHg）可降低肾脏替代治疗的需求。而 Lamontagne F 2016 年发表在 *Intensive Care Medicine* 的研究发现，MAP 提升至 8~8.7kPa（60~65mmHg）的患者比 MAP 提升至 10~10.7kPa（75~80mmHg）的患者的死亡率更低。这些证据强烈支持将目标平均动脉压设为 8.7kPa（65mmHg）。

5．其他措施 脓毒症指南建议，如果充分的液体复苏以及血管活性药物治疗后，患者能够恢复血流动力学稳定，不建议使用静脉氢化可的松。如果无法达到血流动力学稳定，可建议静脉使用氢化可的松，剂量为 200mg/d。当血红蛋白＜70g/L 时，建议进行红细胞输注，但不推荐使用促红细胞生成素，没有建议维持更高的血红蛋白水平，是因为 TRISS 试验和 ProCESS 试验研究结果表明 70~75g/L 与 90~100g/L 相比，两者对于脓毒症休克患者的 90 日死亡率相当。

（三）处理感染源

足够的感染源控制是有效治疗腹腔感染的基石，感染源无效控制与死亡率显著升高相关。IDSA、WSES、SIS 等都把感染源控制提到十分重要的地位，几乎所有腹内感染患者都建议实施合适的感染源控制手术以引流感染灶,通过分流或切除以控制持续腹腔污染,并将解剖功能和生理功能恢复到可行程度。常见腹腔脓肿有膈下脓肿、肠间脓肿、胰周脓肿、肾周脓肿等。

1. 处理感染源的时机　术后腹膜炎诊断确立后应及时进行手术部位感染源的控制。弥漫性腹膜炎患者应尽可能早地接受急诊外科手术,即使手术期间仍需继续使用正在进行的恢复生理稳定的措施。SIS 指南更指出,在确诊腹腔感染的 24 小时内就应实施感染源控制,除非临床证据显示不予以干预或延迟干预更为适宜。对于脓毒症或脓毒症性休克的患者,要更紧急地处理感染源。

2. 感染源的处理方法　常见的处理方法包括经皮穿刺引流、内镜和开腹手术引流等,近年来兴起的微创治疗也取得良好的效果。

对于局限性腹腔脓肿、积液且无弥漫性腹膜炎体征时,如阑尾周围脓肿,可以在影像学(B 超、CT)引导下行经皮穿刺引流,因创伤小,经皮穿刺引流对于定位明确的脓肿和积液优于手术引流。B 超引导的优点是可床旁进行,操作方便,缺点是时常会受到腹腔内肠管积气的影响,导致难以准确定位。CT 则克服了 B 超上述缺点,可以明确脓肿或积液的部位、毗邻脏器的关系,还可以通过软件三维重建协助设计入路,如果条件可行,CT 引导下脓肿穿刺引流应为首选。如果经皮穿刺引流不可行或无条件开展,一开始就给予抗菌药物治疗,并密切监测病情变化。对于消化道穿孔或吻合口瘘的患者,因为持续有消化液流出,感染源会持续存在,单纯引流并不能很好地解决感染源的问题,还可能因消化液的腐蚀消化作用引起出血等并发症(详见相关章节),此类患者需要持续生理盐水冲洗并负压引流。有学者报道采用经皮经腹腔穿刺器(trocar)留置黎氏双套管引流技术治疗 32 例术后出现消化道瘘、腹腔感染、脓肿形成的患者,其中 30 例引流后感染治愈,平均治愈时间为 7 日。留置冲洗引流用的双套管还应考虑脓肿内坏死物质数量是否多,是否容易堵管,还有脓肿壁是否完整,冲洗会不会让感染范围扩大,以及脓肿壁组织是否"脆",负压吸引是否会引起出血等。

如感染组织或脓肿部位较深或有器官遮挡,难以穿刺引流,或者明确因空腔脏器穿孔引起的感染,可考虑腹腔镜下手术治疗。如结肠穿孔导致的弥漫性腹膜炎,早期腹腔镜手术是安全有效的,通常为一期修补手术或切除术,但弥漫性腹膜炎患者不建议行腹腔镜下腹腔灌洗和引流。

经内镜或经皮穿刺引流存在禁忌或者操作失败的患者,可选择开放引流术。既往比较经典的脓肿引流方式有:①经背部切口膈下脓肿引流术,适用于右肝上间隙后部和右肝下间隙的脓肿;②经前腹壁腹膜外切开膈下脓肿引流术,适用于右肝上间隙、右肝下间隙和左肝周间隙的脓肿;③经外侧腹膜外切口膈下脓肿引流术，在脓肿附近直接切开引流，方法简单；④经腹腔切开膈下脓肿引流术，可进行腹腔内探查，但要注意用大纱布垫保护好脓肿的周围组织，尽量避免污染腹腔；⑤肠间脓肿引流术，适用于局部炎症范围有扩大趋势，甚至出现急性肠梗阻者；⑥胰周脓肿经皮穿刺引流术，可作为胰周脓肿的初期或单个脓肿积聚的治疗，但经皮放置的导管较细，很难将坏死物碎屑和稠厚的脓液引流出来，常常需要放置多根引流导管甚至反复更换引流部位；⑦肾周脓肿切开引流术，适用于肾周脓肿诊断明确、穿刺抽出脓液者。

如果患者为持续脓毒症并伴有生理紊乱，开腹治疗可能是一个可行的选择，因其有助于后续的探查，控制腹腔容积，并且预防腹腔间隔室综合征。开腹手术治疗腹腔感染的基本原则有清除或处理感染源，适当清除坏死组织，腹腔冲洗和充分引流。需要一提的是，在清除腹腔坏死组织时，没有必要一次完全清除腹腔内所有化脓坏死组织，因为可能会引起细菌和毒素大量入血，并可能继发难以控制的出血。同时，采用晶体液（如生理盐水）冲洗移除可见的残留物和污染物时，应限制对受累区域的灌洗，避免感染范围扩大。对于下消化道吻合口瘘的患者，开腹手术时可考虑行回肠或结肠造瘘，减少再次污染的可能。对于严重腹膜炎的较高危患者，如无特殊情况（如腹腔间隔室综合征、肠系膜缺血等），建议按需行二次手术治疗，而非择期再次开腹手术。而对于以下几类患者，应考虑使用替代方案或临时措施用以控制感染源，如生理状态不稳定者、弥漫性感染者、肠道持续缺血且被视作初始感染源控制失败的较高危患者。

经皮穿刺引流、内镜和开腹手术引流是控制腹腔感染源的常用方法，需要根据患者的实际情况及感染严重程度选择最佳的方案，同时应以减小创伤为原则。Van Santvoort 团队于 2010 年率先提出针对胰周感染的阶梯式处理（step-up approach），建议穿刺引流后，再于必要时行后续腹膜后微创手术清除坏死组织，与常规开腹手术相比，两者死亡率差异无统计学意义，但阶梯式处理的脏器功能损伤更少，切口疝和糖尿病发生率更低，证明阶梯式处理优于常规开腹。

近年来微创治疗在清除坏死组织和脓液引流方面都取得良好的效果，应用比较广的如重症坏死性胰腺炎、胰周积液、胆囊损伤等。有报道的重症坏死性胰腺炎相关微创手术方式包括微创腹膜后入路坏死组织清除术（肾镜技术MARPN）、腹膜后入路视频辅助小切口坏死组织清除术（VARD）、经腹膜后腔镜技术、经胃引流腔镜技术、经皮内镜技术等。其共同的优点包括创伤小，多手段多通道清除坏死组织效率高，减少手术次数，缩短住院时间，器官衰竭率及死亡率更低等。美国消化内镜学会 2016 年发布的《内镜检查在炎性胰腺液体积聚诊疗中的作用》推荐内镜引流术作为炎性胰腺液体积聚的首选治疗方案，其次再考虑外科引流术，对包裹性积液先采用内镜经胃十二指肠引流和/或经皮穿刺引流，然后再考虑内镜下透壁性坏死组织清创术或外科引流术。食管支架经皮脓腔置入术是另一项微创技术，最初由丹麦哥本哈根大学的Andreas Thorsen团队在2018年报道，其优点是操作简便，可在床边进行；钝性扩张，安全可靠；管径大，型号全，换管方便，便于反复清创。目前该项技术报道例数最多、相对治愈率最高、入路最全的是我国东部战区陆军总医院的李维勤、童智慧、柯路教授团队。此外，还有学者提出内镜下的"step-up"原则，多种微创技术"杂交"采用，相比起传统的外科手术取得更好的临床效果。

（四）抗感染药物治疗

抗感染是重症腹腔感染最重要的环节之一，是腹腔感染治疗成功的基石。

1. 启动时机　一旦患者被确诊腹腔感染或者疑似腹腔感染，在留取标本（血、腹腔引流物、痰、尿、脑脊液等可获得的标本）后，就应立即开始抗微生物治疗。脓毒症休克患者更应尽快使用抗生素。"脓毒症1h bundle"指出，应在诊断后1小时内给予广谱抗生素治疗。特别是严重感染甚至发展为脓毒症或脓毒症休克的患者，每延迟1小时上抗生素，死亡率就会逐渐攀升。在尽早开始抗菌治疗的同时，计划后续感染源控制措施。如果实施感染源控制干预（包括引流、外科手术等）时已超过药物的两个半衰期，则应在开始操作前1小时内再次给予抗生素，以维持满意的药物浓度。必须强调的是，在启动抗感染治疗之前应先留取病原学标本，因为在抗感染开始数分钟后，标本中的大部分病原菌（特别是血标本）即被杀死或受到抑制，若此时留取标本培养将难以得到阳性结果。而对较高危患者更应常规进行感染部位的细菌培养，尤其是有抗生素暴露史者，因为他们更可能存在耐药病原体定植。对于留置有超过48小时的静脉导管的可疑脓毒症患者，如果感染部位不明确，或者怀疑有导管感染，那么至少一组血需要从导管里面抽（同时抽外周血）。

2. 起始的经验性治疗　原则：所用方案应具有针对常见革兰氏阴性肠杆菌科细菌、革兰氏阳性球菌和专性厌氧菌的抗菌活性。评估患者肠球菌属、MRSA、革兰氏阴性菌和念珠菌属的各自感染风险。

本节开篇的"腹腔感染的常见病原菌分布"介绍了腹腔感染的常见病原菌，对于重症/高危腹腔感染的患者，区分社区获得性或医疗机构相关性腹腔感染对经验性抗感染治疗仍有着重要的意义，因为医疗机构相关性腹腔感染患者感染多种病原菌的风险更高，此外还应根据当地抗菌药物耐药情况选择敏感的药物。

2010年《成人及儿童复杂性腹腔内感染的诊断与处理：美国外科感染学

会及美国感染病学会指南》（以下简称 IDSA 指南）对于严重程度高的社区获
得性腹内感染患者，建议经验性使用对革兰氏阴性病原体有广谱活性的抗微
生物治疗方案，包括美罗培南、亚胺培南／西司他丁、多立培南、哌拉西林／他
唑巴坦、环丙沙星或左氧氟沙星联合甲硝唑，或头孢他啶或头孢吡肟联合甲硝
唑。医疗机构相关腹腔感染者，为了达到经验性覆盖可能的病原体，可能需要
含有对革兰氏阴性需氧菌和兼性菌有广谱活性药物的多药方案，包括美罗培
南、亚胺培南／西司他丁、多立培南、哌拉西林／他唑巴坦或头孢他啶或头孢吡
肟联合甲硝唑，并可能需要氨基糖苷类或黏菌素。当得到培养和药物敏感性
报告时，应调整细化广谱抗微生物治疗，以减少使用药物数量和缩小抗菌谱范
围。对于医疗机构相关性腹腔感染的患者，尤其是术后感染的患者，以前接受
过头孢菌素或其他选择性作用于肠球菌属的抗微生物药物治疗的患者，免疫
功能受损的患者，以及有血管性心脏病或有血管内人工假体材料的患者，建议
采用经验性抗肠球菌治疗。对于脓毒症休克患者的早期处理，《2016 年拯救脓
毒症运动：脓毒症与脓毒症休克的管理国际指南》（以下简称脓毒症指南）建议
在脓毒症或者脓毒症休克患者中，抗生素的使用剂量应该基于目前公认的药
效学／药代动力学原则以及每种药物的特性进行最优化，经验性联合使用至
少两种抗生素（不同的抗菌等级），以针对最可能的细菌病原体。2017 年 SIS
指南和 WSES 指南同样建议危重感染患者联用两种或以上的抗生素以覆盖
多种可能的病原菌，较 2010 年 IDSA 指南增加了部分近年出现的新药，如头
孢洛扎（ceftolozane）／他唑巴坦、头孢他啶／阿维巴坦（avibactam）等，也提出
了部分药物的地区耐药率升高，如喹诺酮类并不推荐重症患者使用。表 3-6
分别列出 WSES 对社区获得性腹腔感染重症患者的经验性抗感染方案，以及
医疗机构相关性腹腔感染重症患者的经验性抗感染方案。

考虑全球耐药率逐年升高，上述的广谱抗感染方案应针对较高危患者使
用，对低危患者尽量采用窄谱抗生素（请参考 WSES、SIS 指南相关部分，本
书未列出）。SIS 指南特别指出，新药头孢洛扎／他唑巴坦联合甲硝唑可作为
成人经验性治疗的选择，但主要只在强烈怀疑或已证实为铜绿假单胞菌耐药
株感染而无其他药可用时使用；头孢他啶／阿维巴坦联合甲硝唑作为成人经
验性治疗的选择，但主要只在强烈怀疑或已证实为产肺炎克雷伯菌碳青霉烯
酶（klebsiella pneumoniae carbapenemase，KPC）的肠杆菌科细菌感染，且无其
他药物可用时再使用；氨曲南联合甲硝唑、万古霉素也只针对较高危患者，尤
其是 β- 内酰胺酶严重过敏者使用；大多数情况下，不使用替加环素作为经验
性治疗，对于耐药菌感染的成人患者，尤其是作为联合方案的一部分，若无其
他药物可用，考虑使用该药治疗。

表 3-6 WSES 对腹腔感染重症患者的经验性抗感染方案

社区获得性（肾功能正常）	医疗机构相关性（肾功能正常）
（1）一般方案 哌拉西林 / 他唑巴坦 4.5g q.6h. 或者头孢吡肟 2g q.8h. 联合甲硝唑 500mg q.6h. （2）采用含碳青霉烯的方案 （有感染社区获得性 ESBL + 肠细菌风险者）采用碳青霉烯方案： 美洛培南 1g q.8h. 或者 多立培南 500mg q.8h. 或者 亚胺培南 / 西司他丁 1g q.8h. （3）对有高风险感染肠球菌者，包括免疫抑制和最近有抗生素暴露，如果患者没有使用哌拉西林 / 他唑巴坦或亚胺培南 / 西司他丁（可敏感对抗氨苄西林敏感的肠球菌）治疗，可考虑使用氨苄西林 2g q.6h.	（1）碳青霉烯方案 美洛培南 1g q.8h. 或者多立培南 500mg q.8h. 或者亚胺培南 / 西司他丁 1g q.8h. （2）不含碳青霉烯的方案：头孢洛扎（ceftolozane）/ 他唑巴坦 1.5g q.8h. 联合甲硝唑 500mg q.6h. 或者头孢他啶 / 阿维巴坦（avibactam）2.5g q.8h. 联合甲硝唑 500mg q.6h. （3）联合抗球菌药物 万古霉素 25～30mg/kg 首剂，后续每剂 15～20mg/kg q.8h. 或者替考拉宁 12mg/kg q.12h. 前 3 剂，后续 12mg/kg q.d. 或者利奈唑胺 600mg q.12h. 或者达托霉素 6mg/kg q.d. [利奈唑胺和达托霉素用于对存在感染耐万古霉素肠球菌（VER）风险的患者，包括此前有肠球菌感染或定植、有免疫抑制、长时间 ICU 住院以及最近有万古霉素暴露者] （4）对有高风险感染侵袭性念珠菌的患者使用棘白菌素：卡泊芬净（70mg 首剂，后续 50mg q.d.）或者阿尼芬净（200mg 首剂，后续 100mg q.d.）或者米卡芬净（100mg q.d.）或者两性霉素 B 脂质体 3mg/kg q.d. （5）对怀疑或证实感染多重耐药铜绿假单胞菌（非产 β- 内酰胺酶）的患者，考虑联合头孢洛扎 / 他唑巴坦 （6）对怀疑或证实感染产碳青霉烯酶肺炎克雷伯菌的患者，考虑联用头孢他啶 / 阿维巴坦 （7）确认对 β- 内酰胺酶过敏的患者，考虑联用阿米卡星 15～20mg/kg q.d.

3. 目标性治疗 在高危患者中，抗微生物治疗方案应按照细菌培养和药物敏感性报告进行调整，以确保对培养分离的优势病原体有抗菌活性。应进行假单胞菌、变形杆菌、不动杆菌、金黄色葡萄球菌和优势肠杆菌科的药物敏感性试验，因为这些菌属比其他菌属更可能产生耐药致病菌。一旦可以确认微生物，同时药敏结果已经明确，和 / 或有充分的临床症状、体征改善，需要将经验性抗生素治疗转化为窄谱，针对性用药。

耐甲氧西林金黄色葡萄球菌（MRSA）：对已知定植了 MRSA 或确诊 MRSA 所致腹腔感染的患者，应提供针对 MRSA 的经验性抗微生物药物覆盖，可采用万古霉素，或将万古霉素加入基于氨曲南的方案，亦可使用利奈唑胺或达托霉素作为替代方案。

耐万古霉素肠球菌（VRE）：考虑使用利奈唑胺或达托霉素用作 VRE 感染的病原体针对性治疗。

铜绿假单胞菌耐药株：已证实为铜绿假单胞菌耐药株感染而无其他药可用时，可考虑使用头孢洛扎/他唑巴坦联合甲硝唑。

产肺炎克雷伯菌碳青霉烯酶（KPC）的肠杆菌科细菌：已证实为产肺炎克雷伯菌碳青霉烯酶的肠杆菌科细菌感染时，可考虑使用头孢他啶/阿维巴坦联合甲硝唑。

4. 抗真菌治疗　念珠菌是上消化道的定植菌群，在病理状态下可转变成致病菌。作为 ICU 第二大常见的侵袭性真菌感染，腹腔念珠菌病的死亡率高达 25%～60%。其发生于约 40% 的重复胃肠道手术、胃肠道穿孔或坏死性胰腺炎患者，主要表现为腹膜炎和腹腔脓肿。其治疗策略与细菌感染相似，应包括控制感染源、适当引流和/或清创。在抗真菌治疗开始前，应对所有血源性和其他临床相关念珠菌分离株进行唑类药物敏感性检测；对于先前使用过棘白菌素类药物和感染光滑念珠菌或近平滑念珠菌的患者，应考虑进行棘白菌素类药物敏感性检测。对医疗机构相关感染者，革兰氏染色可能有助于确定是否存在真菌。

对于临床上有证据支持存在腹腔内念珠菌感染和念珠菌感染高危因素的患者，包括近期腹腔手术、吻合口瘘、坏死性胰腺炎、近期真菌感染、多部位定植等，应考虑行经验性抗真菌治疗。对于严重社区获得性或医疗机构相关感染患者，如果腹内培养有念珠菌生长，建议进行抗真菌治疗。此外，免疫抑制状态（中性粒细胞减少、化疗、长期服用免疫抑制剂、糖尿病、慢性肝/肾衰竭）、长时间留置血管内导管（血滤管、CVC）、全肠外营养、长时间广谱抗生素的使用、长时间住院/ICU 住院等，也是念珠菌感染的危险因素。危重患者推荐初始治疗选用棘白菌素类（卡泊芬净首剂 70mg，继以 50mg/d；米卡芬净 100mg/d；阿尼芬净首剂 200mg，继以 100mg/d）。由于毒性反应，不建议使用两性霉素 B 作为最初治疗，对于疑似唑类和棘白菌素类药物耐药的念珠菌感染，推荐选用两性霉素 B 脂质体，每日 3～5mg/kg。

腹腔内念珠菌感染的治疗疗程取决于原发灶是否控制以及临床治疗反应。2013 年腹腔念珠菌病研究议程指出，念珠菌血症的疗程一般为 14 日，但腹腔念珠菌的疗程推荐并无足够的证据，有相关研究显示存活者的疗程一般达 20 日。

5. 疗程与停药标准　SIS 指南指出，如感染源得到充分控制，抗菌疗程应为 4 日；继发性菌血症者，若感染源妥善控制并血中不再检测出病原菌的为 7 日。对于明确为腹腔感染且尚未接受确切控制感染源操作的患者，考虑限制抗菌药治疗为 5～7 日。根据临床指标如发热、白细胞增多、胃肠道功能，用来判断能否更早停止抗菌治疗。对于抗感染治疗 5～7 日反应不佳者，应重新评估患者可采用何种感染源控制干预措施。WSES 的推荐意见相似，对于复杂性腹腔感染的患者，经过充分感染源控制的处理后，一般推荐 3～5 日短期抗生素治疗。而对于大多数严重感染相关脓毒症以及脓毒症休克患者，脓毒症指南对抗生素治疗疗程的建议为 7～10 日，如果遇到以下情况，如临床改善缓慢、感染源难以控制、金黄色葡萄球菌相关菌血症、真菌以及病毒感染、免疫缺陷（包括中性粒细胞减少症），适当延长疗程也是合理的。

2015 年 R.G. Sawyer 团队在新英格兰杂志上发表了腹腔感染短程抗生素治疗的研究结果。研究随机选取了 518 名控制了感染源的复杂腹腔感染患者，其中，对照组中，患者均在体温、白细胞计数恢复正常，肠梗阻症状得到缓解后 2 日停用抗生素，其最长时间为 10 日。实验组患者则接受固定的抗生素治疗日数，平均为（4±1）日。该研究的主要观察终点为实验组与对照组的外科切口感染情况、继发腹腔感染、感染源控制后的 30 日内病死率，次要观察终点包括抗生素治疗的持续时间和继发感染率。结果显示，感染源得到有效控制的腹腔感染患者经过固定的抗生素治疗时间（约 4 日）的治疗效果与长疗程治疗（约 8 日）至生理指标恢复正常，两者的治疗效果相当。

另一项是 DE JONG E 团队于 2016 年发表在柳叶刀子刊上的研究，1 575 名 ICU 患者被随机分配接受基于 PCT 算法来指导抗生素处方。在这一组中，对所有显示 PCT 从基线降低≥80% 的患者或显示血清 PCT 水平≤0.5μg/L 的患者给予非强制性终止抗生素的建议。该组显示抗生素使用明显降低，并明显降低 28 日和 1 年的死亡率。研究学者解释后一个结果的假设是 PCT 可以排除非细菌感染，从而更准确地诊断感染性疾病。不过这项研究的患者以肺部感染为主，实验组和对照组的腹腔感染患者所占比例仅有 14% 和 16%，因此，此结论对腹腔感染患者是否完全适用有待商榷。

对于重症感染患者，实际疗程应结合多方面因素考虑，包括感染源是否完全控制、病原学培养结果、机体免疫功能水平，及患者生命体征是否平稳等，并不能一概而论，如果患者病情趋于稳定，病原学检查有相应的药敏结果，则应及时降阶梯或改用窄谱抗生素。对于包括菌血症以及脓毒症而没有休克的大多数严重感染的患者，脓毒症指南也建议不要持续地使用常规联合方案进行治疗，如果临床症状好转或感染缓解，建议进行降阶梯。

（五）营养支持

腹腔感染的病原菌主要来源于肠道，保护好肠道屏障功能，维持好肠道微生态平衡,对腹腔感染的控制有着重要意义,有时候营养支持是否合适、是否及时甚至会扭转治疗的结局。营养支持分为肠内营养和补充性肠外营养。国内外各个重症营养治疗工作小组发表的指南均一致指出,重症患者应尽早开展肠内营养。营养支持的内容很多,下面列出要点。

1. 营养风险评估 《重症患者早期肠内营养临床实践专家共识》(2018 年)建议对所有重症患者使用营养风险筛查(NRS 2002)、危重症患者营养风险评分(NUTRIC 评分)进行营养风险评估。欧洲临床营养与代谢学会(European Society for clinical nutrition and metabolism,ESPEN)在 2018 年的《危重症患者营养支持治疗指南》中甚至指出,ICU 住院超过 48 小时的患者均应视为存在营养不良风险。

2. 营养支持的时机 所有 ICU 住院患者,特别是住院时间超过 48 小时的患者,均应考虑实施营养支持治疗。其中外科术后患者可提早至 24 小时内,其他患者也应在 24~48 小时内启动肠内营养支持治疗,除非出现需要延迟肠内营养的情况。

3. 肠内营养和肠外营养的选择 对于可进食的危重症患者,经口进食优于肠内或肠外营养。若患者不能经口进食,则早期肠内营养(48 小时内)要优于早期肠外营养。对于存在经口进食或肠内营养禁忌证的严重营养不良患者,早期相对积极的肠外营养优于无任何营养治疗,无严重营养不良者也需要在 3~7 日内启动肠外营养。《成人补充性肠外营养中国专家共识》指出,需要营养支持治疗的患者,如果肠内营养提供的能量和蛋白质低于机体目标需要量的 60% 时,通过补充性肠外营养可增加能量及蛋白质的摄入量,可改善临床结局。

急性胃肠功能损伤是腹腔感染常见的并发症,可加用胃肠动力药物,如红霉素等,如果胃潴留较多,建议留置鼻肠管,采用幽门后喂养。

4. 需要延迟肠内营养的情况

(1) 在休克未得到有效控制,血流动力学及组织灌注未达到目标时,延迟肠内营养;在使用液体复苏或血管活性药物控制休克情况后,需尽早使用低剂量肠内营养,此时需警惕是否存在肠道缺血表现。

(2) 存在危及生命的低氧血症、高碳酸血症或酸中毒时,延迟肠内营养;在稳定性低氧血症以及代偿性或允许性高碳酸血症及酸中毒时,可开始肠内营养。

(3) 存在活动性上消化道出血的患者需延迟肠内营养,在出血停止后或无症状表明存在再出血时,可开始肠内营养。

(4) 存在明显肠道缺血的患者需延迟肠内营养。

（5）肠瘘引流量大，且无法建立达到瘘口远端的营养途径时，需延迟肠内营养。

（6）存在腹腔间隔室综合征的患者需延迟肠内营养。

（7）胃潴留量大于 500ml/6h 时，需延迟肠内营养。

5. 营养配比 一般营养支持应包括碳水化合物、蛋白质、脂肪乳、谷氨酰胺、微量元素、电解质、维生素等。在重症状态未得到改善期间，可适当增加蛋白摄入量［1.3g/（kg•d）］；葡萄糖（肠外营养）或碳水化合物（肠内营养）的补充量不超过 5mg/（kg•min）；静脉脂质补充量（包含非营养性脂质成分）不应超过 1.5g/（kg•d），并且需根据患者的个体耐受情况调节。但对于脓毒症或者脓毒症休克的患者，脓毒症指南不推荐使用谷氨酰胺、ω-3 脂肪酸、精氨酸、硒等营养物质。肠内营养一般都商品化，常见分为整蛋白和短肽制剂，根据患者基础疾病还有肾脏病型、糖尿病型等，如果患者可耐受，优先选优整蛋白，其次短肽，最后葡萄糖溶液。

6. 特殊营养模式 除了常规的营养模式，即等热卡膳食（指与预定目标相近的能量摄入）外，还有低剂量肠内营养（指能量摄入低于目标值 70%）和滋养型喂养（多数定义为以 41.8～83.7kJ/h 的速度喂养，是维持机体功能的最低喂养量。其目的是保护小肠上皮细胞，刺激十二指肠纹状缘分泌酶类，增强免疫功能，保护上皮细胞间的紧密连接以及防止菌群移位。）。我国的营养指南并未对低剂量肠内营养及滋养型喂养进行严格区分，但滋养型喂养提供的热卡值一般只达到目标值的 20%～40%。在一些疾病状态下需应用低剂量肠内营养或滋养型喂养：①对于接受低温治疗的患者需使用低剂量肠内营养，在复温后逐渐加量。②对于存在腹腔高压但无腹腔间隔室综合征的患者需使用低剂量肠内营养，当腹内压为 2.1～2.7kPa（16～20mmHg）时，应采用滋养型喂养；当肠内营养过程中出现腹内压水平持续升高时，需暂时减量或停止肠内营养。③对于 AGI Ⅱ～Ⅲ级的患者，建议早期行滋养型喂养，以减少喂养不耐受。④对于合并急性肝衰竭的患者，在急性的危及生命的代谢紊乱得到控制时（经/未经肝脏支持治疗），需使用低剂量肠内营养（与肝性脑病程度无关）。

（六）免疫调理

临床工作有时尽管使用了合理的抗菌药物清除病原菌，但在免疫功能障碍的脓毒症患者中往往得不到满意的疗效，尤其是在长期住院存在持续炎症-免疫抑制-分解代谢综合征（persistent inflammationimmuno-suppression catabolism syndrome，PICS）慢性危重症患者中。持续的免疫麻痹会导致原发感染难以清除，同时会增加继发感染的风险。经证实免疫功能不全的脓毒症患者容易发生条件致病菌、多重耐药菌及潜在病毒（巨细胞病毒、EB病毒、单纯疱疹病毒-1）感染。从《2016拯救脓毒症运动：脓毒症和脓毒症休克的管理国际指南》中可以得知脓毒症是机体对感染反应失调所致的危及生命的器官功能障碍。感染是诱因，器官功能障碍是结果，机体对感染的反应失调是中间过程，那机体为何会对感染反应失调，何种的机体会对感染反应失调，不同免疫状态的患者对感染反应是何种变化一直是个难解的谜题。同样的疾病、同样的治疗方案，不同免疫状态脓毒症患者的结局会千差万别，下面列出了一些免疫调理方向的治疗。

1. 注射用免疫球蛋白治疗 习以为常的免疫球蛋白在循证医学证据下并没有达到期许的效果，许多阳性结果均来自于小样本研究，具有较高的偏倚风险。Werdan K等人的一项较大规模的针对成人患者的多中心随机对照试验（$n=624$）发现静脉给与免疫球蛋白（IVIG）无益处。2013年Cochrane开展了一项系统回顾分析，纳入了脓毒症患者使用免疫球蛋白的RCT研究，确定了10个多克隆静脉注射免疫球蛋白试验（1 430例）和7个富含IgM的多克隆IVIG研究（528例），在剔除其中的低偏倚风险的试验分析表明，使用多克隆IVIG不会降低脓毒症患者的病死率。不同脓毒症的免疫状态不同，IVIG可能仅对一小部分脓毒症患者有益，但一刀切式的治疗又没进行特定免疫亚组分型是多数研究失败的原因。所以美国重症医学会（Society of Critical Care Medicine，SCCM）与欧洲危重病医学会（European Society of Intensive Care Medicine，ESICM）联合发布的《2016拯救脓毒症运动：脓毒症和脓毒症休克的管理国际指南》在免疫球蛋白部分的推荐是不建议静脉使用免疫球蛋白（弱推荐、低质量证据）。

2. 皮质激素治疗 当机体发生脓毒症时，各器官系统都会发生相应变化，形成一个网络机制，共同应对外来打击。在这个复杂的网络中，激素似一只无形巨手，调节着机体免疫功能、炎症反应、神经内分泌系统、凝血状态、代谢水平等各方面的功能，如同机体各系统的动员者、组织者及协调者，在脓毒症的发生发展中扮演重要角色。激素治疗在20世纪50年代就已被广泛应用于感染性疾病的治疗当中，但随着循证医学的发展，激素治疗已经从曾经的"非常需要"走向如今的"不推荐"。1987年《新英格兰医学杂志》就有研究证实大剂量糖皮质激素治疗严重感染和感染性休克反而增加病死率，此后大量文献均否定了大剂量激素在严重脓毒症中的作用。此后许多临床机构在脓毒症中尝试使用小量激素抗炎，2008年发表在《新英格兰医学杂志》的另一篇纳入9个国家中的52个ICU的251例患者的多中心研究显示小剂量激素不能改善脓毒症患者病死率，并可能增加新感染的可能。目前脓毒症指南中已无糖皮质激素在免疫调理及抗炎方面的推荐,仅保留在充分液体复苏及血管活性药物治疗下血流动力学仍不稳定的患者可每日静脉使用200mg氢化可的松。如何使用激素正如我国脓毒症著名专家姚永明教授在《解放军医学杂志》所述,皮质激素治疗就像"金子"一样吸引着危重症领域的专家,然而如何能够做到在临床治疗中准确应用糖皮质激素依然困难重重。首先,目前缺乏衡量患者基础免疫状态的有效系统;其次,缺乏反映机体应激状态对激素替代治疗"渴求"程度的明确指标;最后,糖皮质激素本身的副作用限制了其临床使用,增加了不确定性。因此,激素替代治疗的时机、剂量、时程尚有待深入研究。

3. 免疫调节剂胸腺法新治疗　我国在脓毒症免疫方向的探索作了极大的贡献,2013年我国学者管向东教授在 *Critical Care Medicine* 公布的ETASS研究结果显示,对于严重脓毒症患者,在感染早期积极给予免疫调节剂胸腺法新,可以促进患者获得良好预后。这一研究初步指出了严重脓毒症的免疫治疗方向,并写进了《中国严重脓毒症/脓毒性休克治疗指南(2014)》,但由于研究样本量小,且为单盲试验,所以免疫调节剂胸腺法新的治疗并没有收入《2016国际脓毒症和脓毒性休克管理指南》。但随后管向东教授关于免疫调节剂胸腺法新的另一项大型、多中心、双盲的RCT研究——TESTS研究已经有序进行,研究计划纳入1 000例患者。希望通过这项研究能够为脓毒症免疫调理方向提供更多治疗选择。

4. 乌司他丁(人尿胰蛋白酶抑制剂)　乌司他丁注射液与免疫调节剂胸腺法一样,是《中国严重脓毒症/脓毒性休克治疗指南(2014)》免疫调理部分仅有的两项指南推荐。Karnad教授等的研究发现,脓毒症患者在发生一个或多个器官衰竭后48小时内随机接受乌司他丁静脉注射(200 000IU)每12小时1次,连续使用5日。以28日病死率作为主要观察终点,与安慰剂相比,使用乌司他丁的脓毒症患者其28日病死率明显降低。

5. 维生素C注射液　维生素C是重要的水溶性维生素,具有强烈的抗氧化作用,大剂量的维生素C可以抑制炎症因子的过度释放。维生素C又作为一种重要的免疫反应物质,可能通过调节免疫细胞增殖与分化,调节辅助性T细胞1(Th1)/辅助性T细胞2(Th2)平衡,提高巨噬细胞、T细胞和B细胞的功能以改善宿主防御功能。

脓毒症时,调节性T细胞在调节机体免疫反应中起关键作用,其以高表达叉头翼状螺旋转录因子(Foxp)-3为特征,调节性T细胞主要参与脓毒症相关的免疫负性调节,包括促进T细胞凋亡,抑制CD4$^+$/CD8$^+$ T细胞功能,通过细胞毒性T淋巴细胞相关抗原-4(CTLA-4)、膜相关转化生长因子β和抗炎因子（IL-10 和 TGF-β）介导从 Th1 到 Th2 的转变过程。Gao 等的研究发现，脓毒症小鼠经过维生素 C（200mg/kg）干预后均出现 Foxp-3、CTLA-4 和抗炎因子蛋白及基因表达的明显抑制，证实维生素 C 对调节性 T 细胞免疫抑制功能的影响。

2019 年 10 月美国 *JAMA* 杂志的一篇随机、双盲、安慰剂对照、多中心的试验，共纳入美国 7 个重症监护机构的 167 位脓毒症患者，干预的条件是患者被随机分配为每 6 小时静脉滴注维生素 C（50mg/kg，5% 葡萄糖溶液，$n=84$）或安慰剂（5% 葡萄糖溶液，$n=83$）共计 96 小时。主要的观察结果是与安慰剂相比，96 小时的维生素 C 静脉输注射能否显著改善器官功能障碍评分或改变炎症和血管损伤标志物的水平。令人遗憾的是该研究显示，大剂量维生素 C 静脉输注并不能改善器官功能障碍评分或改变炎症和血管损伤标志物的水平。但令人意外的发现是 3 个次级结果在各组间有显著性差异，28 日病死率、机械通气时间、ICU 住院日数均明显降低。但该研究的病例来源主要为以呼吸系统为原发病的脓毒症患者，并不能完全等同于腹腔感染的脓毒症患者，不过相信在此文章的催化作用下，腹腔感染为原发病的类似研究很快就会出现。

6. 免疫调控的潜在的靶点治疗　脓毒症免疫调控治疗有许多潜在的靶点，它们可以逆转或者降低脓毒症诱导的免疫麻痹。这些治疗措施包括抑制凋亡，阻断不利的协同刺激分子，降低抗炎细胞因子的水平，增加 HLA-DR 表达，重新恢复"免疫衰竭"或者无能 T 细胞。2018 年《重症监护和急诊医学年刊》就发表了一篇名为《脓毒症的免疫麻痹：现在的认识和未来的发展》的文章，提出了许多建设性的意见，不同的免疫麻痹患者有不同的免疫调理方案，这些治疗措施虽然目前还正在临床前期研究，但却开阔了从前只懂一刀切的狭窄眼界，具体方案见表 3-7。

表 3-7　针对脓毒症所致免疫麻痹的推荐细胞免疫治疗

免疫细胞	脓毒症相关机制	免疫治疗
单核细胞和巨噬细胞	内毒素耐受 增加免疫抑制因子，如 IL-10 减少 HLA-DR 的表达 重组 M2 表型	IFN-、G-CSF、GM-CSF、anti-PD-L1-antibody、IL-15
中性粒细胞和骨髓来源抑制细胞	减少细胞凋亡 增加 IL-10 增加幼稚细胞并降低抗菌药物功能 阻碍 T 细胞功能并提升 Treg 释放 NET	IL-15、recombinant human IL-7、G-CSF、GM-CSF

续表

免疫细胞	脓毒症相关机制	免疫治疗
树突状细胞	增加细胞凋亡 诱导 T 细胞失能 诱导 Treg 增殖 减少 T 细胞和 B 细胞的抗原提呈	IL-15
CD4+ Th 细胞亚群	增加细胞凋亡 衰竭 Th2 细胞分化	重组人 IL-7、抗 PD-1 抗体、抗 PD-L1 抗体、IL-15、抗 IL-10、抗 TGF-β
Treg 细胞	抗细胞凋亡 抑制单核细胞和中性粒细胞功能 加速 NK 依赖的内毒素耐受	重组人 IL-7、抗 IL-10、抗 TGF-β
γδT 细胞	减少数量,例如肠道黏膜	重组人 IL-7
NK 细胞	增加细胞凋亡 减少细胞毒性功能 减少 IFN-γ 生成	IL-15
B 淋巴细胞	增加细胞凋亡 衰竭——降低抗体生成和有效清除病原体的能力	重组人 IL-3

注：IL,白细胞介素；NK,自然杀伤；TGF,转化生长因子；Th,T 辅助细胞；PD,程序化死亡；PD-L,程序化死亡配体；G-CSF,粒细胞集落刺激因子；GM-CSF,粒细胞巨噬细胞集落刺激因子；IFN,干扰素；NET,细胞核外陷阱；MDSC,骨髓起源抑制细胞。

（七）连续性肾脏替代治疗

部分病情较重的复杂腹腔感染患者因感染的持续状态很容易发展成脓毒症甚至脓毒症休克并走向多器官功能衰竭的地步,急性肾损伤（acute kidney injury,AKI）是其常见的器官损伤之一,AKI 增加了腹腔感染患者的死亡风险。严重的 AKI 常常需要肾脏替代治疗。目前肾脏替代治疗的介入时机、模式选择、持续时间等具体方案学术领域仍争议不断。那 AKI 的诊断标准是什么？改善全球肾脏病预后组织（kidney disease: improving global outcomes,

KDIGO）在整合急性透析质量指导组（acute dialysis quality initiative，ADQI）和急性肾脏损伤网络专家组（acute kidney injury network，AKIN）界定 AKI 标准的基础上，于 2012 年 3 月发布了 KDIGO 分期标准。KDIGO 标准将 AKI 定义为：①在 48 小时内 Scr 升高≥26.5μmol/L；②在 7 日之内 Scr 升高超过基础值的 1.5 倍及以上；③尿量减少［<0.5ml/（kg·h）］且持续时间在 6 小时以上。《KDIGO 急性肾损伤临床实践指南（2012）》的 AKI 分期标准见表 3-8。

表 3-8　2012 年 KDIGO 制定的 AKI 分期标准

分期	血清肌酐	尿量
1	7 日内超过基线值的 1.5～1.9 倍	尿量<0.5ml/（kg·h），持续 6～12 小时
	48 小时内升高≥0.3mg/dl（26.5μmol/L）	—
2	血清肌酐升高至基线值的 2.0～2.9 倍	尿量<0.5ml/（kg·h），持续 12 小时及以上
3	血清肌酐升高至基线值的 3.0 倍	尿量<0.3ml/（kg·h），持续 24 小时及以上
	血清肌酐升≥4.0mg/dl（353.6μmol/L）	或无尿持续 12 小时及以上
	开始肾脏替代治疗	—
	18 岁以下 eGFR<35ml/（min·1.73m^2）	—

1. 连续性肾脏替代治疗何时启动　对于脓毒症伴有血流动力学不稳定的患者《脓毒症和脓毒症休克第三个国际共识定义》（sepsis 3.0 指南）已经给出了连续性肾脏替代治疗（continuous renal replacement therapy，CRRT）的推荐，当患者出现严重的代谢性酸中毒（pH<7.1）、严重的高钾血症（K$^+$>6.5mmol/L）、利尿剂不敏感的严重容量过负荷、高氮质血症（BUN>30mmol/L）、无法控制的高热等情况时开始肾脏替代治疗已无明显争议。但当患者已出现急性肾损伤，但还没有达到上述情况时，是否启动 RRT 与何时启动 RRT 一直争议不断。一提及 CRRT 何时启动，就不得不提及 2016 年分别发表在 *JAMA* 与 *The New England Journal of Medicine* 这两篇经典的研究，但试验的结果并不一致。急性肾损伤肾脏替代疗法早期与延迟启动对危重症患者死亡率的影响（ELAIN）试验是德国一所大学医院 231 名重症患者的单中心非盲随机对照试验［血清肌酐水平翻倍或尿量<0.5ml/（kg·h），持续 12 小时］，此研究是 Alexander Zarbock 团队于 2016 年发表在 *JAMA* 中。患者随机分为两组，一组接受立即启动 RRT，另一组接受延迟 RRT 的策略，直到出现绝对指征或 AKI 进展到第 3 阶段。早期组 90 日全因死亡率为 39.3%，而延迟组为 54.7%（*P*=0.03）。相比之下，另一项由法国卫生部支持下的持续肾脏替代治疗研究是纳入了 31 个 ICU 的多中心随机对照试验，共收集 619 例无紧急适应证的 3 期 AKI 患者随机分为立即启动 RRT 或根据临床适应证延迟启动策略。在

308 名随机接受延迟策略的患者中，只有 157 名（51%）最终接受了 RRT。两组治疗组间 60 日死亡率却没有差异（48.5% vs 49.7%），该研究于 2016 年发表在《新英格兰医学杂志》。两组研究的生存时间曲线见图 3-10。如此高质量的研究结论也截然相反，且互有缺陷。综合当下 CRRT 何时启动的研究可以获知，延迟策略可能有效地避免对某些患者使用 RRT，也可减少 RRT 带来再次感染及血栓的风险，但过度观望的态度也会导致更加糟糕结果的出现。RRT 的启动时间依旧是个体化方案，依旧没有具体的启动时间节点，需临床医师谨慎地判断并准确评估病情的走势，在可以避免的情况下避免 RRT，并在不能避免的情况下立即启动 RRT。

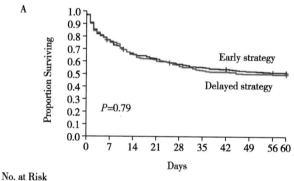

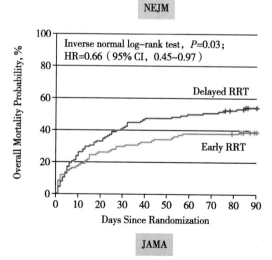

图 3-10　两组研究的生存时间比较（文献原图引用，见书末彩插）

2. 选择模式　CRRT 有多种治疗模式，其中有清除炎症因子作用的就有 CVVH、CVVHDF、HVHF 这几种。指南曾经明确不建议使用 HVHF 治疗脓毒症合并急性肾损伤，所以临床中腹腔脓毒症患者使用最频繁的就是 CVVH、CVVHDF 这两种模式。虽然有人认为 CVVH 对大分子量溶质（如促炎细胞因子）的增强清除可能是有益的，但这一理论尚未在临床实践中得到证实。血液灌流（hemoperfusion，HP）是另一种血液净化方式，选用合适的灌流器对炎症因子的清除效果明显。但是 HP 没有调节酸碱平衡紊乱、电解质紊乱及清除水负荷等肾脏替代治疗的作用，对于合并急性肾损伤的脓毒症患者一般与 CVVH 或 CVVHDF 连用。

3. 何时终止　CRRT 终止过早可因治疗不充分引起不良后果，但终止过晚会增加出血、感染风险及医疗费用。由于肾功能恢复或转为其他形式的 RRT 而停止 CRRT 没有具体的标准。2019 年发表在 Chest 的一篇文章，在没有使用利尿剂的情况下，尿量 >400ml/d 是 CRRT 成功停止的预测因子。那些成功停止 CRRT 而不需要重新启动 CRRT 的患者更有可能存活到出院。在 ATN 研究中，当每日的尿量超过 750ml 时，进行 6 小时定时尿液收集。如果测量的肌酐清除率 <12ml/min 则继续 RRT，如果 >20ml/min 则停止 RRT，并且如果测量的酸酐清除率在 12～20ml/min 之间，则由临床医师判断。血流动力学状态改善但持续 AKI 的患者可由持续改为间断。

（八）腹腔感染并发症的处理

1. 急性呼吸窘迫综合征（ARDS）及呼吸衰竭　ARDS 是一种威胁生命的呼吸衰竭类型，在美国每年大约有 20 万例患者受到其影响，导致接近 7.5 万例患者死亡。在全球范围内，ARDS 占 ICU 住院人数的 10%，每年超过 300 万例 ARDS 患者。腹腔脓毒症是导致肺外源性 ARDS 的主要原因，2016 年 JAMA 的一篇大型观察性研究显示 16% 的 ARDS 是由肺外源性脓毒症导致。鉴于 1994 年美欧共识会议（AECC）对 ARDS 定义的局限性，2012 年欧洲重症医学学会（ESCIM）召集了一个国际专家小组重新修订 ARDS 的定义——柏林定义，也迅速得到了美国胸科学会（ATS）和重症医学学会（SCCM）的认可与响应，见表 3-9。

表 3-9　ARDS 柏林定义与诊断标准

急性呼吸窘迫综合征	
发病时机	1 周内已知的临床损害或新发的或原有加重的呼吸道症状
胸部影像学[a]	双肺透光度减低，且不能完全用胸腔积液、肺叶不张或结节解释 无法用心力衰竭或液体负荷过多解释的呼吸衰竭
肺水肿来源	如果没有危险因素，则需客观评估（如心脏超声检查）排除静水压升高的肺水肿

急性呼吸窘迫综合征	
低氧血症[b]	轻度：PEEP/CPAP≥0.49kPa 时 26.7kPa＜PaO$_2$/FiO$_2$≤40kPa）[c]
	中度：PEEP/CPAP≥0.49kPa 时 13.3kPa＜PaO$_2$/FiO$_2$≤26.7kPa
	重度：PEEP/CPAP≥0.49kPa 时 PaO$_2$/FiO$_2$≤13.3kPa

注：PEEP，呼吸末正压；CPAP，持续气道正压；[a] 胸片或 CT 扫描；[b] 如果海拔超过 1 000 米，应根据如下公式进行校正，[PaO$_2$/FiO$_2$×（大气压 /760）]；[c] 轻度 ARDS 患者可能接受无创通气。

ARDS 主要病理生理改变是以肺泡弥漫性损伤为主，广泛肺萎陷、肺顺应性减低。2018 年 *JAMA* 发表了一篇 ARDS 的诊断和新进展的文章，除积极治疗原发病外方法较少，阿司匹林、β$_2$ 受体激动剂、他汀类药物和角质形成细胞生长因子的研究均未取得理想效果，机械通气依旧是 ARDS 管理的基石。腹腔感染引起 ARDS 治疗首要任务是识别并积极治疗原发病，如腹腔感染灶的充分引流，降低腹腔压力，改善膈肌功能等。因原发病的治疗已在本节中提及，下面重点介绍一下机械通气相关的治疗策略，具体步骤见图 3-11。

（1）通气方法的选择：根据 ARDS 柏林标准判断其严重程度，在治疗过程中不断评估以选择适宜的呼吸治疗措施。早期不太严重的 ARDS 可先尝试无创通气治疗或高流量氧疗，如连续观察病情不缓解，则须迅速转为有创通气治疗。

（2）潮气量的选择：由于 ARDS 肺损伤的不均一性，机械通气治疗在维持正常肺组织通气基础上，避免剪切伤与动态过度膨胀以减少呼吸机相关性肺损伤。肺保护性通气策略包括小潮气量（4～8ml/kg）控制平台压＜2.94kPa。多项研究也表明保护性通气策略与传统通气策略相比可以显著降低 ARDS 患者病死率及器官衰竭发生的可能。测量平台压时应给予充分的镇静或肌松以避免自主呼吸的干扰。若平台压＞2.94kPa，应逐渐以 1ml/kg 的梯度降低潮气量（VT）至最低水平 4ml/kg。降低 VT 后应逐渐增加呼吸频率以维持患者分钟通气量，呼吸频率最大可调节至 35 次 /min，同时应注意气体陷闭的发生。需注意的是，降低 VT 后，虽然最大程度地调节呼吸频率（35 次 /min），但部分患者仍会出现严重的高碳酸血症。除伴有颅内高压、血流动力学不稳定等情况的患者外，一般大多数患者能耐受高碳酸血症的发生。对于非常严重的 CO$_2$ 潴留患者（经积极处理后 pH 仍低于 7.2），有条件单位此时可考虑联合应用体外生命支持技术，如 VV-ECMO 体外 CO$_2$ 清除技术。

（3）PEEP 的选择：腹腔高压时膈肌上抬，且运动受限，胸壁顺应性下降，胸腔压力增加，跨肺压降低。在严重腹腔高压（intro-abdominal hypertension，IAH）与腹腔间隔室综合征（abdominal compartment syndrome，ACS）患者，降低腹压才可实现有效的肺开放，同时往往需要辅以更高的 PEEP 维持肺泡开

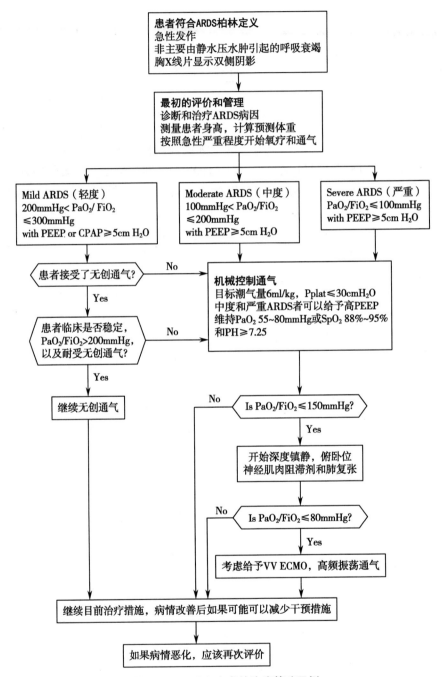

图 3-11　ARDS 患者的治疗策略示例

放。ARDS 患者的 PEEP 具有非常重要的生理学效应：复张肺泡，增加功能残气量；改善通气血流比；增加肺顺应性；降低肺泡周期性复张和塌陷所致剪切伤的发生等。但过高的 PEEP 亦可能会导致肺泡过度牵张和循环抑制等严重并发症的发生。荟萃分析也提示重度 ARDS 患者可以从高水平 PEEP 中获益，所以《急性呼吸窘迫综合征患者机械通气指南》也推荐中重度 ARDS 患者早期 PEEP 可采用 1.18kPa 以上。若 ARDS 患者出现了下列情况之一，即可认为肺可复张性高：① PaO_2/FiO_2 在 PEEP＝0.49kPa 时＜20kPa（150mmHg）；② PEEP 由 0.49kPa 增加至 1.47kPa，20 分钟后患者出现两种或以上的下述情况，即 PaO_2 增加、呼吸系统顺应性增加和死腔量降低。对于肺泡可复张性较差的患者，高 PEEP 可能会导致正常肺泡的过度牵张，加重肺损伤，此时应给予低水平 PEEP 治疗（可参见表 3-10）；相反，对于肺泡可复张性高的患者，高 PEEP 能复张萎陷肺泡，减轻肺组织剪切伤和应变，应给予高水平 PEEP 治疗。在临床实践中，个体化滴定 PEEP 的方法很多，除 $PEEP-FiO_2$ 表格法外还有食管压法、应力指数法、PEEP 递减法、P-V 曲线法及影像学法（通过 CT、超声、体层阻抗扫描等影像技术评估肺泡的复张情况。）

表 3-10　$PEEP-FiO_2$ 表格设置高/低水平 PEEP

设置方法			
低水平 PEEP 法		高水平 PEEP 法	
FiO_2	PEEP/kPa	FiO_2	PEEP/kPa
0.3	0.49	0.3	1.18
0.4	0.49	0.3	1.37
0.4	0.78	0.4	1.37
0.5	0.78	0.4	1.57
0.5	0.98	0.5	1.57
0.6	0.98	0.5	1.76
0.7	0.98	0.5～0.78	1.96
0.7	1.18	0.8	2.16
0.7	1.37	0.9	2.16
0.8	1.37	10	2.16～2.35
0.9	1.37		
0.9	1.57		
0.9	1.76		
1	1.76～2.35		

注：调节 PEEP 和 FiO_2 维持氧合目标，SpO_2 88%～95% 和 PaO_2 7.3～10.7kPa（55～80mmHg）；调节时应根据氧合目标渐进式调节，如在低水平 PEEP 的设置方法中，若患者初始 FiO_2＝0.5，PEEP＝0.78kPa，但氧合未能达标，此时依据表格可将 PEEP 调至 0.98kPa；若氧合仍未达标，下一步则将 FiO_2 调至 0.6，此后依此类推。PEEP，呼气末正压；FiO_2，吸氧浓度。

（4）FiO_2 的选择：ARDS 患者常需提高 FiO_2 以纠正低氧血症及其导致的一系列生理功能障碍。但过高 FiO_2 亦可能会出现氧中毒而加重肺组织和其他脏器的损伤。因此，对于 ARDS 患者 PEEP 及 FiO_2 参数如何调节，在澳大利亚某一综合 ICU 进行了一项前瞻性自身对照研究显示，实施保守性氧疗（目标 SpO_2 为 90%～92%），乳酸水平有下降趋势，发生新发的非肺脏器官衰竭风险呈显著性下降。因此，保守性氧疗可能对于机械通气患者来说是安全的，此研究是 SUZUKI S 团队于 2014 年发表在 *Critical Care Medicine*。

（5）早期是否保留自主呼吸：重度 ARDS 早期自主呼吸是否保留？肺泡开放依赖于跨肺压，即肺泡压与胸腔内压之差。严重低氧血症时牵张反射引起过强的自主呼吸导致跨肺压增大，增加肺损伤风险；给予充分镇静，甚至短期肌松治疗，对改善人 - 机协调性、降低跨肺压可能有益。

（6）驱动压的选择：有研究显示呼吸机相关肺损伤与驱动压升高相关，驱动压控制 1.47kPa 以下可改善 ARDS 患者的病死率。驱动压受到胸壁弹性阻力、腹腔压力、腹腔积液等因素影响，腹腔脓毒症患者须结合腹腔压力（IAP）进行评估。

（7）俯卧位通气：尽管俯卧位通气可改善重力依赖区肺泡的通气血流比，也是肺复张的延伸与补充，多项研究也证明俯卧位通气可降低患者病死率，$PaO_2/FiO_2 < 20kPa$（150mmHg）的重度 ARDS 患者每日俯卧位通气时间大于 12 小时，但腹腔感染患者常常受腹腔高压及有外科引流的影响，实施受到限制。

（8）体外膜氧合（ECMO）支持：对于重症 ARDS 患者，目前 ECMO 是重症 ARDS 患者在传统治疗措施失败后的最终补救措施。一般认为，当重症 ARDS 患者满足下述条件时可考虑实施 ECMO：采用肺保护性通气并且联合肺复张、俯卧位通气和 HFOV 等处理，在纯氧条件下，$PaO_2/FiO_2 < 13.3kPa$（100mmHg），或肺 - 动脉氧分压差 $> 80kPa$（600mmHg）；通气频率 > 35 次 /min 时，$pH < 7.2$ 且平台压 $> 2.94kPa$；年龄 < 65 岁；机械通气时间 $< 7～10$ 日；无抗凝禁忌。但 ECMO 技术具有操作复杂，人员水平要求高，需多学科合作，并发症多且严重，费用高等特点，临床医师在决定进行 ECMO 治疗时一定要综合考虑上述因素并取得患者家属同意后开展。

2.腹腔出血　腹腔感染合并腹腔出血或消化道出血的发生率目前缺乏统计，但在重症患者，腹腔 / 消化道出血必然会增加患者的死亡率，因此值得重视。

腹腔出血一般不会单独发生，常继发于消化道瘘，最多见于胰瘘、胆瘘的患者。重症胰腺炎患者胰蛋白酶原异常激活，消化自身胰腺组织，胰腺损伤出现胰瘘，胰液渗出继续腐蚀消化胰周组织，使血管床裸露甚至破坏血管壁，同时因为血管脆性增加，全身炎症风暴释放大量炎症因子损伤血管内皮，继而引发腹腔大出血。另一方面，由于大多数腹腔感染继发于消化道完整性的破坏（如消化道穿孔、手术切除后重新吻合等），手术后吻合口愈合不良也会导致消化液外漏，腐蚀腹腔血管而引起出血。胰腺坏死、脓毒症、液体积聚和器官功能衰竭均为腹腔出血的高危因素。严重腹腔感染患者常发展为脓毒症休克，瀑布式的炎症级联反应使机体全身处于应激状态，胃黏膜碳酸氢盐保护层功能减弱，氢离子内移损伤胃黏膜细胞，导致应激性溃疡出血。此外，腹腔感染患者胃肠蠕动功能减弱，胃轻瘫发生率升高，肠内营养不能早期开展，导致肠道黏膜毁损脱落、肠道出血，也是另一重要原因。

对于腹腔/消化道出血，最重要的处理原则是早发现、早诊断，血压降低、心率加快、血红蛋白降低均提示有出血可能，腹部血管增强CT有助于确诊出血的部位和出血量。其次给予足够的液体复苏，补充血容量，输注凝血因子及促凝抗纤溶药物，为止血治疗争取时间。腹腔出血通常需要外科干预止血或介入下栓塞止血。急性胰腺炎的腹腔出血部位常见于脾动脉、胃十二指肠动脉、胰十二指肠动脉、肠系膜上动脉、胃网膜动脉、横结肠系膜血管等，如CTA能发现出血的血管，介入下栓塞止血可取得较好的疗效，且损伤小于开腹手术止血。如为消化道出血，推荐早期（24小时之内）予上消化道内镜检查，联合使用肾上腺素和血管夹、热凝固术或注射组织硬化剂等方法止血。上消化道内镜检查为阴性的消化道出血，需进行结肠镜检查，而结肠镜亦阴性时，则可使用推进式电子小肠镜探查小肠。如内镜未发现出血部位，则需考虑介入治疗或内镜手术。还有一种情况更为严重，即感染导致的弥漫性血管内凝血，常发生于经历大出血的脓毒症休克患者。对于这种出凝血功能障碍，必须以控制感染为前提，然后大量补充凝血物质的同时，适时抗凝，打断"出血-凝血-再出血"的恶性循环，尽管耗费大量人力物力，仍然预后不良。

3. 急性胃肠道损伤　无论是社区获得性腹腔感染还是医疗机构相关腹腔感染，继发急性胃肠功能损伤是很常见的，如果患者还经历较大的手术如胰十二指肠切除，则发生率更高。其主要胃肠道表现有呕吐、胃轻瘫伴胃潴留量过多、腹泻、下消化道麻痹等，严重的还有消化道出血、肠扩张等。在重症感染患者，胃轻瘫伴胃潴留量过多发生率较高，其原因可能与胃动素（motilin）和胃促生长素（ghrelin）分泌减少及功能受损有关。脓毒症患者常出现器官缺血缺氧，其中胃肠道黏膜首当其冲，胃黏膜上皮细胞能量不足，不能产生足量的碳酸氢盐和黏液；而缺血缺氧时机体释放较多的糖皮质激素使盐酸和胃蛋白酶分泌增加、胃黏液分泌减少，碳酸氢盐黏液层所组成的胃肠黏膜屏障功能降低，胃酸中的氢离子更多地反向逆流入黏膜，从而损伤 Mo 细胞和胃促生长素分泌细胞，导致胃动素和胃促生长素功能受到抑制。欧洲危重病学会的腹部疾病工作小组（Working Group on Abdominal Problems of the European Society of Intensive Care Medicine，ESICM WGAP）于 2012 年发布的《重症患者胃肠功能损伤的定义和处理指南》（以下简称 AGI 指南）将急性胃肠功能损伤（acute gastrointestinal injury，AGI）定义为危重患者由于急性疾病引起的胃肠道功能障碍，并分为四级：①AGI Ⅰ级（有发生胃肠功能不全或衰竭的风险），指胃肠道功能部分受损，表现为病因明确的暂时的胃肠道症状；②AGI Ⅱ级（胃肠功能不全），胃肠道的消化吸收功能不能满足机体对营养物质和水的需求，但还没有影响到患者的全身情况；③AGI Ⅲ级（胃肠功能衰竭），胃肠功能丧失，尽管采取治疗干预，胃肠功能不能恢复而且全身情况没有改善；④AGI Ⅳ级（胃肠功能衰竭并严重影响其他脏器的功能），AGI 发展成为直接危及生命的因素，并伴有多脏器功能不全和休克。

腹腔感染患者起初多为Ⅰ级或Ⅱ级，主要胃肠道表现有呕吐、胃轻瘫伴胃潴留量过多、腹泻、下消化道麻痹等。对于此类患者，AGI 指南及 2013 年发布的《临床指南：胃轻瘫的处理》均建议尽可能停用抑制胃肠运动的药物（如儿茶酚胺、镇静剂、阿片类），降低镇静深度，并纠正相关的因素（如高血糖、低钾血症），在排除机械性肠梗阻后，可使用甲氧氯普胺和红霉素刺激上胃和小肠，新斯的明则刺激小肠和结肠。中药汤剂大承气汤或用大黄灌肠也有通便的作用，此外腹部康复电疗刺激也可以促进患者胃肠蠕动。重症患者由于长时间卧床，胃肠蠕动功能较差，抬高床头 30°～45°除了预防误吸外，也有助于胃内容物流入肠道，长期卧床患者建议监测胃潴留量，单次超过 200ml 即为胃潴留量过多，如果单次超过 500ml，建议停止使用胃内营养，考虑空肠内营养（即鼻肠管）。鼻肠管置入的最常用方法是胃镜直视下放置，其优点是放置的位置、深度准确，除非结构严重改变，成功率在 90% 以上。另一种创伤较小的鼻肠管置入方法是磁导航下盲插置入，但此法对患者要求较高，需要生理结构相对完整，最好还保留一定的胃肠蠕动能力，成功率较胃镜直视下放置稍低，对于已行消化道手术改道的患者并不适用。此外还应注意患者是否存在胃肠道水肿，适当提高血清白蛋白水平及脱水处理对恢复胃肠道蠕动功能也有较好的效果。

除了以上因素外，肠内营养的种类也可能影响肠内营养开展是否顺利。肠内营养可以从滋养型营养开始，先给予葡萄糖溶液，如胃潴留量不多，逐渐过渡到整蛋白，如果出现营养不耐受，可考虑尝试短肽类营养制剂。需注意的是，虽然市面上肠内营养制剂种类较多，不同制剂的营养配比和单位热卡含量略有不同,但短肽类肠内营养与整蛋白类肠内营养相比增加了乳清蛋白水解物,使肠内营养更容易吸收,却缺少了膳食纤维,不利于肠道蠕动,而且渗透压较高,容易引起腹胀,需要根据患者的实际情况进行选择。

(九) 展望

Sartelli M 团队 2015 年在《世界急诊外科杂志》介绍欧洲 22% 的脓毒症患者源于腹腔感染,而在加拿大和北美的一项调查中则发现此数据高达 35%。针对全球 132 个医疗机构,共 4 553 例复杂腹腔感染患者的多中心回顾性研究发现其病死率高达 9.14%(416/4 553)。腹腔感染无脓毒症时病死率为 1.2%,发展为脓毒症时病死率为 4.4%,进展为脓毒症休克时病死率则高达 67.8%。从中不难看出进展为脓毒症甚至是脓毒症休克的腹腔感染是当下最为迫切需要解决的问题。但无论是复杂腹腔感染还是脓毒症的相关指南及专家共识更新极快,并且相关的推荐也并无完全相同。从侧面也可以看出重症感染及其相关领域的专家及学者在不断向真理发出探索,才有了今天百家争鸣的格局。复杂腹腔感染与脓毒症相互交织,同时也都处在不断的发展过程中,需要用发展的眼光去看待当下的指南。前文已经对复杂腹腔感染的治疗进行了深入的讲解,从现有文献也可得知导致其较高病死率的主要原因是合并了脓毒症。下面将从脓毒症的早期诊断、液体滴定、抗感染及免疫调理的新老观点进行剖析,以寻求可以找到降低复杂腹腔感染病死率的突破口。

1. 诊断方面的新进展　复杂腹腔感染病死率最高的就是合并了脓毒症的复杂腹腔感染,那如何第一时间识别脓毒症成了学术界的首要难题。众所周知脓毒症是一种时间敏感性疾病,诊断或治疗的延迟都会导致死亡率升高。快速诊断脓毒症可能会降低死亡率,缩短住院时间,降低住院费用。脓毒症的诊断也从 sepsis 1.0 走向了 sepsis 3.0,也确定了是机体对感染反应失调所导致危及生命的器官功能障碍。SIRS 评分不能客观反映器官功能障碍的严重程度,另外除感染外创伤与应激也均可以导致 SIRS,最重要的是多项研究证实有相当一部分感染伴器官功能衰竭的患者不符合 SIRS 的诊断,敏感性较低,综合以上原因 SIRS 逐渐退出了脓毒症诊断的历史舞台。sepsis 3.0 诊断由也感染 + SIRS 评分≥2 分,修改为感染 + SOFA 评分≥2 分。尤其是引入疑似感染 + 呼吸 >22 次 /min、意识改变、收缩压≤13.3kPa(100mmHg)(任意满足其中 2 项)的 SOFA,不需借助实验室检查结果就可以用最短的时间识别潜在脓毒症患者,甚至有人将其称为 3 秒 SOFA。下一步就是如何确立何种病原菌感染的问题,即使当下脓毒症的诊断往往取决于临床医师怀疑存在感染,却没有实际能力去实时诊断感染。大多数脓毒症患者都没有阳性的培养结果。此外,尽管部分患者的培养结果最终是阳性的,但从标本送达实验室到取得阳性结果需要数日的延迟。无法快速诊断感染和确定感染何时被清除会也导致广谱抗生素的过度使用。值得注意的是，近期病原菌的快速诊断获得了重大进展，2019 年 5 月德国海德堡大学医院的外科 ICU 发表在 *Critical Care Medicine* 的研究表明二代测序技术（metagenomics next generation sequencing，mNGS）在感染诊断方面较传统病原菌培养更具优越性，mNGS 阳性率比传统血液培养高 6 倍多（71% vs 11%），结果可信且对广谱抗生素的重新评估和可能的降阶梯治疗提供帮助。脓毒症的诊断从另一角度也有了新的进展，2019 年 11 月宾夕法尼亚州费城的一个三级教学医院在 *Critical Care Medicine* 发表利用人工智能预测严重脓毒症及脓毒症休克的研究，结论是预测结果对临床影响不大，看似让人遗憾，实则令人欣喜。目前该项研究还处在起步阶段，不能做到尽善尽美，相信未来某一天辅以人工智能的脓毒症诊断就会出现 sepsis 4.0 或 5.0 指南当中。

2. 液体复苏的滴定方法　2001 年美国脓毒症治疗领域专家 Rivers 教授率先提出以早期目标导向（early goal-directed therapy，EGDT）为基石的集束化治疗方案。脓毒症的液体复苏也从以往仅以大循环指标作为复苏终点的治疗方案向微循环功能改善为目标转移。当时的很多研究也证实了其理论观点，最初的 6 小时（黄金时间）内复苏目标：①中心静脉压（CVP）1.1～1.6kPa（8～12mmHg）；②平均动脉压 > 8.7kPa（65mmHg）；③尿量 > 0.5ml/（kg·h）；④ $ScvO_2$ 或 SvO_2 > 70% 或 65%。指南几经更新，但液体复苏的核心仍是 EGDT，随着重症医学整体对微循环功能改善认识的提高，2016 年 sepsis 3.0 制定前的多项 EGDT 的大型临床研究都未发现 EGDT 治疗与常规治疗在主要指标上的"显著差异"，为减少各医疗机构初期补液的过犹不及，指南未再推荐。不过 2017 年《新英格兰医学杂志》的一项研究证实 EGDT 与更高的住院费用相关，这也间接地宣布了以 EGDT 为核心的补液方案走向了终结。SSC 于 2018 年 4 月 19 日在 *Intensive Care Medicine* 在线发表了最新集束化治疗方案，1 小时集束化（hour-1 bundle，H1B）治疗策略取代 3 小时和 6 小时的集束化治疗，并将成为初步处理脓毒症休克的策略。这对于脓毒症休克患者早期识别、抢救启动及治疗的管理提出了更高的要求。《拯救脓毒症运动集束化管理：2018 年更新》中强调对于脓毒症患者的治疗是医疗紧急事件，1 小时内必须同时完成 5 个步骤。①测量乳酸水平，如初始乳酸水平高于 2mmol/L 则予重复测量；②在给予抗菌药物前获取血培养；③给予广谱抗菌药物；④对于低血压或乳酸水平≥4mmol/L，开始快速输注 30ml/kg 晶体液；⑤如果患者在液体复苏期间或之后仍处于低血压状态，则启用血管活性药物维持平均动脉压≥8.7kPa（65mmHg）。然而，H1B 的提出存在巨大争议，在 2018 年 9 月危重症医学协会(SCCM)和美国急诊医学学会(ACEP)联合发表了一项联合声明,不推荐美国的医院实施当前的 1 小时集束化管理。不难看出新方案关注问题导向及时间的紧迫性,但无差别的血流动力学管理已引起众多学者的担忧。群体化补液方案给患者带来潜在受益的同时更有潜在的危害(如肺水肿、腹腔间隔室综合征、组织水肿),同一种疾病的不同患者应有不同的补液方案,同一个患者不同时间节点的液体管理也应该是不同的,如今容量复苏的终点目标是什么?如何滴定?随着超声在重症医学领域的广泛普及,捕捉各个器官的灌注情况已不是不可能。在我国重症专家刘大为教授的推动下我国重症的血流动力学已走在世界前列,以超声为推手,从患者的整体出发,在获得常规临床信息的基础上,运用超声技术,针对重症患者,以问题为导向的、多目标整合的动态评估过程,是确定重症治疗,尤其是血流动力学治疗方向及调整精细治疗的重要手段。也提出了从群体化治疗、个体化治疗到当下器官化治疗的新观点,在《中华内科杂志》等杂志发表了相关文章。临床实际应用过程中也的确见到了更好的预后,期待更多的研究成果可以更及时地惠及大众。

3. sepsis 3.0 在抗感染方面屡遭非议的原因 对于脓毒症或脓毒症休克患者,应尽早经验性地应用可能覆盖病原菌的一种或联合几种静脉抗生素。早在 2006 年,Kumar 等在一项涵盖 25 年的大型回顾性研究发现,在成人脓毒症休克患者病程的最初 6 小时,每延迟 1 小时应用抗生素将增加 7.6% 的病死率。2014 年,Ferrer 等调查了包括北美洲、欧洲等的 165 个 ICU 共 28 150 例脓毒症和脓毒症休克患者,发现超过病程 1 小时应用抗生素可增加患者的住院病死率,且每延迟 1 小时应用抗生素,患者的病死率呈线性增加(从 1 小时内的 24.6% 到确诊后 6 小时的 33.1%)。这些研究都提示,如果是细菌感染的脓毒症休克,需早期尽快减少细菌负荷以预防感染扩散造成的严重后果。2016 年 1 月 18 日最新 sepsis 3.0 指南沿用了重拳猛击的策略,确诊后 1 小时内尽快启动静脉抗菌药物,并经验性推荐使用一种或几种抗菌药物进行广谱覆盖。但是 2017 年 11 月 22 日 IDSA 公开表明不承认 sepsis 3.0 指南,并引经据典《2016 年国际脓毒症和脓毒性休克管理指南》基于 *Best Practice Statements* 的说法。用足了循证医学的证据聚焦在抗感染方面,如"是不是感染,如何治疗感染,何时启动何时终止抗感染,什么是多药,什么是联合"等问题向 SSC 发出了诸多质疑。紧接着 2018 年 3 月欧洲临床微生物与感染性疾病学会(European Society of Clinical Microbiology and Infectious Disease,ESCMID)发布了脓毒症精准医疗的意见书,其中强调了在最初选择抗生素时,需考虑患者的个体化差异。如考虑患者的感染是社区获得性还是医院获得性、感染的部位、患者是否存在基础疾病,尤其要考虑是否存在免疫抑制的因素。积极地应用抗生素不仅能改善患者预后,同时也能降低医疗费用、药物不良反应和细菌的耐药性。但重拳猛击的策略势必会造成临床上为了满足这一僵化建议,而在未明确是否系感染所致的时候,仓促地为广谱抗菌药物大开绿灯。无疑增加了高级别广谱抗菌药物滥用的风险,长此以往对脓毒症的治疗大大不利,但若不采取大包围策略必会造成漏网可能,势必要牺牲部分患者利益,甚至是死亡的代价。细数 IDSA 的各项抗感染指南也不难发现针对不同人群、不同免疫状态的抗感染方案各不相同,从长远角度看,IDSA 可以有效地控制耐药菌的大量繁殖,但对于危重症患者若采用延迟治疗必将是以生命为代价,美国感染病学会也仅仅是对 SSC 的诸多推荐发出质疑,并未发表实质性的建议与改进方案。若早期制订精准抗感染方案必须依赖及时、准确的病原菌分离。新技术的不断发展为早期精准抗感染提供了可能,新的检测方法正应运而生,基于宏基因组的二代测序技术不依赖于传统的微生物培养,直接对临床样本中的核酸进行高通量测序,能够快速、客观地检测临床样本中较多病原微生物,该方法于 2019 年被写进了《宏基因组分析和诊断技术在急危重症感染应用的专家共识》。下一代纳米孔测序技术(nanopore 测序技术)正悄然兴起,其具有测序速度更快、读取更准确、测序数据实时监控、机器方便携带等特征。

4. 免疫调理的方向　同样的疾病,同样的病原菌感染,同样的治疗方案下,不同患者会出现不同的结局,这与不同个体所处的不同免疫状态密切相关,免疫麻痹的患者与更差的预后也存在正相关关系。当用尽一切传统治疗手段:手术、清创、应用抗菌药物等都无效时,机体的自身免疫状况便是患者生死存亡的关键。从这一角度,临床医师又该如何采取有效的治疗手段以干预患者的自身免疫状态,成为当下讨论的热点。免疫麻痹的发生离不开免疫细胞死亡、免疫细胞耗竭或"无反应性"、抗炎状态。上述三个机制虽然在很多研究中得到了证实,但是可能不是脓毒症导致免疫麻痹的仅有机制,最近的研究中发现了其他的一些机制。氧化磷酸化是免疫细胞的主要能量来源。然而,在脓毒症期间,免疫细胞改变其新陈代谢方式为无氧酵解。这个改变是帮助维持宿主防御功能的重要适应机制,这个机制转换的障碍或许可以解释脓毒症期间的免疫麻痹。脓毒症期间免疫细胞无论是氧化磷酸化还是无氧酵解均大大减弱。代谢功能障碍对免疫细胞的结局影响是重大的,因为免疫细胞需要足够的能量和营养来维持免疫细胞数量的恒定与功能的活性。最终免疫问题是否会归于代谢问题还不得而知,但没有持续稳定的能量供给就不会有免疫功能的活性维持。以能量供给为目的的免疫调理不排除会改变传统免疫调理的观念。接下来,不得不提及的是脓毒症的免疫抑制治疗。从前,对于淋巴细胞减少的脓毒症患者,临床医师是束手无策的。不断发展的肿瘤领域提示,PD-1(程序性死亡受体1)可以损伤淋巴细胞。这一线索也在动物实验中得到证实,抑制 PD-1 可以显著改善脓毒症动物模型中的结局。与此同时,NK 细胞活化后能够产生细胞因子和趋化因子,促进其他固有免疫细胞向感染部位迁移,提高免疫功能,促进感染修复。因此,调控脓毒症时 NK 细胞的数量和功能,可能是潜在的治疗靶点。免疫调控治疗还有许多潜在的靶点,它们可以逆转或者降低脓毒症诱导的免疫麻痹。这些治疗措施包括抑制凋亡,阻断不利的协同刺激分子,降低抗炎细胞因子的水平,增加 HLA-DR 表达,重新恢复"免疫衰竭"或者无能 T 细胞。

(程慧华　郝　鹏　何　清)

参 考 文 献

[1] SCHUETZ AN. Antimicrobial resistance and susceptibility testing of anaerobic bacteria. Clin Infect Dis,2014,59(5):698-705.

[2] PANA ZD,ROILIDES E,WARRIS A,et al. Epidemiology of invasive fungal disease in children. J Pediatric Infect Dis Soc,2017,6(suppl_1):S3-S11.

[3] ECKMANN C,DRYDEN M,MONTRAVERS P,et al. Antimicrobial treatment of "complicated" intra-abdominal infections and the new IDSA guidelines - a commentary and an alternative European approach according to clinical definitions. Euro J Med Res,2011,16(3):115-126.

[4] 刘昌,张靖垚. 腹腔感染诊治新理念:共识与争议. 中国实用外科杂志,2019,39(6):538-541.

[5] BLOT S,ANTONELLI M,ARVANITI K,et al. Epidemiology of intra-abdominal infection and sepsis in critically ill patients:"AbSeS",a multinational observational cohort study and ESICM Trials Group Project. Intensive Care Med,2019,45:1703-1717.

[6] BASSETTI M,ECKMANN C,GIACOBBE DR,et al. Post-operative abdominal infections:epidemiology,operational definitions,and outcomes. Intensive Care Med,2019,46(4):1-10.

[7] 吴孟超,吴在德. 黄家驷外科学. 8版. 北京:人民卫生出版社,2021.

[8] 王蜀强,杨兴祥. 自发性腹膜炎的诊治进展. 实用医院临床杂志,2016,13(2):42-46.

[9] 黎倍伶,钟国涛,陈金军. 自发性细菌性腹膜炎诊断和治疗现状. 临床肝胆病杂志,2019,35(9):2079-2081.

[10] LACHLAN NJ,FALLOWFIELD JA. Editorial:Spontaneous bacterial peritonitis-bacte-riology,diagnosis,treatment,risk factors and prevention. Aliment Pharmacol Ther,2015,41(12):1297.

[11] MATTOS ÂZ，LEÃO GS，MATTOS AA. Albumin for infections other than spontaneous bacterial peritonitis-still not an answer. Clinical Gastroenterology and Hepatology，2020，18（5）：1247-1248.

[12] OEY RC，DE MAN RA，ERLER NS，et al. Microbiology and antibiotic susceptibility patterns in spontaneous bacterial peritonitis：a study of two Dutch cohorts at a 10-year interval. United Eur Gastroenterol J，2018，6（4）：614-621.

[13] PIANO S，FASOLATO S，SALINAS F，et al. The empirical antibiotic treatment of nosocomial spontaneous bacterial peritonitis：results of a randomized，controlled clinical trial. Hepatology，2016，63（4）：1299-1309.

[14] KNITSCH W，VINCENT J，UTZOLINO S，et al. A randomized，placebo-controlled trial of preemptive antifungal therapy for the prevention of invasive candidiasis following gastrointestinal surgery for intra-abdominal infections. Clin Infect Dis，2015，61（11）：1671-1678.

[15] LAINE L. Upper gastrointestinal bleeding due to a peptic ulcer. N Engl J Med，2016，374（24）：2367-2376.

[16] STOLLMAN N，SMALLEY W，HIRANO I，et al. American Gastroenterological Association Institute guideline on the management of acute diverticulitis. Gastroenterology，2015，149（7）：1944-1949.

[17] ROSENBLATT R，TAFESH Z，SHEN N，et al. Early paracentesis in high-risk hospitalized patients：time for a new quality indicator. Am J Gastroenterol，2019，114（12）：1.

[18] 赵玉霞，梅红，彭罕鸣，等. 儿童腹部术后医院感染继发性腹膜炎的病原学特点及相关因素分析. 中华医院感染学杂志，2019，29（10）：1571-1574.

[19] DREWETT G，ABEYARATNE A，PRIYADARSHANA K，et al. Recurrent peritonitis secondary to Bacillus cereus：correspondence. Nephrology，2018，23（7）：703.

[20] TEN BROEK RP，KRIELEN P，DI SAVERIO S，et al. Bologna guidelines for diagnosis and management of adhesive small bowel obstruction（ASBO）：2017 update of the evidence-based guidelines from the world society of emergency surgery ASBO working group. World J Emerg Surg，2018，13（1）：24.

[21] JOOB B，WIWANITKIT V. Cholangiocarcinoma versus small liver abscess in dual source dual-energy CT quantitative parameters. Eur J Radiol，2018，99：130.

[22] GORELIK M，SABATES B，ELKBULI A，et al. Ileal GIST presenting with bacteremia and liver abscess：a case report and review of literature. Int J Surg Case Rep，2018，42：261-265.

[23] JALBANI IK，KHURRUM M，AZIZ W. Spontaneous rupture of Pyonephrosis leading to pyoperitoneum. Urol Case Rep，2019，26：100928.

[24] NAHHAS A，ABDERAHMAN A，KHARABA A. A snake in the grass：retroperitoneal abscess due to perforated appendicitis—management，approach and recommendations. J

Surg Case Rep，2019，2019（5）：rjz163.

[25] WHITE J，SIMMONDS AV，DARRABIE MD. Complicated retroperitoneal abscess after laparoscopic cholecystectomy. Am Surg，2019，85（3）：e176-e178.

[26] 王世夫，罗斌，陶福正. 急性重症胰腺炎伴发胰腺脓肿或胰腺感染坏死的诊疗分析. 中华全科医学，2014，12（6）：911-913.

[27] CROCKETT SD，WANI S，GARDNER TB，et al. American Gastroenterological Association Institute guideline on initial management of acute pancreatitis. Gastroenterology，2018，154（4）：1096-1101.

[28] SOLOMKIN JS，MAZUSKI JE，BRADLEY JS，et al. Diagnosis and management of complicated intra-abdominal infection in adults and children：guidelines by the Surgical Infection Society and the Infectious Diseases Society of America. Surg Infect，2010，11（1）：79-109.

[29] SARTELLI M，CHICHOM-MEFIRE A，LABRICCIOSA FM，et al. The management of intra-abdominal infections from a global perspective：2017 WSES guidelines for management of intra-abdominal infections. World J Emerg Surg，2017，12（1）：29.

[30] MAZUSKI JE，TESSIER JM，MAY AK，et al. The surgical infection society revised guidelines on the management of intra-abdominal infection. Surg Infect，2017，18（1）：1-76.

[31] AVNI T，LADOR A，LEV S，et al. Vasopressors for the treatment of septic shock：systematic review and meta-analysis. PLoS One，2015，10（8）：e0129305.

[32] DE BACKER D，BISTON P，DEVRIENDT J，et al. Comparison of dopamine and norepinephrine in the treatment of shock. N Engl J Med，2010，362（9）：779-789.

[33] ASFAR P，MEZIANI F，HAMEL J，et al. High versus low blood-pressure target in patients with septic shock. N Engl J Med，2014，370（17）：1583-1593.

[34] LAMONTAGNE F，MEADE MO，HEBERT PC，et al. Higher versus lower blood pressure targets for vasopressor therapy in shock：a multicentre pilot randomized controlled trial. Intensive Care Med，2016，42（4）：542-550.

[35] HOLST LB，HAASE N，WETTERSLEV J，et al. Lower versus higher hemoglobin threshold for transfusion in septic shock. N Engl Med，2014，371（15）：1381-1391.

[36] YEALY DM，KELLUM JA，HUANG DT，et al. A randomized trial of protocol-based care for early septic shock. N Engl J Med，2014，370（18）：1683-1693.

[37] LEVY MM，EVANS L，RHODES A. The surviving sepsis campaign bundle：2018 update. Intensive Care Med，2018，44（6）：925-928.

[38] RHODES A，EVANS LE，ALHAZZANI W，et al. Surviving sepsis campaign：international guidelines for management of sepsis and septic shock：2016. Intensive Care Med，2017，43（3）：304-377.

[39] 阳凤，徐劲，罗旭娟，等. 切开引流术和经皮穿刺置管引流术治疗重症急性胰腺炎并

发胰腺脓肿的疗效分析. 临床肝胆病杂志, 2016, 32(3): 530-532.

[40] SAGAMI R, TSUJI H, NISHIKIORI H, et al. Endoscopic ultrasound-guided transduodenal drainage of idiopathic retroperitoneal abscess in an immunocompromised patient: a case report. Medicine, 2017, 96(50): e9132.

[41] VAN BRUNSCHOT S, VAN GRINSVEN J, VOERMANS RP, et al. Transluminal endoscopic step-up approach versus minimally invasive surgical step-up approach in patients with infected necrotising pancreatitis(TENSION trial): design and rationale of a randomised controlled multicenter trial [ISRCTN09186711]. BMC Gastroenterol, 2013, 13(1): 161.

[42] VAN SANTVOORT HC, BESSELINK MG, BAKKER OJ, et al. A step-up approach or open necrosectomy for necrotizing pancreatitis. N Engl J Med, 2010, 362(16): 1491-1502.

[43] 顾国胜, 任建安, 陈军, 等. 经腹腔穿刺器置双套管引流治疗腹腔脓肿. 中华胃肠外科杂志, 2011, 14(7): 509-510.

[44] 王革非, 任建安, 黎介寿. 围手术期复杂性腹腔感染及其规范化治疗. 中国实用外科杂志, 2014, 34(2): 137-140.

[45] 谢沛, 刘爱茹, 郑楷炼, 等. 重症急性胰腺炎合并腹腔出血和胰周感染. 中华消化杂志, 2018, 38(8): 564-568.

[46] MUTHUSAMY VR, CHANDRASEKHARA V, ACOSTA RD, et al. The role of endoscopy in the diagnosis and treatment of inflammatory pancreatic fluid collections. Gastrointest Endosc, 2016, 83(3): 481-488.

[47] LIU P, SONG J, KE H, et al. Double-catheter lavage combined with percutaneous flexible endoscopic debridement for infected pancreatic necrosis failed to percutaneous catheter drainage. BMC Gastroenterol, 2017, 17(1): 155.

[48] BANG JY, ARNOLETTI JP, HOLT BA, et al. An endoscopic transluminal approach, compared with minimally invasive surgery, reduces complications and costs for patients with necrotizing pancreatitis. Gastroenterology, 2019, 156(4): 1027.

[49] THORSEN A, BORCH AM, NOVOVIC S, et al. Endoscopic necrosectomy through percutaneous self-expanding metal stents may be a promising additive in treatment of necrotizing pancreatitis. Dig Dis Sci, 2018, 63(9): 2456-2465.

[50] KE L, MAO W, ZHOU J, et al. Stent-assisted percutaneous endoscopic necrosectomy for infected pancreatic necrosis: technical report and a pilot study. World J Surg, 2019, 43(4): 1121-1128.

[51] GOMATOS IP, HALLORAN C, GHANEH P, et al. Outcomes from minimal access retroperitoneal and open pancreatic necrosectomy in 394 patients with necrotizing pancreatitis. Ann Surg, 2016, 263(5): 992-1001.

[52] SARTELLI M, CATENA F, ANSALONI L, et al. Complicated Intra-Abdominal Infections

Observational European study（CIAO Study）. World J Emerg Surg，2011，6（1）：40.

[53] BASSETTI M，MARCHETTI M，CHAKRABARTI A，et al. A research agenda on the management of intra-abdominal candidiasis：results from a consensus of multinational experts. Intensive Care Med，2013，39（12）：2092-2106.

[54] PAPPAS PG，KAUFFMAN CA，ANDES DR，et al. Clinical Practice Guideline for the Management of Candidiasis：2016 Update by the Infectious Diseases Society of America. Clin Infect Dis，2015，62（4）：e1-e50.

[55] SAWYER RG，CLARIDGE JA，NATHENS AB，et al. Trial of short-course antimicrobial therapy for intraabdominal infection. N Engl J Med，2015，372（21）：1996-2005.

[56] DE JONG E，VAN OERS JAH，BEISHUIZEN A，et al. Efficacy and safety of procalcitonin guidance in reducing the duration of antibiotic treatment in critically ill patients：a randomised，controlled，open-label trial. Lancet Infect Dis，2016，16（7）：819-827.

[57] SINGER P，BLASER AR，BERGER MM，et al. ESPEN guideline on clinical nutrition in the intensive care unit. Clin Nutr，2019，38（1）：48-79.

[58] BLASER AR，STARKOPF J，ALHAZZANI W，et al. Early enteral nutrition in critically ill patients：ESICM clinical practice guidelines. Intensive Care Med，2017，43（3）：380-398.

[59] 中华医学会肠外肠内营养学分会. 成人补充性肠外营养中国专家共识. 中华胃肠外科杂志，2017，20（1）：9-13.

[60] 孙仁华，江荣林，黄曼，等. 重症患者早期肠内营养临床实践专家共识. 中华危重病急救医学，2018，30（8）：715-721.

[61] 刘辉，姚咏明. 皮质醇激素治疗与脓毒症：半个世纪的争论. 解放军医学杂志，2015，40（2）：92-96.

[62] SPRUNG CL，ANNANE D，KEH D，et al. Hydrocortisone therapy for patients with septic shock. N Engl J Med，2008，358（2）：111-124.

[63] BONE RC，FISHER JR CJ，CLEMMER TP，et al. A controlled clinical trial of high-dose methylprednisolone in the treatment of severe sepsis and septic shock. N Engl J Med，1987，317（11）：653-658.

[64] 张卉，冯永文，姚咏明. 自噬在脓毒症免疫反应中的潜在作用与意义. 中华急诊医学杂志，2019，28（2）：131-134.

[65] SHANKARHARI M，CULSHAW N，POST B，et al. Endogenous IgG hypogammaglobulinaemia in critically ill adults with sepsis：systematic review and meta-analysis. Intensive Care Med，2015，41（8）：1393-1401.

[66] ALEJANDRIA M，LANSANG MA，DANS LF，et al. Intravenous immunoglobulin for treating sepsis，severe sepsis and septic shock. Cochrane Database Syst Rev，2013，9（9）：CD001090.

[67] STEVENS PE，LEVIN A. Evaluation and management of chronic kidney disease：synopsis of kidney disease：improving global outcomes 2012 clinical practice guideline.

Ann Intern Med，2013，158（11）：825-830.

[68] ZARBOCK A，KELLUM JA，SCHMIDT C，et al. Effect of early vs delayed initiation of renal replacement therapy on mortality in critically ill patients with acute kidney injury：the ELAIN randomized clinical trial. JAMA，2016，315（20）：2190-2199.

[69] GAUDRY S，HAJAGE D，SCHORTGEN F，et al. Initiation strategies for renal-replacement therapy in the intensive care unit. N Engl J Med，2016，375（2）：122-133.

[70] TANDUKAR S，PALEVSKY PM. Continuous renal replacement therapy：who，when，why，and how. Chest，2019，155（3）：626-638.

[71] 常玓，贾佳，臧彬. 血液灌流对脓毒症患者血中白细胞介素 -6 和肿瘤坏死因子 -α 清除效果的分析. 中华危重病急救医学，2014，26（9）：676-678.

[72] BELLANI G，LAFFEY JG，PHAM T，et al. Epidemiology，patterns of care，and mortality for patients with acute respiratory distress syndrome in intensive care units in 50 countries. JAMA，2016，315（8）：788-800.

[73] FAN E，BRODIE D，SLUTSKY AS. Acute respiratory distress syndrome：advances in diagnosis and treatment. JAMA，2018，319（7）：698-710.

[74] SUZUKI S，EASTWOOD GM，GLASSFORD NJ，et al. Conservative oxygen therapy in mechanically ventilated patients：a pilot before-and-after trial. Crit Care Med，2014，42（6）：1414-1422.

[75] 中华医学会呼吸病学分会呼吸危重症医学学组. 急性呼吸窘迫综合征患者机械通气指南（试行）. 中华医学杂志，2016，96（06）：404-424.

[76] 周华，许媛. 腹腔脓毒症治疗中器官功能支持的特点及应用价值. 中国实用外科杂志，2019，39（6）：568-571.

[77] 《中华内科杂志》编辑委员会，《中华医学杂志》编辑委员会，《中华消化杂志》编辑委员会，等. 急性非静脉曲张性上消化道出血诊治指南（2018 年，杭州）. 中华内科杂志，2019，58（3）：173-180.

[78] 吴景奕，毛恩强. 重症急性胰腺炎合并腹腔出血的处理. 中华胰腺病杂志，2018，18（3）：150-152.

[79] STRATE LL，GRALNEK IM. ACG clinical guideline：management of patients with acute lower gastrointestinal bleeding. Am J Gastroenterol，2016，111（4）：459-474.

[80] OAKLAND K，CHADWICK G，EAST JE，et al. Diagnosis and management of acute lower gastrointestinal bleeding：guidelines from the British Society of Gastroenterology. Gut，2019，68（5）：776-789.

[81] BARKUN AN，ALMADI M，KUIPERS EJ，et al. Management of nonvariceal upper gastrointestinal bleeding：guideline recommendations from the International Consensus Group. Ann Intern Med，2019，171（11）：805-822.

[82] BLASER AR，MALBRAIN MLNG，STARKOPF J，et al. Gastrointestinal function in intensive care patients：terminology，definitions and management. Recommendations of

the ESICM Working Group on Abdominal Problems. Intensive Care Med，2012，38（3）：384-394.

[83] CAMILLERI M，PARKMAN HP，SHAFI MA，et al. Clinical guideline：management of gastroparesis. Am J Gastroenterol，2013，108（1）：18.

[84] 黎官印，彭勇，马海，等. 胰十二指肠切除术后胃瘫综合征的综合治疗. 肝胆胰外科杂志，2017，29（4）：308-310，342.

[85] 周建明，廖吕钊，王希，等. 脓毒症急性胃肠损伤下胃肠激素胃动素和 Ghrelin 变化及针刺对其影响的研究进展. 全科医学临床与教育，2019，17（3）：252-254.

[86] 霍继浩，纪燕玲，宋涛涛，等. 小剂量肠内营养对感染性休克伴急性胃肠功能损伤患者炎症反应及预后的影响. 实用临床医学，2019，20（4）：34-37，97.

[87] SARTELLI M，ABU-ZIDAN FM，CATENA F，et al. Global validation of the WSES Sepsis Severity Score for patients with complicated intra-abdominal infections：a prospective multicentre study（WISS Study）. World J Emerg Surg，2015，10（1）：61.

[88] COOPERSMITH CM，DE BACKER D，DEUTSCHMAN CS，et al. Surviving sepsis campaign：research priorities for sepsis and septic shock. Intensive Care Med，2018，44（9）：1400-1426.

[89] GRUMAZ S，GRUMAZ C，VAINSHTEIN Y，et al. Enhanced performance of next-generation sequencing diagnostics compared with standard of care microbiological diagnostics in patients suffering from septic shock. Crit Care Med，2019，47（5）：e394.

[90] GINESTRA J，GIANNINI HM，SCHWEICKERT WD，et al. Clinician perception of a machine learning-based early warning system designed to predict severe sepsis and septic shock. Crit Care Med，2019，47（11）：1477-1484.

[91] GIANNINI HM，GINESTRA J，CHIVERS C，et al. A machine learning algorithm to predict severe sepsis and septic shock：development，implementation，and impact on clinical practice. Crit Care Med，2019，47（11）：1485-1492.

[92] ROWAN KM，ANGUS DC，BAILEY M，et al. Early，goal-directed therapy for septic shock - a patient-level meta-analysis. New Engl J Med，2017，376（23）：2223-2234.

[93] 刘大为. 临床血流动力学 30 年. 协和医学杂志，2019，10（5）：433-437.

[94] 邢志群，王小亭，刘大为. 重症超声：血流动力学的推手. 协和医学杂志，2019，10（5）：461-464.

[95] 刘大为. 重症治疗：群体化、个体化、器官化. 中华内科杂志，2019，58（5）：337-341.

[96] FERRER R，MARTIN-LOECHES I，PHILLIPS G，et al. Empiric antibiotic treatment reduces mortality in severe sepsis and septic shock from the first hour：results from a guideline-based performance improvement program. Crit Care Med，2014，42（8）：1749-1755.

[97] GILBERT DN，KALIL AC，KLOMPAS M，et al. IDSA Position Statement：Why IDSA did not endorse the surviving sepsis campaign guidelines. Clin Infect Dis，2018，66（10）：1631-1635.

[98] JAIN M，KOREN S，MIGA KH，et al. Nanopore sequencing and assembly of a human genome with ultra-long reads. Nat Biotechnol，2018，36（4）：338-345.

[99] NALOS M，PARNELL G，ROBERGS R，et al. Transcriptional reprogramming of metabolic pathways in critically ill patients. Intensive Care Med Exp，2016，4（1）：21.

[100] HOTCHKISS RS，MONNERET G，PAYEN D. Immunosuppression in sepsis：a novel understanding of the disorder and a new therapeutic approach. Lancet Infect Dis，2013，13（3）：260-268.

[101] 宏基因组分析和诊断技术在急危重症感染应用专家共识组. 宏基因组分析和诊断技术在急危重症感染应用的专家共识. 中华急诊医学杂志，2019，28（2）：151-155.

[102] 刘军. 持续炎症 - 免疫抑制 - 分解代谢综合征的共识与争议. 中华医学杂志，2019，99（13）：961-964.

[103] 胡梓菌，谢剑锋，杨毅. 自然杀伤细胞在脓毒症免疫功能障碍中的研究进展. 中华重症医学电子杂志（网络版），2019，5（2）：194-198.

第三节　心胸大血管外科感染

　　心、肺作为支撑人体脉管及呼吸两大系统的最主要器官，亦作为心胸大血管外科的主要诊疗内容，肺部、纵隔及心内感染常常是导致患者围手术期预后不良或死亡率升高的重要原因。本节重点就脓胸、感染性心内膜炎、纵隔感染、人工植入物及其相关感染这几类临床常见的、易导致重症感染的问题，进行临床分析并总结相关治疗原则，同时列举这几类疾病的经验性与针对性抗菌药物方案选择需考虑的要点，以期更好地解决临床问题。以下将分别对这几类问题进行阐述。

一、脓胸

（一）概述

　　1. 定义　脓胸（empyema）是指胸膜腔内有脓性渗出液积聚的化脓性感染。其按致病原不同可分为化脓菌脓胸、结核菌脓胸、真菌脓胸及阿米巴脓胸等。按病理发展过程可分为急性和慢性。急、慢性只是脓胸病程渐进性的发展过程，具体可分为三个阶段：1 期为肺炎旁积液期，2 期为脓性纤维蛋白期，3 期为慢性机化期，其中 1 期和 2 期临床上统称急性脓胸，3 期称为慢性脓胸。按波及范围可分为全脓胸和局限性脓胸，局限性脓胸又可有纵隔脓胸、膈上脓胸、肺与胸壁间脓胸、叶间脓胸等类型。脓胸可作为单一疾病存在，也可作为其他疾病或手术的并发症存在。

　　2. 病因　急性脓胸的发病原因大致有下列几种：①继发于肺部感染病

灶。约50%的急性脓胸发于此种原因，化脓性病灶直接侵及胸膜或向胸膜腔破溃，导致病原在胸膜腔内增殖，引起急性脓胸。②胸腔邻近组织或器官化脓性病灶侵及。膈下脓肿、肝脓肿、纵隔脓肿、化脓性心包炎等，可直接侵蚀穿透膈肌或胸膜，亦可经淋巴管引流途径进入胸膜腔，从而引起脓胸。肋骨、椎骨骨髓炎破溃也可引起脓胸。③血源性播散。在全身败血症或脓毒症时，致病原可经血液循环进入胸膜腔，引起脓胸。此种情况多见于婴幼儿或免疫力低下、体弱的患者，脓胸常常作为全身感染的一部分，提示病情较重，预后不佳。④胸部外伤。胸部顿挫伤或穿通伤时，由于弹片、骨片、损伤物碎片、衣物碎屑等带入的病原菌在胸腔内存留，及胸腔内的出血、积血，成为良好的病原菌培养基，易发展至脓胸。胸壁开放性创口、支气管外伤、外伤性食管破裂、部分凝固性血胸，都可继发感染形成脓胸。⑤胸部手术并发症。食管、气管、支气管及肺手术都为非清洁性手术，若无菌操作不当，术后抗生素使用不规范，皆有可能形成脓胸。术后发生食管吻合口瘘或支气管胸膜瘘，则更易并发脓胸。反复胸腔穿刺或胸腔引流管停留时间过长，也是脓胸发生的高危因素。⑥其他原因。如自发性食管破裂，食管腐蚀伤破裂，纵隔畸胎瘤感染破溃，纵隔炎，胸膜扩张，感染性先天性气管和食管囊肿，来自隔膜、子宫颈和膈肌以下的来源胸椎的感染等亦可引起脓胸。

慢性脓胸多为急性脓胸病程超过3周进展而来，导致急性脓胸迁延不愈的常见原因有：①急性脓胸未及时治疗或治疗不当，若急性脓胸未及时引流，引流管拔除过早，引流管过细或引流位置不当导致引流不畅等，脓液潴留进展成慢性脓胸；②脓腔内有碎骨片、弹片、衣物碎屑等异物存留；③脓腔毗邻控制不佳的慢性感染病灶反复侵入，如膈下脓肿、肋骨骨髓炎等；④存在如支气管瘘、食管瘘、胸内残腔未能闭合等其他手术并发症而未及时处理；⑤特殊感染类型，如结核、阿米巴、真菌等感染，胆固醇脓胸十分少见。

社区获得性肺炎进展为复杂的肺炎性胸腔积液和急、慢性脓胸的危险因素包括乙醇或静脉注射毒品史。

3．病原学 脓胸的病原菌随着地区流行病学的不同和引起脓胸的基础疾病不同而存在差异，并可随治疗、用药等发生改变，在抗生素广泛使用前的时代，引起脓胸的病原菌主要以肺炎球菌为主，其次多见溶血性链球菌，20世纪60年代后耐药的金黄色葡萄球菌多见，80年代起对广谱高效抗生素耐药的大肠埃希菌、变形杆菌、铜绿假单胞菌、厌氧菌、真菌等常见。目前在发达国家调查中社区获得性脓胸的病原菌仍然以链球菌属为主，包括肺炎球菌、迷失链球菌和其他种类链球菌，金黄色葡萄球菌占11%，革兰氏阴性需氧菌约占9%。

4. 转归预后   脓胸是一种古老的疾病,但仍然是临床亟待解决的重要问题。在没有太多有效抗生素可供选择的年代,约 5% 的肺炎可发生脓胸。至 20 世纪 40 年代左右,随着抗生素的广泛使用和肺炎球菌疫苗的应用,脓胸的发生率明显下降,约 2% 的肺炎病例可发生脓胸。然而,在 20 世纪 90 年代,随着乙醇和静脉注射毒品的滥用,肺炎脓胸的发病率亦有明显回升,脓胸仍为最常见的肺炎并发症,是导致肺炎预后不良和死亡的重要原因。美国每年约有一百万肺炎患者住院治疗,其中 20%～40% 的人会发生胸腔积液,有 5%～10% 肺炎性胸腔积液会进展为脓胸(约有 32 000 名患者),这些患者中 30% 需要外科放置引流管引流,约有 15% 最终死亡。

(二)临床表现

1. 症状

(1)发热:急性脓胸多为高热,甚或持续高热,可伴有畏寒、寒战;慢性脓胸常为长期低热,若致病菌为结核分枝杆菌,可与结核发热情况相类似,表现为午后潮热、盗汗等。

(2)胸痛、咳嗽、咳痰:肺炎后的急性脓胸,多在肺炎消退后 1～2 周又突然出现胸痛、体温升高等。重症脓胸可出现咳嗽、咳痰、发绀等表现。

(3)呼吸困难:程度轻重不一,有时仅有稍许气促或胸闷,有时为严重喘憋。急性脓胸的呼吸困难多因胸膜组织急性炎症性渗出,胸腔积液较多或于脏、壁层胸膜间形成纤维素层,压迫患侧肺组织,导致肺不张所致;慢性脓胸的呼吸困难,多因纤维层进展,瘢痕、肉芽增生、纤维蛋白沉着机化,形成纤维板样脓腔壁,纤维板可嵌入肺组织,使肺膨胀受到限制,损害肺功能并造成持续感染。

(4)其他全身中毒症状:患者可出现食欲减退、精神疲倦、全身乏力、消瘦、贫血相关表现、低蛋白性水肿等。厌氧性胸膜腔感染多发生在牙齿卫生条件差的患者,且可能仅表现因食欲减退而导致的体重减轻。

(5)发绀和休克:若患者出现口唇、甲床青紫、皮肤湿冷、意识障碍、血压降低等表现,常提示有中毒性休克,病情严重。

2. 体征   急性脓胸体检可见呼吸加快,有时不能平卧,患侧呼吸运动及触觉语颤减弱,肋间隙饱满、增宽,叩诊呈浊音,气管向健侧偏移,听诊呼吸音减弱或消失。慢性脓胸查体可见胸廓下陷,肋间隙变窄,呼吸动度减低,纵隔偏向患侧,杵状指(趾),患侧叩诊实音,听诊呼吸音减弱甚至消失。在休克或休克前期可有血压降低或血压较平时基础血压偏低,口唇及皮肤黏膜可青紫或呈花斑样改变。对慢性脓胸曾做胸腔闭式引流术的患者,或可见引流管口瘢痕或瘘管形成。

3．实验室检查

（1）血常规：白细胞计数及中性粒细胞增多，慢性脓胸可有红细胞计数及血红蛋白水平下降，阿米巴脓胸可有嗜酸性粒细胞增多。

（2）C反应蛋白、降钙素原、红细胞沉降率可升高。慢性脓胸长期感染中毒，可引起肝、肾功能损害，可出现肝酶升高、肌酐升高等。

（3）胸腔引流液检测：早期胸液稀薄，呈浆液性，积液生化指标可见白细胞计数低，乳酸脱氢酶水平低于血清的1/2，pH和葡萄糖水平正常，可未见病原微生物生长；随病情进展，渗出液逐渐由浆液性转变为脓性，胸液中脓细胞及纤维蛋白增多，pH小于7.20，葡萄糖含量小于2.2mmol/L，乳酸脱氢酶水平大于1 000U/L。结核性脓胸的积液，多是稀薄的脓液或脓液中含有干酪样物质，胸液镜检可查到结核分枝杆菌或培养结核分枝杆菌阳性，但检测阳性率较低，若胸液中淋巴细胞增多，脓液培养阴性者应首先考虑结核性脓胸可能性；阿米巴脓胸脓液呈典型巧克力色糊状，镜检可见阿米巴滋养体；胆固醇脓胸穿刺抽出的液体为红褐色黏稠不凝混浊液，置于试管内摇动时，可见大量鳞片状闪光的游离胆固醇结晶，放置后有红褐色不凝混浊结晶沉淀于试管底部，上层为黄色混浊液体，普通培养无细菌生长，镜检可见片状斜方形或针状胆固醇结晶，并有数量不等的红、白细胞及脂肪球，胆固醇定量一般为1.5～5.0g/L。

4．影像学检查

（1）胸部X线：X线检查患侧存在积液所致的致密阴影，少量脓液（至少175ml）即可有胸片可见的肋膈角变钝、模糊；中等量积脓（300～1 000ml）显示外高内低的弧形浓密阴影；大量积脓（1 000ml）以上时可因肺萎陷致患侧透光度进一步减低，胸腔体积增大，肋间隙增宽，纵隔向健侧移位，膈肌下移。局限性脓胸多发于胸腔后壁及侧壁，X线上表现为不随体位变动而变动的局部高密度影，基底部较宽，边缘光滑，扁平或半圆形突向肺野。叶间积脓多呈梭形，阴影长轴与叶间裂方向一致，积液有时亦可呈球形，此时需同肝脓肿、膈下脓肿及肝脏肿瘤相鉴别。慢性脓胸时X线上可见胸膜增厚，肋间隙变窄，呈片状高密度毛玻璃阴影，膈肌上抬，纵隔向患侧偏移。结核菌脓胸可见到肺内结核病变及胸膜钙化。同时伴有气胸时，可在X线上见到气液平面，特别是未行胸腔穿刺而出现气液平者，需警惕支气管或食管胸膜瘘。基于胸膜在前后位视图上呈高密度影，有时难以区分，近期有研究比较了肺炎旁积液患者的胸部X线及CT检查，发现胸片无论前后位、后前位抑或侧位，漏诊率均约10%。故胸片可作为初步筛查检查，但仍需结合其他影像学检查结果进一步判断。

（2）超声：近十年来，胸腔超声已作为评估胸膜腔积液的影像学基础检查常规使用，由于超声可不受阻碍地同时通过胸内相邻结构，其在积液量的估计方面优于胸片，对于少量胸腔积液的诊断敏感性更高，非放射科医师亦可床边操作，可快速、安全地明确脓胸范围并准确定位，有利于胸腔积脓的穿刺定位和干预治疗。均匀回声的积液通常是渗出性积液，而致密非均匀回声的积液可能是出血或脓胸。胸膜增厚多可提示为渗出性积液，有研究表明胸腔超声上胸膜增厚对临床预后有一定预测作用。

（3）胸部 CT：增强 CT 检查在评估胸腔感染时有重要价值（图 3-12），可明确脓胸的范围，胸膜增厚的情况，有无分隔，有无包裹及脓腔与周围组织的关系，是否存在肺内实质病变和支气管病变，亦是脓胸与肺脓肿的有效鉴别手段，脓胸 CT 表现常为透镜状并伴有邻近肺实质的压迫。有时 CT 还可辅助鉴别判断脓胸病因，如支气管炎症或癌变、支气管内异物或食管癌破裂等。

（4）支气管镜：仅可帮助判断有无发生支气管胸膜瘘，对脓胸诊断无显著帮助。

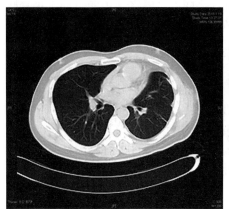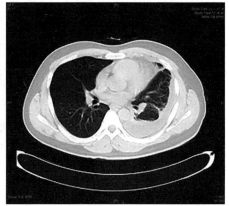

图 3-12　左侧急性脓胸治疗后（左）同治疗前（右）对比

（三）诊断标准

主要是根据患者的症状、体征及相关检查结果，特别是胸腔积液病原学检查结果阳性，可确诊本病。鉴于脓胸早期诊断及治疗对预后影响极大，凡在临床治疗中对抗生素反应不良的肺炎均应排除有无胸腔积液，并完成积液的常规、生化及病原学检测。在有肺炎症状和体征的、临床病因解释不清的脓毒症患者中，若存在胸腔积液需高度怀疑本病，均应行胸腔积液相关检测（Ⅰ类证据）。对于厌氧性胸膜腔感染的患者，多合并口腔卫生条件差，且可能仅表现食欲减退、体重减轻等，此时诊断难度较大，有时需随访并反复检测方能诊断。在评估胸膜腔感染时应除常规胸部 X 线外,需进行胸膜超声检查,以诊断和图像引导胸膜腔干预(Ⅰ类证据)。当怀疑脓胸时,需行胸部 CT检查。(Ⅱa 类证据)。

(四)治疗方法

急性脓胸的治疗原则在于控制原发感染,彻底引流排尽脓液,促使肺组织尽快复张。慢性脓胸的治疗原则为查清病因,改善患者一般状况,提高抗病能力,在控制感染的同时通过手术方法去除致病原因和脓腔,尽可能多地保存和恢复肺功能。

1. 一般及支持治疗 充足的营养支持治疗,给予高热量、高维生素、高蛋白质饮食,维持水电解质平衡,病程时间较长口服营养补充效果较差的可考虑静脉营养,纠正低蛋白血症及贫血,鼓励患者下床活动、减少卧床时间,监测并维持心、肝、肾等重要器官功能。

2. 抗感染治疗 在未取得病原学及药敏试验结果前,可根据患者临床表现经验性选择抗菌药物,待取得病原学结果后选用敏感药物治疗。(详见本节第五部分)

3. 外科治疗

(1)胸腔穿刺:急性脓胸没有条件进行胸腔引流时,早期可考虑穿刺抽脓,但不作为常规治疗建议推荐(Ⅲ类证据),反复脓腔穿刺引起胸壁继发感染的风险增大,且对治疗脓胸效果有限。局限性脓胸最好在 B 超引导下进行穿刺,全脓胸可选肩胛下角线第 7、8 肋间或腋后线第 6、7 肋间进行穿刺。开始时可每日穿刺 1 次抽脓,随脓液减少,可隔日或每 2~3 日穿刺 1 次,每次穿刺应尽可能抽净脓液。如果脓液黏稠,不易穿刺抽出,可在穿刺同时进行胸腔冲洗,在抽取脓液后,可等量注入生理盐水、2% 碳酸氢钠溶液或纤维素溶解药物(如胰蛋白酶 100~500mg、链激酶 10 万 U、脱氧核糖核酸酶 2.5 万 U等),反复冲洗,直到抽出液变清亮。需控制每次冲洗液注入量,不超过抽出液体的总量,以避免造成胸腔压力增高,导致呼吸、循环障碍或使脓液扩散从而引起感染播散。对于伴发复杂并发症的急性脓胸,穿刺治疗效果不佳,应尽早行胸腔闭式引流或外科引流,以及时消灭脓腔。

(2)胸腔引流:对于穿刺抽脓效果不好的急性脓胸及慢性脓胸,应考虑闭式引流,以利肺复张,同时又可避免开放性气胸和纵隔摆动。急性脓胸需闭式引流的指征有①肺脓肿或结核性空洞破裂所致的脓气胸,既有张力又有混合感染,常有重度中毒症状,病势危急,应尽早引流;②支气管胸膜瘘或食管胸膜瘘的脓胸或脓气胸;③全脓胸脓液极多,穿刺抽脓后脓液很快再生;④包裹性脓胸脓液黏稠,穿刺难以抽出。对于慢性脓胸患者,如前期引流管过细或位置不当、脓液长期潴留影响愈合，应再次改善性引流，当脓液减少至 50ml/d 以下时，可酌情改为开放引流。慢性脓胸改善引流时需注意以下方面：①引流部位要尽可能接近脓腔底部，必要时可经胸腔镜放置引流管；②引流管管腔要够大，尤其坏死组织多、脓液黏稠时，更需保证引流管通畅；③改为开放引流后，引流管外端要牢固固定；④脓液过于黏稠时，如无支气管胸膜瘘，可用生理盐水、甲硝唑或敏感抗生素等行脓腔冲洗，需掌握好冲洗液温度及入量，避免胸腔内压过高或低温刺激引起的呼吸、循环障碍。在早期，间隔较小的脓胸行影像学引导的胸膜引流术很有用（Ⅰ类证据）。对于分隔性脓胸，不推荐手术治疗者可考虑放置小孔导管（Ⅰ类证据）。定期冲洗防止引流管堵塞对于引流患者尤为重要，且需 CT 随访引流是否充分，持续不引流的液体应再次放置引流管或更积极地处理（Ⅰ类证据），脓胸比单纯性胸腔积液或气胸发生引流管堵塞更常见，报告的阻塞率通常在 11%～30%，理想的冲洗频率和冲洗量仍未确立，但在一项研究中，用 20ml 无菌盐水每 6 小时冲洗一次显示减少闭塞率。引流位置移位也很常见，尽管引流位置通常由胸片评估，在检测错位时，CT 优于胸片。任何引流不畅的脓胸，更应该积极地放置更多或更大的引流管。

（3）手术治疗：对于急性脓胸积极抗感染治疗并多次穿刺抽脓或胸腔闭式引流 5～7 日后症状无明显改善，及影像学检查发现肺复张不全、多房性或包裹性脓胸引流不畅，肺组织受压严重、张力性气胸或合并支气管胸膜瘘者，可考虑早期胸膜扩清术。对于慢性脓胸患者，因部分患者肺内广泛病变的胸膜与肺组织粘连过紧，施行胸膜纤维层剥脱术的手术风险大且可能无法剥除胸膜纤维层，故适应证较严格。手术适用于一般情况较好、无其他器官严重并发症或合并症、肺内无空洞、无活动性病灶、无广泛纤维性变、肺组织能够扩张的慢性脓胸。对于病期过久、肺部不易复原的慢性脓胸患者，胸廓成形术虽然造成一定的胸廓畸形但不失为有效的治疗方法。慢性脓胸同时又有广泛而严重的肺内病变，如空洞、气管和支气管高度狭窄或支气管扩张症等，需施行胸膜全肺切除术或胸膜肺叶切除术。对于结核性脓胸患者，在结核活动时需暂缓手术，如肺内无活动性结核病变，且无支气管狭窄，估计肺可复张时，可行胸膜纤维板剥脱术，如肺内病灶需切除或伴支气管胸膜瘘者，可行胸膜肺切除术。

（五）疗效评估

脓胸一般治疗时长不少于 2 周，治疗有效时，症状、血象及胸腔引流液检查会明显改善，除胸腔引流液病原学检测阴性、感染相关指标恢复正常外，可更准确评估治疗效果的是胸部 CT 检查，若 CT 检查提示肺复张良好、无胸膜腔积气积液、无肺不张、无残腔等，且肺功能、动脉血气分析正常，可说明疗效确切。正常治疗好转出院后，3个月内仍需定期复查以评估是否治愈。

二、感染性心内膜炎

（一）概述

1. 定义　感染性心内膜炎（infective endocarditis，IE）是指由细菌、真菌或其他微生物（如病毒、立克次体、衣原体、螺旋体等）聚集于心脏引起心瓣膜或心室壁内膜感染性炎症，可表现为发热、心脏杂音、脾大、脏器栓塞、菌血症或真菌血症等。感染性心内膜炎可分为社区获得性感染和医疗相关性感染两类，后者又可分为医院内感染和医院外感染。本病虽可发生在室间隔缺损部位、腱索和心内膜壁，但瓣膜仍为最常见受累部位。按受累瓣膜类型可分为自体心脏瓣膜感染性心内膜炎和人工瓣膜感染性心内膜炎。本病如不能及时得到有效抗感染治疗，将发生严重并发症甚至死亡，故早期诊断及治疗极为重要。本部分主要以自体心脏瓣膜感染性心内膜炎作为重点阐述（人工瓣膜感染性心内膜炎在后续章节再行讨论）。

2. 病因　引起感染性心内膜炎的易感因素主要有以下三方面：①心脏结构异常导致喷射血流造成的心内膜损伤；②机体抵抗力免疫力下降，防御机制抑制时易导致病原菌侵入血流，引起菌血症、败血症或脓毒血症，进而侵袭心内膜；③血源性病原菌在受损心内膜处定植。一般情况下，瓣膜结构异常者易感感染性心内膜炎，但如致病微生物的毒力较强时，无病变的正常瓣膜也可受累。

先天性主动脉瓣二叶畸形是主动脉瓣感染性心内膜炎最常见的易感类型，其他的主动脉瓣先天性畸形、退行性变导致的主动脉瓣钙化狭窄、结缔组织病导致的主动脉瓣关闭不全和风湿性主动脉瓣膜病变，也可导致主动脉瓣感染性心内膜炎。隐匿性的风湿热导致的风湿性心脏瓣膜病是二尖瓣感染性心内膜炎的常见病因，老年性和退行性瓣膜病变亦可成为易感因素。三尖瓣和肺动脉瓣的感染性心内膜炎常与静脉注射吸毒相关。

随着有创治疗的增多，医源性感染性心内膜炎的发生率在不断升高。感染性心内膜炎在血液透析患者中并不多见，但一旦发生，死亡率极高。许多研究证实，拔牙、患有牙周疾病、使用牙线损伤等导致的与口腔科治疗造成的菌血症的概率相近，如无有效的预防性抗生素治疗，常可导致感染性心内膜炎。静脉注射吸毒者的感染性心内膜炎常可出现在结构正常的瓣膜上。肿瘤患者使用细胞毒性药物治疗、免疫抑制剂治疗、长期激素治疗、非无菌性静脉用药、长时间留置导管、长时间抗生素治疗引起真菌感染等，亦是常见的诱因。

3．病原学　引起自体瓣膜心内膜炎最常见的病原微生物是金黄色葡萄球菌和草绿色链球菌。金黄色葡萄球菌毒力强，能够感染结构正常的瓣膜。草绿色链球菌的毒力较金黄色葡萄球菌弱，引起感染的病程多数较长。表皮葡萄球菌和其他链球菌也可引起心内膜炎。凝固酶阴性葡萄球菌已经成为引起社区及医疗场所自体瓣膜感染性心内膜炎的重要病原体。

由革兰氏阴性菌引起的感染性心内膜炎并不常见，但此类感染常对抗生素治疗不敏感，并引起严重的并发症。嗜血杆菌属（*Haemophilus*）、放线菌属（*Actinobacillus*）、心杆菌属（*Cardiobacterium*）、艾肯菌属（*Eikenella*）和金氏菌属（*Kinagella*）简称 HACEK 群组，是革兰氏阴性菌属，它们的共同特点是在发展为心内膜炎前有一个较长的潜伏期。由 HACEK 群组所引起的心内膜炎较少见，但治疗困难。真菌性心内膜炎较罕见，但后果极其严重，白念珠菌和烟曲霉是常见的病原体。院内获得的心内膜炎常常是由金黄色葡萄球菌或者其他葡萄球菌所致。

4．转归预后　因基础疾病的不断变化，很难确认在人群中各瓣膜感染性心内膜炎的发病率等流行病学数据，但通常在自体瓣膜感染性心内膜炎患者中，二尖瓣受累概率更大。在北美地区，感染性心内膜炎发病率每年在 1.7～6.2/10 万人。感染性心内膜炎的预后很大程度上取决于疾病的诊断时间、病原微生物种类和治疗是否及时。自体瓣膜心内膜炎比人工瓣膜心内膜炎预后较好，社区获得性心内膜炎比院内获得性心内膜炎死亡率低，尽管随着抗生素的合理应用和手术技术的提高，手术患者预后有明显改善，但是院内死亡率仍高达 18%。导致住院死亡的危险因素包括瓣膜置换手术史、年龄、肺水肿、金黄色葡萄球菌感染、凝固酶阴性葡萄球菌感染、二尖瓣赘生物形成（图 3-13）以及瓣周脓肿等。有报道统计，在需要手术治疗的感染性心内膜炎

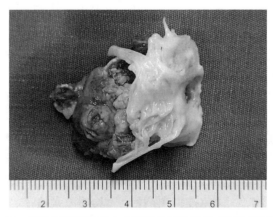

图 3-13　自体瓣膜感染性心内膜炎的赘生物形成（见书末彩插）

患者中，总体死亡率为 12%，术前休克、瓣膜置换后心内膜炎、瓣周脓肿以及金黄色葡萄球菌感染是术后死亡的独立危险因素。自体瓣膜心内膜炎患者的 15 年生存率为 59%，在接受手术治疗的患者中约 86% 术后 15 年无感染性心内膜炎复发。

（二）临床表现

根据临床表现不同，感染性心内膜炎可以分为急性和亚急性两类。亚急性感染性心内膜炎常由毒力较弱的病原体引起，病程长，进展慢，对抗生素治疗反应较好。而急性感染性心内膜炎常由毒力较强的微生物引起，可侵袭正常结构的瓣膜，临床过程变化急骤，单纯抗生素应用很难治愈。

1. 症状

（1）发热：大部分亚急性心内膜炎患者起病时症状很轻微，仅有低热，患者常误以为是感冒而口服 7~10 日抗生素，发热常常可以缓解，但多数患者发热会在停药后复发。急性感染性心内膜炎的临床过程常为暴发性，症状更严重，进展更迅猛，多为反复高热，甚至持续高热，对退热药反应不佳。

（2）贫血及凝血功能障碍：感染性心内膜炎患者常伴有贫血及凝血功能障碍表现，且病程时间越长，贫血程度越重，患者常感疲倦、乏力，严重时有头晕、嗜睡、鼻出血或牙龈出血等，且若感染性心内膜炎未能控制，补充造血物质、输血等均难以纠正贫血。

（3）气促、呼吸困难：感染性心内膜炎患者出现气促、呼吸困难多与细菌侵蚀瓣膜造成瓣膜严重的关闭不全以致心力衰竭有关，同时可伴有水肿等心力衰竭症状，但患者的心力衰竭亦有可能是菌栓栓塞冠状动脉引起急性心肌梗死所导致，需高度警惕此种情况。此外，呼吸道症状亦可和患者基础疾病相关，如肺炎后感染性心内膜炎可因肺部炎症渗出而出现呼吸道症状，同样，需警惕菌栓引起的脓毒性肺栓塞可能。

（4）疼痛及肢体运动障碍：赘生物脱落栓塞，可导致卒中、肝脾梗死、肠系膜栓塞等脏器受累，从而引起如腹痛、偏瘫、意识障碍等相关表现。

（5）少尿、无尿：感染性心内膜炎患者本身因菌血症严重感染，即可导致肝肾功能损害，若发生菌栓脱落栓塞，则症状更加突然或急速恶化。

（6）其他表现：亚急性感染性心内膜炎病程较长，患者可因消耗严重有明显消瘦表现，对于原本低体重患者，可进展为恶病质。感染严重难以控制时，可出现感染性休克相关表现，在高热同时伴有四肢湿冷、代谢紊乱、血压降低、意识障碍等。

2. 体征

（1）心脏杂音：感染性心内膜炎患者均可在受累瓣膜相应听诊区听到心

脏杂音,或原有瓣膜杂音性质、程度发生改变,对于瓣膜关闭不全程度严重及瓣膜穿孔(图3-14)患者,尤为明显。

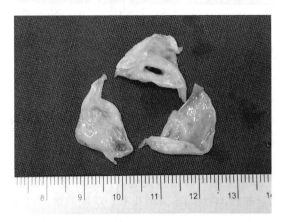

图 3-14　自体主动脉瓣感染性心内膜炎,瓣膜穿孔(见书末彩插)

(2)肝脾肿大:感染性心内膜炎患者中常可有不同程度的脾大,对某些急性心力衰竭患者,亦可因肝淤血而在查体时触及肿大的肝脏。

(3)较长病程的亚急性感染性心内膜炎,可见杵状指趾。

(4)口腔有龋齿:继发于口腔感染的感染性心内膜炎并不少见。

(5)皮肤黏膜改变:在亚急性感染性心内膜炎中出现较晚。瘀点可在身体的任何部位出现;眼底也可见到小块出血;甲床的出血往往表现为一条指向指端的线形出血,而称为甲下线形出血;Osler 结节是指出现在指(趾)垫上敏感的、有压痛的、难以触及的小丘状皮损,从这些结节可培养出病原菌。

急性感染性心内膜炎患者有两种特有体征:Janeway 损害,即位于手掌和足底,直径数毫米,无痛性红蓝色出血性损害;Roth 斑,指位于视盘附近,出血灶围绕的椭圆形苍白区域。

(6)引发菌血症的基础疾病的相关表现:如蜂窝织炎等皮肤软组织感染,可见局部皮肤红肿、触痛,甚至波动感;静脉注射毒品者,可见皮肤散在注射针孔;糖尿病足可见干性或湿性坏疽;胆囊炎可有 Murphy 征阳性;泌尿系感染可有肾区叩痛或输尿管行程点压痛等。

3. 实验室检查

(1)血常规:急性感染性心内膜炎常有白细胞、中性粒细胞增高,可伴或不伴有明显血红蛋白下降,亚急性感染性心内膜炎血常规一般无明显异常,但如超过几周未行治疗,可出现无网织红细胞增多的贫血,白细胞计数轻度或中度增多。

（2）血培养：多数感染性心内膜炎患者在使用抗生素治疗前收集血标本可有阳性培养结果，有时手术标本亦可培养出阳性结果，但在少数病例中，无论血培养或手术标本组织培养均无法确定病原微生物生物，称为"培养阴性的心内膜炎"。

（3）肝肾功能生化：感染性心内膜炎患者常可合并不同程度的肝肾功能损害，转氨酶升高较常见，部分肌酐有轻度升高。

（4）C反应蛋白、降钙素原多增高，在有些急性暴发性感染性心内膜炎患者中可短时间内急剧升高。在心力衰竭患者中，常伴有NT-proBNP升高。

（5）在主动脉瓣瓣周脓肿形成的感染性心内膜炎患者中，心电图可出现PR间期延长或传导阻滞等变化。

4. 影像学检查

（1）胸部X线照片：对诊断合并肺脓肿的感染性心内膜炎有参考价值，对感染性心内膜炎诊断本身作用有限。

（2）CT检查：对感染性心内膜炎引起的脓毒性肺栓塞及其他部位菌栓栓塞有明显的优势作用，若怀疑有相应部位的菌栓栓塞，建议尽早CT检查明确，特别是可疑肠系膜动脉栓塞。

（3）多普勒超声心动图在感染性心内膜炎的诊治中作用十分明显。在感染性心内膜炎诊断方面，经食管超声优于经胸超声，多平面检查优于单平面检查。由于机械瓣的瓣叶、瓣碟或球笼会产生声影干扰超声结果，因此超声对自体组织或生物瓣的检测更准确。在检测自体瓣膜的感染性心内膜炎时，超声心动图甚至能够检测出小到1～2mm的赘生物。超声心动图对瓣周脓肿和心内窦道的检测也极为敏感。

（4）对主动脉瓣赘生物患者进行心导管和冠状动脉造影会增加栓塞风险，此时若需排除冠脉病变，可考虑行冠状动脉CT血管造影检查。

（三）诊断标准

杜克大学的学者明确提出了感染性心内膜炎的诊断和排除标准，后被其他学者补充完善后已成为被广泛接受的诊断标准。在下列主要标准及次要标准中，确诊心内膜炎需满足：符合2个主要标准或符合1个主要标准+3个次要标准或符合5个次要标准；可疑心内膜炎需满足：符合1个主要标准+1个次要标准或符合3个次要标准。

1. 主要标准

（1）血培养阳性：①原发病灶不明确的情况下诊断感染性心内膜炎的两次血培养典型的病原菌为草绿色链球菌、牛链球菌（包括营养变异菌株）、HACEK菌群（指嗜血杆菌属、放线菌属、心杆菌、艾肯菌属和金氏菌属）、社区获得性肠球菌；②持续血培养阳性，规定与感染性心内膜炎一致的病原学结果的取血时机为，取血间隔超过12小时，或3次血培养全部阳性及4次或多次间隔的血培养中大部分为阳性，第一次取血和最后一次取血至少间隔1小时，单次血培养伯纳特氏立克次体阳性或其Ⅰ期IgG抗体滴度>1:800。

（2）累及心内膜的证据。

（3）超声心动图的结果阳性：①建议人工瓣膜置换患者行经食管超声心动图检查，其阳性标准为符合"可疑感染性心内膜炎"的临床诊断或合并复杂心内膜炎（如瓣周脓肿）；②建议其他患者首选经胸超声心动图检查，其阳性标准为脓肿、新发的人工瓣膜的部分脱裂、解剖学上无法解释的附着于瓣膜或支撑结构上或流入流出道及植入物上的心内不稳定团块。

（4）新的瓣膜反流（先前的杂音变化或增强不足以满足此标准）。

2.次要标准

（1）易患因素：易患心内膜炎的心脏病变或注射吸毒。

（2）发热。

（3）血管病变：主要动脉的栓塞、脓毒性肺梗死、真菌性动脉瘤、颅内出血、结膜出血、Janeway损害。

（4）免疫表现：肾小球肾炎、Osler结节、Roth斑、类风湿因子。

（5）病原学证据：血培养阳性但不符合上述的主要诊断标准或出现符合感染性心内膜炎病原体所致活动性感染的血清学依据。

（6）超声心动图存在感染性心内膜炎的表现但不符合主要诊断标准。

（四）治疗方法

1.一般及支持治疗　感染性心内膜炎患者多表现为消耗性，充足的营养支持，包括造血物质的补充是需要的，必要时还需输血或凝血物质以纠正贫血防止出血，避免使用肝肾功能损害药物，积极纠正心力衰竭，改善通气，必要时机械辅助通气，避免严重低氧血症对心、肾、脑的不良影响。自体瓣和生物瓣发生的心内膜炎不建议行抗凝治疗，因为抗凝治疗不但不能防止赘生物脱落引起的栓塞，反而会增加神经系统并发症的风险。患者一旦出现神经系统症状，应行CT或磁共振成像检查，以明确脑血管病变性质，缺血性损害远比出血性损害常见，但两者都会增加患者的死亡率和并发症发生风险。

2.抗感染治疗（详见本节第五部分）。

3.外科治疗　某些毒力较强的病原菌会迅速破坏患者的瓣膜，导致瓣膜反流和充血性心力衰竭，由这类病原体引起的感染性心内膜炎往往不能单用抗生素治愈，当患者出现下列情况时应考虑外科手术治疗：充血性心力衰竭、急性瓣膜功能障碍、瓣周脓肿、窦道形成、赘生物引起的反复系统性栓塞、应用足量敏感抗生素治疗 4～5 日以上仍无法控制的败血症。需要外科手术治疗的患者病情重，且多数患者手术方式复杂，手术时间长，因此术中心肌保护尤为重要。此外避免赘生物和脓液对术野、器械、铺巾和手套的污染是另一重要方面，在瓣膜置换前，应弃置用于清除心内污染区域的器械，必须更换术野局部铺巾、吸引器以及外科医师的手套。在瓣膜手术前，应先处理并发症，若病情允许，瓣膜手术应延迟至缺血性脑卒中后 2 周或出血性脑卒中后 4 周进行。

活动性感染性心内膜炎的术后并发症较为多见。败血症患者常有严重的凝血功能障碍而导致体外循环后出血过多，此时除了输注血小板，还可以使用冷沉淀、新鲜冰冻血浆和抗纤维蛋白溶解物（比如氨甲环酸或氨基己酸）。在纠正血小板减少、纤维蛋白原水平异常、促凝血酶原激酶及凝血酶原时间后，补充Ⅶ因子也是必要的。彻底切除主动脉根部脓肿可能导致传导阻滞，术后可能需要安装永久起搏器。

术前情况较差的患者，术后发生多器官功能衰竭的可能性大。术前存在颅内栓塞的患者，神经系统症状可能不断加重。肺、脾、肝和其他脏器的转移性脓肿很少需要手术治疗，而大的转移性脓肿可能需要引流。脾脏大脓肿有脾脏破裂的风险，应行脾切除术。

（五）疗效评估

在治疗毒力较强的病原体引起的心内膜炎时，常需 2～3 种抗生素联合应用，这些抗生素之间具有协同作用，静脉抗生素治疗 6 周。

开始抗生素治疗 48 小时内应监测血培养的结果以评价疗效。密切观察患者有无充血性心力衰竭、冠状动脉或全身动脉系统栓塞及持续感染的症状体征。

在治疗的前 2 周，需每日监测患者心电图，2～3 日复查超声心动图，一旦发现主动脉瓣反流量增加、赘生物增大、反复的栓塞、瓣周脓肿或持续性感染，需立即进行外科手术。在患者发展成难治性心力衰竭、心源性休克、中毒性休克或广泛的主动脉根部脓肿之前进行手术至关重要。当赘生物超过 10mm 时，可能导致严重并发症，此时不宜继续保守治疗观察，应尽早行外科手术。

静脉抗生素应在抗感染治疗有效（血培养阴性或手术清除感染病灶）后继续 4～6 周，瓣周脓肿形成者至少 6 周，并复查血常规及血培养，所有接受瓣膜手术治疗的感染性心内膜炎患者，术后仍需密切监测，警惕人工瓣膜二次感染。

三、纵隔感染

（一）概述

1. 定义　纵隔实际上是一间隙，前界为胸骨，后界为胸椎（包括两侧脊柱旁肋脊区），两侧为纵隔胸膜，上界是胸廓上口，下界是膈肌，通常将位于此区域内的器官、结构和结缔组织总称为纵隔。临床最常见将此区域以"四分法"分区，即以胸骨角与第4胸椎下缘水平连线为界，把纵隔分为上、下两部分，下纵隔再以心包前后界分为前、中、后三部分。纵隔内有心脏、大血管、食管、气管、神经、胸腺、胸导管、丰富的淋巴组织和结缔脂肪组织，发生在此区域的感染称为纵隔感染，亦有称法为纵隔炎。按病程时间可分为急性和慢性。急性纵隔炎是一种确定的严重感染性疾病，危害极大，处理不及时、不恰当将导致患者死亡。慢性纵隔炎包括了许多疾病，一般依据病变的放射学特点或组织学特点来定义、分类，包括从活动性肉芽肿性炎症到弥漫性纵隔纤维化等一系列病变。

纵隔炎除了以炎症持续时间进行分类外，有时亦可按疾病起源分类为原发性纵隔炎和继发性纵隔炎。原发性纵隔炎是指原因不明的非特异性、弥漫致密性结缔组织纤维化的过程，又称特发纤维性纵隔感染。可侵犯整个或部分纵隔。少数患者由急性纵隔感染治疗后转变而来，包括特异性纵隔炎和非特异性纵隔炎。继发性纵隔感染多由邻近组织和器官的感染侵入纵隔所致。特别是起源于颈部的感染，在重力和胸腔负压的作用下易向下通过疏松的组织间隙扩散至纵隔内。

2. 病因　纵隔内不同解剖部位的感染都有其特殊的感染来源，上纵隔感染最常见于颈部感染向下直接蔓延，前纵隔感染一般发生于前胸部贯通伤或胸骨正中切口手术后，后纵隔脓肿则是结核性感染或者脊柱化脓性感染的特征性部位，感染途径和感染环境对急性纵隔炎的临床表现影响极大。

急性纵隔炎常见的病因包括以下方面。

（1）胸腔脏器穿孔：①食管穿孔，自发性食管破裂（Boerhaave 综合征）、穿透性创伤、异物吞入损伤、硬质食管镜或扩张器损伤、肿瘤侵蚀等；②气管或主支气管穿孔，穿透性创伤、气管镜或气管插管损伤、气管异物、肿瘤侵蚀、激光治疗等。

（2）其他部位感染直接蔓延：①胸内感染蔓延，肺、胸膜、心包、淋巴结、脊柱周围脓肿等；②胸外感染蔓延，咽后间隙或口腔感染、胰腺炎等。

（3）原发性纵隔感染：吸入性炭疽热、胸骨切开术后纵隔炎等。

（4）组织胞浆菌病、结核病等。

3. 病原学　临床上最常见的纵隔炎的感染路径是通过咽后间隙延伸到后纵隔，这种扩散方式形成的纵隔炎，称作下行性坏死性纵隔炎，也是临床上最为凶险的纵隔炎。历来牙源性感染是下行坏死性纵隔炎最常见的原因，绝大多数培养出的细菌是需氧菌和厌氧菌混合性感染，且常合并化脓性胸膜炎和化脓性心包炎。有报道统计，以革兰氏阳性菌较多见，其中又以球菌多见（金黄色葡萄球菌、表皮葡萄球菌、星座链球菌），革兰氏阴性菌亦有。

炭疽杆菌感染可导致炭疽，为主要发生在牛、羊等动物身体的疾病，世界范围内中东地区发病率最高，人类感染通常是因接触了感染炭疽的动物皮毛而引起，90% 的病例是皮肤型炭疽病。吸入型炭疽病或称剪羊毛工病，由于吸入 B 型炭疽杆菌孢子造成，此型不常见，吸入的孢子沉积在远侧肺泡腔，后被肺泡巨噬细胞吞噬，携带至纵隔淋巴结，随之迅速发生出血性纵隔炎和败血症导致死亡。

引起术后纵隔炎的细菌学差异较大，有研究显示，表皮葡萄球菌和金黄色葡萄球菌最常见，多达 40% 的病例为混合感染，革兰氏阳性菌和革兰氏阴性菌发生率大致相同。白念珠菌和非典型分枝杆菌（龟分枝杆菌和机会性分枝杆菌）虽有报道，但相对少见。厌氧菌罕见。

大多数原发肉芽肿性纵隔炎是由组织胞浆菌病和结核病引起的，其他病原菌还包括放线菌、梅毒、线虫感染（如班氏丝虫）等。

4. 转归预后　食管破裂所致急性纵隔炎死亡率为 10%～20%，最高可达40%～50%，这种差异主要因治疗时间、病例选择和治疗方法不同而致。外科引流开始的时间是决定预后的首要因素，一项有关食管镜检查后发生食管穿孔的回顾性分析显示，24 小时内接受外科手术处理者存活率为 70%，24 小时后手术处理者存活率为 20%。一项更近期的研究显示积极外科处理，自发性食管破裂后存活率可达 89%～90%。

下行坏死性纵隔炎是较凶险的疾病，即使采取积极的外科引流，食管穿孔经颈部入路进入纵隔的感染，总体死亡率仍高达 23%～42%，在更积极的广泛纵隔开放引流治疗下，有报道称死亡率最低可降至 16.5%。

炭疽杆菌毒力极强，即使充分治疗，吸入型炭疽病仍是高危险的疾病。美国曾详细报道了 13 例吸入型炭疽病，最终 12 例死亡。另有文章称美国在25 年间仅有 2 例确诊的炭疽病，或有未诊断明确即死亡的患者。

心脏手术后纵隔感染的发生率差异较大，文献报告为 0.4%～5.0%，但0.7%～1.4% 的发生率相对更具代表性。心脏术后纵隔感染死亡率差异相当大，部分是因为伴发的疾病、治疗方法、预防性抗生素应用和患者治疗年代不同，早期的病例报告可追溯到 20 世纪 50 年代。当前大多数心脏术后纵隔炎病例能够生存,死亡率为 20%～40%。生存者住院时间因纵隔炎而延长,有报道称,合并纵隔炎的平均住院时间为 46 日,无感染病例住院日为 23 日。

(二)临床表现

1. 症状

(1)高热、寒战:典型的急性纵隔炎,患者常出现寒战、高热、烦躁不安,对退热药反应一般,可持续高热,伴有全身中毒症状,甚至濒死感。

(2)疼痛:绝大多数患者主诉胸骨后剧烈疼痛,深呼吸或者咳嗽使疼痛加重,甚至麻醉性镇痛药亦不能使之缓解。如果病变累及纵隔最上部,疼痛可放射到颈部和耳后。后纵隔或下纵隔受累,可出现神经根疼痛,并放射到整个胸部和两侧肩胛之间。

(3)呼吸困难:在急性纵隔炎患者中,患者呼吸困难可短时间内迅速进展,常因呼吸困难而采用俯卧位。吸入性炭疽感染时,患者开始 2～3 日有类似感冒症状,紧接着出现严重的急性呼吸窘迫,伴有胸痛,可很快发生呼吸衰竭。

(4)周围脏器的压迫征象,包括声音嘶哑(喉返神经受累)、膈肌收缩无力或麻痹(膈神经受累)、霍纳综合征(交感神经星状神经节受累)、心跳加快(迷走神经受累)等。

(5)邻近及周围脏器受累表现多见于原发性纵隔炎,包括:①上腔静脉梗阻表现,如食管静脉曲张出血、反复上肢血栓性静脉炎和静脉炎后综合征;②胸导管受累,可有乳糜胸;③食管受累表现,如吞咽困难(食管外压性改变、外牵性食管憩室、食管运动功能异常)、呕血(食管出血)、胸痛、呃逆等;④呼吸道受累,咳嗽、咳痰或咯血,儿童纵隔淋巴结炎可有特征性咳嗽,呈刺耳性金属音,系气管或支气管受压而致;⑤肺血管受累,临床症状与慢性肺动脉主干栓塞相同。

(6)休克表现:如伴有器官或脏器穿孔、破裂,可因失血而有失血性休克表现,感染难以控制时可出现感染性休克。

2. 体征　急性纵隔炎查体可发现锁骨上区饱满,胸骨、胸锁关节处压痛,并可有皮下捻发音,其他纵隔气肿和皮下气肿的体征也可很明显,听诊可闻及特征性的 Hamman 征(前胸部闻及与心脏收缩同步的压榨音),还可有气管移位、颈静脉怒张等纵隔受压征象。

心脏术后纵隔炎常伴有伤口局部感染表现,胸骨伤口有渗出液或渗血,压痛明显,胸骨固定不佳,可有胸骨浮动感。

3. 实验室检查

(1)一般感染指标异常:血常规异常(白细胞计数、中性粒细胞比例升高），C 反应蛋白升高，降钙素原升高。

（2）血培养阳性：急性纵隔炎常发生于菌血症之后或合并发生菌血症，可有阳性的血培养结果。

（3）组织活检标本和抗体检测：吸入性炭疽时，组织活检标本中可找到竹节状革兰氏阳性菌，直接荧光抗体皮试阳性。

（4）组织液或引流液培养：心脏术后纵隔炎可有局部伤口组织液或纵隔引流液呈脓性，培养可呈阳性。

4．影像学检查

（1）胸部 X 线检查：食管穿孔在普通胸部平片上的特征是纵隔轮廓弥漫性增宽纵隔以及其他部位出现软组织内积气，有时还可伴有纵隔内液气平面、气胸或液气胸。大多数纵隔纤维化病例胸部 X 线片即有异常，肉芽肿性纵隔炎表现为右侧气管旁局限性团块，到了纤维化阶段，上纵隔原有团块变为纵隔弥漫性增宽影像。

（2）上消化道造影：在食管穿孔患者可发现造影剂溢入食管间隙，或进入胸膜腔可确定诊断。

（3）CT 检查：CT 检查对评估组织结构，确定和辨识软组织肿胀、积液、骨质侵蚀或开裂方面，十分有价值，特别是对胸骨切开感染所致纵隔炎，较普通 X 线检查更具帮助。

（三）诊断标准

急性纵隔炎的诊断根据发病诱因（食管破裂、炭疽吸入、口腔感染下行、心脏术后等）、临床症状、体征及实验室和相关影像学检查一般可临床诊断，对于炭疽等特殊感染类型，组织学诊断和直接荧光抗体皮试可确诊。

对可疑慢性纵隔炎，如果出现上腔静脉综合征、局限性纵隔肿物或其他明显临床症状，多数情况下需外科手术探查，明确病理诊断，有时可通过纵隔镜辅助检查。

（四）治疗方法

1．一般及支持治疗　必要时禁食，给予胃肠外营养支持，积极改善呼吸症状，必要时机械辅助通气，有休克表现时积极抗休克治疗，稳定内环境，维持水电解质及酸碱平衡。

2．抗菌治疗　详见本节"五、抗菌药物治疗"。

3．外科治疗　治疗较大的食管穿孔需要早期手术修补、纵隔引流和胸腔引流。如果感染局限形成纵隔脓肿，临床情况稳定时，可在 CT 引导下行经皮纵隔脓肿置管抽吸引流。若合并弥漫性脓胸和食管胸腔皮肤瘘，病程较长者常见病情反复，或需再次开胸处理达到充分引流。

胸骨切开术后纵隔炎,需要早期手术探查,清除和引流,尽管切口再次敞开引流和闭合引流死亡率相差不大,当前更倾向于早期闭合伤口,或可选用负压封闭引流(vacuum sealing drainage,VSD)。

对于结核分枝杆菌引起的纵隔并发症,除非痰或组织活检分枝杆菌阳性,或有确切证据支持活动性结核时可考虑手术,此外仍以保守治疗为主。

纵隔纤维化和纵隔肉芽肿手术操作较困难,但支气管成形术的效果较好。上腔静脉梗阻所致反复发作的食管静脉曲张出血和上肢静脉炎,理论上也应该行手术治疗。上腔静脉搭桥技术上难度大,效果也不确切,血管内置放支架则是治疗选择之一。大的肺血管梗阻提示预后不佳,目前治疗方法有限,但对某些患者,血管内导管扩张或放置支架仍不失为一种治疗选择。

(五)疗效评估

经积极抗感染治疗及手术治疗,患者呼吸、循环稳定,无周围脏器受压及感染表现,无菌血症,局部伤口愈合良好,复查实验室指标及影像学检查,纵隔炎症表现改善,提示治疗有效。

四、人工植入物及相关感染

(一)概述

1. 定义　按照我国的卫生行业标准,植入物(implantable medical devices)是指放置于外科操作造成的或者生理存在的体腔中,留存时间大于30日的可植入型物品。美国FDA鉴于更严格的公共卫生要求,认为不论留存时间多长都应算作植入物,按照植入物进行全程管理。在临床中,大部分植入物由生产厂商通过工业灭菌进行处理,如人工关节、吻合器、人工瓣膜等,但是有小部分植入物(主要为骨科的钢板、钢钉),是需要医院进行处理的,它们是医院植入物相关感染的风险来源,也是容易被忽视的一点。凡植入物放置部位及其部件行程部位或由此产生的继发感染,都可算作植入物相关感染,心胸大血管常见的植入物包括人工瓣膜、心脏植入式电子装置(cardiovascular implantable electronic device,CIED)、人造血管、人工左心室辅助装置、胸骨固定钛板等,其中又以人工瓣膜和起搏器最常使用,故与其相关的感染临床上更多见,下述主要讨论此两类的相关感染。

2. 病因　人工瓣膜感染性心内膜炎(prothetic valve endocarditis,PVE)是外科心脏瓣膜植入相关的心内膜感染。PVE的数量随换瓣患者数量的持续增加而上升。在自体瓣膜感染性心内膜炎(native valve endocarditis,NVE)患者中,二尖瓣感染可能性更大,但在PVE患者中,主动脉瓣感染者比二尖瓣更常见。PVE的风险在瓣膜植入术后5周达到高峰,随后下降。在术后2

个月内确定的 PVE 称作早期 PVE，而在术后 2 个月后出现的 PVE 称为晚期
PVE。PVE 的早期发病率为 1%，晚期发病率则降至 0.5%～1%。人工瓣膜的
类型（生物瓣或机械瓣）并不影响 PVE 的发病风险。早期 PVE 常由于瓣膜置
入时围手术期菌血症污染瓣膜所致，常见的侵入途径为术中不达标环境及非
无菌手术用具、血管内导管感染和皮肤感染。晚期 PVE 常由于院内感染，特
别是因应用医疗器械（血液透析）或免疫抑制剂（器官移植）而频繁入院的患
者，菌血症仍为首要原因，在国际合作心内膜炎前瞻性研究（ICE-PCS）中，有
近 1/4 的感染性心内膜炎患者有近期医疗保健暴露史。对于同时置换瓣膜及
植入起搏器的患者，两者发生的感染可互相累及，据 ICE-PCS 研究，起搏器
或植入型心律转复除颤器（implantable cardioverter defibrillator，ICD）相关者
导致感染性心内膜炎占 7%。

　　心脏植入式电子装置包括永久心脏起搏器、埋藏式心脏复律除颤器（和
心脏再同步化治疗（CRT 及 CRT-P/D），这些装置挽救更多患者生命并提高
生活质量，但随之植入数量增长，心脏植入式电子装置感染日渐明显。国际
研究发现，早年起搏器感染率为 0.13%～19.9%，大多数局限于囊袋，感染性
心内膜炎占起搏器系统感染的 10% 左右，但近年有增加趋势。国内调查显
示，1997—2005 年起搏器并发症（包括感染、电极移位和导线折断）发生率为
1.4%～1.9%，此种感染并发症发生率低的结果，与缺乏全面的起搏器感染并
发症调查统计有关。起搏器感染最常见的来源为术中囊袋局部皮肤污染，也
有一些病例报道起搏器电极污染直接导致感染性心内膜炎，其他部位感染经
血源性播散是另一常见来源，并且可能是晚期感染的主要原因，除此之外，危
险因素还包括免疫抑制（肾功能不全和应用糖皮质激素）、口服抗凝剂、术后
血肿、恶性肿瘤、皮肤情况异常（痤疮、疱疹等）、中心静脉置管、伴发多种疾
病、围手术期因素、装置调整或更换、置入起搏电极数量、术者经验、术前伴
有血行感染的患者等。起搏器感染常是装置、病原微生物和宿主相互作用的
结果。

　　3. 病原学　PVE 的病原体与 NVE 不同，按其发生时间分为早期和晚期。
然而，许多术后 1 年内发生的 PVE，其病原体可能在人工瓣膜置入时就已经
进入人体，这种情况在病原体为凝固酶阴性葡萄球菌或 HACEK 群组时尤其
多见。术后早期的 PVE 可能是瓣膜置入时围手术期菌血症污染瓣膜所致，与
其相关的微生物包括凝固酶阴性葡萄球菌（52%）、金黄色葡萄球菌（10%）、
表皮葡萄球菌（8%）、草绿色链球菌（5%）、革兰氏阴性菌（6%），10% 的早期
PVE 与真菌感染有关（其中 80% 为白念珠菌）。术后晚期的 PVE 病原菌难以
确定，菌血症仍为首要因素，革兰氏阳性球菌在早期和晚期 PVE 中均为主要

致病菌,但葡萄球菌在早期 PVE 中占优势,而在晚期 PVE 中是链球菌,以及嗜血杆菌属中 HACEK 群组占优势,晚期 PVE 患者中培养结果阴性占 3%,此类患者也可能有真菌(念珠菌)感染引起。

起搏器感染最常见的病原体是皮肤细菌,其中 85% 为葡萄球菌感染(包括金黄色葡萄球菌、凝固酶阴性葡萄球菌如表皮葡萄球菌),以及革兰氏阴性杆菌,此外还有施氏葡萄球菌。关于起搏器相关心内膜炎的研究中,尽管各家报道不尽相同,但表皮葡萄球菌及金黄色葡萄球菌均为最常见病原体,其他的还有棒状杆菌、铜绿假单胞菌等,多重感染也较常见,有学者认为早发与迟发感染性心内膜炎各菌种无统计学差异,亦有人认为早期致病菌主要为金黄色葡萄球菌,晚期致病菌主要为表皮葡萄球菌。此外,结核分枝杆菌及真菌(如黑曲霉、直枝顶孢霉等)感染较少见,但也均有报道可致起搏器囊袋感染。

4. 转归预后 PVE 比 NVE 预后要差,尽管抗生素方案已极大改善,但仅靠内科治疗而不再次行手术的 PVE 患者预后仍差,特别是对于有瓣环感染或术后早期心内膜炎的患者,即使手术治疗,手术死亡率亦很高,人工瓣膜心内膜炎的死亡率在 20%~30%,主动脉根部脓肿的手术死亡率更高,PVE 患者的 15 年生存率仅为 25%。

起搏器相关感染的发生率国外文献报道为 0.13%~19.9%,死亡率为 27%~66%。大约有 25% 的感染发生在急性期,即植入后 1~2 个月内,发生在 8~12 个月的迟发感染也有报道,据报道急性期感染多发生于首次植入,约占 79%,而慢性感染则通常发生于对原有起搏器的二次操作或置换。起搏器感染局限于囊袋部位的约 69%,也可播散至心内导致心内膜炎(约 10%),法国一项研究调查显示每年每百万例接受起搏器植入的患者中有 550 例发生感染性心内膜炎。ICD 感染发生率在 3.9% 之内,与起搏器一样,大多数感染发生于囊袋局部,且大约 62% 的感染发生于 ICD 更换后,显著多于初次植入后。起搏系统感染 6 个月内全因死亡率为 18%,与死亡相关的高危因素有体循环血栓、中至重度三尖瓣反流、右室功能异常、肾功能异常。电极导线赘生物大小和移动性不是死亡的独立危险因素。

(二)临床表现

1. 症状 PVE 的临床症状与 NVE 相似,发热仍是最重要的常见症状,多表现为高热,热型不定,无特异性。其他症状包括瓣膜结构破坏或功能障碍[赘生物嵌顿(图 3-15)、瓣膜穿孔(图 3-16)、瓣环脱离等]可引起心力衰竭甚至猝死,此外菌栓栓塞的相关症状亦与 NVE 相似,如皮肤表现、脑栓塞或出血引起的相关颅脑及神经功能损害等。

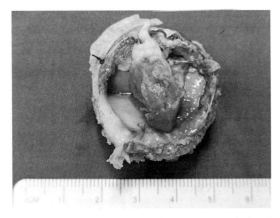

图 3-15　人工瓣膜感染性心内膜炎赘生物（见书末彩插）

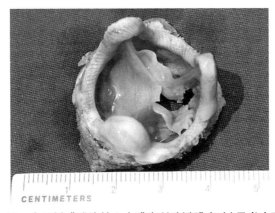

图 3-16　人工瓣膜感染性心内膜炎所致瓣膜穿孔（见书末彩插）

　　起搏器术后感染的临床表现主要取决于感染的位置，症状可以局限于囊袋，可以有局部伴随全身的表现，也可以只有全身症状。文献报道约 69% 患者表现为囊袋局部的感染征象，20% 表现为局部和全身症状，约 11% 仅有全身症状。最常见的局部感染表现为局部发红及疼痛（34%～55%），其他症状包括皮肤侵蚀破溃（23%）、肿胀（21%）等，这些症状通常发生在植入或操作后的早期，直接反映了手术操作部位的感染。致病菌沿电极向血管内播散则或有全身症状，如发热等。大多数起搏器相关感染性心内膜炎患者会伴随有囊袋局部症状及全身症状，临床表现与其他原因所致右心系统感染性心内膜炎相似，包括发热、寒战、肺部受累等，但与 PVE 和 NVE 不同，脾大、血栓现象在起搏器相关心内膜炎中少见。

　　2. 体征　PVE 的体征同 NVE 相似，包括瓣膜杂音，主要是原置换瓣膜

的新发杂音更显著,其他特征性体征包括瘀斑、Roth 斑、Olser 结节、Janeway
损害等。

起搏器相关感染的体征局部表现更明显,包括局部皮肤发红、皮肤温度
升高、压痛、伤口愈合不良或形成瘘道而渗液等。若肺部受累则有相应肺部
体征,如呼吸音不对称或减低(胸腔积液、肺栓塞)、啰音(肺炎)等。

3. 实验室检查 PVE 的实验室检查结果可有白细胞计数升高($>12×10^9/L$)、
贫血(血细胞比容 $<34\%$)和血尿。在使用抗感染治疗前获取标本,细菌性感
染患者中 2/3 的血培养阳性,而复杂微生物和真菌的血培养则需 3 周以上才
会有阳性结果。47% 的 PVE 患者可有传导异常而导致心电图出现 PR 间期
延长或房室传导阻滞。

起搏器相关感染除常规感染相关指标(白细胞计数、C 反应蛋白、降钙素
原等)可增高,还可有血培养、囊袋引流液培养、局部组织培养阳性,一些不
典型或不常见致病菌可导致培养结果阴性。

4. 影像学检查 经食管超声心动图仍是 PVE 辅助诊断的最佳选择,其
特异度达 90%,灵敏度达 95%。超声表现有赘生物,PVE 患者可有瓣周漏、
心内瘘和脓肿。超声心动图在瓣膜功能的评价上有很大优势,但对感染的严
重性和侵袭程度的评估方面并不十分可靠。超声心动图阴性结果不能完全
排除感染性心内膜炎。对高度怀疑的患者亦可采用磁共振成像(MRI)检查,
或可见到瓣环周围组织连续性中断。当 PVE 患者合并腹部体征时,可能存在
转移性感染,应行计算机断层扫描(CT)检查,以排除肝、脾脓肿。转移性脏
器感染是葡萄球菌感染的典型表现。脑最易发生栓塞,神经系统的异常应进
行脑部 CT 或 MRI 检查、眼底检查,偶尔需脑脊液检查。有其他部位栓塞发
生的时候,即使没有神经系统症状,仍有必要进行脑部检查。

(三)诊断标准

PVE 的诊断标准参照 Duke 标准,在其基础上加上最新的修改,包括进行
性心力衰竭伴血培养阳性和新发的传导阻滞作为次要标准之一。

根据起搏器囊袋局部或全身系统感染的症状,加上多次血培养、囊袋引
流液及局部组织培养,不难作出起搏器感染的诊断。而对植入起搏器的患
者,如果出现长期发热、反复发生支气管炎及肺部感染、反复或持续囊袋感染
或菌血症,均应考虑起搏器相关感染性心内膜炎的可能。所有怀疑起搏器感
染的患者均应进行超声心动图检查,或可发现瓣膜或电极导线赘生物。根据
美国心脏协会(American Heart Association,AHA)专家共识,起搏器系统感染
和相关并发症诊断的推荐建议包括①所有患者在使用抗生素治疗前至少进
行 2 次培养(Ⅰc 类证据);②起搏系统移除时进行囊袋组织和电极导线顶端

培养及细菌涂片染色（Ⅰc类证据）；③疑似起搏系统感染的患者，无论血培养阳性还是阴性，如果血培养前近期使用抗生素，应针对起搏系统感染或瓣膜心内膜炎进行经食管超声心动图（transesophageal echocardiography，TEE）检查（Ⅰc类证据）；④所有疑似起搏系统相关的心内膜炎的成人患者，即使经胸超声已经证实存在电极导线赘生物，还应进行TEE检查以评价左心瓣膜。超声心动图视野清晰的儿科患者，经胸超声可能足以证实（Ⅰb类证据）。

（四）治疗方法

1. 一般及支持治疗　给予患者充足的营养支持；发热患者还应积极控制体温，同时注意水电解平衡；对有肝肾功能损害的患者，应避免其他肝肾功能损害药物的使用，并相应调整抗生素使用剂量；积极纠正心力衰竭；补充凝血物质，纠正凝血功能异常；积极处理原发病，尽早清除或控制可疑诱发感染病灶（龋齿、胆囊结石、肾结石、皮下血肿等）；适当制动，避免栓子脱落；严密监测并评估病情，把握合适手术治疗时机。

2. 抗菌治疗　详见本节"五、抗菌药物治疗"。

3. 外科治疗

（1）PVE外科手术指征

1）严重瓣膜反流，无论是否合并充血性心力衰竭。

2）合理的抗生素治疗仍无法控制的脓毒血症。

3）致病微生物对抗生素耐药。

4）由真菌、金黄色葡萄球菌或革兰氏阴性菌导致的心内膜炎。

5）存在瓣环脓肿、感染扩展到瓣叶见纤维或形成心内瘘道。

6）疾病过程中发生新的传导阻滞。

7）直径大于1cm的赘生物形成，尤其是赘生物活动度较大和位于前瓣叶，易于脱落导致栓塞并发症。

8）合理抗生素治疗后仍反复发生栓塞。

（2）感染后起搏系统移除的推荐建议

1）有起搏系统感染（瓣膜或电极导线引起的心内膜炎、败血症）的证据，必须完全取出装置及电极导线（Ⅰa类证据）。

2）有起搏系统囊袋感染（脓肿、装置腐蚀、皮肤粘连、非静脉系统的慢性渗出窦道）的证据，必须完全取出装置及电极导线（Ⅰb类证据）。

3）即使没有明确的电极导线或装置感染，但有心内膜炎，必须完全取出装置及电极导线（Ⅰb类证据）。

4）金黄色葡萄球菌导致的败血症，必须完全取出装置及电极导线（Ⅰb类证据）。

5）经过合适的抗生素治疗后，仍然出现持续性革兰氏阴性菌感染，取出装置及电极导线是合理的（Ⅱb 类证据）。

6）无累及装置和电极导线的表皮或切口感染，不需要取出起搏系统；其他原因导致的反复血行感染，不需要取出起搏系统，但需长期服用抗生素（Ⅲ类证据）。

（五）疗效评估

PVE 患者治疗后效果评估及随访与 NVE 相同，包括一般症状改善（无发热、心力衰竭、栓塞、脓毒症等征象），血培养阴性，超声心动图未见异常，更换的心瓣膜亦要长期定期随访，特别是真菌感染的 PVE，还需监测真菌 D- 葡聚糖等生化指标以评估疗效。

起搏器相关感染的疗效取决于其感染类型，有心内感染或相关感染性心内膜炎的，评估同 NVE 或 PVE；单纯囊袋感染的，其治疗有效包括症状改善（体温正常），无局部感染表现（局部伤口愈合良好，无渗出，无脓液，无红肿、疼痛，无波动感等），无全身其他部位感染表现（无心肺并发症、无骨髓炎及关节炎、无其他部位脓肿及败血症），培养阴性（血培养、组织液与局部组织培养），足疗程治疗停药后无局部及全身感染复发表现。对于需要重新置入起搏器的患者，在移除感染的起搏系统后，根据指南有下述建议：①每位患者都需仔细评估，确定是否置入新的起搏系统（Ⅰ类证据）；②重新置入的位置不应该在取出起搏系统的同侧面胸部，优先选择的位置包括对侧胸部、髂静脉和心外膜途径（Ⅰ类证据）；③如果取出装置的血培养阳性，应在装置取出后继续血培养，直至阴性至少 72 小时后才能置入新的装置（Ⅱa 类证据）；④当有证据表明瓣膜感染后，至少应该在起搏系统取出 14 日后进行新的静脉内电极导线置入（Ⅱa 类证据）。具体的医疗决策仍需根据每个患者治疗效果综合评估后制订个体化方案。

五、抗菌药物治疗

（一）经验性治疗

1. 脓胸的治疗　适当的经验性抗生素治疗急性胸膜炎脓胸应综合考虑以下几点：①患者的临床病史；②局部抗生素耐药性模式；③医院机构抗生素管理；④抗生素的药理特性。

可结合临床考虑以下推荐建议：

（1）对于社区获得性脓胸：胃肠外第二代或第三代头孢菌素（例如头孢曲松）与甲硝唑或胃肠外氨基青霉素与 β- 内酰胺酶抑制剂（例如氨苄西林 / 舒巴坦）。（Ⅱa 类证据）

（2）对于医院获得性或手术后脓胸：应选择对耐甲氧西林的金黄色葡萄球菌、假单胞菌和铜绿假单胞菌具有活性的抗生素（例如万古霉素、头孢吡肟和甲硝唑或万古霉素和哌拉西林 / 他唑巴坦）。（Ⅱa 类证据）

（3）避免首选单一氨基糖苷类药物管理脓胸。（Ⅱ类证据）

（4）抗生素胸膜内给药无明显作用。（Ⅱa 类证据）

（5）针对非典型微生物行经验性抗生素治疗并非必要。

2．感染性心内膜炎的治疗　感染性心内膜炎的治疗应在考虑诊断后尽快开始，并在抗生素使用前每 30 分钟间隔留取 3 套血液培养。经验治疗的初始选择取决于以下几个注意事项。

（1）患者是否曾接受过抗生素治疗。

（2）感染是否影响天然瓣膜或假体（如果是，则考虑感染在进行手术时发生，包括早期 PVE 与晚期 PVE）。

（3）感染地点，社区、医院或非医院（与医疗保健相关的感染性心内膜炎），特别是对于抗生素的耐药性和特异性，对病原体培养阴性的感染性心内膜炎，需结合当地流行病学知识进行判断。

（4）服用氯苯西林 / 头孢唑林与其他 β- 内酰胺类药物（包括阿莫西林 / 克拉维酸钾或氨苄西林 / 舒巴坦）相比，死亡率更低，并且万古霉素可凭经验治疗 MSSA 菌血症 / 心内膜炎。

结合《2015 年欧洲心脏病学会（European Society of Cardiology，ESC）感染性心内膜炎管理指南》的建议：感染性心内膜炎治疗的主要原则在于通过抗生素根除微生物；而手术主要作用是去除感染的组织和排脓，对机体防御帮助不显著。这解释了为什么在动物实验和人类中的治疗杀菌方案比抑菌更有效。氨基糖苷与细胞壁抑制剂（即 β- 内酰胺类和糖肽）具有杀菌活性，可用于缩短治疗的持续时间（例如口腔链球菌）和根除问题微生物（例如肠球菌）。

药物杀菌的主要障碍之一是细菌抗生素耐药性。耐药的微生物并不是没有被伤害（即它们仍然受药物作用而生长抑制），但逃避了药物导致的死亡，并可能在停药后恢复生长。缓慢生长和休眠的微生物表现出对大多数抗菌药物（某种程度上除利福平外）表型耐受性。它们存在于植被和生物膜中（例如 PVE 中），这证明需要长期治疗（6 周）以完全消灭感染者心脏瓣膜病原菌的合理性。一些细菌携带突变基因，使其耐受在活跃的成长阶段和静止的（休眠）阶段。杀菌剂药物组合优于单药。

PVE 的药物治疗（至少 6 周）应比 NVE（2～6 周）持续时间更长。在药物选择方面 PVE 与 NVE 相似，除了葡萄球菌 PVE，当菌株敏感时抗菌方案应包括利福平。

在 NVE 中，在置换瓣膜期间需要用抗生素治疗，对于 NVE 术后应推荐继续术前有效抗生素治疗。对于 PVE，有时病原菌多于前次感染，不可完全按前次方案使用抗生素。在 NVE 和 PVE 治疗中，治疗的持续时间从有效抗生素的第一日（初次为阳性血液后再次培养为阴性血液）计算，而不是在手术当日开始计算。新的全疗程治疗应仅在瓣膜培养阳性时开始，并基于最近恢复的细菌分离物药敏性选择抗生素。

最后对于感染性心内膜炎经验性抗生素选择需注意以下几点。

（1）使用氨基糖苷的适应证和方式有改变，在葡萄球菌中不再推荐使用它们治疗 NVE，因为尚未证明其临床益处，而且有肾毒性。但当其在有指征使用时，应给予氨基糖苷类药物每日使用一次，以减少肾毒性。

（2）利福平只应用于异物感染（PVE），例如有效抗生素治疗 3～5 日后，PVE 菌血症已清除。支持这一点推荐理由的依据是，抗生素与利福平联合使用可能具有抗浮游生物/复制细菌的作用，且对在生物膜中休眠细菌的协同作用，并预防耐利福平变异。

（3）推荐将达托霉素和磷霉素用于治疗葡萄球菌性心内膜炎，奈替米星治疗青霉素易感口服和消化链球菌，但在这些准则中将它们视为替代疗法（因为它们并非在所有欧洲国家都可用）。当使用达托霉素时，必须以高剂量服用（每日 1 次，≥10mg/kg）并与第二种抗生素联合使用，增加活性并避免耐药性。

（4）本指南仅参考了已发表的来自临床试验和心内膜炎（或细菌血症）患者的队列研究。大多数情况下都没有参考到实验性心内膜炎模型的数据。

（5）本标准仍在使用临床和实验室标准协会最低抑菌浓度（MIC）数值代替欧洲抗菌药物敏感性测试委员会推荐相关数值，因为大多数心内膜炎数据来自以前的研究使用的 MIC 数据。

（6）尽管大多数抗生素治疗已达成共识，葡萄球菌感染性心内膜炎的最佳治疗和经验性治疗仍存在争议。

3. 纵隔感染的治疗　纵隔感染最常见的病原菌为革兰氏阳性球菌，又以金黄色葡萄球菌和表皮葡萄球菌常见，心脏术后胸骨感染所致纵隔炎多为凝固酶阴性葡萄球菌所致，故首先经验性选择针对此类病原菌的药物，万古霉素、达托霉素、替考拉宁皆可考虑使用，其中又以万古霉素为首选。若抗球菌经验性治疗不满意，需考虑铜绿假单胞菌可能性大，并选用相应覆盖药物。

4. 人工植入物相关感染的治疗　若为局部囊袋感染，多为葡萄球菌所致，可选用第三代头孢菌素或更强效抗球菌药物，革兰氏阴性杆菌在抗球菌效果不满意时需考虑。若有累及导线或心内的感染，抗感染标准参照感染性心内膜炎。

（二）目标性治疗

1. 脓胸的治疗

（1）针对急性细菌性脓胸：如果可以的话，应在抗生素使用前取得病原学标本送检培养及药敏，要在无菌条件充分的情况下取得胸腔内积液，可反复多次送检标本以排除标本误差，若有阳性结果根据培养结果选择抗菌药物。当厌氧培养物为阴性时根据经验考虑继续进行厌氧覆盖（Ⅱa 类证据）。根据经验治疗厌氧菌时，氨苄西林 / 舒巴坦对多种厌氧菌有效，但头孢曲松钠需要联合用药如甲硝唑，克林霉素是合适的大多数甲硝唑的替代品，能针对胃肠道和厌氧菌感染。对于社区获得性脓胸患者，培养出耐甲氧西林金黄色葡萄球菌和高度耐药革兰氏阴性菌感染率低，所以第二代或非假性第三代头孢菌素（例如头孢曲松）或带有 β- 内酰胺酶抑制剂的氨基青霉素（例如氨苄西林 / 舒巴坦）将提供具有较强针对性的疗效。在医院获得或术后感染中，万古霉素和头孢吡肟，或万古霉素和哌拉西林 / 他唑巴坦（剂量足够用于铜绿假单胞菌）将覆盖耐甲氧西林的金黄色葡萄球菌和假单胞菌。如果当有病史或可能会怀疑产生广谱 β- 内酰胺酶的微生物需使用万古霉素联合美罗培南。脓胸中氨基糖苷易被灭活不推荐使用。急性细菌性脓胸抗生素治疗的持续时间由以下三方面因素影响，机体影响、是否足够感染源控制和临床反应。社区获得性脓胸美罗培南起始剂量可 0.5g，每 8 小时静脉滴注，院内获得性脓胸需 1g，每 8 小时静脉滴注；万古霉素起始剂量可考虑 1g，每 12 小时静脉滴注，老年人建议从 0.5g，每 12 小时静脉滴注开始；治疗过程中最好监测药物的血药浓度以指导用药和调整剂量。

（2）针对结核性脓胸：治疗方法基本与慢性脓胸相似，但应积极正规抗结核治疗，可考虑异烟肼、利福平、链霉素和乙胺丁醇等至少三种药物联合应用，早期浆液性渗出多可自行吸收。除全身性抗结核治疗外，对引流的局部脓腔，可每周抽脓 2～3 次，每次用 2% 碳酸氢钠或生理盐水冲洗脓腔，在脓腔内注入对氨基水杨酸钠、异烟肼或链霉素。特别需要指出的是，结核性脓胸常伴发有继发细菌感染，在抗结核同时亦要积极治疗继发感染。

（3）针对阿米巴性脓胸：甲硝唑是最常用药物，可静脉使用每日 1～1.2g，不少于 10 日；若口服使用，可 0.6～0.8g，每日 3 次，至少 20 日。此外也可使用替硝唑。

脓胸的治疗时间尚未统一，但文献报道急性脓胸的静脉抗菌疗法处于2～6 周的范围。最终抗感染疗程的期限通过以下方面决定：感染生物体对治疗的敏感性，适当性引流，以及对治疗反应的跟进。如果患者对治疗有反应，已经进行了源控制，分离出的微生物易受口服生物利用剂的影响，并且患者耐受口服，在静脉治疗之后可过渡到口服。慢性脓胸需结合基础疾病一起处理并决定总体治疗时间（如结核性脓胸）。

2. 感染性心内膜炎的治疗　指南建议的急性患者经验治疗方案，总的原则包括 NVE 和晚期 PVE 方案应覆盖葡萄球菌、链球菌和肠球菌。早期 PVE 或与医疗保健相关的感染性心内膜炎方案应覆盖耐甲氧西林葡萄球菌、肠球菌以及理想的非 HACEK 革兰氏阴性病原体。一旦确定了病原体（通常在 48 小时内），必须选择敏感抗生素治疗。具体针对性治疗可参考下列建议。

（1）口服青霉素敏感的链球菌和牛链球菌组：推荐的抗敏感链球菌，青霉素 MIC≤0.125mg/L。治愈率预计为 0.95%。在简单的情况下，短期 2 周治疗为青霉素 / 头孢曲松 + 庆大霉素 / 奈替米星。易感染链球菌，肾功能正常感染性心内膜炎患者每日 1 次使用奈替米星 + 庆大霉素。对于门诊治疗的患者，每日头孢曲松单独或与庆大霉素或奈替米星合用 1 次较为方便。如果患者对 β- 内酰胺类过敏且不能进行脱敏治疗时应接受万古霉素治疗。已提出替考拉宁作为替代方案，但需要负荷剂量（每 12 小时 6mg/kg，使用 3 日），然后每日 6～10mg/kg。负荷剂量至关重要，因为该药物与血清蛋白高度结合（≥98%）再渗透入赘生物。但是，只有有限的回顾研究评估了其在链球菌和肠球菌感染性心内膜炎中的疗效。

（2）耐口服青霉素的链球菌和牛链球菌组：耐口服青霉素的链球菌被分类为中间体耐药（MIC 0.25～2mg/L）和完全耐药（MIC≥4mg/L），但是一些指南认为 MIC＜0.5mg/L 具有完全抗药性，但 99% 的消化链球菌仍然对青霉素敏感。耐青霉素链球菌的治疗指南依靠回顾性研究，编译其中的 4 个，其中 47/60 例（78%）患者接受了青霉素或头孢曲松治疗，大多数与氨基糖苷类药物合用，有些单用克林霉素或氨基糖苷。大多数青霉素的 MIC≥1mg/L。治愈 50 例（83%），其中 10 例（17%）死亡。死亡与细菌的抗药性无关，而是与患者的基本疾病情况有关。治疗的结果在 PVE 和 NVE 患者的结果相似。因此，抗生素治疗耐口服青霉素和对青霉素敏感的链球菌定性上也无太大差异。但是，在耐青霉素的情况下，氨基糖苷类治疗必须至少持续 2 周，并且不推荐短期治疗方案。存在高抗性分离株（MIC≥4mg/L）经验较少，但在这种情况下，首选万古霉素与氨基糖苷类。达托霉素的使用只有非常有限的经验。

（3）肺炎球菌、β- 溶血性链球菌（A、B、C 和 G 群）：自引进抗生素以来，由于肺炎球菌引起的感染性心内膜炎变得罕见。高达 30% 的人可能患有脑膜炎情况，在此情况下需要特别考虑青霉素抗性。青霉素易感菌株的治疗（MIC≤0.06mg/L）与口服链球菌相似，不同之处在于使用短期的 2 周治疗。

青霉素中介体也是如此（MIC 0.125～2mg/L）或耐药菌株（MIC≥4mg/L）没有脑膜炎，尽管一些耐药菌株建议根据抗生素敏感性使用大剂量的头孢菌素（例如头孢噻肟或头孢曲松）或万古霉素。由 A、B、C 或 G 群链球菌导致的感染性心内膜炎包括链球菌组比较少见。A 群 + 链球菌易感 β- 内酰胺类（MIC≤0.12mg/L），而其他血清群可能会显示出一定程度的抵抗力。B 群链球菌引起的感染性心内膜炎曾经与围产期有关，但现在它也发生在其他成人中，尤其是老年人。B、C 和 G 群链球菌产生脓肿，因此可能需要进行辅助手术。B 群 PVE 的死亡率非常高，建议尽早进行心脏手术。抗生素治疗与口服链球菌相似，只是短期不推荐治疗。庆大霉素应用于 2 周。

（4）麦卡氏菌和无营养菌（以前是营养变体链球菌）：革兰氏菌和厌氧菌产生感染性心内膜炎的过程很长，这种感染性心内膜炎大赘生物（0.10mm）和更高相关并发症率和瓣膜置换术（约 50%），可能是由于延迟的诊断和治疗所致。抗生素建议包括青霉素、头孢曲松或万古霉素 6 周，至少与氨基糖苷类合用 2 周。

（5）金黄色葡萄球菌通常可导致急性和破坏性感染性心内膜炎，而凝固酶阴性葡萄球菌（coagulase-negative staphylococci，CoNS）会产生更长时间的瓣膜感染（除卢格敦链球菌和头状葡萄球菌外）。总结对甲氧西林敏感及耐甲氧西林的金黄色葡萄球菌和 CoNS 感染性心内膜炎的治疗建议，下述几点较过去的共识有不同意见：不再推荐葡萄球菌所致自体瓣膜感染性心内膜炎使用氨基糖苷类，因为它增加肾毒性；对于简单右心来源的甲氧西林敏感的金黄色葡萄球菌（MSSA）感染性心内膜炎，更推荐短期（2 周）和口服药物治疗，但此法不适用于左心系统感染性心内膜炎；对于青霉素过敏的 MSSA 感染性心内膜炎患者，而其他 β- 内酰胺类及万古霉素亦不能使用者，应选择达托霉素联合另一种有效的抗葡萄球菌药物以增加药物活性并避免产生抗药性；一些专家建议高剂量的复方磺胺甲噁唑联合克林霉素作为金黄色葡萄球菌感染性心内膜炎的一种可供选择的治疗方案。里昂葡萄球菌始终对甲氧西林敏感，可以用甲氧西林治疗。与金黄色葡萄球菌 NVE 不同，金黄色葡萄球菌 PVE 具有很高的死亡风险（>45%），通常需要及早更换瓣膜，其药物选择亦有差别，建议在氨基糖苷类药物有效抗感染治疗（菌血症已清除）后 3～5 日，考虑加用利福平，支持此建议的理由是，在一些异物感染模型和临床人造骨材料血管材料感染试验中，发现利福平可对抗生物膜内的休眠细菌，此种拮抗作用或可影响细菌复制，虽然证据水平尚不充分且或有可能导致一些微生物耐药性、肝毒性等副作用，但为降低死亡率，加用利福平治疗金黄葡萄球菌 PVE 仍被认为是标准方案。

（6）耐甲氧西林和耐万古霉素的葡萄球菌：耐甲氧西林金黄色葡萄球菌（MRSA）产生低亲和力的青霉素结合蛋白 2a（penicillin binding protein 2a，PBP2a），使其抗大多数 β- 内酰胺类。MRSA 通常对多种抗生素具有抗药性，仅留下万古霉素和达托霉素治疗重症感染。但是，万古霉素中介金黄色葡萄球菌（MIC 4～8mg/L）和异种古霉素中介体金黄色葡萄球菌（MIC≤2mg/L，但亚群浓度更高）已经出现在世界各地，并与感染性心内膜炎治疗失败相关。而且，最近从感染患者中分离出一些高度耐万古霉素的金黄色葡萄球菌菌株，需要新的治疗方法。另外，对 1996—2006 年间发表的研究进行系统回顾和荟萃分析，2011 年万古霉素易感的 MRSA 菌血症患者菌株（MIC≤2mg/L）显示高万古霉素 MIC（≥1.5mg/L）与较高的死亡率相关。达托霉素是一种批准用于金黄色葡萄球菌的脂肽抗生素。金黄色葡萄球菌的队列研究和 CoNS 感染性心内膜炎证明达托霉素至少和万古霉素一样有效，并且在两项 MRSA 队列研究中与万古霉素 MIC（0.1mg/L）相比，高剂量达托霉素治疗菌血症与更好的结果（包括生存）相关。重要的是，达托霉素需要以适当的剂量给药，并与其他抗生素联用可避免感染性心内膜炎患者进一步产生耐药性，因此，应给予高剂量达托霉素（≥10mg/kg），大多数专家建议达托霉素治疗右心系统感染性心内膜炎；达托霉素与 β- 内酰胺或磷霉素联合用于治疗 NVE（β- 内酰胺或磷霉素可通过减少组织表面正电荷以增加达托霉素的结合力）；达托霉素与庆大霉素及利福平联合用于治疗 PVE。其他替代品包括较新的磷霉素加亚胺培南，具有相对良好的 PBP2a 亲和力的 β- 内酰胺，例如头孢洛林、奎奴普丁 - 达福普汀（含或不含 β- 内酰胺）加噁唑烷酮（利奈唑胺），β- 内酰胺加万古霉素，以及高剂量的甲氧苄啶 / 磺胺甲噁唑和克林霉素。这种情况需要与感染药物专家一起讨论制定方案。

（7）肠球菌：肠球菌感染性心内膜炎主要是由粪肠球菌引起的（占90% 病例），更罕见的是屎肠球菌（占病例的 5%）或其他物种。研究者提出了两个主要问题：首先，肠球菌对抗生素诱导的杀灭和根除具有高度抵抗力，需要长期服用（最多 6 周）两种细胞壁抑制剂的协同杀菌组合（氨苄西林加头孢曲松，通过抑制青霉素结合蛋白补体起到协同作用）或一种带有氨基糖苷的细胞壁抑制剂；其次，它们可能对多种药物有抵抗力，包括氨基糖苷类［高水平的氨基糖苷抗性（high level aminoglycoside resistance，HLAR）］、β- 内酰胺类（通过 PBP5 修饰，有时 β- 内酰胺酶）和万古霉素。完全青霉素易感菌株（青霉素 MIC≤8mg/L）使用青霉素或氨苄西林（或阿莫西林）联合庆大霉素治疗。首选氨苄西林（或阿莫西林），因为 MIC 降低了 2～4 倍。庆大霉素耐药性在粪肠球菌和屎肠球菌中广泛存在。氨基糖苷 MIC＞500mg/L（HLAR）与丧失协同作用有关,氨基糖苷 MIC＞500mg/L(HLAR)时其作为细胞膜抑制剂的协同杀菌作用将丧失,并且氨基糖苷类药物不应在这种条件下使用。链霉素可能在这种情况下保持活性作用,是一种有用的选择。近年来有两个重要的进步:多项包含数百例病例的粪肠球菌感染性心内膜炎队列研究表明,对于非 HLAR 粪肠球菌感染性心内膜炎,氨苄西林加头孢曲松钠与氨苄西林加庆大霉素具体同样有效,而且更安全没有任何肾毒性,并且这是组合治疗 HLAR 粪肠球菌感染性心内膜炎的最佳选择。另外,到目前为止庆大霉素的剂量可以单日服用,而不是像以前建议分 2 次或 3 次服用。其外非 HLAR 粪肠球菌感染性心内膜炎的治疗时间可安全缩短,从 4～6 周减少到 2 周,将肾毒性降低至极低的水平。β- 内酰胺和万古霉素耐药性主要在粪肠球菌。由于很少有对两种药物双重耐药性,因此可以使用 β- 内酰胺对抗万古霉素耐药菌株,反之亦然。这些情况需要临床药学专家的专业知识。

(8)HACEK 相关革兰氏阴性菌:HACEK 革兰氏阴性杆菌是难培养型微生物,临床怀疑此类微生物感染时应有意识地告知实验室相关人员进行专业处理或特殊培养。因为它们生长缓慢,所以标准 MIC 测试可能难以解释。一些 HACEK 集团杆菌产生 β- 内酰胺酶,氨苄西林因此不再是一线药物选择。相反,可产生 β- 内酰胺酶的 HACEK 集团杆菌对头孢曲松等三代头孢菌素和喹诺酮敏感。在 NVE 中标准治疗方案为头孢曲松 2g/d 持续 4 周,在 PVE 中标准治疗方案为头孢曲松 2g/d 持续 6 周。如果它们不产生 β- 内酰胺酶,则为氨苄西林(4 剂或 6 剂,每日 12g)加庆大霉素(每日 3mg/kg,分为 2 剂或 3 剂)4～6 周是一种选择。环丙沙星(口服 400mg/8～12h 或口服 750mg/12h)为较少经过充分验证的替代方案。

(9)非 HACEK 革兰氏阴性细菌:国际心内膜炎合作组织(ICE)报告 2 761 例(感染性心内膜炎)中 49 例(1.8%)为非 HACEK 革兰氏阴性细菌患者。推荐的治疗方法是早期手术加长期(至少 6 周)用 β- 内酰胺类杀菌剂联合氨基糖苷类药物,有时还需要其他喹诺酮类药物或复方磺胺甲噁唑。体外杀菌测试和监测血清抗生素浓度可能会有所帮助。因为非 HACEK 革兰阴性菌的稀有性和严重性,这些情况应由心内膜炎小组或由临床药物专家讨论治疗方案。

(10)血液培养阴性感染心内膜炎:这些情况应由心内膜炎小组或由临床药物专家讨论治疗方案。

(11)真菌:在 PVE 和药物滥用者(intra-venous drug abusers,IVDA)和免疫功能低下的患者感染性心内膜炎中,最常观察到真菌。念珠菌和曲霉属占主导地位,后者导致血培养阴性的感染性心内膜炎。真菌感染性心内膜炎导致死亡率很高（50%），需要综合治疗抗真菌药物治疗和外科瓣膜置换术。念珠菌感染性心内膜炎的抗真菌治疗包括两性霉素 B 脂质体（或其他脂质制剂），含或不含高剂量氟胞嘧啶；对于曲霉感染性心内膜炎，伏立康唑为选的药物，一些专家建议添加棘白菌素或两性霉素 B，此后需长期口服唑类药物抑制真菌生长（氟康唑用于念珠菌，伏立康唑用于曲霉），有时需终身使用。这些情况应由心内膜炎小组或由临床药物专家讨论治疗方案。

（12）对于需要终身治疗的感染性心内膜炎（如真菌性感染性心内膜炎），可在住院静脉治疗后过渡至门诊肠胃外抗生素治疗。

3. 纵隔感染的治疗　纵隔感染若取得相应病原学结果时，按药敏结果选择强效抗生素降阶梯治疗。若病原菌为结核分枝杆菌，抗结核治疗至少三联以上药物。真菌性纵隔炎需考虑霉菌，需选用覆盖霉菌药物。

4. 人工植入物相关感染的治疗　参照感染性心内膜炎的相关标准。

（高敏楠　江慧琦　陈燕涛）

参 考 文 献

[1] HU CM，ZHOU FY，GENG MF，et al. Clinical features and management of pyothorax due to postoperative cervical anastomotic leakage in esophageal cancer surgery. Zhonghua Wei Chang Wai Ke Za Zhi，2013，16（9）：871-873.

[2] ZHANG SY，LI XH，XIAO F. Clinical features and prognosis of infective endocarditis patients with acute kidney injury. Beijing Da Xue Xue Bao Yi Xue Ban，2019，51（4）：737-741.

[3] HIGUCHI M，SUZUKI H. Fenestration，pedicle muscle flap，and omental plombage for pyothorax. Kyobu Geka，2019，72（10）：854-858.

[4] BURGOS LM，CRACCO MA，FERNANDEZ OSES P，et al. Infective endocarditis in Argentina：what have we learned in the last 25 years. Medicina（B Aires），2019，79（4）：257-264.

[5] ISSOUFOU I，LAKRANBI M，BELLIRAJ L，et al. Prognostic factors in pleuropulmonary decortications for tuberculous pyothorax. Rev Pneumol Clin，2018，74（1）：16-21.

[6] 梁峰，胡大一，方全，等. 2015 年欧洲心脏病学会关于感染性心内膜炎并发症治疗的指南解读. 中国循证心血管医学杂志，2017，9（5）：513-517.

[7] STILLION JR，LETENDRE JA. A clinical review of the pathophysiology，diagnosis，and treatment of pyothorax in dogs and cats. J Vet Emerg Crit Care（San Antonio），2015，25（1）：113-129.

[8] KISHI H，FUKUDA K，ARIMA N，et al. A mass originating from chronic pyothorax in the pleural cavity. Am J Hematol，2011，86（7）：609.

[9] ISSOUFOU I, HARMOUCHI H, BELLIRAJ L, et al. Aspergillus pyothorax: is surgery alone sufficient? Med Sante Trop, 2018, 28 (2): 172-175.

[10] ZENCIRKIRAN AH, KAHRAMAN S, et al. Characterization, epidemiological profile and risk factors for clinical outcome of infective endocarditis from a tertiary care centre in Turkey. Infect Dis (Lond), 2019, 51 (10): 738-744.

[11] RIZK HH, ELAMRAGY AA, YOUSSEF GS, et al. Clinical features and outcomes of infective endocarditis in Egypt: an 11-year experience at a tertiary care facility. Egypt Heart J, 2019, 71 (1): 17.

[12] HABIB G, ERBA PA, IUNG B, et al. Clinical presentation, aetiology and outcome of infective endocarditis. Results of the ESC-EORP EURO-ENDO (European infective endocarditis) registry: a prospective cohort study. Eur Heart J, 2019, 40 (39): 3222-3232.

[13] YUAN XC, LIU M, HU J, et al. Diagnosis of infective endocarditis using echocardiography. Medicine (Baltimore), 2019, 98 (38): e17141.

[14] SUNDER S, GRAMMATICO-GUILLON L, LEMAIGNEN A, et al. Incidence, characte-ristics, and mortality of infective endocarditis in France in 2011. PLoS One, 2019, 14 (10): e0223857.

[15] DE MIGUEL-YANES JM, JIMENEZ-GARCIA R, HEMANDEZ-BARRERA V, et al. Infective endocarditis according to type 2 diabetes mellitus status: an observational study in Spain, 2001-2015. Cardiovasc Diabetol, 2019, 18 (1): 161.

[16] BENVENGA RM, DE ROSA R, SILVERIO A, et al. Infective endocarditis and diabetes mellitus: Results from a single-center study from 1994 to 2017. PLoS One, 2019, 14 (11): e0223710.

[17] MENCHI-ELANZI M, RAMOS-RINCON JM, MERINO-LUCAS E, et al. Infective endocarditis in elderly and very elderly patients. Aging Clin Exp Res, 2020, 32 (7): 1383-1388.

[18] HOLLAND DJ, SIMOS PA, YOON J, et al. Infective endocarditis: a contemporary study of microbiology, echocardiography and associated clinical outcomes at a major tertiary referral centre. Heart Lung Circ, 2020, 29 (6): 840-850.

[19] MIRO JM, AMBROSIONI J. Infective endocarditis: an ongoing global challenge. Eur Heart J, 2019, 40 (39): 3233-3236.

[20] GOODMAN-MEZA D, WEISS RE, GAMBOA S, et al. Long term surgical outcomes for infective endocarditis in people who inject drugs: a systematic review and meta-analysis. BMC Infect Dis, 2019, 19 (1): 918.

[21] FORESTIER E, SELTON-SUTY C, ROUBAUD-BAUDRON C. Managing infective endocarditis in older patients: do we need a geriatrician? Aging Clin Exp Res, 2021, 33 (3): 719-722.

[22] BRUIXOLA G, DIAZ-BEVERIDGE R, JIMENEZ E, et al. Pleuropulmonary angiosarcoma

involving the liver, the jejunum and the spine, developed from chronic tuberculosis pyothorax: Multidisciplinary approach and review of literature. Lung Cancer, 2014, 86(1): 105-111.

[23] KOBAYASHI S, KARUBE Y, NISHIHIRA M, et al. Postoperative pyothorax a risk factor for acute exacerbation of idiopathic interstitial pneumonia following lung cancer resection. Gen Thorac Cardiovasc Surg, 2016, 64(8): 476-480.

[24] JAKUSKA P, EREMINIENE E, MULIUOLYTE E, et al. Predictors of early mortality after surgical treatment of infective endocarditis: a single-center experience. Perfusion, 2019, 35(4): 026765911987234.

[25] CHOI YD, HAN HJ. Pyothorax induced by an intrathoracic foreign body in a miniature dachshund: Migration of a popsicle stick from the stomach. J Vet Med Sci, 2017, 79(8): 1398-1403.

[26] BACH JF, BALAKRISHNAN A. Retrospective comparison of costs between medical and surgical treatment of canine pyothorax. Can Vet J, 2015, 56(11): 1140-1143.

[27] MARQUES A, CRUZ I, CALDEIRA D, et al. Risk factors for in-hospital mortality in infective endocarditis. Arq Bras Cardiol, 2020, 114(1): 1-8.

[28] VALLEJO CN, CEDIEL G, NUNEZ AR, et al. Short- and long-term mortality in patients with left-sided infective endocarditis not undergoing surgery despite indication. Rev Esp Cardiol(Engl Ed), 2020, 73(9): 734-740.

[29] DE VILLIERS MC, VILJOEN CA, MANNING K, et al. The changing landscape of infective endocarditis in South Africa. S Afr Med J, 2019, 109(8): 592-596.

[30] WU Z, CHEN Y, XIAO T, et al. The clinical features and prognosis of infective endocarditis in the elderly from 2007 to 2016 in a tertiary hospital in China. BMC Infect Dis, 2019, 19(1): 937.

[31] BERNARD AC, MARCHETTA S, DULGHERU R, et al. Ventricular septal defect and infective endocarditis. Acta Cardiol, 2021, 76(1): 97-98.

[32] 钱纪江, 郑道国, 颜安华, 等. 超声心动图对感染性心内膜炎的临床诊断价值. 中华医院感染学杂志, 2015, 25(12): 2772-2773, 2810.

[33] 接丽莉, 杨跃辉. 感染性心内膜炎的分类及其药物治疗现状. 中国临床药理学杂志, 2018, 34(19): 2355-2358.

[34] 王波, 阎德民, 肖德锦, 等. 感染性心内膜炎的诊断与治疗. 中国胸心血管外科临床杂志, 2010, 17(1): 70-72.

[35] 陈志刚, 秦瑞英, 席鸿霞, 等. 感染性心内膜炎合并血管栓塞的临床研究. 中华医院感染学杂志, 2013, 23(14): 3354-3356.

[36] 方文宾, 王文标, 梁亚非. 感染性心内膜炎患者病原菌分布与耐药性分析. 中华医院感染学杂志, 2015, 25(10): 2202-2204.

[37] 徐灿, 潘俊, 周庆, 等. 感染性心内膜炎患者的临床特点与外科治疗分析. 中华实验和

临床感染病杂志（电子版），2015，9（3）：335-338.

[38] 张苑，任鹏涛，杨婧，等. 感染性心内膜炎患者临床特征与预后影响因素分析. 中华医院感染学杂志，2016，26（7）：1531-1532，1535.

[39] 邬武斌，张丹，陆曹杰. 感染性心内膜炎临床诊断与治疗. 中华医院感染学杂志，2014，24（2）：399-400，403.

[40] 陈宗辉，励峰，赵金龙，等. 感染性心内膜炎手术危险因素分析. 中国胸心血管外科临床杂志，2019，26（6）：558-564.

[41] 杨帆，胡奕，戚维波，等. 急性脓胸的治疗及临床特征分析. 广东医学，2015，36（3）：425-429.

[42] 沈尉. 脓胸病因分析与干预. 中国药物经济学，2013（7）：367-368.

[43] 刘先胜，徐永健. 脓胸的处理. 中国实用内科杂志，2008，28（2）：84-85.

[44] 胡芸倩，梁永杰. 脓胸的内科治疗. 临床肺科杂志，2012，17（10）：1935-1936.

[45] 刘国祥，黄英. 脓胸的诊断与治疗. 新医学，2001，32（7）：396-397.

[46] 邓新宇，赖子标. 脓胸的诊疗进展. 中国医学创新，2015，12（32）：143-146.

[47] 王玉堂，张晔. 起搏器术后感染的识别和处理. 中国心脏起搏与心电生理杂志，2009，23（1）：75-78.

[48] 郭兰敏，范全心，邹承伟. 实用胸心外科手术学. 3版. 北京：科学出版社，2010.

[49] 刘刚，解基严，李学斌，等. 心脏起搏器相关难治性感染的处理. 中国心脏起搏与心电生理杂志，2009，23（4）：322-324.

[50] 刘伟伟，吴冬燕，许静. 心脏起搏装置感染的处理与转归. 天津医科大学学报，2013，19（5）：403-406.

[51] 陈孝平，汪建平，赵继宗. 外科学. 9版. 北京：人民卫生出版社，2018.

[52] 张志庸. 协和胸外科学. 2版. 北京：科学出版社，2004.

[53] 柯恩（美）. 成人心脏外科学. 4版. 郑哲，译. 北京：人民卫生出版社，2016.

[54] 中国生物医学工程学会心律分会. 心律植入装置感染与处理的中国专家共识2013. 临床心电学杂志，2013，22（4）：241-253.

[55] BADDOUR LM, EPSTEIN AE, ERICKSON CC, et al. Update on cardiovascular implantable electronic device infections and their management: a scientific statement from the American Heart Association. Circulation, 2010, 121（3）：458-477.

[56] HABIB G, LANCELLOTTI P, ANTUNES MJ, et al. 2015 ESC guidelines for the management of infective endocarditis: the task force for the management of infective endocarditis of European Society of Cardiology（ESC）. Endorsed by: European Association for Cardio-Thoracic Surgery（EACTS），the European Association of Nuclear Medicine（EANM）. Eur Heart J, 2015, 36（44）：3075-3123.

[57] SHEN KR, BRIBRIESCO A, CRABTREE T, et al. The American Association for thoraci surgery consensus guidelines for the management of empyema. J Thorac Cardiovasc Surg, 2017, 153（6）：e129-e146.

第四节　盆腔感染

　　盆腔感染是上生殖道感染的统称,包括子宫、输卵管、卵巢、盆腔结缔组织和盆腔腹膜的急性、亚急性、复发性或慢性感染。近年来,随着性传播疾病的增多,盆腔感染的发病率也逐渐升高。盆腔炎症性疾病(pelvic inflammatory disease,PID)是女性上生殖道感染引起的一组疾病,包括子宫内膜炎、输卵管炎、输卵管卵巢脓肿和盆腔腹膜炎。性传播感染(sexually transmitted infection,STI)的病原体如淋病奈瑟菌、沙眼衣原体是主要的致病微生物。一些需氧菌、厌氧菌、病毒和支原体等也参与 PID 的发生。引起 PID 的致病微生物多数是由阴道上行而来的,且多为混合感染。延误对 PID 的诊断和有效治疗都可能导致 PID 永久性后遗症。

一、盆腔感染的常见病原菌分布

　　引起盆腔感染的病原体主要是各种化脓菌,包括需氧菌和厌氧菌两大类。需氧菌中主要有链球菌、大肠埃希菌和流感嗜血杆菌,厌氧菌主要包括拟杆菌、消化链球菌和消化球菌。近年来的研究表明盆腔感染多为需氧菌和厌氧菌混合感染,通常以厌氧菌为主。在某些情况下需氧菌感染也可单独存在,部分患者中仅分离出需氧菌便是例证。但随着疾病的进一步发展,如脓肿形成,厌氧菌感染又占主导地位。正常情况下,这些菌群寄居于阴道内,与之形成平衡状态。当机体免疫力低下,内分泌水平变化或外来某种因素(组织损伤、性交等)破坏了这种生态平衡,这些常住菌群便成为致病菌。而厌氧菌生长、繁殖、形成感染的常见条件为组织创伤、缝扎、缺血、缺氧和伴存需氧菌的混合感染。Hem sell DL 等的研究表明盆腔混合感染时,厌氧菌的培养阳性率 35%～48%,单纯厌氧菌感染时,其阳性率却为 7%～14%。最初认为淋病奈瑟球菌是非产褥期急性盆腔感染的唯一致病菌,近期的研究指出,淋病奈瑟球菌仅在 40%～60% 的急性输卵管炎患者中见到。淋病奈瑟球菌为革兰氏阴性双球菌,一般存在于多形核白细胞内,侵袭黏膜,以生殖、泌尿系统黏膜的柱状上皮和移形上皮为主,其感染早期常呈隐匿性,相对无症状,容易漏诊,直到输卵管和盆腔再次受累并产生明显症状时才被诊断。引起盆腔感染的另一类病原体是沙眼衣原体(chlamydia trachmatis,CT)和解脲支原体(ureaplasma urealyticum,UU)。CT 是最小的细胞内革兰氏阴性菌,在细胞质空泡中生长,生长周期包括原始前体和网状体的形成,以及感染性基体的释放,后者导致细胞破坏而直接引起组织和器官损伤。UU 是一类介于细菌和病毒之间的最小原核微生物，常寄居于人体呼吸道和泌尿生殖道黏膜表面，在一定条件下引起生殖道疾病，如阴道炎、宫颈炎、输卵管炎和盆腔炎，常致输卵管粘连性阻塞或狭窄等，前者导致不孕，后者导致宫外孕。感染常与淋病奈瑟球菌、沙眼衣原体和人巨细胞病毒等性传播疾病合并存在。它在妇女生殖道炎症中检出率高达 64.39%～67.40%。其他病原体有结核分枝杆菌和比较少见的寄生虫（血吸虫、丝虫），以及流行性腮腺炎病毒。

二、盆腔感染的传播途径

（一）淋巴传播

这类患者以产后、流产后和一些宫内节育器（intrauterine device，IUD）引起的感染为主，可以导致腹膜炎和宫旁结缔组织炎。有关 IUD 引起的盆腔感染虽然尚无明确定论，但 Lemke H 等的流行病学的研究指出，使用者较不使用者的相关危险性高 2.5～7.3 倍。严重的宫颈炎、宫颈癌并发感染、子宫颈和阴道损伤而诱发的炎症均可通过淋巴道蔓延至盆腔结缔组织。比较罕见的是丝虫病，通过淋巴道引起盆腔淋巴管炎或盆腔炎。

（二）经黏膜上行传播

这是非产褥期急性感染的一种最常见的传播途径。病原体进入子宫内膜和输卵管黏膜，导致化脓性感染，再通过输卵管伞部进入腹腔。这类感染以子宫内膜炎、附件炎和盆腔炎为代表。至于引起上行感染的原因，近年来又有新的推测，即精子和滴虫可能是携带病原体的媒介。还有人认为子宫收缩和横膈呼吸运动引起的腹腔负压可将阴道内的微粒吸入子宫腔。因而推论阴道内的病原体也可能被这种负压吸入子宫腔，从而导致盆腔感染。正常情况下，阴道内寄生大量细菌，由于阴道液呈酸性（pH 为 3.5～4.0），这些细菌在酸性环境中一般不致病，同时子宫颈管被黏稠的宫颈黏液堵塞，阴道内细菌不易上行至子宫腔进入输卵管。细菌培养显示，这些黏液栓的外部往往有菌生长，而近子宫腔端（上端部分）往往无菌生长。当阴道内环境改变如月经来潮或创伤等，阴道内细菌丛则逐渐活跃，上升至子宫腔进入输卵管蔓延至腹腔。具有说服力的是采用工具避孕（避孕套或避孕膜）达两年以上的妇女，盆腔炎发生率较避孕短于两年者低 23%。社会层次和经济水平较高的妇女由于较晚发生性行为和长期工具避孕，较低层次妇女发生盆腔炎概率平均减少一半。在国内，有关淋病奈瑟球菌、沙眼衣原体和解脲支原体引起的上行感染越来越受到重视，因为这些病原体主要是经性传播的。它们存在于子宫颈和尿道分泌物、精液、粪便，通过亲密接触、性交和直接的体液交换而传播。易为民等于 1999 年在《中国实用妇科与产科杂志》的研究表明上行感染与放置 IUD 有一定关系,因放置时常将细菌和支原体带入子宫腔,长期放置的 IUD 使子宫腔内膜损伤缺氧,为这些微生物的生长繁殖提供了条件。文献报道,IUD 组放线菌和支原体感染的阳性率较对照组明显提高。

(三)血液传播

结核性盆腔感染就是结核分枝杆菌由肺、肾或其他脏器经血行播散而产生。败血症也可引起盆腔炎。较罕见的是流行性腮腺炎病毒可以经血行播散引起卵巢炎。

除了上述三种主要的传播途径外,较为常见的为直接蔓延,如弥漫性腹膜炎、阑尾炎和经阴道进行的妇科手术都可波及邻近组织器官,造成附件炎、结缔组织炎或阴道残端炎等。

三、急性盆腔感染与盆腔脓肿

(一)急性盆腔感染

急性盆腔感染是盆腔感染的急性期,常见的急性盆腔感染包括急性子宫内膜炎、急性输卵管炎、急性盆腔腹膜炎、急性盆腔结缔组织炎。急性盆腔感染发展可引起弥漫性腹膜炎、败血症、感染性休克,严重者可危及生命。急性感染若不及时治疗控制,可以引起盆腔炎性疾病后遗症,如盆腔粘连、不孕、异位妊娠或慢性盆腔痛。

1. 病理生理

(1)急性子宫内膜炎及急性子宫肌炎:多见于流产和分娩后,病原体经胎盘剥离面侵入,扩散到蜕膜后,称子宫内膜炎,感染侵及肌层称子宫肌炎。

(2)急性输卵管炎、输卵管积脓、输卵管卵巢脓肿:主要由化脓菌引起,通过子宫颈的淋巴播散到子宫旁结缔组织,首先侵及浆膜层,发生输卵管周围炎,然后累及肌层。卵巢很少单独发炎,因白膜是很好的防御屏障。

(3)急性盆腔结缔组织炎:以子宫旁结缔组织炎最常见,若组织化脓则形成盆腔腹膜外脓肿,可自发破入直肠或阴道。

(4)急性盆腔腹膜炎:盆腔内器官发生严重感染时,蔓延到盆腔腹膜,发炎的腹膜充血、水肿并有少量浆液纤维蛋白渗出,形成盆腔脏器间的粘连。

(5)败血症及脓毒血症:当病原体毒性强、数量多、患者抵抗力低下时,常发生败血症,多见于产褥感染和手术操作后。

2. 临床表现 可因炎症轻重及范围大小而有不同的临床表现。常见的症状为下腹痛、阴道分泌物增多,甚至出现发热、头痛。多在月经期或经后 1 周内或产后、手术后发病。发病时下腹痛伴发热,若病情严重可有寒战、高热、头痛及食欲减退。若有腹膜炎,则出现消化系统症状如恶心、呕吐、腹胀、腹泻等。若有脓肿形成,可有下腹包块及局部压迫刺激症状,如膀胱刺激症状、直肠刺激症状。

患者常呈急性病容,全身乏力,体温高,可高达39～40℃,初期呈持续性,若脓肿形成,发热呈间歇性,并伴有寒战、脉快;腹胀,下腹一侧或两侧疼痛或全腹剧痛,下腹部有肌紧张、压痛及反跳痛,肠鸣音减弱或消失。

3. 妇科检查　子宫颈或子宫腔急性感染患者阴道可见脓性分泌物,子宫颈充血,脓性分泌物从子宫颈口流出。子宫颈举痛、子宫体压痛或附件区压痛明显则考虑盆腔急性感染。

4. 诊断　由于盆腔感染疾病的临床表现差异大,目前缺乏单一的诊断指标,目前主要参考2015年美国疾病预防和预防中心的诊断标准,如表3-11所示。

表3-11　2015年美国疾病预防和预防中心盆腔炎性疾病诊断标准

最低标准

　　子宫颈举痛或子宫体压痛或附件区压痛

附加标准

　　体温超过38.3℃(口表)

　　子宫颈异常脓性分泌物

　　阴道分泌物白细胞增加

　　红细胞沉降率升高

　　血C反应蛋白增加

　　子宫颈淋病奈瑟球菌或衣原体阳性

特异性标准

　　子宫内膜活检证实子宫内膜炎

　　阴道超声或磁共振显示输卵管增粗、积液,伴或不伴盆腔积液、输卵管卵巢包块,腹腔镜检查发现盆腔炎疾病症象

最低标准提示性活跃年轻女性出现下腹痛,并能排除其他原因,妇检妇科最低诊断标准,即可以开始治疗。

5. 治疗　主要包括一般治疗、抗生素治疗、脓毒性休克及手术治疗。

(1)一般治疗:给予充分营养,纠正贫血及液体摄入,纠正电解质紊乱及酸碱平衡,注意降温,尽量避免不必要的妇科检查,以免引起炎症扩散。

(2)抗生素治疗:盆腔感染疾病的首选及最主要治疗方法,适当的抗生素治疗可以改善症状及体征,控制急性感染,减少后遗症的产生。具体治疗方案见本节"五、盆腔感染的治疗"。

(3)脓毒性性休克的治疗:1小时集束化治疗包括①测量乳酸水平,如初

始乳酸水平高于 2mmol/L 则予重复测量。②在给予抗菌药物前获取血培养。③给予广谱抗菌药物。④对于低血压或乳酸水平≥4mmol/L，开始快速输注 30ml/kg 晶体液。⑤如果患者在液体复苏期间或之后仍处于低血压状态，则启用血管加压药，以维持平均动脉压水平≥65mmHg。

（4）手术治疗：需要手术治疗的指征有①经药物治疗无效，凡有脓肿形成，经药物治疗 48～72 小时体温持续不降，患者中毒症状加重或肿块增大者，应及时手术，以免发生脓肿破裂；②输卵管脓肿或输卵管卵巢脓肿，经药物治疗病情有好转者，可继续控制炎症数日，若肿块仍未消失但已局限即可手术切除，以免日后复发；③脓肿破裂，突然腹痛加剧，寒战、高热、恶心、呕吐、腹胀、拒按或有中毒症状，怀疑有破裂，需立即剖腹探查。

（二）盆腔脓肿

盆腔脓肿多因急性盆腔感染未能得到有效控制发展而来，常见的有输卵管积脓、输卵管卵巢脓肿及盆腔其他部位脓肿。输卵管积脓是由急性输卵管炎发展而成，当输卵管的伞部及峡部因炎症粘连而封闭后，管腔的脓液愈积愈多，可以形成较大的腊肠状物。卵巢排卵时如输卵管有急性炎症并有分泌物，则可经卵巢的排卵裂口处进入卵巢而逐渐形成脓肿。输卵管炎症时若伞端未封闭，管腔内的炎性、脓性分泌物可流入盆腔及其器官周围，并在其间积聚，如脓液下沉在子宫直肠陷凹处，或严重的盆腔腹膜所渗出的脓液大量流入盆底，则可形成盆底脓肿，其上方可为输卵管、卵巢、肠曲覆盖，急性盆腔结缔组织炎如未得到及时治疗也可化脓形成脓肿，且脓液可流入阴道直肠隔中形成肿块。

1. 临床表现　与急性盆腔炎相比，存在持续的腹痛或发热，可有下腹包块及局部压迫刺激症状；包块位于前方可出现膀胱刺激症状，如排尿困难、尿频，若引起膀胱肌炎还可有尿痛等；包块位于后方可有直肠刺激症状，若在腹膜外可致腹泻、里急后重感和排便困难。

2. 妇科检查　在急性盆腔炎表现基础上，若为输卵管积脓或输卵管卵巢脓肿，可触及包块且压痛明显；若有脓肿形成且位置较低时，可扪及后穹窿或侧穹窿有肿块且有波动感，三合诊常能协助进一步了解盆腔情况。

3. 诊断　参考《2015 年美国疾病控制和预防中心关于盆腔炎性疾病的诊治规范》的基础上，可参考超声检查，对于识别来自输卵管、卵巢及肠管粘连一起形成的包块或脓肿有一定的准确性。脓肿位置较低时也可采用后穹窿穿刺术，有脓液即可确诊，同时送细菌培养基药敏协助进一步抗生素治疗。

4. 治疗　主要包括抗生素治疗和手术治疗。对于抗生素控制不满意的盆腔脓肿可选择手术治疗，包括①经过抗生素静脉治疗 72 小时，体温持续不降，脓毒血症持续存在，或者盆腔脓肿增大患者；②脓肿破裂，出现腹痛加剧、高热、寒战、急腹症；③脓肿经过抗生素治疗症状好转，但包块仍然存在，已局限，可选择手术治疗。抗生素治疗详见本节"五、盆腔感染的治疗"。

四、常用的辅助检查

（一）必要的辅助检查

1. 病原学　阴道微生态检查，观察有无阴道炎症、子宫颈分泌物，沙眼衣原体及淋病奈瑟球菌检测[核酸扩增试验（nucleic acid amplification testing，NAAT）]等，子宫颈分泌物培养及药敏试验。子宫颈分泌物的取材要特别注意，先用棉签擦去子宫颈口表面的分泌物，再用长拭子插入子宫颈口，停留数秒，并旋转 1 周后取出。

2. 感染指标的检查　血常规、C 反应蛋白及红细胞沉降率等。

3. 盆腔器官超声检查。

（二）其他辅助检查

可行以下辅助检查：尿常规、尿或血 hCG（chorionic gonadotropin）检测、降钙素原、盆腔 CT 或 MRI 检查、子宫内膜活检、盆腔感染部位和 / 或子宫内膜培养、性伴尿液沙眼衣原体及淋病奈瑟球菌检测。

超声检查能清晰地显示盆腔器官，了解脓肿的大小、病变的范围，以及是否完全液化，以帮助临床诊断并为临床提供切开引流或手术的依据。但盆腔脓肿声像图表现呈多样性，缺乏特异性的表现，本组术前超声误诊率达 70.4%。因脓肿内的脓液碎屑漂浮，超声可见液暗区内密集的细小光点，表现与巧克力囊肿很相似。有时漂浮物由于重力作用可沉积在低处，形成的声像图表现类似于畸胎瘤的脂液分层征。当有产气性细菌感染时，液性无回声区内可有微小气泡形成强回声，与畸胎瘤的星花征很难区别。团块状脓苔附着在囊壁上时，则类似于囊腺瘤的乳头样凸起。当炎症粘连广泛，多处有脓液聚积时，则表现为形态不规则的混合性包块，若同时有 CA125 水平升高，则容易与恶性肿瘤相混淆。故超声诊断必须结合病史及血清 CA125 等实验室检查综合分析，才能提高诊断的准确率及客观评价治疗效果。

五、盆腔感染的治疗

盆腔炎性疾病的治疗原则为以抗菌药物治疗为主，必要时行手术治疗。正确、规范使用抗菌药物可使 90% 以上的 PID 患者治愈。抗生素治疗的原则为经验性、广谱、及时和个体化。给药方法要根据 PID 的严重程度决定静脉给药或非静脉给药，以及是否需要住院治疗。以下情况可以考虑住院治疗：

除需急诊手术者外,还包括输卵管卵巢脓肿者,孕妇,眩晕、呕吐、高热者,依从性差、药物耐受性差者。抗菌药物治疗至少持续14日(以下方案中无特别注明者,均为14日的疗程)。

盆腔感染的病原体分为内源性和外源性,但两种病原体常常混合存在。外源性病原体主要为经过性生活传播的病原体,包括沙眼衣原体、淋病奈瑟球菌、支原体等。多经生殖道黏膜上行蔓延。内源性病原体主要是寄居在阴道微环境中的病原体,包括需氧菌及厌氧菌。厌氧菌容易形成盆腔脓肿,脓肿有粪臭及气泡。常见的厌氧菌有脆弱拟杆菌、消化球菌、消化链球菌。多经过淋巴系统蔓延扩散。抗生素治疗可以清除病原体,改善症状,减少后遗症,经过适当的抗生素治疗,大多数盆腔炎性疾病可以治愈。

(一)经验性抗菌药物治疗

由于盆腔感染的病原体多为淋病奈瑟球菌、衣原体及需氧菌、厌氧菌的混合感染,初始治疗时候无药敏试验结果,多给予经验性的治疗,多选择覆盖以上病原体的广谱抗生素或联合用药。若患者一般情况好、症状轻、能耐受口服抗生素,可在门诊治疗。常用的方案为口服第二代或第三代头孢菌素(如头孢呋辛、头孢噻肟)或左氧氟沙星,为覆盖厌氧菌,可联合用甲硝唑;为覆盖衣原体或支原体,可加用多西环素或阿奇霉素。

(二)目标性抗菌药物治疗

对经验性抗生素治疗敏感的盆腔感染,患者症状及体征多在48~72小时改善。若经验性治疗效果欠佳,可根据血培养或分泌物培养结果及药敏结果选择相应敏感抗生素治疗。

下文的治疗方案是中华医学会妇产科学分会感染性疾病协作组制定的《盆腔炎症性疾病诊治规范(2019年修订版)》推荐治疗方案,选择时也应注意患者有无抗生素过敏史。

1. 静脉给药

(1)静脉给药A方案:以β-内酰胺类抗菌药物为主。

1)β-内酰胺类抗菌药物:第二代或第三代头孢菌素类、头霉素类、氧头孢烯类抗菌药物,静脉滴注,根据具体药物的半衰期决定给药间隔时间。如头孢替坦2g,静脉滴注,1次/12h;或头孢西丁2g,静脉滴注,1次/6h;或头孢曲松1g,静脉滴注,1次/24h。

2)如所选药物不覆盖厌氧菌,需加用硝基咪唑类药物。如甲硝唑0.5g,静脉滴注,1次/12h。

3)为覆盖非典型病原微生物,需加用多西环素0.1g,口服,1次/12h;或米诺环素0.1g,口服,1次/12h;或阿奇霉素0.5g,静脉滴注或口服,1次/d,

静脉滴注 1～2 日后改为口服 0.25g，1 次 /d，5～7 日。

（2）静脉给药 B 方案：以喹诺酮类抗菌药物为主。

1）喹诺酮类抗菌药物：氧氟沙星 0.4g，静脉滴注，1 次 /12h；或左氧氟沙星 0.5g，静脉滴注，1 次 /d。

2）为覆盖厌氧菌，需加用硝基咪唑类药物，如甲硝唑 0.5g，静脉滴注，1 次 /12h。

（3）静脉给药 C 方案：以 β- 内酰胺类 + 酶抑制剂类联合抗菌药物为主。

1）β- 内酰胺类 + 酶抑制剂类联合抗菌药物：氨苄西林 / 舒巴坦 3g，静脉滴注，1 次 /6h；或阿莫西林 / 克拉维酸 1.2g，静脉滴注，1 次 /（6～8）h；哌拉西林 / 他唑巴坦 4.5g，静脉滴注，1 次 /8h。

2）为覆盖厌氧菌，需加用硝基咪唑类药物，如甲硝唑 0.5g，静脉滴注，1 次 /12h。

3）为覆盖非典型病原微生物，需加用多西环素 0.1g，口服，1 次 /12h，至少 14 日；或米诺环素 0.1g，口服，1 次 /12h，至少 14 日；或阿奇霉素 0.5g，静脉滴注或口服，1 次 /d，1～2 日后改为口服 0.25g，1 次 /d，5～7 日。

（4）静脉给药 D 方案：克林霉素 0.9g，静脉滴注，1 次 /8h，加用庆大霉素，首次负荷剂量 2mg/kg，静脉滴注或肌内注射，维持剂量 1.5mg/kg，1 次 /8h。

2. 非静脉药物治疗

（1）非静脉给药 A 方案

1）β- 内酰胺类抗菌药物：头孢曲松 250mg，肌内注射，单次给药；或头孢西丁 2g，肌内注射，单次给药。之后，改为其他第二代或第三代头孢菌素类药物，例如头孢唑肟、头孢噻肟等，口服给药，至少 14 日。

2）如所选药物不覆盖厌氧菌，需加用硝基咪唑类药物，如甲硝唑 0.4g，口服，1 次 /12h。

3）为治疗非典型病原微生物，需加用多西环素 0.1g，口服，1 次 /12h（或米诺环素 0.1g，口服，1 次 /12h），至少 14 日；或阿奇霉素 0.5g，口服，1 次 /d，1～2 日后改为 0.25g，1 次 /d，共 5～7 日。

（2）非静脉给药 B 方案

1）氧氟沙星 0.4g，口服，2 次 /d，或左氧氟沙星 0.5g，口服，1 次 /d；加用甲硝唑 0.4g，口服，2 次 /d。

2）莫西沙星 0.4g，口服，1 次 /d。

3. 给药注意事项

（1）静脉给药治疗者应在临床症状改善后继续静脉给药至少 24 小时，然后转为口服药物治疗，总治疗时间至少持续 14 日。

（2）如确诊为淋病奈瑟球菌感染，首选静脉给药 A 方案或非静脉给药 A 方案，对于选择非第三代头孢菌素类药物者应加用针对淋病奈瑟球菌的药物。

（3）选择静脉给药 D 方案者，应密切注意药物的耳、肾毒性。此外，有报告克林霉素和庆大霉素联用偶出现严重神经系统不良事件。

（4）药物治疗持续 72 小时无明显改善者应重新评估，确认诊断并调整治疗方案。

（三）手术治疗

1. 紧急手术

（1）药物治疗无效：输卵管卵巢脓肿或盆腔脓肿经药物治疗 48～72 小时，体温持续不降、感染中毒症状未改善或包块增大者，应及时手术。

（2）脓肿破裂：腹痛突然加剧、寒战、高热、恶心、呕吐、腹胀，检查腹部拒按或有感染中毒性休克表现，应怀疑脓肿破裂。若脓肿破裂未及时诊治，死亡率高。因此，一旦怀疑脓肿破裂，需立即在抗菌药物治疗的同时行手术探查。

2. 择期手术　经药物治疗 2 周以上，包块持续存在或增大，可择期手术治疗。手术可根据情况选择开腹手术或腹腔镜手术。若盆腔脓肿位置低、突向阴道后穹窿时，可经阴道切开引流。超声引导下脓肿穿刺引流术也在临床开展应用。

手术范围应根据病变范围、患者年龄、一般状况等全面考虑。原则以切除病灶为主。年轻妇女应尽量保留卵巢功能；年龄大、双侧附件受累或附件脓肿屡次发作者，行子宫全切除术及双附件切除术；对极度衰弱的危重患者须按具体情况决定手术范围。

（四）中医中药及物理治疗

一些研究显示，在抗菌药物治疗的基础上，一些中医中药和物理治疗在 PID 的治疗中发挥一定的作用，特别是在减少慢性盆腔痛后遗症发生等方面。中华医学会妇产科学分会感染性疾病协作组多中心临床试验显示，在抗菌药物的基础上辅以康妇消炎栓、桂枝茯苓胶囊、红花如意丸可以减少慢性盆腔痛后遗症的发生。

（五）特殊盆腔炎症性疾病的诊治

1. 输卵管卵巢脓肿　输卵管卵巢脓肿患者不应局限于抗生素治疗，需考虑脓肿引流或腹腔镜探查。可疑脓肿破裂、腹膜炎及感染中毒性休克时，首选腹腔镜探查。除此情况外，经阴道脓肿穿刺引流优于手术，穿刺可在影像学引导下进行。张瑞等 2018 年发表在《中国妇产科临床杂志》上的回顾性研究分析了化脓性盆腔炎患者单纯抗生素治疗、腹腔镜手术和穿刺引流术 3 种治疗方法的优劣性，认为穿刺引流相比于腹腔镜，患者的病程、住院时间、症状缓解所需时间及血象等指标好转所需时间均无明显差别。但腹腔镜组所有患者均能临床治愈，穿刺引流组 50% 的患者临床缓解，37.5% 因复发需要再次入院治疗。因此穿刺引流可以作为病情复杂、手术难度高等不宜手术的化脓性 PID 患者首选治疗方法，但如果患者可耐受手术，首选腹腔镜手术治疗。

2. 宫内节育器相关 PID　主要发生在放置后 3 周内。IUD 使用者的 PID 治疗主要矛盾点在于是否应及时取出 IUD。2015 年美国疾病控制中心（centers for disease control，CDC）认为不必立即取出 IUD，药物治疗 48～72 小时无效可取出。而 2016 年法国指南认为一旦诊断为 PID，应立即取出并对 IUD 进行细菌培养。2017 年欧洲指南提出直接取出 IUD 有利于患者短期症状改善，而一项系统回顾发现轻中度 PID 患者治疗结局与是否取出 IUD 关系不大。

3. 妊娠期 / 哺乳期 PID　妊娠期 PID 可能增加孕产妇死亡及早产等风险，建议住院静脉抗生素治疗，禁用喹诺酮及四环素类药物。产褥期 PID 多为子宫内膜炎，常表现为高热、腹痛及异常恶露，易诊断。如不需哺乳，首选克林霉素及庆大霉素静脉方案，如需哺乳，可考虑第三代头孢菌素联合甲硝唑。如发热超过 5 日，需行盆腔增强 CT 或 MRI 除外血栓性静脉炎及深部脓肿。

4. Fitz-Hugh-Curtis 综合征　Fitz-Hugh-Curtis 综合征（FHC syndrome，FHCS），又叫肝周围炎，指与 PID 相关的肝脏包膜的炎症，常表现为肝脏与前腹壁或横膈竖琴样粘连带，不侵犯肝实质。FHCS 既可作为特殊类型的 PID，也可看作 PID 的特殊并发症。FHCS 在 PID 患者中发生率约为 4%，最早在淋病奈瑟球菌感染患者中发现，随后证实沙眼衣原体性 PID 患者最易发生，常以急或慢性右上腹疼痛不适就诊，疼痛随运动及呼吸加剧，伴随症状多样，如下腹、盆腔及背部疼痛，高热寒战及恶心呕吐，性交困难及排尿困难，甚至腹水。明确诊断较困难，增强 CT 可能提示肝脏边缘强化，确诊需依靠腹腔镜探查。治疗原则为缓解症状，根除感染，尽量减少远期并发症。

5. 女性生殖系统结核　女性生殖系统结核（female genital tuberculo-sis，FGTB）是由结核分枝杆菌引起的女性生殖器官炎症，首先且最常侵犯输卵管，常继发于身体其他部位结核感染，血行播散而来。约 10% 肺结核患者伴有生殖器结核。FGTB 常发生于育龄女性，对生殖健康危害极大，患者可能因结核的系统症状或下腹不适的 PID 症状初诊，甚至可能以不孕就诊。如可疑生殖器结核，需辅助胸部 X 线片、结核分枝杆菌检查（分泌物 / 体液涂片、培养、PCR 等），必要时腹腔镜探查，FGTB 患者常合并严重盆腔粘连，一些患者可能出现盆腹腔脏器及网膜表面白色小结节。值得注意的是，FGTB 往往需与卵巢肿瘤及子宫内膜异位症相鉴别，因为结核肉芽肿表面的间皮细胞可大量分泌 CA125，FGTB 患者可出现血 CA125 升高并伴随系统抗结核治疗而下降。治疗上，一旦诊断生殖器结核需启动系统抗结核治疗，应向患者及家属交代生殖系统炎性粘连难以消除，生育力损害可能无法恢复。

6. 盆腔放线菌病　盆腔放线菌病（pelvic actinomycosis）指由革兰氏阳性厌氧菌——放线菌属感染引发的慢性脓性肉芽肿性 PID，可发生于任何年龄女性，发病率较低。放线菌为机会致病菌，常存在于口咽部、胃肠道及泌尿生殖道，仅在黏膜损伤时发生机会性感染。张展等 2019 年在《中国实用妇科与产科杂志》的研究表明细菌性阴道病、口交、肿瘤及 IUD 可能增加放线菌感染风险，尤其是 IUD。其症状可能与盆腔恶性肿瘤、结核病、诺卡菌病等相似，缺乏特异性，有时表现为不伴发热的盆腔包块，CA125 可能轻微升高。确诊盆腔放线菌病同样较困难，一旦诊断，需应用大剂量长疗程抗生素治疗，目前推荐的治疗包括青霉素 2 000 万 U/d 或阿莫西林 4～6 周，随后青霉素 V 4g/d 口服 6～12 个月。克林霉素、四环素及红霉素可作为备选。放线菌可能对第三代头孢菌素、环丙沙星、磺胺类药及利福平敏感。必要时辅助手术治疗，术后抗生素治疗可缩短至 3 个月。

（周　　晖　陈燕涛）

参 考 文 献

[1] 陈侃赟，胡小秋. 妇科肿瘤患者术后盆腔病原菌感染特点及危险因素分析. 健康研究，2021，41（01）：61-65.

[2] 张展，刘朝晖. 盆腔炎性疾病的诊治进展. 中国实用妇科与产科杂志，2019，35（4）：473-477.

[3] 中华医学会妇产科学分会感染性疾病协作组. 盆腔炎症性疾病诊治规范（2019 修订版）. 中华妇产科杂志，2019，54（7）：433-437.

[4] 张瑜，张洋，崔福鑫，等. 急性盆腔感染妇女的病原菌与药物敏感性研究. 中国医药科学，2019，9（15）：146-148＋215.

[5] 刘晓娟，范爱萍，薛凤霞.《2015 年美国疾病控制和预防中心关于盆腔炎性疾病的诊治规范》解读. 国际妇产科学杂志，2015，42（6）：674-675，684.

[6] YUDIN MH, HILLIER SL, WIESENFELD HC, et al. Vaginal polymorphonuclear leukocytes and bacterial vaginosis as markers for histologic endometritis among women without symptoms of pelvic inflammatory disease. Am J Obstet Gynecol，2003. 188（2）：318-323.

[7] 周洁，陈小知，孙静，等. 盆腔脓肿的诊治探讨. 实用医学杂志，2004，20（12）：1422-1424.

[8] MACKEEN AD，PACKARD RE，OTA E，et al. Antibiotic regimens for postpartum endometritis. Cochrane Database Syst Rev，2015，2015（2）：CD001067.

[9] JIA W，FADHLILLAH F. Fitz-Hugh-Curtis syndrome：a diagnostic challenge. Clin Case Rep，2018，6（7）：1396-1397.

[10] HEM SELL DL，WENDEL GD，MICKAL A. Sexually transmitt ed diseases & pelvic inf ection. In：Pernoll ML. Current Obstetric & Gynecologic Diagnosis & Treatment. 7th ed. Connecticut：A publishing division p rentice hall，1991：783.

[11] 易为民. 盆腔感染的病原体和传播途径. 中国实用妇科与产科杂志，1999（04）：17-18.

[12] 张瑞，陈施，刘朝晖. 化脓性盆腔炎（盆腔脓肿）25 例临床分析. 中国妇产科临床杂志，2018，19（03）：226-228.

[13] LEMKE H，KRAUSSE R，LORENZEN Z，et al. Mycoplasma infection of cell lines can stimulat e the expression of Fc recept ors by binding of the carbohydrate moiety of antibodies. Eur J Immunol，1985；15（59）：442-447.

第五节　骨和关节感染

一、急性骨髓炎

（一）急性血源性骨髓炎

急性血源性骨髓炎常见于幼儿及少年，10 岁以下的患者占 80%。好发于长骨干骺端，多见于股骨、胫骨，其次为肱骨、桡骨以及髂骨。发生率与卫生情况有关，患者可因发生并发症而造成残疾，甚至危及生命。

1. 病因　最常见的致病菌是溶血性金黄色葡萄球菌，其次为乙型链球菌、流感嗜血杆菌、大肠埃希菌、铜绿假单胞菌、肺炎球菌和白色葡萄球菌等。

引起急性血源性骨髓炎必须具备两个条件：①外在因素，毒力强的致病菌感染；②内在因素，机体的抵抗力下降。首先常见致病菌在身体某部位停滞繁殖，形成原发感染病灶，如扁桃体炎、中耳炎、疖、痈。当机体抵抗力下降时，细菌容易进入血液循环，停滞在长骨干骺端血流缓慢的毛细血管内繁殖，形成病灶，由于脓肿周围骨质引流不畅，而引起急性血源性骨髓炎。

2. 病理　本病的病理变化为骨质破坏、死骨形成与骨性包壳。

（1）骨质破坏及死骨形成：如果机体抵抗力弱或细菌毒力大，感染由静脉襻扩展到营养动脉，产生细菌栓塞。大量菌栓在长骨的干骺端停滞并繁殖，阻塞了营养血管，迅速发生骨坏死，炎性渗出物及骨质破坏等产物形成脓肿，脓肿逐渐增大，骨腔内压力增高使脓液向局部阻力较小的方向蔓延。①从干骺端直接向下方突破髓腔，在髓腔内扩散，当髓腔内压力升高时，可沿哈佛管扩散至骨膜下层，形成骨膜下脓肿。②脓液突破干骺端的皮质骨，穿入骨膜下形成骨膜下脓肿，高压的脓液可突破骨膜、皮肤，排出体外而形成窦道。或脓液经滋养孔与 Volkmann 小管进入骨髓腔，破坏骨松质和内层骨皮质血供，形成大片死骨。③脓液穿入关节，因为儿童骨骺板具有屏障作用，可阻挡脓肿蔓延至关节，而成人骺板已经融合，脓肿可直接进入关节腔形成化脓性关节炎。

（2）骨性包壳：在脓肿和死骨形成的过程中，骨膜因炎症反应的刺激，形成大量新骨，包裹在骨干外层，形成"骨性包壳"，反应性新生骨不断产生，逐渐增厚、扩大，形成不规则的包壳。骨性包壳将死骨、脓液、感染肉芽组织包裹，成为骨性无效腔，同时包壳上常有多个小孔与皮肤窦道相通，小片死骨可由此排出，大块死骨难以排出，死腔不能闭合，长期不愈，进入慢性骨髓炎的阶段。

3．临床表现　典型的全身症状是恶寒、高热、呕吐，呈败血症样发作。伴有全身乏力、全身酸痛、胃纳差。可有头痛、呕吐、烦躁不安等脑膜刺激症状，严重者可有谵妄、昏迷与感染性休克等表现。患肢有局部剧烈疼痛、深压痛、皮肤发热发红。早期可无明显肿胀，仅出现局部皮肤温度升高，数日后皮肤局部水肿、发红，则为形成骨膜下脓肿的表现。脓肿穿破骨膜形成深部软组织脓肿后，疼痛可减轻，但局部炎症体征更明显，引起反应性关节积液，骨质广泛破坏，包壳未形成容易发生病理性骨折。

4．辅助检查

（1）实验室检查：早期白细胞计数和中性粒细胞明显增多，C 反应蛋白（C-reactive protein，CRP）增多，伴红细胞沉降率升高。早期血液细菌培养阳性率高，已服用抗生素者其培养阳性率低，在高热期间每隔 2 小时连续作 3 次培养以获得较高的阳性率。

（2）X 线检查：在起病后 14 日内通常未见明显异常，仅可见软组织肿胀，皮下组织与肌肉间的分界不清。14 日后可见局限性骨质疏松，不规则的骨质破坏区逐渐扩大，累及大部分骨干，周围骨密度增高，干骺端散在虫蚀样骨破坏。3 周后可见高密度的骨坏死，骨膜反应性增生，形成密度不均的新生骨，包围大部分骨干。

（3）CT 检查：较 X 线更容易发现骨膜下脓肿，利于早期诊断。干骺端的骨质破坏呈低密度减低区，边缘不规整，病灶内可见低密度的脓液信号影。骨皮质的破坏表现为其连续性中断。

（4）MRI 检查：对骨髓炎早期和小脓肿的识别明显优于普通 X 线和 CT；但对早期发现骨皮质破坏和死骨方面，不及 X 线和 CT。

（5）核素骨显像检查：一般于骨髓炎发病 48 小时可有阳性结果，但只能作为定性诊断，可用于鉴别骨髓炎和软组织病变。阴性骨扫描结果不能排除骨髓炎。

（6）局部分层穿刺：选用穿刺套针，于压痛、肿胀最显著部位先穿入软组织内,如未抽得脓液,再穿至骨膜下,仍未获得脓液,可直达骨髓腔。如在软组织内已抽得脓液,切勿再深入穿刺,以免将脓液的细菌带入骨内。抽出的脓液或混浊液应作涂片检查、细菌培养及药敏试验等。

5. 诊断与鉴别诊断 应在起病早期,根据临床表现与辅助检查,作出明确诊断与合适治疗,才能避免发展成慢性骨髓炎。病因诊断在于找出致病菌,早期进行有效治疗,血培养及分层穿刺液培养具有很大价值,为提高阳性率需反复进行血培养。

需要与以下疾病鉴别。

(1)蜂窝织炎和深部脓肿:蜂窝织炎和深部脓肿与急性骨髓炎临床表现相似,但其全身中毒症状相对较轻,而局部炎症表现较重。而急性骨髓炎毒血症状严重,好发于干骺端,疼痛剧烈,压痛部位较深,表面红肿不明显,出现症状与体征分离的现象。如鉴别困难,可作 MRI 以资鉴别。

(2)风湿热:以炎症、水肿、变性及增生为特征的结缔组织病。在急性期出现发热,多汗,关节红肿、疼痛等症状,需与急性骨髓炎鉴别。风湿热主要表现为多发性关节炎、舞蹈症、环形红斑、皮下结节等,结合实验室检查,不难鉴别。

(3)化脓性关节炎:肿胀压痛在关节间隙而不在骨端,关节活动度几乎完全消失。行关节穿刺抽液可明确诊断。当急性骨髓炎穿入关节内时,应结合 X 线、B 型超声等各项检查来鉴别。

(4)恶性骨肿瘤:部分肿瘤也可以有肿瘤性发热,特别是尤因肉瘤,常伴发热、白细胞增多,X 线示"葱皮样"骨膜下新骨形成等,但起病不会急骤,部位以骨干居多数,可有明显夜间痛,表面可有怒张的血管。局部穿刺吸取活组织检查,可以确定诊断。

6. 治疗 治疗的目标是迅速控制中毒症状,抑制炎症扩散,防止向慢性骨髓炎发展。早期诊断、早期应用足量有效抗生素和恰当的局部处理是治疗成功的关键。

(1)局部辅助治疗:作皮肤牵引或石膏托固定肢体于功能位,以缓解肌肉痉挛,减轻疼痛,防止病理性骨折与脱位。

(2)全身支持治疗:卧床休息,营养支持。纠正酸碱平衡、电解质紊乱,出现贫血时可多次输入少量新鲜血液,以增强抵抗力。

(3)抗生素治疗:以早期、足量、有效、联合应用为原则应用抗生素治疗。本病致病菌多为耐青霉素的金黄色葡萄球菌、链球菌,应选用 β- 内酰胺类抗生素,并联合一种广谱抗生素。待血液细菌培养及药敏试验结果后,及时调整用药。

（4）手术治疗：目的为引流脓液，减轻脓毒症症状，防止病变迁延成慢性骨髓炎。

1）手术指征：①骨膜下或髓腔已有脓液；②应用抗生素治疗后48～72小时不能控制症状者。

2）手术方式：钻孔减压引流术或开窗减压。在干骺端压痛最明显处或肿胀明显处，作纵形切口，切开骨膜，放出骨膜下脓肿内的脓液。如无脓液，则向两端各剥离骨膜2cm（不宜过广，以免破坏骨密质的血液循环），在干骺端以4mm口径的钻头钻孔数个。如有脓液流出，可将各孔连成一片，用骨刀去掉部分骨密质，称为骨"开窗"。进入脓腔，充分吸出脓液、脓栓及炎性坏死组织。术中不宜刮弄髓腔，以防感染扩散。

3）伤口处理：①闭式灌洗引流，在骨腔内放置两根引流管作连续冲洗与吸引，关闭切口。置于高处的引流管以1 500～2 000ml抗生素溶液作连续24小时滴注；置于低位的引流管接负压吸收瓶。引流管留置3周，或体温下降，引流液连续3次培养阴性即可拔除引流管。②单纯闭式引流，脓液不多者可放单根引流管接负压吸瓶，每日经引流管注入少量高浓度抗生素液。③伤口不缝，填充碘仿纱条，5～10日后再作延迟缝合。

（二）急性外源性骨髓炎

外源性骨髓炎又称为外来性骨髓炎，比较少见。多为医源性疾病，由原发感染诊断不明，治疗不及时、不彻底引起，临床表现多为局部脓肿并溃疡，反复发作，且X线破坏改变出现晚，早期诊断困难，易延误诊治。

外源性骨髓炎多见于一些无菌操作导致的继发症，由于多存在一些显而易见的可能引起感染的因素，一旦出现局部红肿热痛、功能障碍或深在部位肿痛加重，再结合血常规检查、X线照片、CT扫描，有助于诊断。

治疗原则应结合抗外科感染和骨髓炎的治疗方法进行治疗，并且先行抗感染，若术前明确髓腔内的严重病变，则按骨髓炎进行治疗，都需要联合大剂量敏感抗生素治疗。

二、化脓性关节炎

化脓性关节炎是指关节部位受化脓性细菌引起的感染，又称细菌性关节炎或败血症性关节炎，是一种破坏性疾病。任何年龄均可发病，但好发于儿童及年老体弱者，以膝关节及髋关节发生率较高。

1. 病因　主要致病菌为金黄色葡萄球菌，占85%以上。其次为溶血性链球菌、肺炎球菌、大肠埃希菌等。感染途径：①血源性感染，由败血症或其他感染灶如肺炎、上呼吸道感染、中耳炎或脐静脉感染等，细菌通过血液循环进入关节;②直接蔓延,关节附近组织感染或骨髓炎蔓延也可发生关节感染;③关节穿刺或手术继发感染;④外伤性关节损伤。

2．病理　细菌进入关节后,先出现滑膜炎、关节渗液、关节肿胀及疼痛。病情发展后,积液由浆液性转为浆液纤维蛋白性,最后发展成脓性。当关节受累后,病变逐渐侵入软骨及骨质,最后发生关节僵硬。脓液可穿破关节囊及皮肤流出,形成窦道,或蔓延至邻近骨质,引起化脓性骨髓炎。由于关节囊的松弛及肌肉痉挛,亦可引起病理性脱臼、关节畸形,影响关节功能。根据细菌毒力、机体抵抗能力及病程,有下述三种不同时期的改变。

(1)浆液性渗出期:滑膜充血水肿、白细胞浸润,关节液呈清晰淡黄色的浆液状。在此期关节软骨没有被破坏,及时获得正确的治疗,关节功能可恢复正常,但由于渗出液有大量白细胞,细菌培养常得阴性结果,诊断困难。

(2)浆液纤维蛋白性渗出期:滑膜炎症程度加重,渗出液及细胞数量增多,关节液呈絮状,含有脓细胞、细菌及纤维蛋白性渗出物。大量纤维蛋白物沉积在关节软骨上,阻碍软骨营养摄入及代谢产物排出,影响软骨代谢。另外,脓细胞释放大量蛋白溶解酶,对软骨基质进行破坏。在此期治愈后,容易出现不同程度的关节功能障碍。

(3)脓性渗出期:大量脓性渗出液,呈黄白色,含有大量脓细胞、细菌及死亡的白细胞。死亡的白细胞释出的蛋白分解酶,溶解关节软骨面,使炎症进一步侵犯软骨下骨质。脓液破坏关节囊引起穿孔,使关节周围软组织发生蜂窝织炎或形成脓肿,甚至穿破皮肤,形成窦道。治疗效果不佳,关节常发生纤维性或骨性强直,重度关节功能障碍。

3．临床表现　全身临床表现明显,寒战、高热,体温可达39℃以上,全身乏力、脉速等菌血症表现。但婴儿的全身表现常常不明显或很轻,可发生惊厥、谵妄,甚至昏迷。

受累关节局部剧烈疼痛、关节活动受限。浅表关节局部皮肤红肿、皮肤温度升高、压痛明显。髋关节肌肉丰富,因此化脓性髋关节炎的局部表现不明显。发生化脓性膝关节炎时,浮髌试验多阳性。由于炎症刺激,关节周围肌肉痉挛,关节常表现为屈曲畸形,不及时治疗或治疗不当,晚期可发生关节挛缩,甚至有半脱位或脱位。

4．辅助检查

(1)实验室检查

1)血液检查:白细胞总数升高,中性粒细胞增多,红细胞沉降率升高,血培养可阳性。

2)关节穿刺检查:确诊的重要依据。①早期关节液为浆液性,白细胞总

数常大于 $50 \times 10^9/L$，甚至高达 $100 \times 10^9/L$ 以上，中性粒细胞大于 80%；②后期脓性关节液可用于细菌涂片检查。

（2）影像学检查

1）X 线：早期仅见关节肿胀、关节间隙增宽；中期因软骨破坏，可出现关节间隙狭窄；晚期因软骨下骨质破坏，可见关节面模糊及死骨形成，关节边缘有新生骨。

2）CT：更了解骨与软骨的受损程度，确定病变范围。

3）MRT：对于早期发现关节腔积液、软组织受损程度较 X 片更敏感。

还有超声检查、放射性核素成像等检查，对化脓性关节炎有一定的诊断价值。

5. 诊断与鉴别诊断　根据症状和体征，一般诊断不困难。早期 X 线表现不明显，不能作为诊断依据。关节穿刺液检查对早期诊断很有价值，用于检查细胞计数、分类、革兰氏染色涂片，还有细菌培养及药敏试验。

需要与以下疾病鉴别。

（1）类风湿关节炎：常见为多发的手足小关节受累，关节肿胀、不红，患病时间长者有关节畸形和功能障碍。血清及关节液类风湿因子试验可为阳性，关节液细菌检查阴性。

（2）急性风湿性关节炎：通常为多关节游走性肿痛，抗"O"试验常阳性，关节肿胀消退后，无任何后遗症。关节液检查细菌阴性。抗风湿药物有明显效果。

（3）小儿髋关节一过性滑膜炎：全身情况好，白细胞及红细胞沉降率正常。发病后 2～3 周可逐渐痊愈。

（4）急性血源性骨髓炎：全身症状相同，病变位于干骺端，局部肿胀、压痛，而关节活动影响不大，但两者可相互侵犯，或同时并存。

（5）关节结核：起病缓慢，白细胞总数稍高，有低热、盗汗等症状，全身中毒症状较轻，但在发病较急的结核性关节炎与发病缓慢的化脓性关节炎易相混淆，关节液检查或滑膜活检有助于区别。

6. 治疗　治疗原则：积极全身支持治疗；早期有效的抗生素治疗；充分有效的局部引流。

（1）全身治疗：卧床休息，足够补液、营养支持，纠正水电解质紊乱，注意退热止痛等对症治疗。必要时少量多次输新鲜血。

（2）抗生素治疗：以早期、足量、敏感、有效为原则应用抗生素，在等待细菌培养及药敏试验的同时，应先用广谱抗生素经验性用药。近年来，葡萄球菌属耐药性变化对治疗感染带来了极大的困难，由于耐甲氧西林金黄色葡萄球菌（MRSA）不仅对甲氧西林和其他 β- 内酰胺类以及结构较为相似的头孢类抗菌药物均有较强的耐药性，一旦发现感染发生，需立刻进行病原菌培养和药敏试验。目前最常用的为多种药物的联合治疗，除了万古霉素，主要用药为利福平、磷霉素、左氧氟沙星等，这种联合用药可以通过不同的作用机制缩小或关闭由于耐药突变选择浓度导致的突变选择窗口，防止病原菌耐药性发展。而对于静脉滴注后给予口服药物者，临床可选择磺胺甲噁唑 / 甲氧苄啶 + 利福平联合方案。

（3）局部治疗

1）局部制动：可控制炎症的扩散和减轻疼痛。常用方式有石膏托固定及皮肤牵引，牵引可使关节面分离，以减轻负重区的软骨的压力。

2）关节穿刺抽液、冲洗、注入有效抗生素：穿刺抽液可减低关节内压力，缓解疼痛；大量生理盐水冲洗关节腔直至吸出液清亮，然后注入抗生素，隔日一次，直至关节腔无渗液或冲洗液培养阴性。症状及体征消失。

3）关节镜灌洗疗法：在关节镜直视下反复冲洗关节腔，清除脓性渗液、脓苔与组织碎屑，灌洗后可在关节腔内置管继续冲洗关节腔。

还可行闭合式持续冲洗吸引疗法、切开引流术等外科治疗。

三、椎体感染

（一）脊柱骨髓炎

脊柱骨髓炎（spinal osteomyelitis，SOM）是一种罕见的脊柱非特异性感染性疾病，约占全身骨骼系统感染的 1%，多由椎间盘炎、败血症、骨髓炎等引起。由于社会老龄化加重和自身免疫力下降人数的提升，脊柱骨髓炎的发病率一直呈上升趋势。叶禾等 2018 年发表的研究中显示，该病发病率为每 10 万人有 2.2～5.8 人，男性较女性常见，并随着年龄的增长，整体发病率也会上升。多见于男性成人，以腰椎骨髓炎最常见，其次为胸椎、颈椎。

1. 病因　大多数的脊柱骨髓炎都是由单一的致病菌引起，其中不到 10% 的病例为多重细菌联合感染，这类患者通常伴有多系统消耗性疾病致免疫力低下。常见的致病菌是金黄色葡萄球菌，其次为乙型链球菌、大肠埃希菌等。致病菌为耐甲氧西林金黄色葡萄球菌（MRSA）的患病率呈上升趋势，与甲氧西林敏感的金黄色葡萄球菌（MSSA）相比，男性、合并多种疾病和非脊柱手术患者是 MRSA 致脊柱骨髓炎的重要危险因素。在 7%～33% 的患者中发现革兰氏阴性杆菌，其中大肠埃希菌最常见。革兰氏阴性杆菌常常是泌尿生殖道、胃肠道感染、高龄、免疫力低下以及合并糖尿病等患者的致病原因。有5%～16% 的脊柱骨髓炎患者细菌培养结果提示凝固酶阴性葡萄球菌，其中表皮葡萄球菌最为常见。它常与脊柱术后感染引起的脓毒血症有关,多见于术后 1 个月以上的患者。有 5%～20% 的脊柱骨髓炎病例中致病菌提示链球菌和肠球菌,常与口腔感染或心内膜炎有关。而在患有脊柱骨髓炎的心内膜炎患者中,葡萄球菌并不常见。研究表明,毒性不强的葡萄球菌和链球菌可能会引起无痛性感染。而厌氧菌感染只占脊柱骨髓炎的 3%,常见于糖尿病患者。

2. 感染途径　脊柱骨髓炎感染途径如下。

(1) 血源性感染:由皮肤及黏膜化脓性感染病灶,经血液途径播散。

(2) 邻近感染直接蔓延:邻近脊椎的软组织感染直接蔓延。

(3) 医源性或外伤性感染:手术操作不当和植入物引起的感染。

3. 临床表现　脊柱骨髓炎最常见的症状是腰背痛或后颈部疼痛。大部分患者疼痛剧烈,且一线止痛药物难以控制,起病前通常有可能长达数月的潜伏期。当患者出现剧烈的背部疼痛时,应考虑硬脊膜外脓肿形成可能。查体表现为局部肌肉压痛明显,然而伴随神经功能损害并不常见,10%～50% 的患者会表现为肌肉无力和感觉缺失等。有 35%～60% 的患者会出现发热等全身症状,但并不具有特异性。多数脊柱骨髓炎患者起病前,大多有原发性感染病灶存在,发病多早于脊柱骨髓炎本身引起的典型背部疼痛。在大约 50% 的患者中,原发感染部位多见于皮肤、呼吸系统、口腔、泌尿道、胃肠道、血管系统,或合并心内膜炎、关节炎等。在脊柱骨髓炎的患者中,有 1/3 的人患有心内膜炎。有 19%～47% 的脊柱骨髓炎患者曾接受过脊柱手术。大部分 SOM 患者都有潜在的基础疾病,如糖尿病、冠状动脉疾病、免疫抑制疾病或恶性肿瘤病史。

本病根据发病时症状的缓急,分为急性、亚急性和慢性三种类型。以急性常见。

(1) 急性:起病急骤,早期有寒战、高热、头痛,严重可出现精神模糊、昏迷等症状。局部出现腰背剧痛,椎旁肌肉痉挛,脊柱僵直,压痛、叩击痛明显。

(2) 亚急性:发病较缓慢,全身中毒症状较轻,局部疼痛,脊柱活动稍受限。

(3) 慢性:发病缓慢,全身中毒症状不明显,局部疼痛、病变椎体压痛,脊柱活动受限。

脊柱骨髓炎的后期可形成软组织脓肿,穿破后形成窦道,可发生病理性骨折、神经根受压,甚至截瘫。颈、胸椎病变较易发生截瘫,腰椎病变常引起神经根痛。

4. 辅助检查

(1) 实验室检查:白细胞增多或中性粒细胞百分比升高(>80%)对脊柱

骨髓炎的诊断并不敏感。然而，这些实验室的结果对感染或发热的鉴别以及疗效的评估具有一定的帮助。相比之下，红细胞沉降率（erythrocyte sedimentation rate，ESR）和 C 反应蛋白（CRP）的上升对疾病诊断更敏感，敏感性分别为 98% 和 100%。ESR 作为感染指标并没有特异性，它在机体炎症状态下也会上升，常提示感染可能存在，当然仍可作为判断疗效的指标。CRP 比 ESR 在作为感染指标上更具有特异性。在对感染进行治疗后，它也比 ESR 更快地恢复正常。但是这些指标在手术后没有任何并发症的情况下也会因正常的炎症反应而增加。在一些病例中，ESR 在手术后约 5 日达到峰值，3 周内恢复正常，CRP 在术后 2～3 日达到最大值，术后 6～14 日恢复正常。因此，ESR 和 CRP 的升高并不是感染的特征，但作为筛查试验是必要的，同时也是疗效的监测参数。脊柱骨髓炎时血白细胞增多或减少，CRP 常增多，红细胞沉降率升高，血培养及脓培养可发现金黄色葡萄球菌、链球菌、大肠埃希菌。

（2）X 线：普通 X 线检查作为初期检查可以有效初筛各种可能的疾病，但对脊柱骨髓炎并不敏感。大多数患者 X 线常表现为椎体退行性变化或终板炎改变，而早期可仅表现为椎间隙变窄，中期可见相邻椎体的骨质疏松，晚期出现椎体骨质破坏及椎旁脓肿。

（3）磁共振成像（MRI）：MRI 被认为是对合并神经系统损伤患者的首选检查，可帮助鉴别硬膜外脓肿和椎间盘突出。MRI 是诊断脊柱感染的"金标准"，灵敏度、特异性和准确率都达 90% 以上。具体在 T_1 加权像（T_1WI）中，终板破坏和骨髓水肿常导致椎体、椎间盘和终板的信号强度（SI）降低，而在 T_2 加权像（T_2WI）增加。在术后患者中，上述特征并不典型，因为在常规椎间盘切除术后的病例中，余椎间盘可能同时出现轻微的信号变化，使得区别早期椎间盘炎症和正常术后改变困难。当邻近的椎体在 T_1WI 上伴随对比度增高显示低 SI 时，感染的可能性更大。脊髓肿瘤的 MRI 检查结果与脊柱骨髓炎相似，但肿瘤常不累及椎间盘而有所区别。MRI 对区分脊柱骨髓炎和脊柱结核也有鉴别作用，因其可表现椎体不规则破坏，T_2 加权影像见椎体影像加重及异常软组织影像。

5. 诊断与鉴别诊断　脊柱骨髓炎鉴别诊断包括退行性脊椎病、椎体骨折、椎间盘突出症、炎性脊椎病或椎体转移性肿瘤等，同时还应考虑发热、病毒感染引起的综合征等，以及肾盂肾炎或胰腺炎等疾病引起的背部疼痛。因为脊柱骨髓炎的症状和体征通常并不典型，而且常不伴随发热等全身症状，故常常症状出现 1 年后才能被正确诊断。所以临床医师应该始终把脊柱骨髓炎作为其他疾病的鉴别诊断。早期症状不明显，因此诊断较困难。可根据影像学检查，对脊柱损害进行定位，如 X 线。实验室检查如红细胞沉降率、

CRP，对观察病程变化有重要价值。血培养及脓培养有助于确定脊柱骨髓炎的常见病原菌。

重点需要与以下疾病鉴别：

（1）腰椎间盘突出症：局部腰痛，下肢神经根受压时出现腿痛，红细胞沉降率不高。CT、MRI检查可见突出的髓核。

（2）脊柱结核：儿童多见，起病缓慢，伴有低热、盗汗、消瘦等全身中毒症状，休息后症状减轻，劳累后加重。X线可见椎旁脓肿。

（3）脊柱肿瘤：本病多见于老年人，病程长，X线可见骨质破坏累及椎弓根，椎间隙无狭窄，无椎旁脓肿。

（4）强直性脊柱炎：骶髂关节炎症明显，无全身中毒症状，HLA B_{27} 多阳性。

6. 治疗

（1）全身支持治疗：卧床休息，加强营养支持，足够补液，纠正水电解质紊乱，注意退热止痛等对症治疗。必要时少量多次输新鲜血。

（2）抗生素治疗：以早期、足量、敏感、有效为原则应用抗生素，在等待细菌培养及药敏试验的同时，应先用广谱抗生素经验性用药。

（3）局部制动：可控制炎症的扩散和减轻疼痛，有助于减少并发症。

（4）手术治疗：一般出现截瘫、死腔或脓肿者才需手术治疗。手术方法因病变部位和病情而异，常见手术有椎板减压术、病灶清除术或脓肿引流术。

（二）椎体结核

脊柱结核发病率占全身骨关节结核的首位，以椎体结核多见。椎体结核中，腰椎结核发生率最高，其次为胸椎、颈椎、骶尾椎结核。

1. 病因与病理　脊柱结核常继发于肺结核，当机体的抵抗力下降时，原发灶的结核分枝杆菌可通过血液循环扩散到椎体。

椎体结核分为中心型和边缘型。

（1）中心型：多见于儿童，其椎体周围软骨成分多，中心骨化部分病变发展后可有塌陷，早期椎间隙尚在。

（2）边缘型：多见于成人，起于椎体上缘或下缘的骨骺，病变常迅速破坏椎间软组织，使椎间隙狭窄或消失，上下椎体相连。

2. 临床表现

（1）结核中毒症状：典型为午后低热、盗汗、全身乏力、消瘦、精神及食欲差、贫血等全身症状。

（2）疼痛：常为最先出现的症状，早期疼痛轻微，多为病变椎体棘突或椎旁的钝痛。后期压迫脊髓和神经根，出现相应神经节段支配区的放射性疼痛。

（3）活动受限：由于疼痛致椎旁肌肉痉挛，使机体腰背部僵硬、姿势异常，如颈椎结核常出现斜颈、颈缩,胸腰椎出现挺胸凸腹的姿势以减轻疼痛。腰骶椎结核患者从地上拾物时,不能弯腰,需要挺腰屈髋下蹲才能取物,为拾物试验阳性。

(4)寒性脓肿:后期患者可在腰三角、髂窝或腹股沟处出现寒性脓肿,深压痛及叩痛明显。

3. 辅助检查

(1)实验室检查:血白细胞一般正常,活动期红细胞沉降率升高、CRP升高,血清抗结核抗体检测阳性,脓液涂片可发现结核分枝杆菌,结核分枝杆菌DNA检测阳性。确诊"金标准"为病理检查可见典型结核性肉芽肿。

(2)X线:首选影像学检查,但一般发病2个月后才可发现,表现为骨质破坏、脊柱畸形、椎间隙变窄、寒性脓肿等。

(3)CT:早期可发现骨质破坏的范围、程度及死骨形成情况,可用于区分结核性肉芽肿及寒性脓肿。

(4)MRI:最有效的检查之一,早期可清晰显示椎体的异常信号,更容易发现椎旁脓肿及脊髓的受压及变性。

(5)B超:最简便的检查方法,可确定椎旁脓肿的大小、位置、数目及性质。

4. 诊断与鉴别诊断 根据症状、体征、辅助检查,一般诊断不困难。

需要与以下疾病鉴别:

(1)强直性脊柱炎:常累及长段脊椎、骶髂关节或髋关节炎症,疼痛范围较广,无全身中毒症状,X线检查无骨破坏和死骨。

(2)脊椎肿瘤:病程缓慢,多发生于单一椎体,症状进行性加重,X线可见溶骨性破坏,常侵犯一侧或双侧椎弓,椎间隙常正常。

(3)化脓性椎体炎:多有原发化脓灶,起病急骤,发热,全身中毒症状明显,疼痛明显,活动受限,X线可见椎体破坏、椎间隙变窄,骨质破坏同时有反应性新生骨。

(4)腰椎间盘突出症:症状为腰痛及坐骨神经痛,咳嗽时疼痛加重。查体可见腰椎侧弯,生理前凸减少,直腿抬高试验阳性。X线无骨质破坏及死骨。

(5)先天性脊柱畸形:多见于青年,症状为腰背痛,脊柱侧弯畸形。X线摄片可见半椎体、椎体楔形变、相邻两椎体融合、肋骨畸形、两侧椎弓根横突等畸形。

5. 治疗

(1)抗结核治疗:早期、规律、全程、适量、联用为原则,是椎体结核治疗的关键。一般采用两种抗结核药物联合应用,3~6个月后改为单种抗结核药物治疗,整个疗程应不少于2年。合理的抗结核治疗可达到痊愈效果。

（2）全身支持治疗：卧床休息，加强营养支持，足够补液，纠正水电解质紊乱，贫血时可少量多次输入新鲜血，合并感染时应使用有效抗生素治疗。

（3）局部制动：可以控制病变的扩散和减轻疼痛，防止畸形发展。目前常用制动方法有卧硬板床、石膏床、牵引、固定支架等。

（4）手术治疗：适应证包括严重椎体破坏和后凸畸形，脊髓神经受压，经久不愈的窦道和较大的死骨，以及非手术治疗无效。手术方法有切开排脓、病灶清除术、后路脊柱融合术、前路脊柱融合术、矫形手术。

四、骨科人工植入物感染

随着植入物数量的增多，与之相关的感染也变得更普遍。近年来，由植入物相关感染引起的内固定失败导致了翻修手术数量的增加，约50%的院内感染是由植入物感染引起。80%为单一致病菌所致，10%为混合感染，最常见的是革兰氏阳性球菌（约占50%），特别是凝固酶阴性葡萄球菌（约占25%）。

1. 病因

（1）致病菌来源：由植入物表面、手术设备、手术医师、被污染的消毒剂等，条件致病菌可经直接接触、血行播散或内源性移位到达植入物表面。

（2）易感因素：营养不良、肥胖、风湿性关节炎、糖尿病及免疫缺陷等基础疾病，以及复杂的外科手术也增加了感染风险。

2. 分类　骨科人工植入物的感染包括人工关节感染以及脊柱和四肢内固定后感染。

（1）骨折内固定物相关感染分类：根据发病机制可分为外源性、血源性和接触性。外源性感染发生于围手术期或穿刺过程中，如关节穿刺。

（2）假体周围感染分类：包括早期感染（术后 <3 个月）、延迟感染（术后 3～24 个月）、晚期感染（术后 >2 年）。但此分类方法不能用于制订治疗方案，因此 Zimmerli 等推荐用新的分类。①急性血源性：感染症状小于 3 周；②干预后早期感染：手术或关节穿刺后 1 个月内感染；③慢性感染：感染症状持续大于 3 周，超过干预后早期感染。急性血源性假体周围感染和术后早期假体周围感染 1 个月内通常可以保留内置物。相反慢性假体周围感染，生物膜黏附于内置物，不能用抗菌药物消除，所以内置物必须先去除。

3. 临床表现

（1）骨折内固定物相关感染：大部分感染伤口有渗出。表现多样，取决于不同的创伤或手术过程、不同的解剖部位，以及不同病原菌感染，早期感染表现为持续的局部疼痛、红斑、肿胀、伤口愈合不良、渗出和发热。延迟和慢性感染表现为持续的疼痛或仅有局部表现，如红斑、肿胀，见窦道间断流出脓液，X线表现为延迟愈合、假关节形成及骨质破坏。

（2）假体周围感染临床表现：以关节疼痛为首发表现。早期假体周围感染表现为伤口渗出和裂开、局部疼痛。慢性假体周围感染由于炎症或内置物松动造成疼痛、局部红斑和局部体温升高。

4．诊断　根据症状、体征、辅助检查，一般诊断不困难。大部分感染患者出现局部疼痛，可有发热，实验室检查见血白细胞含量升高、红细胞沉降率升高、CRP升高。从人工关节间隙抽吸关节液作细菌培养，可发现金黄色葡萄球菌或凝固酶阴性葡萄球菌。

5．治疗

（1）预防性应用抗生素：在围手术期预防性应用抗生素，以及使用含缓释抗生素的局部用药，可降低手术部位的感染发生率。

（2）抗生素治疗：用于辅助手术治疗，应尽可能确定致病菌，进行抗生素针对性治疗。经验性用药先针对葡萄球菌应用第一代头孢菌素或克林霉素。若MRSA频发，应选用万古霉素。疗效不好时应加用第三代头孢菌素。严重感染可用美罗培南或亚胺培南。

（3）手术治疗：为首选治疗方法。①内固定物相关感染。目的为彻底清除脓液、坏死组织、死骨、脓肿膜和肉芽组织。若骨折仍然稳定及无脓毒血症，可以保留植入物；否则必须去除植入物，并用另一个内固定物或外固定架重新固定。慢性骨髓炎合并皮肤软组织损害，则需联合使用矫形重建进行干预。②假体周围感染。传统的治疗方法分两步，首先清除坏死组织、骨水泥和所有假体材料，然后使用抗菌药物治疗，直至感染控制再次植入假体。此方法创伤较大，且常导致功能不理想，现大多已使用创伤更小的治疗方法。

有学者总结了4个治疗方案：①保留假体；②1期更换假体；③短间隔2期更换假体；④长间隔2期更换假体。根据此方法，只有急性血源性感染3周以内和早期感染可以保留假体，其他患者假体必须去除以获得高治愈率。

五、抗菌药物治疗

感染是外科手术后的常见并发症，对于常行内固定或假体植入的骨科手术，感染会影响手术部位的愈合和康复，因而骨科围手术期的合理使用抗生素可减少感染机会，提高手术成功率。当发生感染后，应用抗生素治疗也是非常重要的（表3-12）。

对于革兰氏阳性需氧球菌感染，可选择青霉素类、第一代或第二代头孢菌素（头孢唑林、头孢拉定、头孢呋辛），上述主要对甲氧西林敏感的葡萄球菌、凝固酶阴性的表皮葡萄球菌有效，但半衰期均较短；对MRSA则首选万古霉素、替考拉宁。

　　对于革兰氏阴性杆菌感染，可选用青霉素类、第三代头孢菌素、喹诺酮类，而氨基糖苷类一般不作为首选。第三代头孢菌素以头孢曲松的半衰期最长，大约 8 小时，临床应用较方便，可每日 1 次给药；头孢哌酮和头孢曲松均为肝、肾双通道代谢，对于肝、肾功能受损的患者可选用；哌拉西林、头孢他啶对铜绿假单胞菌作用强；对于混合菌感染，可以联合用药达协同效应，如 β- 内酰胺类与氨基糖苷类合用治疗铜绿假单胞菌感染。

表 3-12　骨关节感染的抗感染药物治疗

病原菌	宜选药物	可选药物	备注
金黄色葡萄球菌			
甲氧西林敏感	苯唑西林、氯唑西林	头孢唑林、头孢呋辛、克林霉素	有青霉素过敏性休克史者不宜选用头孢菌素
甲氧西林耐药	万古霉素或去甲万古霉素联合磷霉素或利福平	复方磺胺甲噁唑、氨基糖苷类	复方磺胺甲噁唑、氨基糖苷类不宜单独应用，可为联合用药之一
溶血性链球菌	青霉素	第一代头孢菌素、红霉素、林可霉素类	
肠球菌属	氨苄西林或青霉素 + 氨基糖苷类	万古霉素或去甲万古霉素	
肠杆菌科细菌	氟喹诺酮类、氨苄西林 / 舒巴坦、阿莫西林 / 克拉维酸	第三代头孢菌素、哌拉西林、氨基糖苷类	根据药敏试验结果选药。大肠埃希菌对氟喹诺酮类耐药者多见
铜绿假单胞菌	氟喹诺酮类或哌拉西林或抗铜绿假单胞菌头孢菌素 + 氨基糖苷类	抗铜绿假单胞菌 β- 内酰胺类 /β- 内酰胺酶抑制剂或碳青霉烯类 + 氨基糖苷类	根据药敏试验结果选药，通常需联合用药
拟杆菌属等厌氧菌	甲硝唑	克林霉素、β- 内酰胺类 /β- 内酰胺酶抑制剂	

（陈燕涛　何　清）

参 考 文 献

[1] 张先慧，谭慧英. 小儿骨关节感染研究的新进展. 中国矫形外科杂志，2014，22（4）：332-336.

[2] 何启艇，邱波，吴小松. 慢性复发性多灶性骨髓炎的诊断和治疗进展. 实用骨科杂志，2019，25（9）：819-821.

[3] 鲁玉来,范启申,王学春,等. 骨与关节化脓性感染外科学. 北京：人民军医出版社,
2012.

[4] 王艳,邸师红,吴俊,等. 骨科患者血流感染的临床特点及病原学分析. 中国感染与化
疗杂志,2019,19(3):263-268.

[5] 曹志强,高国亮,张启福,等. 骨与关节化脓性感染患者病原菌分布与耐药性研究. 中
华医院感染学杂志,2015,25(20):4667-4669.

[6] 钟文龙,王新卫. 2017 国际专家组《骨折相关性感染定义的共识》解读. 河北医科大
学学报,2019,40(4):380-384.

[7] HOGAN JI,HURTADO RM,NELSON SB. Mycobacterial musculoskeletal infections.
Infect Dis Clin North Am,2017,31(2):369-382.

[8] 王伯珉,张武鹏. 合并骨与关节损伤多发伤患者的评估及救治. 创伤外科杂志,2019,
21(3):239-241.

[9] 叶禾,蓝海洋,杨智杰,等. 脊柱化脓性骨髓炎的诊疗进展研究. 医学信息,2018,31(2):
23-28.

[10] 刘兰梅,季海生. 骨创伤感染病原菌分布与耐药性分析. 中华医院感染学杂志,2012,
22(19):4393-4395.

[11] 金涛,李璐,徐立,等. 金黄色葡萄球菌感染致化脓性关节炎的临床研究. 中华医院感
染学杂志,2015,25(19):4418-4420.

[12] WHO. Global Tuberculosis Control：WHO Report 2011. Aust NZ J Publ Heal,2012,36(5):
497-498.

[13] KUMAR K. Spinal tuberculosis,natural history of disease,classifications and principles
of management with historical perspective. Eur J Orthop Surg Traumatol,2016 26(6):
551-558.

[14] 王文军,马原,张怀成,等. 脊柱结核外科治疗手术技巧. 北京：人民军医出版社,2014.

[15] NAGASHIMA H,TANISHIMA S,TANIDA A. Diagnosis and management of spinal
infections. J Orthop Sci,2018,23(1):8-13.

[16] 陈睿. 骨科植入物感染的发生及预防的研究进展. 实用骨科杂志 2017,23(12):1095-
1098.

[17] 李洪飞,潘朝晖. 骨科内置物相关感染的研究进展. 中国感染控制杂志,2017,16(3):
275-279.

[18] 陈仁德,李勇军,李向平,等. 人工关节置换术后假体周围组织感染的病原菌分布及
耐药性分析. 中国骨与关节损伤杂志,2019,34(10):1022-1025.

[19] LALL RR,WONG AP,LALL RR,et al. Evidence-based management of deep wound
infection after spinal instrumentation. J Clin Neurosci,2015,22(2):238-242.

[20] DUNN RN,BEN HUSIEN M. Spinal tuberculosis: review of current management. Bone
Joint J,2018,100(4):425-431.

[21] 张先龙,沈灏,王加兴. 人工关节假体感染诊治的研究进展. 中华关节外科杂志（电子

版），2017，11（4）：327-330.

[22] 何人可，王津，王俏杰，等. 人工关节置换术后假体周围感染的临床分类. 中华关节外科杂志（电子版），2018，12（6）：821-825.

第六节　中枢神经系统感染

中枢神经系统感染是生物病原体感染引起的脑和脊髓实质、被膜及血管的炎性改变，主要包括脑室炎、脑膜炎、硬膜下积脓、颅内脓肿等深部感染，以及单纯手术伤口感染、骨瓣感染等浅表感染。长期以来，中枢神经系统感染被认为是最致命的疾病之一。早在 1805 年，Viesseux 就对"流行性脑脊髓膜炎"进行了报道，当时其几乎被描述为致命的疾病。由此可见，中枢神经系统感染与死亡率显著相关，其预后往往取决于宿主的免疫力、致病菌毒性、是否及时诊断、早期治疗。在过去的几十年中，随着人类对病理生理学认识的提高和抗菌药物的不断升级，中枢系统感染的致死率有显著的下降。

本节只针对细菌性中枢感染进行阐述，重点针对神经外科常见的重症感染，包括细菌性脑膜炎、脑脓肿及脑室炎。

一、细菌性脑膜炎

（一）概述

1. 定义　由细菌所引起的脑膜炎，主要波及蛛网膜下腔、软脑膜，常伴脑室壁及脉络丛的炎症。常见的致病菌有脑膜炎球菌、肺炎球菌及流感嗜血杆菌，其次为金黄色葡萄球菌、大肠埃希菌及沙门菌等。2015 年全世界约有 870 万人患脑膜炎，是中枢神经系统最常见的感染形式，尤其在神经外科手术后。最常见的症状是发热、头痛和颈部僵硬。

2. 病理　炎症主要波及蛛网膜下腔，早期软脑膜及脑组织表面血管扩张，中性粒细胞进入蛛网膜下腔，随即吞噬病菌，形成脓性分泌物沉积于蛛网膜下腔，因致病菌不同，脓苔颜色不同。后期由于蛛网膜颗粒及蛛网膜下腔的粘连，可形成交通性脑积水及梗阻性脑积水。

3. 病原学　因感染来源不同，细菌性脑膜炎的病原菌谱有所差别。在社区获得性脑膜炎中，脑膜炎球菌、肺炎球菌、葡萄球菌属、流感嗜血杆菌等占多数。临床上外科感染患者，更多见为院内获得性感染。母丽媛等总结国内华西医院 2002—2005 年的 2 300 例脑脊液标本的培养和药敏情况，检出阳性数 180 份，其中真菌 36 株，细菌 144 株包括革兰氏阳性菌 98 株、革兰氏阴性菌 46 株。细菌培养最常见的为凝固酶阴性葡萄球菌 70 株，肠杆菌科菌属 14

株，不动杆菌属细菌 20 株。据大部分文献报道，在院内获得性感染化脓性脑膜炎中，革兰氏阴性杆菌多见，包括鲍曼不动杆菌、阴沟肠杆菌、铜绿假单胞菌、大肠埃希菌等，革兰氏阳性球菌属的占比逐渐升高，主要为凝固酶阴性葡萄球菌和金黄色葡萄球菌。

（二）临床表现

1. 症状　常为暴发性或急性起病，少数为隐袭性起病。全身症状，如畏寒、发热、全身不适等。头痛常伴恶心、呕吐及肌肉酸痛。精神症状，常烦躁不安、谵妄、意识模糊、昏睡甚至昏迷。儿童可有癫痫。

2. 体征　脑膜刺激征，如颈强直、克氏征及布鲁辛斯基征阳性。由于脑基底部受累，可有脑神经症状，如复视、面瘫、瞳孔散大、眼睑下垂等。

（三）诊断

1. 脑脊液指标　在细菌性脑膜炎中，腰椎穿刺并获得脑脊液检查是最为重要的诊断方法。腰椎穿刺往往提示颅内压升高 >1.96kPa，脑脊液外观多为混浊、黄色或者典型的脓性，炎症慢性期在炎症局限包裹的情况下脑脊液可以表现为正常的清亮透明性状。脑脊液细胞检查早期以中性粒细胞增多为主，恢复期以淋巴细胞为主。脑脊液中蛋白含量增加，但糖与氯化物明显降低。脑脊液白细胞总数 $>(100\sim1\,000)\times10^6/L$，多形核白细胞数 $>70\%$。当脑脊液混有血液时，可按公式校正计算：白细胞（脑脊液）校正数 = 白细胞（脑脊液）测量值 $-$[白细胞（血液）× 红细胞（脑脊液）/ 红细胞（血液）$\times10^6$]。脑脊液葡萄糖含量降低，糖 <2.6mmo/L。脑脊液葡萄糖 / 血清葡萄糖比值 <0.66，甚至更低。脑脊液蛋白含量 >0.45g/L。脑脊液乳酸升高对诊断颅内感染有一定参考价值。多项研究把脑脊液乳酸盐值 3.5mmol/L 作为鉴别细菌性脑膜炎及无菌性脑膜炎的界限值，De Almeida 等的研究指出，以乳酸 3.5mmol/L 为界值，鉴别细菌性脑膜炎及无菌性脑膜炎的敏感性为 80%，特异性为 97%，阳性预测值 4%，阴性预测值 89%。脑脊液乳酸盐是一个非常有意义的鉴别和观察预后指标。

2. 血液指标

（1）C 反应蛋白（CRP）：CRP 是人体在应激状态下合成的急性期反应蛋白，是反映组织和细胞损伤的一种非特异性指标，可作为一项感染的观察指标。在血液中 CRP 浓度大于 40mmo/L 时，常提示体内细菌感染。

（2）降钙素原（PCT）：PCT 是降钙素的前体物质，可作为细菌感染的早期标记物。细菌感染早期 PCT 即可明显升高，而严重的病毒感染时 PCT 也仅轻微升高或正常，据此，可鉴别细菌性感染和病毒感染。脑脊液的 PCT 水平升高诊断中枢神经系统细菌感染的敏感性和特异性均高于血清 PCT，临床价值更大。脑脊液 PCT 大于 0.1～0.5mmol/L 时,诊断中枢神经系统细菌感染的敏感性和特异性均高于 90%。

3. 病原学指标　尽管脑脊液细菌培养阳性结果是诊断中枢神经系统感染的"金标准",但在平时临床工作中,大部分颅内感染均为神经外科术后或重症患者的院内获得性感染,获得脑脊液标本前常有使用抗生素,使得脑脊液培养的阳性率较低。各家文献报道的脑脊液培养阳性率不同,基本在 10%～48%。

脑脊液涂片进行革兰氏染色,鉴别是阳性菌或阴性菌感染,对指导早期临床用药有重要意义,它能以最快的速度确定感染的菌群分类,帮助制订抗感染药物的使用策略,减少耐药菌的产生。

2008 年 Mohnarin 监测数据显示,外科患者脑脊液常见分离菌依次为凝固酶阴性葡萄球菌(28%)、金黄色葡萄球菌(21.5%)、不动杆菌属(14%)、肺炎克雷伯菌(5.6%)、大肠埃希菌(5.6%)、铜绿假单胞菌(4.7%)。2005—2007年中国 CHINET 耐药监测数据显示的脑脊液常见分离菌依次为凝固酶阴性葡萄球菌(42.5%)、不动杆菌属(11.9%)、肠球菌属(8.7%)、铜绿假单胞菌(6.1%)、金黄色葡萄球菌(6.0%)、大肠埃希菌(5.3%)、肺炎克雷伯菌(5.1%)。两项监测结果显示脑脊液常见分离菌分布基本相似。

4. 影像学指标　头颅 MRI 不同阶段有不同表现,早期脑膜及脑皮质呈条状信号增强、脑组织广泛水肿、脑沟裂及脑回变小。中期皮质及皮质下出现缺血性病灶,以及脑室周围出现间质性水肿。后期可见脑积水、硬膜下积液或脑萎缩。

(四)鉴别诊断

1. 非化脓性脑膜炎　结核杆菌、病毒、真菌及寄生虫引起的非化脓性脑膜炎,也可出现高热、脑膜刺激征等表现。可通过脑脊液及病原接触史鉴别(表 3-13)。

表 3-13　不同病因所致脑膜炎的鉴别

感染分类	外观	细胞计数及分类	蛋白质/(g/L)	葡萄糖/(mmol/L)	氯化物/(mmol/L)
正常	清亮、透明	(0～8)×10⁶/L,淋巴细胞为主	0.2～0.4	2.25～405	119～129
细菌	混、脓性	显著增加,数千,以多核细胞为主	显著增加	减少或正常	显著减少
结核	微混、毛玻璃样	增加,数十或数百,多核和单核细胞混合存在	增加	较少	减少
病毒	清晰或微混	增加,数十或数百,早期为多核,后期以淋巴为主	轻度增加	正常或稍高	正常

续表

感染分类	外观	细胞计数及分类	蛋白质/(g/L)	葡萄糖/(mmol/L)	氯化物/(mmol/L)
真菌	清晰或微混	增加,数十或数百,以淋巴为主	轻度增加	正常	正常
寄生虫	清晰或微混	增加,数十或数百,以嗜酸性粒细胞为主	轻度增加	正常	正常

2．蛛网膜、脑室出血　血管性疾病、高血压脑出血或肿瘤出血破入脑室或蛛网膜下腔,也可有发热、头痛及脑膜刺激征等,但往往起病较为迅速,腰椎穿刺血性脑脊液或 CT 蛛网膜下腔及脑室高信号影可鉴别。

3．机械、化学、中毒性脑膜损害以及癌性脑膜病　也可有相似的临床表现,但通过原发病、既往病史及病情演变过程,可作出诊断。

（五）治疗

一经诊断为细菌性脑膜炎,应立即采取抗生素治疗,治疗及时与否与预后密切相关。在获取脑脊液及血液标本送检微生物检查后立即开始经验性抗感染治疗,根据可能致病菌选择易透过血脑屏障的广谱抗生素,必要时联合使用覆盖革兰氏阳性菌和革兰氏阴性菌的药物。待获得细菌培养结果后,再根据药敏结果选择合理的敏感抗生素治疗。如全身给药效果欠佳,可以联合鞘内注射抗生素。在充分使用抗生素的前提下可以予以肾上腺皮质激素静脉或鞘内注射,从而减轻中枢神经系统的炎症反应。

二、脑脓肿

（一）概述

脑脓肿是化脓性细菌感染脑实质。随着社会、经济、医疗的发展,脑脓肿的发病率曾一度降低。而近些年来由于器官移植、放化疗等对正常免疫系统的破坏,脑脓肿发病率又有所提高,我国脑脓肿占颅内病变的 1%～8%。致病菌可分为耳源性、鼻源性、血源性、隐源性或损伤性。因感染途径不同,致病菌也有所不同,其中链球菌和葡萄球菌最为常见。

1．常见病因　①邻近组织侵袭:以中耳炎、乳突炎并发胆脂瘤及鼻窦炎最为常见,头皮疖痈及颅骨炎症、感染直接蔓延入颅内;②血源性感染:菌血症或远处感染灶患者,致病菌随大脑供血动脉播散至颅内,比例为 20%～35%;③外伤性脓肿:占 2.5%～10%,外伤所致硬脑膜破裂,外界细菌直接侵犯颅内;④医源性感染:因颅脑手术,术后引起颅内感染,占 0.06%～0.2%;⑤隐形脑脓肿:未能找到明确的原发感染灶或致病原因,目前已成为临床上最常见的类型。

2．病理分期　①急性脑炎阶段(1～3 日):病变与正常脑组织无明显分界，炎细胞浸润与血管周围炎症形成；②化脓性阶段（4～9日）：中心区域坏死形成脓液，周围薄层纤维-胶原包膜形成；③包膜形成早期（10～13日）：逐渐形成包膜，防止炎症继续扩大；④包膜形成晚期（≥14日）：进一步形成完整的包膜，中央坏死液化。一般感染在7～14日基本形成包膜，完全形成至少需要4周。包膜形成时间与机体免疫能力负相关，与病菌毒力正相关。部分患者因致病菌毒性强、自身免疫力差，不能形成包膜、脓液，感染范围逐渐增大，脑水肿严重，称为暴发性脑脓肿。

（二）临床表现

除高热、寒战、乏力、头痛、食欲减退、全身乏力等全身感染症状外，由于水肿及占位效应也会引起颅内高压症状（如头痛、恶心、呕吐），甚至脑疝，危及生命。根据脓肿部位不同，亦会出现不同的神经功能缺失。脑脓肿可破溃形成急性化脓性脑膜炎、室管膜炎，患者表现为突发高热、颈强直等严重症状，如不及时处理，后果严重。

（三）实验室检查

周围血白细胞及脑脊液常规、生化对脑脓肿诊断意义不大，当合并脑膜炎时，脑脊液和血中的白细胞可升高，脑脊液中糖降低。

（四）影像学检查

对于脑脓肿，目前临床中常用的影像学检查包括CT、MRI。随着脓肿进展时期不同，影像学有不同的表现。

1. CT　在急性脑炎期，平扫表现为边缘模糊的低密度影，无占位效应，增强无强化。化脓期，平扫仍为低密度影，强化后周围可有不规则、浅淡、环状强化。包膜形成期，强化可见完整、厚度均一的脓肿壁。

2. MRI　在包膜未形成时表现为长 T_1 长 T_2 信号。包膜形成时，包囊明显强化，边界清楚。弥散加权成像（diffusion weighted image，DWI）及磁共振波谱（MRS）均对脓肿的鉴别有特殊意义。由于脓肿腔内是炎性黏性液体，水分子弥散受限，在DWI上一般呈明显高信号，包膜为低信号环。由于脓腔内缺氧、坏死，MRS中可出现Lac及Lip峰。

（五）病原学检查

在细菌性脑脓肿中，链球菌、葡萄球菌、革兰氏阴性肠道菌（包括变形杆菌属、肠杆菌科、克雷伯菌属）、厌氧菌分别占培养阳性病原体的34%、18%、15%和11%。成人与儿童无明显差别，均以链球菌和葡萄球菌最多，但革兰氏阴性杆菌比例在逐年升高。

（六）诊断

根据病史、临床表现及特征的MRI检查，多数病例能准确诊断。在急性脑炎阶段,脑脊液白细胞增多,糖及氯化物降低;在包膜形成阶段,脑脊液白细胞、葡萄糖和氯化物可以正常,但蛋白仍然会升高,此时不能排除诊断为脑脓肿。16%患者的脑脊液常规和生化指标可以完全正常,因此,腰椎穿刺并不是诊断脑脓肿的必须检查项目,特别是有明确颅内高压者,要充分考虑腰椎穿刺潜在的诱发脑疝的风险。

(七) 鉴别诊断

1. 化脓性脑膜炎　与脑脓肿早期鉴别困难,均有全身感染症状及脑膜刺激征,脑脊液白细胞、蛋白增多,氯化物减少。此时两者治疗方案相同,均为抗感染。待脓肿形成,可有局部体征及影像学异常用以鉴别。

2. 硬膜外及硬膜下脓肿　硬膜外脓肿少有颅内高压及局部神经体征,而硬膜下脓肿病情多危重。CT、MRI可鉴别。

3. 耳源性脑积水　由于中耳炎、乳突炎引起的横窦栓塞,既有全身感染症状亦有颅内高压,但缺乏局部神经体征且病程常较长。CT、MRI可鉴别。

4. 化脓性迷路炎　眩晕、呕吐、共济失调、眼震等症状易与小脑脑脓肿混淆,但头痛较小脑脑脓肿轻微,且无脑膜刺激征、颅内高压及局灶神经体征。头颅CT及MRI可鉴别。

(八) 治疗

主要包括单纯药物保守治疗及抗感染药物治疗基础上联合手术治疗。单纯药物保守治疗,相对风险较小,但也增加治疗时间甚至延误病情。手术可迅速减轻占位效应,获得脓液标本,取得病原学证据,针对性抗感染治疗,从而缩短抗菌药物疗程,减轻药物毒副反应,缩短住院时间,减少住院费用。

1. 单纯药物保守治疗　如遇以下情况可优选保守治疗。①脓肿早期,包膜尚未形成;②多发散在脓肿(直径≤2.5cm);③深部、重要功能区;④一般状态较差,不能耐受手术。

2. 手术治疗　当脓肿"成熟",囊壁包裹后抗生素往往更难以进入脓肿腔形成有效抗菌浓度,造成感染难以控制,此时可选择手术治疗。所有直径>2.5cm的病灶均应行手术。此外,由脓肿导致的脑实质移位、脑疝,脓肿邻近脑室有破溃而造成脑室膜炎的可能也是手术适应证。

手术包括①脓肿腔穿刺法:精准定位下穿刺,彻底抽净脓液,注入抗生素。该方法简单、安全,对于单发、位置较深或功能区脓肿尤其适用。②脓肿腔置管引流法:原理同穿刺法,对于单次引流不彻底的脓肿尤其适用。术后可反复抗生素灌洗、持续引流。以上两种手术方式采用微创方法,对脑功能创伤小,能快速减少脓腔内的脓液,减少微生物负荷和定植环境,但仍需结合全身静脉使用敏感抗生素6~8周,直至细菌学以及影像学上均完全缓解。

③开颅脓肿切除：适用于脓肿浅表者、多房性脓肿者及穿刺引流效果不佳者。脓肿切除术强调将脓肿整个完整切除，避免脓肿破溃造成感染播散。该术式能将整个脓肿腔以及脓肿包膜全部去除，有效减少抗生素使用时间，对缓解灶周水肿、减轻颅内高压帮助较大，必要时还可以结合去除骨瓣减压术，缓解致命性的脑水肿。

3.抗感染药物治疗　详见本节"四、中枢神经系统感染的治疗策略"。

三、脑室炎

（一）概述

又称脑室管膜炎，为发生在脑室系统及其周围的炎症。以脑室内脑脊液化脓性改变为主要特征，常由颅脑外伤或手术后，细菌入侵脑室引起，患者的临床症状多较为严重。最常见的原因是脑室外引流管留置时间过长。

（二）临床表现

无特征性临床表现，其症状与脑膜炎相似，早期常被忽视。可因原发病、感染程度、致病菌不同以及治疗等不同而使其症状多样化。可有体温升高、意识障碍、抽搐或瞳孔改变、脑膜刺激征，甚至引发脑疝。也可因脑脓肿突然溃破，大量脓液进入脑室系统，可引起强烈的自主神经反应，高热、昏迷、双瞳散大、血压下降，随即出现呼吸、循环衰竭。

（三）主要诊断依据

1.脑室外置管引流术、分流术、开颅术，术后3～5日出现体温升高、头痛、脑膜刺激征或伴有意识障碍。

2.腰椎穿刺脑脊液检查，为脑室炎的主要诊断依据，可见脑脊液压力升高、颜色发黄、混浊、出现絮状物，白细胞含量增加、蛋白含量增加、糖定量降低。如细菌培养阳性可作为直接诊断依据。需要指出的是，脑脊液细菌培养阴性并不能排除室管膜炎的诊断，特别是使用抗菌药物以后，细菌学检查的阳性率将大大下降，此时应结合临床表现及脑脊液生化检查结果综合判断。

3.CT扫描见脑室室管膜有局限性或弥散性薄层线状强化。如脑室内粘连，可出现强化的分隔状，伴脑积水或局部脑室变形、扩大。

4.MRI严重者T_2像可见脑室周围白质内有带状高信号区环绕。室管膜表面强化、增厚。

（四）治疗原则

1.脑室炎的治疗是非常棘手的问题，治疗周期长，效果差。往往需要长周期使用敏感抗生素，使用外科引流手段，并结合鞘内给药，才能有效控制病情。

2.临床一旦有怀疑为脑室炎，首先应在使用抗生素前即获取血清及脑脊液的临床标本进行微生物学检测,提高细菌培养的阳性率,便于指导下一步的抗感染方案。

3.抗生素一般尽早选取以抗革兰氏阳性球菌的药物为主,联合使用广谱的抗生素,待有细菌培养结果后,再根据药物敏感试验结果选择敏感且能透过血脑屏障的抗生素。

4.脑室炎经常需采用脑室置管持续冲洗引流或腰大池置管引流的外科手段,必要时可联合使用脑室外引流和腰大池外引流的联合对冲。主要优点:①脑室内及蛛网膜下腔保持有效药物浓度,作用持续;②持续外引流可降低颅内压,并且冲洗、引流出炎性物质及蛋白,减轻毒素反应,防止蛛网膜炎性粘连;③可随时留取脑脊液标本进行检验,指导治疗。

5.如为外引流或分流时间过久引起感染者,应首先将感染的引流装置拔除,选取合适位置更换新的引流管,以缓解原发疾病的病情,并使用新的引流管进行合理的鞘内给药及引流。

抗生素治疗详见本节"四、中枢神经系统感染的治疗策略"。

四、中枢神经系统感染的治疗策略

(一)病原学检查

中枢神经系统感染是非常严重的感染,一旦作出临床诊断,应尽早获取脑脊液及血液标本进行细菌学检查。为提前获取微生物学的证据,可同时进行标本的革兰氏染色涂片。获得细菌培养结果和药敏试验结果后,应及时调整合理的抗生素。

(二)抗菌活性和药物通透性

选择的抗生素应对可能的致病菌有良好的抗菌活性,并能较好通过血脑屏障。首选静脉使用杀菌药物。常用抗菌药物的血脑屏障通过性可分为以下3类。①可通过血脑屏障的药物:氯霉素、磺胺嘧啶、复方磺胺甲噁唑、甲硝唑、利奈唑胺;②部分通过血脑屏障的药物:青霉素类、头孢菌素类、氨曲南、美罗培南、万古霉素、喹诺酮类;③不能通过血脑屏障的药物:氨基糖苷类、多黏菌素、大环内酯类和克林霉素。由于血脑屏障的存在,正常生理情况下很多药物在脑脊液中的浓度都明显低于血浆中的浓度,达不到有效的抑菌、杀菌浓度。但在中枢神经系统感染时,原有的血脑屏障可能被破坏,使得抗菌药物能更多地进入中枢进行抗感染治疗。一般情况下,所用抗菌药在脑脊液的浓度应该比该药物最小杀菌浓度高数倍,以更好发挥抗感染作用。因此,定期进行脑脊液的药物浓度检测具有重要的意义。由于血脑屏障的破坏,一些通过性一般的药物仍然被用于中枢神经系统的抗感染治疗。

（三）经验性用药和目标性用药

在获得直接细菌学证据前，宜尽早进行经验性的抗感染治疗（表3-14），推荐：①万古霉素15～20mg/kg，静脉滴注，2～3次/d＋第三/四代头孢菌素（头孢曲松、头孢他啶、头孢吡肟等）；②万古霉素15～20mg/kg，静脉滴注，2～3次/d＋美罗培南2g，3次/d；③对万古霉素耐药或不敏感者，可改用利奈唑胺600mg，2次/d；④对头孢和美罗培南有禁忌者，可改用氨曲南联合万古霉素用药，氨曲南2g，3～4次/d。各家医疗机构的病原菌谱及细菌耐药情况不尽相同，建议在经验性使用抗感染方案时参考本单位近期的病原菌谱及细菌耐药监测数据制订抗感染策略。待取得细菌学检查结果后及时根据药敏结果调整抗感染方案（表3-15），提高治疗针对性，减少耐药产生。然而，脑脊液细菌学培养的阳性率并不高，在实际工作中较多情况下还是依赖于经验性用药。

表3-14　中国神经外科重症患者感染诊治专家共识（2017）
中枢神经系统感染经验治疗方案

细菌耐药低 风险治疗方案	细菌耐药高风险	
	治疗方案	可选方案
萘夫西林或者苯唑西林2g，静脉滴注，6次/d＋第三/四代头孢菌素	（1）糖肽类药物万古霉素15～20mg/kg，静脉滴注，2～3次/d＋第三/四代头孢菌素。 （2）糖肽类药物万古霉素15～20mg/kg，静脉滴注，2～3次/d＋美罗培南2g，静脉滴注，3次/d	（1）糖肽类药物可选用去甲万古霉素，推荐用法：0.8g，静脉滴注，2次/d。 （2）对万古霉素耐药、不敏感、过敏或者不耐受情况下，使用利奈唑胺替代万古霉素，推荐用法：600mg，静脉滴注，2次/d。 （3）头孢类过敏或者美罗培南有禁忌者，使用氨曲南或者环丙沙星替代头孢类及美罗培南，推荐用法：氨曲南2g，静脉滴注，3～4次/d；环丙沙星0.4g，静脉滴注，2～3次/d

注：高度怀疑耐药菌株时可选择头孢菌素加酶抑制剂；以上药物剂量针对标准体重肾功能正常的患者，肾脏功能异常者根据患者具体病情及药物相关说明个体化治疗。

（四）鞘内用药

对复杂颅内感染，特别是合并脑室炎患者，可以考虑在全身静脉使用足量抗生素的同时采用脑室内给药的方法，可以增强抗菌药物穿透血脑屏障的能力，有效提高脑脊液内的抗菌药物浓度。根据《中国神经外科重症患者感

表 3-15　中国神经外科重症患者感染诊治专家共识（2017）
中枢神经系统感染目标性治疗方案

目标病原菌	治疗方案	可选方案
MRSA 以及 MRS con	糖肽类药物万古霉素15～20mg/kg，静脉滴注，2～3次/d（具体方案根据体外药敏试验）	（1）糖肽类药物可选用去甲万古霉素，推荐用法：0.8g，静脉滴注，2次/d。 （2）对万古霉素耐药、不敏感、过敏或者疗效差情况下，使用利奈唑胺替代万古霉素，推荐用法：600mg，2次/d。 （3）如果分离菌株对利福平敏感，可联合用药，推荐用法：利福平600mg，口服，1次/d
鲍曼不动杆菌	美罗培南2g，静脉滴注，3次/d（美罗培南3～4小时的静脉持续泵入，可能会提高药物治疗的有效性）	（1）碳青霉烯类耐药菌株可以考虑使用头孢哌酮/舒巴坦钠3g，静脉滴注，3～4次/d。 （2）舒巴坦钠1～2g，静脉滴注，4次/d＋米诺环素100mg，口服，2次/d。 （3）对泛耐药或者全耐药菌株必要时可以联合用药，以及多黏菌素鞘内用药
铜绿假单胞菌	头孢他啶或者头孢吡肟2g，静脉滴注，3次/d	（1）环丙沙星0.4g，静脉滴注，2～3次/d。 （2）美罗培南2g，静脉滴注，3次/d
大肠埃希菌	头孢他啶或者头孢吡肟2g，静脉滴注，3次/d	（1）环丙沙星0.4g，静脉滴注，2～3次/d。 （2）美罗培南2g，静脉滴注，3次/d
肺炎克雷伯菌	美罗培南2g，静脉滴注，3次/d	头孢吡肟2g，静脉滴注，3次/d
肠球菌属	（1）耐药低风险的肠球菌首选氨苄西林2g，静脉滴注，6次/d。 （2）耐药肠球菌首选糖肽类药物万古霉素15～20mg/kg，静脉滴注，2～3次/d（具体方案根据体外药敏试验）	（1）糖肽类药物可选用去甲万古霉素，推荐用法0.8g，静脉滴注，2次/d。 （2）对万古霉素耐药、不敏感、过敏或者疗效差情况下，使用利奈唑胺替代万古霉素，推荐用法：600mg，静脉滴注，2次/d。 （3）如果分离菌株对利福平敏感，可联合用药，推荐用法：利福平600mg，口服，1次/d

注：MRS，耐甲氧西林金黄色葡萄球菌；表中药物剂量针对标准体重肾功能正常的患者，肾脏功能异常者根据患者具体病情及药物相关说明个体化治疗。

染诊疗专家共识（2017）》，推荐鞘内用药每日剂量：阿米卡星10～30mg、庆大霉素4～8mg、多黏菌素E 10mg、万古霉素5～20mg。强调腰椎穿刺给药可引起渗透压梯度、药物浓度弥散不均匀、化学性炎症粘连等不利因素，需谨慎采用。《2017年美国感染病学会医疗相关性脑室炎和脑膜炎治疗指南》建议的脑室内给药抗感染方案基本和国内一致，指出可以根据脑室系统的大小以及脑脊液的引流量，调整抗生素使用的剂量（表3-16）。因目前尚缺乏确切的数据用于脑室内途径给药的准确剂量，建议可以进行脑脊液的抗菌药物浓度监测，动态指导鞘内注射给药的剂量。

表3-16　2017年美国感染病学会（IDSA）临床实践指南
脑室内途径给药的抗微生物药物推荐剂量

抗微生物药物	脑室内给药每日剂量
阿米卡星	5～50mg[a]
两性霉素 B[b]	0.01～0.5mg 溶到 2ml 5% 葡萄糖溶液
黏菌素（制剂为黏菌素甲磺酸钠）	10mg
达托霉素	2～5mg[c]
庆大霉素	1～8mg[d, e, f]
多黏菌素 B	5mg[g]
奎奴普丁 - 达福普汀	2～5mg
妥布霉素	5～20mg
万古霉素	5～20mg[e, f, h]

注：[a] 通常的脑室内剂量是每日 30mg。[b] 通常不是必要的，但是移除装置太危险或者患者对系统性的抗真菌治疗没有反应也许是需要的。[c] 一项研究前两日使用 10mg/d，然后每 48 小时 10mg；另一项研究每 72 小时使用 5mg 或者 10mg。数据是基于独立的个案报道。[d] 成人剂量是 4～8mg；儿童剂量是 1～2mg。[e] 根据脑室的大小 / 容积推荐的成人剂量方案如下。狭小的脑室，5mg 万古霉素和 2mg 庆大霉素；正常大小，10mg 万古霉素和 4～5mg 庆大霉素；增大的脑室，15～20mg 万古霉素和 4～5mg 庆大霉素。[f] 根据脑室引流管 24 小时输出量推荐的给药频率如下。<50ml/24h，3 日 1 次；50～100ml/24h，2 日 1 次；100～150ml/24h，每日 1 次；150～200ml/24h，每日 1 次且增加万古霉素 5mg 和庆大霉素 1mg；200～250ml/24h，每日 1 次且增加万古霉素 10mg 和庆大霉素 2mg。[g] 儿童剂量是 2mg/d。[h] 大多数研究使用 10mg 或者 20mg 剂量。

（五）疗效评价标准及用药时程

1. 疗效评价标准　1～2 周内连续 3 次如下指标正常为临床治愈。①脑脊液细菌培养阴性；②脑脊液常规白细胞数量符合正常标准；③脑脊液生化糖含量正常；④临床体征消失；⑤体温正常；⑥血液白细胞及中性粒细胞正常。

2. 治疗时程　中枢神经系统感染推荐长疗程治疗，典型感染的治疗时程为 4～8 周。符合临床治愈标准后继续使用抗菌药物治疗 1～2 周。

（六）脑脊液置换

脑脊液在清除代谢产物及炎性渗出物方面，起着身体其他部位淋巴液所起的作用，且脑脊液是在不断地产生及重吸收。通过释放脑脊液，可以排出大量的炎症因子及病原菌；释放压力，减轻颅内高压，缓解患者头痛症状；动态复查脑脊液中的白细胞、糖等指标，观察治疗效果。也可以通过培养引流出的脑脊液，明确致病菌，针对性地抗感染；测量脑脊液压力，了解颅内压力,指导制订或修订脱水方案。

常用的置管方式包括腰椎穿刺术及腰椎穿刺置管术。前者优点在于操作相对简单,操作后患者活动方便。缺点为每次释放量少(最多约 30ml),可能需多次穿刺,增加患者痛苦。后者优点为每日可持久释放脑脊液(约 300ml)。缺点为操作难度相对大;患者置管后不能随意起床活动;需定期换药,引流时间越长,增加感染概率越大。如梗阻性脑积水时,可行脑室置管外引流术。拔管需 3 次复查脑脊液常规及生化无异常,拔管后建议继续抗生素使用1～2 周。

(七)外科干预

对于中枢神经系统感染,外科治疗有非常积极的意义。外科治疗手段主要有以下目的。①祛除病因:包括去除人工植入物(如钛板、分流管等),清除感染病灶来源(如皮下积脓)等;②协同静脉抗感染治疗,缩短用药时程,包括脓肿穿刺引流、重置外引流管进行引流、鞘内注射等;③抢救性措施,缓解颅内高压,如脓肿切除、减压等。常用的外科手段包括硬膜外、硬膜下、脑内脓肿切除,引流冲洗,脑室炎的神经内镜下灌洗、清除脓苔,各种外科的引流措施,修补颅底缺损,密闭颅腔等。对很多感染疾病,外科治疗有不可替代的作用。据文献报道,脑脓肿直径超过 3cm 者,单纯全身静脉使用抗生素效果差,且治疗周期长,对于位于功能哑区、表浅且直径较大的脑脓肿,外科治疗往往作为首选。对合并急性脑积水的患者,早期腰大池置管引流(适用于交通性脑积水)及脑室外置管引流(适用于梗阻性脑积水)。待颅内感染得到控制,如脑积水仍不能缓解,可行脑室腹腔分流、脑室心房分流术、腰大池腹腔分流术及三脑室底造瘘。其中脑室腹腔分流、脑室心房分流术既适用于交通性脑积水也适用于梗阻性脑积水,而腰大池腹腔分流术只适用于交通性脑积水,三脑室底造瘘仅适用于梗阻性脑积水。

(八)全身治疗

对于体温高于 38.5℃的患者可给予药物对症治疗,体温低于 38.5℃的患者,给予物理降温治疗;对于颅内压高的患者,积极脱水减轻疼痛症状,预防脑疝发生;中枢神经系统感染的患者长期处于一个高消耗、高代谢过程,要注重能量及蛋白质的摄入,维持水电解质平衡;预防和控制癫痫的发作;中枢神经系统感染的患者同样处于应激状态,应预防应激性溃疡。

尚没有确切的数据阐明用于脑脊液分流管和引流管感染中抗微生物药物经脑室内途径给药的精确剂量。用于相比于成人(125～150ml)脑脊液体积更小的新生儿,剂量至少也应该比成人减少60% 或者更多。

(郑眉光　李文鹏　陈燕涛)

参 考 文 献

[1] 周良辅. 现代神经外科学. 上海：复旦大学出版社，2001.

[2] 吴承远. 临床神经外科学. 北京：人民卫生出版社，2007.

[3] TUNKEL AR，HASBUN R，BHIMRAJ A，et al. 2017 Infectious Diseases Society of America's clinical practice guidelines for healthcare-associated ventriculitis and meningitis. Clin Infect Dis，2017，64（6）：e34-e65.

[4] VAN DE BEEK D，CABELLOS C，DZUPOVA O，et al. ESCMID guideline：diagnosis and treatment of acute bacterial meningitis. Clin Microbiol Infect，2016，22 Suppl 3：S37-S62.

[5] SUTHAR R，SANKHYAN N. Bacterial infections of the central nervous system. 2019，86（1）：60-69.

[6] ROOS KL. Bacterial infections of the central nervous system. Continuum，2015，21（6）：1679-1691.

[7] 范亦明，刘佰运，陶晓刚，等. 开颅术后严重颅内感染患者脑脊液培养菌分布及对疗效的影响. 中华创伤杂志，2014，30（12）：1165-1171.

[8] 郝京京，武元星，王强. 神经外科术后中枢神经系统细菌性感染诊断的研究进展. 中华神经外科杂志，2015，31（10）：1077-1080.

[9] 中华医学会神经外科学分会，中国医师协会重症医学医师分会，中国病理生理学会危重病医学专业委员会. 神经外科医院感染抗菌药物应用专家共识（2012）. 中华医学杂志，2013，93（5）：322-329.

[10] 葛歆瞳，LASKOWITZ DT，江荣才，等. 神经重症患者感染诊治：美国临床神经医学手册（2017-2018）与中国专家共识（2017）的对比与解读. 中华神经医学杂志，2019，18（1）：2-11.

[11] 钱奕亦，金嘉琳，张文宏. 细菌性脑脓肿的抗感染治疗进展. 微生物与感染，2018，13（1）：49-55.

[12] 张玉云，吴金英，范小莉，等. 132 份脑脊液细菌培养阳性菌株分布及耐药性分析. 中华神经外科杂志，2011，27（12）：1247-1250.

[13] 田鹏. 颅脑手术后中枢神经系统感染的病原菌及耐药性分析. 北方药学，2018，15（5）：182-183.

[14] 牛晓艳，杨娟，刘强，等. 回顾性分析成人化脓性脑膜炎细菌构成及其脑脊液分布特点. 中国神经免疫学和神经病学杂志，2017，24（2）：110-113，128.

[15] 钱时德. 成人化脓性脑膜炎 64 例临床分析. 山东医药，2014（20）：95-96.

[16] 母丽媛，吕晓菊，马晓波，等. 2 300 份成年人脑脊液培养及菌株耐药分析. 中国抗生素杂志，2007，32（4）：252-255.

第四章

外科重症患者常见伴发感染

外科重症患者以围手术期患者为主，其特点包括长期卧床、侵袭性操作（气管插管、深静脉置管、导尿管导尿、ECMO、引流管引流）、肠内营养障碍等。在治疗原发病的同时，这些重症患者往往伴发以下部位感染，包括呼吸道、血流、尿路、骶尾部压疮、手术切口等。早预防，早发现，及时有效地诊治这些伴发的感染，对于缩短 ICU 住院日数，改善患者预后都有很大的帮助。本章将对外科重症患者常伴发的肺部感染、血流感染、尿路感染、压疮感染及切口感染展开阐述。

第一节 肺 部 感 染

肺炎是指终末气道、肺泡和肺间质的炎症，可由病原微生物、理化因素、免疫损伤、过敏和药物所致。细菌性肺炎是最常见的肺炎，也是最常见的感染性疾病。肺炎可按照解剖、病因、发病患者进行分类。根据发病环境不同可分为社区获得性肺炎（community-acquired pneumonia，CAP）和医院获得性肺炎（hospital-acquired pneumonia，HAP）。随着研究的进展，近年来的多项研究均表明 HAP 和呼吸机相关性肺炎（ventilator-associated pneumonia，VAP）在临床特点、经验性治疗以及预防措施、预后等方面都存在较大的不同；《美国感染病学会（IDSA）和美国胸科学会（American Thoracic Society，ATS）2016 年临床实践指南：成人医院获得性肺炎和呼吸机相关性肺炎的管理》（以下简称美国 IDSA/ATS 指南）中也指出，HAP 特指与机械通气无关的医院获得性肺炎，而 VAP 指的是气管插管及机械通气后发生的肺炎，两者属于不同的群体。因此 HAP 与 VAP 在管理上属于不同分类，临床上常将两者分开阐述。外科重症感染伴发的肺部感染主要是 HAP 或 VAP。本节主要阐述的是 HAP 与 VAP 的临床实践。

一、定义与流行病学

(一)定义

HAP 是指患者住院期间没有接受有创机械通气,未处于病源感染的潜伏期,而于入院 48 小时后新发生的肺炎。

VAP 是指气管插管或气管切开患者接受机械通气 48 小时后发生的肺炎,或者机械通气撤机后 48 小时内出现的肺炎。

(二)流行病学

HAP 在常见的医院获得性感染居第二位,发生率仅次于尿路感染,是院内感染导致死亡的首位原因,同时也是导致危重症患者死亡的直接原因,由其引起的相关病死率高达 15.5%～38.2%。《中国成人医院获得性肺炎与呼吸机相关性肺炎诊断和治疗指南(2018 年版)》显示,住院患者中医院获得性感染发生率为 3.22%～5.22%,其中 HAP 发生率为 1.76%～1.94%。中国 13 家教学医院多中心、前瞻性的 HAP 调查结果显示,在呼吸科病房与呼吸重症监护病房中发生 HAP 后平均住院时间较非 HAP 患者延长 10 日,住院费用大幅度增加。

《呼吸机相关性肺炎诊断、预防、治疗指南(2013 年版)》显示,机械通气患者中 VAP 的发生率为 8.89‰,以综合 ICU 为主;不同类型 ICU 患者 VAP 发生率差别较大,为 4.5‰～32.79‰,我国各类 ICU VAP 发生率明显高于欧美国家。VAP 导致机械通气时间延长 5.4～14.5 日,ICU 停留时间延长 6.1～17.6 日,总住院时间延长 11～12.5 日,导致住院费用增加,病死率增高。

随着相关研究的日益发展,目前国内外发表了许多 HAP/VAP 的相关指南,我国也积累了大量的研究证据,结果表明我国 HAP/VAP 的病原谱构成和耐药方面与国外有较大差异。我国 HAP 病原谱鲍曼不动杆菌最多,占 16.2%～35.8%,铜绿假单胞菌占 16.9%～22.0%,金黄色葡萄球菌占 8.9%～16.0%。而 VAP 中鲍曼不动杆菌高达 35.7%～50.0%,铜绿假单胞菌与金黄色葡萄球菌比例相当。《中国成人医院获得性肝炎与呼吸机相关性肺炎诊断与治疗指南(2018 年版)》中指出,在同等循证医学证据等级的前提下,建议优先采纳我国的证据和研究成果。

二、医院获得性肺炎

(一)病因及发病机制

不论何种类型的肺炎,是否发病主要取决于宿主的防御能力,致病微生物的种类、毒力和其数量。所以医院获得性肺炎(HAP)的病因和发生本质上是有足够数量的致病菌能够到达下呼吸道,并战胜宿主的呼吸道防御系统,从而在肺部繁殖而致病。人体呼吸道正常的防御机制主要包括上呼吸道的过滤和加温湿化作用、完整的咳嗽反射、唾液中有抗菌作用的活性酶、黏膜纤毛的清除功能,以及肺内吞噬细胞的激活和体内细胞及体液免疫系统。正常的呼吸道防御机制受到破坏,一旦病原体侵入肺实质,很容易产生侵袭性感染。此外致病微生物通过血行播散至肺部,邻近组织直接播散或污染器械操作也是导致 HAP 发生的原因。HAP 的发生有相关的易感因素,包括宿主自身因素、医源性因素(感染控制相关因素、治疗干预引起的宿主防御能力变化等)、致病微生物本身因素。

1. 宿主自身因素　高龄、误吸、慢性肺疾病、糖尿病或其他基础疾病、恶性肿瘤、免疫功能受损、颅脑等严重创伤、昏迷、近期呼吸道感染、长期卧床、肥胖、吸烟、酗酒等。宿主合并基础疾病是 HAP 发生的重要危险因素,也是死亡率高的主要原因之一。

2. 医源性因素　长期住院特别是长期住 ICU,人工气道和机械通气,长期经鼻留置胃管,侵袭性操作特别是呼吸道的侵袭性操作,胸腹部手术,先期抗生素使用,糖皮质激素、细胞毒性药物和免疫抑制剂、H_2 受体拮抗剂、质子泵抑制剂的应用,交叉感染等。

3. 致病微生物来源　HAP 的病原菌主要来源于医疗设备或周围环境,传播途径主要为患者与医务人员之间或患者与患者之间的接触。胃和鼻窦也是医院感染病原菌的潜在储存库,病原菌可吸入或直接进入下呼吸道,其他途径如静脉导管所致的血源性感染、肠道细菌移位等。

(1) 口咽部病原菌的定植和繁殖:口咽部定植细菌的吸入是细菌进入下呼吸道造成 HAP 主要途径。正常情况下口咽部存在正常菌群维持口腔菌群的动态平衡,当出现抗生素不合理使用、气管插管或鼻饲时,这种平衡被打破,致病菌可通过进食、医务人员的手在口咽部定植。一般情况下胃液的 pH 小于 2,如长期鼻饲、使用抑酸剂、十二指肠液胃反流可导致胃液 pH 升高,致病菌可由小肠逆行到胃食管,再上行到口咽部定植。

(2) 吸入被污染的气溶胶与直接接种:医院内特别是 ICU 病房,病原微生物分布极为广泛,容易形成被病原菌污染的气溶胶。医疗器械(如氧气流量表、雾化器、呼吸机的管路系统和湿化器等)、周围环境(水、病房)和医务人员的手均可被病原菌污染,造成病原微生物在医护人员与患者之间传播。但这并不是 HAP 感染的主要途径。

(3) 血源性感染播散和胃肠道细菌移位:各种感染如疖肿、心内膜炎、静脉导管感染、肠道感染等造成血源性感染播散至肺部形成继发性肺炎,但是在 HAP 发病中比较少见。

(二) 诊断

1. HAP 的临床诊断依据　HAP 目前尚无临床诊断的"金标准",其诊断依据同 CAP。临床表现、实验室检查、影像学所见对 HAP 的诊断特异性很低,目前所有指南和共识一致认为 HAP 的诊断存在困难,需注意排除其他发热伴肺部阴影的疾病，如肺不张、肺水肿、基础疾病肺侵犯、药物性肺损伤、肺栓塞和 ARDS 等。严重脱水、粒细胞缺乏患者合并 HAP 时 X 线检查可能出现假阴性；肺孢子菌肺炎有 10%～20% 的患者 X 线检查可以完全正常。《中国成人医院获得性肺炎与呼吸机相关性肺炎诊断和治疗指南（2018 年版）》中提出其临床诊断满足的条件越多，临床准确性越高，应常规行胸部 X 线，尽可能行胸部 CT 检查。其临床诊断标准见表 4-1。

表 4-1　临床诊断标准

临床诊断标准
胸部 X 线或 CT 提示新出现的或渐进性的渗出病灶、实变影或磨玻璃样改变；合并以下 2 项或以上，可临床诊断 （1）发热，体温 >38℃ （2）脓性气道分泌物 （3）外周血白细胞计数 >10×10⁹/L 或 <4×10⁹/L

2. HAP 的病原学诊断　与 CAP 的要求和步骤相同。准确的病原学诊断对 HAP 的处理较 CAP 更为重要。HAP 特别是机械通气患者的痰标本，病原学检查存在的主要问题是假阳性。培养结果意义的判断需要参考细菌浓度，因此呼吸道分泌物细菌培养尤其重视半定量培养。另外，呼吸道分泌物分离到的表皮葡萄球菌、除诺卡菌以外的其他革兰氏阳性细菌、除流感嗜血杆菌外的嗜血杆菌属细菌、肠球菌、念珠菌属和厌氧菌临床意义不明确，需考虑假阳性。免疫损害宿主需排除特殊病原体感染，如真菌、卡氏肺孢菌、分枝杆菌、病毒等。呼吸道标本包括痰、支气管肺泡灌洗液（bronchoalveolar lavage fluid，BALF）和肺组织。下呼吸道标本可采用直接抽吸、经纤维支气管镜吸取、支气管肺泡灌洗等方法，为减少上呼吸道菌群污染，有条件可采用侵袭性下呼吸道防污染采样技术。在 ICU 内 HAP 患者应进行连续性病原学和耐药性监测，指导临床治疗。《中国成人医院获得性肺炎与呼吸机相关性肺炎诊断和治疗指南（2018 年版）》病原学诊断标准见表 4-2。

表 4-2　病原学诊断标准

临床诊断基础上，满足以下 1 项，可确定病原学诊断
（1）合格下呼吸道标本（中性粒细胞 >25 个 / 低倍视野，上皮细胞 <10 个 / 低倍视野，或者两者比值 <2.5）、经支气管镜防污染毛刷、支气管肺泡灌洗液、肺组织或无菌液体培养出病原菌，并且与临床表现相符 （2）肺组织病理学、细胞病理学或直接镜检见到真菌并有组织损害的相关证据 （3）非典型病原体或病毒的血清 IgM 抗体由阴性转为阳性，或急性期和恢复期双份血清特异性 IgG 抗体滴度 4 倍或以上变化。病毒流行期且有接触史，呼吸道标本相应病毒抗原、核酸或病毒培养阳性

3．HAP病情严重程度的评价

（1）轻、中症：一般状态较好，早发性发病（入院≤5日、机械通气≤4日），无高危因素，生命体征稳定，器官功能无明显异常。

（2）重症：目前我国重症HAP没有明确的标准，可采用重症CAP标准。晚发性发病（入院>5日、机械通气>4日）和存在高危因素者，即使没有完全达到重症肺炎诊断标准，亦应该视为重症。目前用于肺炎严重程度评分的标准很多，常用的有CURB评分、临床肺部感染评分（clinical pulmonary infection score，CPIS）和肺炎严重指数（pneumonia severity index，PSI）评分。与CURB评分相比，CPIS和PSI评分系统更为细致复杂，包含了血气等实验室检查以及影像学检查，对于HAP患者评估的敏感性更高，美国IDSA/ATS也是推荐这两种评分系统。CPIS和PSI评分系统见表4-3。

表4-3　CPIS评分系统和PSI评分系统

评分系统	预测指标和分值	风险分层
CPIS	共7项，最高分12分；其中X线胸片和肺部浸润影进展情况一并评分 ♦ 体温：36~38℃（0分）；38~39℃（1分）；>39℃或<36℃（2分） ♦ 血WBC（×10^9/L）：4~11（0分）；11~17（1分）；>17或<4（2分） ♦ 分泌物：无痰或少许（0分）；中~大量非脓性（1分）；中~大量脓性（2分） ♦ 氧合指数（kPa）>33（0分）；<33（2分） ♦ X线胸片与浸润影：无（0分）；斑片状（1分）；融合状（2分） ♦ 气管吸取物培养或痰培养：无致病菌（0分）；有致病菌（1分）；2次培养到同一种细菌或革兰氏染色与培养一致（2分）	分值越高，病情越重，≤6分可以停用抗菌药物
PSI	年龄（女性−10）加所有危险因素得分总和 居住在养老院（+10） ♦ 基础疾病：肿瘤（+30）；肝病（+20），充血性心力衰竭（+10）；脑血管疾病（+10）；肾脏病（+10） ♦ 体征：精神状态改变（+20）；心率>125次/min（+20）；呼吸频率>30次/min（+20）；收缩压<12kPa（90mmHg）（+15）；体温<35℃或>40℃（+10） ♦ 实验室检查：动脉血气pH<7.35（+30）；血BUN>30mg/dl（+20）；血钠<130mmol/L（+20）；血糖>14mmol/L（+10）；HCT<30%（+10）；PO_2<8kPa（60mmHg）（+10） ♦ 胸部影像：胸腔积液（+10）	评估死亡风险 低危：Ⅰ级（<50分，无基础疾病）；Ⅱ级（≤70分）；Ⅲ级（71~90分） 中危：Ⅳ级（91~130分） 高危：Ⅴ级（>130分）

（三）HAP 的抗感染治疗

1. 经验性治疗　HAP 的抗感染治疗十分重要，一旦诊断应尽早进行经验性抗感染治疗，延迟或不恰当的抗感染治疗均可使患者的死亡率明显升高及增加住院时间。一般 HAP 的经验性抗感染治疗抗生素的选择应该根据是否存在多重耐药菌（multidrug resistant bacteria，MDRB）的高危因素（表 4-4）并结合当地细菌耐药监测资料等进行选择，治疗 2～3 日后根据治疗反应情况及病原学培养结果调整抗感染方案。早发性或无 MDR 高危因素的轻、中症患者，常见病原体为肠杆菌科细菌、流感嗜血杆菌、肺炎球菌、甲氧西林敏感金黄色葡萄球菌（methicillin-sensitive *Staphylococcus aureus*，MSSA）等。抗菌药物可选择第二或三代头孢菌素（不必包括具有抗假单胞菌活性者）、β- 内酰胺类 /β- 内酰胺酶抑制剂；青霉素过敏者可选用氟喹诺酮类或克林霉素联合大环内酯类。重症 HAP 病原菌多为 MDRB，如铜绿假单胞菌、耐甲氧西林金黄色葡萄球菌（methicillin-resistant staphylococcus aureus，MRSA）、不动杆菌属、产超广谱酶肠杆菌属细菌等。治疗上应尽早使用广谱抗生素，通常需要采用联合治疗。联合治疗应避免选择同一类型抗菌药物。《IDSA/ATS 2016 年临床实践指南：成人 HAP 和 VAP 的管理》对于疑似 HAP（非 VAP）经验性抗感染治疗有相关推荐建议（表 4-5）。《中国成人医院获得性肺炎与呼吸机相关性肺炎诊断和治疗指南（2018 年版）》也有相关推荐意见（表 4-6）。

表 4-4　MDRB 感染的危险因素

分类	MDRB 感染危险因素
证据充分的耐药危险因素	前 90 日内静脉使用过抗菌药物
可能耐药危险因素	有 MDRB 感染或定植史
	反复或长期住院病史
	入住 ICU
	存在结构性肺病
	重度肺功能减退
	接受糖皮质激素，或免疫抑制剂治疗，或存在免疫功能障碍
	在耐药菌高发的医疗机构住院
	皮肤黏膜屏障破坏（如气管插管、留置胃管、深静脉导管等）

表 4-5 《IDSA/ATS 2016 年临床实践指南：成人 HAP 和 VAP 的管理》对于疑似 HAP（非 VAP）经验性抗感染治疗相关推荐建议

死亡高风险[a]和无增加MRSA 感染的因素[b,c]	没有死亡高风险[a]但有增加MRSA 感染的因素[b,c]	死亡高风险或者 90 日内曾给予静脉抗生素[a,c]
选下列中任 1 种：	选下列中任 1 种：	选以下任 2 种，避免合用 2 种 β-内酰胺类
哌拉西林 / 他唑巴坦[d] 4.5g i.v. q.6h.	哌拉西林 / 他唑巴坦[d] 4.5g i.v. q.6h.	哌拉西林 / 他唑巴坦[d] 4.5g i.v. q.6h..
或头孢吡肟[d] 2g i.v. q.8h.	或头孢吡肟或头孢他啶[d] 2g i.v. q.8h.	或头孢吡肟或头孢他啶[d] 2g i.v. q.8h.
或左氧氟沙星 750mg i.v. q.d.	或左氧氟沙星 750mg i.v. q.d.	或左氧氟沙星 750mg i.v. q.d.
或亚胺培南[d] 500mg i.v. q.8h.	环丙沙星 400mg i.v. q.8h.	环丙沙星 400mg i.v. q.8h.
美罗培南[d] 1g i.v. q.8h.	或亚胺培南[d] 500mg i.v. q.8h. 美罗培南[d] 1g i.v. q.8h.	或亚胺培南[d] 500mg i.v. q.8h. 美罗培南[d] 1g i.v. q.8h.
	或氨曲南 2g i.v. q.8h. 联合万古霉素 15mg/kg i.v. q.8～12h. 目标谷浓度 15～20mg/ml（病情严重者，可考虑给负荷剂量 25～30mg/kg×1 次）	或阿米卡星 15～20mg/kg i.v. q.d. 庆大霉素 5～7mg/kg i.v. q.d.. 妥布霉素 5～7mg/kg i.v. q.d.. 或氨曲南[e] 2g i.v. q.8h.
	或利奈唑胺 600mg i.v. q.12h.	联合万古霉素 15mg/kg i.v. q.8～12h. 目标谷浓度 15～20mg/ml（病情严重者，可考虑给负荷剂量 25～30mg/kg×1 次） 或利奈唑胺 600mg i.v. q.12h. 如果未覆盖 MRSA，应覆盖 MSSA，可选药物有哌拉西林 / 他唑巴坦、头孢吡肟、左氧氟沙星、亚胺培南或美罗培南。尽管苯唑西林、萘夫西林或头孢唑林治疗 MSSA 更合适，但不常规用于 HAP 的经验治疗

注：如果患者对青霉素严重过敏，氨曲南可用于替代任何 1 种 β-内酰胺类，包括覆盖 MSSA。

[a]死亡风险因素包括需要通气支持的 HAP 及感染性休克。

[b]覆盖 MRSA 的指征：90 日内曾给予静脉抗生素、入住病区中 MRSA 检出率超过 20% 或流行情况未知。前期的培养或非培养筛查 MRSA，也可能增加 MRSA 的风险。初始治疗有效性和抗生素过度使用之间的平衡阈值为 20%。因此，各个医疗机构可以根据当地的价值和偏好选择性修改这些阈值。如果治疗策略没有覆盖 MRSA，则应覆盖 MSSA。

[c]如果患者有增加革兰氏阴性菌感染的因素，建议使用 2 种抗假单胞菌药物。如果患者有结构性肺病（如支气管扩张或肺囊性纤维化）可增加革兰氏阴性菌感染的风险，建议使用 2 种抗假单胞菌药物。呼吸道痰标本染色可见到大量且主要为革兰氏阴性菌时，进一步支持革兰氏阴性菌（包括发酵菌和非发酵菌）肺炎的诊断。

[d]延长输注时间可能更合适。

[e]由于氨曲南作用于细胞壁的不同靶位，在无其他选择时，它可与另 1 种 β-内酰胺类联合应用。

表 4-6 《中国成人医院获得性肺炎与呼吸机相关性肺炎诊断和治疗指南(2018 年版)》
对于 HAP 经验性抗感染相关推荐意见

非危重患者		危重患者[a]
MDR 菌感染低风险	MDR 菌感染高风险	
单药治疗	单药或联合治疗[b,c]	联合治疗[b,c]
抗铜绿假单胞菌青霉素类（哌拉西林等）	抗铜绿假单胞菌 β- 内酰胺酶抑制剂合剂（哌拉西林 / 他唑巴坦、头孢哌酮钠 / 舒巴坦钠等）	抗铜绿假单胞菌 β- 内酰胺酶抑制剂合剂（哌拉西林 / 他唑巴坦、头孢哌酮钠 / 舒巴坦钠等）
或 β- 内酰胺酶抑制剂合剂（阿莫西林 / 克拉维酸、哌拉西林 / 他唑巴坦、头孢哌酮钠 / 舒巴坦钠等）	或抗铜绿假单胞菌头孢菌素类（头孢他啶、头孢吡肟、头孢噻利等）	或抗铜绿假单胞菌头孢菌素类（头孢他啶、头孢吡肟、头孢噻利等）
或第三代头孢菌素（头孢噻肟、头孢曲松、头孢他啶等）	或抗铜绿假单胞菌碳青霉烯类（亚胺培南、美罗培南、比阿培南等）	以上药物联合下列一种抗铜绿假单胞菌喹诺酮类（环丙沙星、左氧氟沙星、莫西沙星等）
或第四代头孢菌素（头孢吡肟、头孢噻利等）	以上药物单药或联合下列一种	或氨基糖苷类（阿米卡星、异帕米星等）
或氧头孢烯类（拉氧头孢、氟氧头孢等）	抗铜绿假单胞菌喹诺酮类（环丙沙星、左氧氟沙星、莫西沙星等）	有 XDR 阴性菌感染风险时可联合下列药物多黏菌素（多黏菌素 B、多黏菌素 E）或替加环素
或喹诺酮类（环丙沙星、左氧氟沙星、莫西沙星等）	或氨基糖苷类（阿米卡星、异帕米星等）	有 MRSA 感染风险时可联合糖肽类万古霉素、去甲万古霉素、替考拉宁等）或利奈唑胺
	有 MRSA 感染风险时可联合糖肽类万古霉素、去甲万古霉素、替考拉宁等）或利奈唑胺	

注: MDR, 多重耐药, XDR, 广泛耐药; [a] 危重患者包括需要机械通气和感染性休克患者; [b] 通常不采用 2 种 β- 内酰胺类药物联合治疗; [c] 氨基糖苷类药物仅用于联合治疗。

2. 抗病原微生物治疗　获得病原学后，应根据致病菌的药敏结果选择抗生素，另外还需要兼顾费用、处方限制及当地病原菌耐药情况进行合适的选择。

（1）MRSA：首选糖肽类抗菌药物（如万古霉素、去甲万古霉素、替考拉宁）或者利奈唑胺。选择万古霉素还是利奈唑胺取决于患者的身体因素，如外周血白细胞计数、是否合用 5- 羟色胺再摄取抑制剂、肾功能、感染的部位以及费用等。《2014 年亚洲 MRSA 院内获得性肺炎管理共识》认为，以下患者利唑唑胺是一线抗 MRSA 治疗药物：年龄≥65 岁；伴或不伴有肾功能不全风险或使用肾毒性药物、当地万古霉素 MIC≥1.5mg/L 检出率高、万古霉素耐药的金黄色葡萄球菌。其他情况可选择万古霉素。替代治疗须经过体外药敏试验，根据药敏结果选择，如氟喹诺酮类、碳青霉烯类或替考拉宁等。

（2）肠杆菌科（大肠埃希菌、克雷伯菌、变形杆菌、肠杆菌属等）：对于肠杆菌科细菌，因其对很多抗生素天然耐药，抗生素治疗优先选择：第二、三代头孢菌素联合氨基糖苷类（参考药敏结果可以选择单用）。产超广谱 β- 内酰胺酶（ESBL）肠杆菌科细菌对头孢菌素类抗生素敏感性多变，当高度怀疑或确诊时应避免选择第二、三代头孢菌素单药治疗，可选择碳青霉烯类，或联合用药方案。联合治疗方案有①碳青霉烯类 + 喹诺酮类或氨基糖苷类；②β- 内酰胺酶抑制剂合剂 + 喹诺酮类或氨基糖苷类。对于耐碳青霉烯类肠杆菌（CRE）主要治疗药物有多黏菌素类、替加环素、头孢他啶 / 阿维巴坦等。当碳青霉烯 MIC 为 4～16μg/ml 时，需要与其他药物联合使用，增加给药次数或剂量，并延长输注时间。注意当碳青霉烯 MIC＞16μg/ml 时，不应再使用碳青霉烯。

（3）铜绿假单胞菌：有许多对抗生素产生耐药的途径，单药治疗的患者中耐药率可高达 30%～50%，但没有资料显示联合用药可减少耐药率。非 MDR 且无明显基础疾病的轻症患者，可单药治疗，即使用除氨基糖苷类外的其他具有抗铜绿假单胞菌活性的抗菌药物。对于 MDR 或 XDR 的铜绿假单胞菌常采用联合用药。方案可选择抗假单胞菌 β- 内酰胺类（如哌拉西林 / 他唑巴坦、头孢他啶、头孢哌酮 / 舒巴坦钠等）+ 氨基糖苷类、喹诺酮类、磷霉素；多黏菌素 +β- 内酰胺类、环丙沙星、磷霉素；氨基糖苷类 + 环丙沙星、左氧氟沙星。

（4）不动杆菌属：首选亚胺培南或氟喹诺酮类联合阿米卡星或头孢他啶、头孢哌酮 / 舒巴坦钠。对于 MDR 的鲍曼不动杆菌常采用两药联合方案，甚至三药联合。

常用的两药联合方案有以下几种。①以舒巴坦或含舒巴坦的复合制剂为基础的联合，联合以下药物中的一种：米诺环素（或多西环素）、多黏菌素、氨基糖苷类抗生素、碳青霉烯类等。②以多黏菌素为基础的联合，联合以下一种：舒巴坦或含舒巴坦的复合制剂、碳青霉烯类。③以替加环素为基础的联合，联合以下一种：舒巴坦或含舒巴坦的复合制剂、碳青霉烯类、多黏菌素、氨基糖苷类抗生素、喹诺酮类抗生素。

三药联合方案：舒巴坦或含舒巴坦的复合制剂 + 多西环素 + 碳青霉烯类抗生素；亚胺培南 + 利福平 + 多黏菌素或妥布霉素等。《IDSA/ATS 2016 年临床实践指南：成人 HAP 和 VAP 的管理》建议对于不动杆菌属导致的 HAP，如果仅对多黏菌素类敏感，不建议合用利福平，避免潜在不良反应。

（5）军团菌：首选红霉素或联合利福平、环丙沙星、左氧氟沙星。替代方案为新大环内酯类联合利福平、多西环素联合利福平、氧氟沙星。

（6）卡氏肺孢菌：首选复方磺胺甲噁唑，其中 SMZ 100mg/（kg•d）、TMP 20mg/（kg•d），口服或静脉滴注，q.6h.。

3. HAP 的抗感染疗程　应个体化，其长短取决于感染的病原体、严重程度、基础疾病及临床治疗反应等。经验性治疗 2～3 日应进行疗效评估，获得明确的病原学结果后应尽快转为目标治疗或降阶梯治疗。对于轻、中症 HAP 目前还是主张病情好转的情况下尽量缩短疗程。对于 MDR 细菌感染的患者则需要根据病情改善、影像学及实验室检查来定，应适当延长疗程。一般认为抗感染疗程需要 7 日或以上。美国 IDSA/ATS 指南推荐疗程为 7 日，但其长短还需根据临床改善情况、影像学及实验室检查指标进行调整。《2014 年亚洲 MRSA 院内获得性肺炎管理共识》指出如果患者早期治疗临床有效（治疗 3 日内脉搏、体温、血压、血氧饱和度等均有改善），抗生素疗程至少持续 7～10 日；患者临床改善和微生物反应缓慢或延迟，疗程可延长至 14～21 日。

4. HAP 抗感染治疗评价和处理

（1）HAP 抗感染治疗无效常见原因：①肺炎诊断有误，非感染性原因诊断为肺炎；病原学不清或者致病病原菌评估错误。②病原体清除困难，如药物未能覆盖病原菌或细菌耐药，呼吸道药物不能达到有效浓度，感染的肺外扩散，呼吸机有关污染源持续存在，宿主免疫防御机制损害。③二重感染。④因药物不良反应或者器官功能受损导致用药受限。⑤全身炎症反应导致肺损伤甚至多器官功能障碍。

（2）处理：首先，确立肺炎的诊断，争取获得可靠病原学结果，根据药敏试验、血药浓度等相关检测指标制订或调整治疗方案，避免二重感染或肺外扩散；其次，防止其他可能引发或加重肺损伤的因素，避免出现多器官功能衰竭。另外，消除污染源，防止交叉感染，加强辅助支持治疗也非常重要。

（四）HAP 的辅助支持治疗

HAP 患者除了抗感染治疗之外，其他的辅助支持同样很重要，尤其是对于重症感染的患者，甚至可以决定其预后，如何合理地应用对于改善患者的预后极其重要。

1. 呼吸道的管理　及时有效地对气道分泌物进行引流，保持呼吸道通畅是治疗 HAP 最重要的措施之一，尤其是合并有脓胸、肺脓肿的患者。常用的方法：①定时翻身拍背帮助患者排痰，积极体位引流、呼吸功能锻炼等；②对于长期卧床、气道廓清能力差的患者，可选择机械振动辅助排痰；③直接经鼻或口，有人工气道者经人工气道吸痰；④经纤维支气管镜吸痰，有研究显示，无创机械通气患者气道分泌物较多时,尽早经纤维支气管镜吸痰有可能降低气管插管率。

2. 选择合理的氧疗方式　对于重症 HAP 患者或有低氧血症者,常常需要进行氧疗。常规的氧疗方式有经鼻导管或面罩吸氧、经鼻高流量氧疗(high-flow nasal cannula oxygen therapy,HFNC)。相较于传统的吸氧,HFNC 可以产生一定水平的呼吸末正压,并且流量高,湿化效果好,成为目前重要的氧疗方法,甚至还可以作为脱机拔管后的过渡手段。相较于无创辅助通气而言,其舒适度更好,更能为患者所接受。

3. 选择合理的机械通气方式　机械通气的方式有无创机械通气和有创机械通气。对于神志清醒、血流动力学稳定、生命体征相对平稳、气道分泌物较少可配合咳痰的患者可考虑使用无创辅助通气。有研究表明,合适的无创辅助通气可减少气管插管率及 VAP 的发生,缩短入住 ICU 时间。对于严重低氧血症或严重二氧化碳潴留,使用无创辅助通气无法改善,甚至危及生命者,生命体征不稳定、意识障碍无法配合者,气道分泌物较多无法清除者要早期改为有创辅助通气。如果给予有创机械通气仍不能纠正患者低氧血症,可考虑使用体外膜氧合(extracorporeal membrane oxygenation,ECMO)。

4. 加强营养支持治疗　重症 HAP 患者常常合并有营养不良和代谢紊乱,需要进行全面的营养评估。早期肠内营养不仅可以提供营养支持,还可以维持肠道微生态,在治疗过程中的作用尤其重要。指南及专家共识推荐使用营养风险筛查评估 2002(nutritional risk screening 2002,NRS 2002)和 NUTRUC 评估工具进行评分。NRS 2002>3 分则认为有营养风险,而 NRS 2002≥5 分或 NUTRUC>6 分则认为有高营养风险。我国重症患者早期肠内营养临床实践专家共识建议对于血流动力学基本稳定、无肠内营养禁忌证的重症患者尽早启动肠内营养,推荐级别为强推荐。如果肠内营养 7～10 日,肠内营养供应能量与蛋白不足目标需求的 60%,则应该加用肠外营养。对于无法进行早期肠内营养者,《中国成人医院获得性肺炎与呼吸机相关性肺炎诊断和治疗指南(2018 年版)》建议对患者进行营养风险评估,无营养不良风险者,在起病 7 日后给予肠外营养支持治疗;对于有营养不良风险或营养不良者建议尽早开始肠外营养。

5. 器官功能支持治疗　重症 HAP 患者常常合并有脓毒症休克,需要动态评估血流动力学,积极液体复苏,维持循环稳定,必要时可使用血管活性药物。脓毒症休克患者或合并肾功能不全、急性心力衰竭可考虑使用血液净化治疗,不但可以更好地对容量进行管理,维持水、电解质、酸碱平衡,清除肌酐、尿素等代谢产物,还可以清除部分的炎症介质。尽量避免使用对器官功能有损害的药物,控制血糖等。

（五）HAP的预防

HAP的预防可从减少病原体入侵和提高宿主免疫功能等方面入手。

1. 防止误吸　患者头部抬高 $30°\sim45°$ 或取半坐卧位以减少误吸；合理喂食，患者有吞咽功能障碍时，禁止经口进食，可选用空肠营养管喂养等。

2. 减少上呼吸道和消化道病原菌定植　减少鼻胃管置管，如必须留置，尽量缩短留置时间，可选用空肠置管；尽量避免或减少使用 H_2 受体拮抗剂和抑酸剂，或以硫糖铝等保护胃黏膜的药物替代；选择氯己定进行口腔护理、擦浴等，有研究表明使用氯己定进行口腔护理及擦浴可减少细菌定植。选择性胃肠道脱污染和口咽部脱污染，可降低喉咽部细菌和降低肺炎发生率，但有研究显示其容易产生耐药菌，因此对于预防HAP有待进一步研究。

3. 严格无菌操作　医疗器械特别是呼吸治疗相关的器械应该严格消毒、灭菌，切实按照无菌原则进行规范操作。医护人员洗手是减少和防止交叉感染的最简便和有效措施之一。加强患者管理，对于有严重免疫功能抑制的患者，应保护性隔离；对于有多重耐药菌感染或定植的患者，采用接触隔离。

4. 尽可能缩短人工气道留置和机械通气时间，合理使用抗生素。滥用或未及时、足剂量、足疗程使用有效抗生素均可使病死率增加。

5. 积极治疗基础疾病　加强危重症患者的营养支持治疗，及时纠正低蛋白血症、水电解质酸碱失衡，控制血糖等；加强气道护理，人工或机械排痰、呼吸功能锻炼、体位引流等。

三、呼吸机相关性肺炎

（一）病因及发病机制

呼吸机相关性肺炎（VAP）病因及发病机制与HAP相似，但略有不同：气管切开或气管插管导致上咽部的防御机制破坏，原来相对无菌的下呼吸道直接与外界相通；同时口腔护理的困难增加，导致口咽部定植菌大量繁殖，含有大量定植菌的口腔分泌物在各气囊放气或压力不足、误吸、体位变动等因素的作用下通过气囊与气管壁之间的缝隙进入下呼吸道导致VAP的发生。

1. 宿主气道正常防御屏障被破坏　气管插管或气管切开使下呼吸道与外界直接相通，破坏了口咽部的防御机制，并且影响咳嗽反射及黏膜纤毛的清除能力，聚集在气管插管（切开）气囊上方的分泌物可以直接进入下呼吸道，同时将致病菌也带入下呼吸道，病原菌在下呼吸道繁殖，从而导致VAP的发生。机械通气患者因为黏膜完整性受到破坏、IgA的减少、气道pH的升高和气道表面致病微生物结合受体的增加等因素的影响，使细菌更容易侵入下呼吸道而引起VAP。接受机械通气的患者发生肺炎的风险与无机械通气患者相比可增加6～21倍。

2. 口咽部或胃肠道定植菌的吸入　住院患者尤其是ICU患者在抗菌药物暴露、使用抑酸剂等因素作用下，口咽部定植菌群与正常人有明显的不同，一般以肠道来源的革兰氏阴性杆菌、铜绿假单胞菌以及金黄色葡萄球菌为主。一项针对100例因外伤行机械通气的ICU患者的研究表明，口腔内培养出的细菌和气管内分泌物、支气管肺泡灌洗液（bronchoalveolar lavage fluid, BALF）培养到的细菌一致，通过脉冲凝胶电泳的方法证实，同一患者口腔、气管和肺内的细菌为同一来源的菌株，提示机械通气患者肺内病原体是经口咽侵入下气道的。口咽部细菌的定植是气管支气管细菌定植的独立危险因素。

另外胃肠道pH的升高也是导致细菌定植原因之一。正常人胃内pH<2，基本处于无菌状态，当进行肠内营养，使用质子泵抑制剂、H_2受体拮抗剂等药物，胃酸缺乏时，胃内pH>4，容易引起细菌的定植，胃肠道反流误吸，也可能会导致VAP的发生。

3. 外源性致病微生物　外源性的致病微生物在VAP发病中也起一定作用，患者可通过吸入含有致病微生物的雾化空气，接触受污染的医疗器械（如湿化器、吸痰管、呼吸回路、支气管镜等）和医护人员的接触传播引起病原微生物侵入人体引起发病。

4. 其他原因　胃肠道细菌移位（细菌从胃肠道由淋巴系统移行到肺）、远处感染病灶的血行传播在少见情况下也可引起VAP。

（二）诊断

1. VAP的临床诊断　其临床诊断标准同HAP。VAP临床表现和影像学的改变均缺乏特异性，诊断困难。其诊断主要依据临床表现、影像学改变和病原学诊断。活检的肺组织培养是肺炎诊断的"金标准"，因其是有创检查，临床取材困难，不利于指导早期治疗。近年来，一些与感染相关的生物标志物可提高临床对感染的识别，其对VAP的诊断意义值得关注。临床肺部感染评分（CPIS）（表4-7）是目前比较简单易行、可行性好的评分量表，能对VAP的诊断进行量化，有助于临床诊断VAP。对于机械通气患者可进行CPIS评分，≥6分则高度怀疑。由于该评分系统可用于评估感染的严重程度，指导抗菌药物的调整时机，及时停用抗菌药物，减少不必要的暴露，我国《呼吸机相关性肺炎诊断、预防和治疗指南（2013年）》，推荐CPIS帮助诊断VAP，推荐级别1C。

2. VAP的病原学诊断　VAP的临床表现缺乏特异性，其病原学诊断标准同HAP。早期获得病原学检查结果对VAP的诊断和治疗相当重要，只有确定病原体才能进行目标性治疗，因此需要高度重视病原学的检测。疑诊VAP患者

表4-7 临床肺部感染评分（CPIS）

项目		分数
体温（12小时平均值，℃）	36~38	0分
	38~39	1分
	>39或<36	2分
白细胞计数（10⁹/L）	4~11	0分
	11~17	1分
	<4或>17	2分
分泌物（24小时吸出痰量）	无痰或少许	0分
	中~大量，非脓性	1分
	中~大量，脓性	2分
气体交换指数（PaO₂/FiO₂，kPa）	>33	0分
或者以33kPa为界	<33	2分
X片浸润影	无	0分
	斑片状	1分
	融合片状	2分
气管吸取物或痰培养	无致病菌生长	0分
	有致病菌生长	1分
	两次培养到同一种细菌或革兰氏染色与培养一致	2分

经验性使用抗菌药物前应留取标本行病原学检查。获取病原学标本常用的方法分为无创性和有创性，无创性方法包括经气管导管内吸引（endotracheal aspiration，ETA）分泌物；有创性方法包括经气管镜保护性毛刷（protected specimen brush，PSB）和经气管镜支气管肺泡灌洗（bronchialveolar lavage，BAL）获取样本，经皮或经支气管镜肺组织穿刺活检留取组织标本。

ETA留取标本的优点是操作简单，取样快且费用低廉，在临床上容易实施；缺点是易被上呼吸道定植菌污染。通过常规吸痰对气管分泌物进行采样，尽管能够分离出致病菌，但同时也能够得到更多的污染细菌。因此该方法主要用于指导开始抗菌药物目标治疗的药物选择及治疗过程中对病原学的动态监测。ETA常以半定量培养细菌培养菌落计数≥10⁵CFU/ml为阳性阈值。BAL或PSB能够提供更为准确的资料，帮助医师决定是否停用经验性抗生素，或将广谱抗生素改为窄谱，但由于其技术要求高，仅在有条件的医院开展。BAL或PSB以定量培养分离细菌菌落计数≥10³CFU/ml为阳性阈值。

《呼吸机相关性肺炎诊断、预防、治疗指南（2013年）》指出，与ETA相比，通过BAL或PSB留取标本进行定量培养是更准确的病原学诊断方法，用于诊断VAP的准确性更高。因VAP患者具有人工气道，为侵入性方法采集标本提供了便利条件，我国《呼吸机相关性肺炎诊断、预防和治疗指南（2013年）》建议：对于VAP患者除常规经ETA留取气道分泌物行半定量培养以外，还应该经有创性方法（如BAL）留取下气道分泌物行定量培养。如果定量培养转为阴性，可帮助判断是否可以停用抗菌药物。

由于气道分泌物培养需要时间较多，至少2～3日，对于VAP的早期诊断与初始抗菌药物的选择不能起到指导作用。气道分泌物革兰氏染色涂片检查可以快速区分革兰氏阳性球菌、革兰氏阴性杆菌和真菌。John C. 2012年发表在 *Clinical Infectious Diseases* 的meta分析发现，对发病率在20%～30%的VAP，与定量或半定量培养相比，分泌物涂片对VAP诊断的敏感性和特异性分别为79%和74%，其阴性预测值超过90%，而阳性预测值只有40%。因此对疑诊VAP患者，气道分泌物涂片对病原学的诊断有一定的参考价值，但不应该将其作为初始经验性抗感染治疗的唯一依据。

近年来随着生物学技术的发展，高通量测序等技术也为临床判断病原学提供了依据。这一类技术主要是通过宏基因组学测序技术，分析临床标本中微生物的DNA或RNA含量与丰度判断致病菌，其敏感度高，但特异性比较低。对于检测结果需要根据当地流行病学及临床特点综合判断是否为致病菌，但其明显缩短检测时间，对罕见病原菌的诊断具有优势，临床上可综合考虑进行选择。

3. VAP病情严重程度的评价　对VAP病情严重程度进行评价，是经验性选择抗菌药物和判断预后的重要措施，但目前尚无统一的标准。常用的病情严重程度评分系统有序贯器官衰竭（sequential organ failure assessment，SOFA评分及急性生理与慢性健康（acute physiology and chronic health evaluation，APACHEⅡ）评分等。SOFA评分侧重于器官功能不全或衰竭的评估，与VAP的复发相关；可使用SOFA评分作为判断病情危重程度的标准之一。APACHEⅡ评分侧重于死亡风险的评估，有研究认为其>16分是VAP患者死亡的独立预测因素。两者分数值越高，死亡风险越大。

（1）轻、中症：一般状态较好，早期发生（入院≤5日，机械通气≤4日），无高危因素，生命体征稳定，器官功能无明显异常。多为敏感菌，如肺炎球菌、流感嗜血杆菌、甲氧西林敏感金黄色葡萄球菌（MSSA）和敏感的肠道革兰氏阴性杆菌（如大肠埃希菌、肺炎克雷伯菌等）。

（2）重症：目前我国没有重症VAP的统一诊断标准，可使用SOFA、APACHEⅡ

评分系统帮助评估。意识障碍、休克；胸片提示双侧或多肺叶受累，或48小时内病变扩大≥50%，少尿或急性肾衰竭需要血液净化治疗。晚发性（入院>5日，机械通气>4日）和存在高危因素者，即使不完全符合重症肺炎规定标准，亦应视为重症。重症VAP大部分是由MDR的细菌所致，如铜绿假单胞菌、产ESBL的肺炎克雷伯菌、耐药的肠道革兰氏阴性杆菌、鲍曼不动杆菌、MRSA等。经验性抗感染治疗常常需要使用广谱抗生素。

（三）VAP的抗感染治疗

1. 经验性治疗　VAP早期病原菌是不明确的，有可能因所使用的抗菌药物未能覆盖致病菌而导致治疗不当。临床诊断超过24小时或获得病原微生物学检查结果后再开始给药，即使接受了目标性的治疗，因抗感染治疗时机延迟，仍可使VAP病死率升高、医疗费用增加、机械通气时间和住院时间延长。因此推荐VAP患者尽早使用经验性抗感染治疗。正确地使用抗生素，对VAP的治疗是关键。一般VAP的经验性抗感染治疗抗生素的选择应该根据病情严重程度，是否存在多重耐药菌（MDRB）的高危因素（表4-8），并结合

表4-8　VAP中MDRB感染的高危因素

分类	MDRB感染危险因素
证据充分的耐药危险因素	前90日内静脉使用过抗菌药物 住院5日以上发生的VAP 病情危重、合并脓毒症休克 发生VAP前有ARDS 接受连续性肾脏替代治疗
可能耐药危险因素	有MDRB感染或定植史 反复或长期住院病史 入住ICU 存在结构性肺病 重度肺功能减退 接受糖皮质激素，或免疫抑制剂治疗，或存在免疫功能障碍 在耐药菌高发的医疗机构住院 皮肤黏膜屏障破坏（如气管插管、留置胃管、深静脉导管等）
MRSA感染的危险因素	呼吸道存在MRSA定植，所在医疗单位MRSA分离率高
铜绿假单胞菌感染的危险因素	皮肤黏膜屏障破坏、免疫功能低下、慢性结构性肺病、重度肺功能减退等
产ESBL肠杆菌	有产ESBL菌感染或定植史，近90日内使用过第三代头孢菌素
CRE	CRE定植、近90日内使用过碳青霉烯类药物、高龄、病情危重、外科手术等

医疗机构所在地细菌耐药监测资料、器官功能状态、药物的 PK/PD 特性等，治疗 2～3 日后根据治疗反应情况及病原学培养结果调整抗感染方案。可参照《中国成人医院获得性肺炎与呼吸机相关性肺炎诊断和治疗指南（2018 年版）》选择经验性抗感染药物（表 4-9）。需要经验性覆盖 MRSA 和两药联合覆盖抗铜绿假单胞菌或革兰氏阴性杆菌时，可根据《IDSA/ATS 2016 年临床实践指南：成人 HAP 和 VAP 的管理》（表 4-10）进行选择。

表 4-9 《中国成人医院获得性肺炎与呼吸机相关性肺炎诊断和治疗指南（2018 年版）》VAP 患者的初始经验性抗感染治疗建议

MDR 菌感染低风险	MDR 菌感染高风险
单药或联合治疗[a]	联合治疗[a]
抗铜绿假单胞菌青霉素类（哌拉西林等）	抗铜绿假单胞菌 β- 内酰胺酶抑制合剂（哌拉西林 / 他唑巴坦、头孢哌酮 / 舒巴坦等）
或抗铜绿假单胞的第三 / 四代头孢菌素（头孢他啶、头孢吡肟、头孢噻利等）	或抗铜绿假单胞菌第三 / 四代头孢菌素（头孢他啶、头孢吡肟、头孢噻利等）
或 β- 内酰胺酶抑制剂合剂（哌拉西林 / 他唑巴坦、头孢哌酮 / 舒巴坦等）	或氨曲南
或抗铜绿假单胞菌碳青霉烯类（亚胺培南、美罗培南、比阿培南等）	或抗铜绿假单胞菌碳青霉烯类（亚胺培南、美罗培南、比阿培南等）
或喹诺酮类（环丙沙星、左氧氟沙星等）	或抗假单胞菌喹诺酮类（环丙沙星、左氧氟沙星等）
或氨基糖苷类（阿米卡星、异帕米星等）[b]	或氨基糖苷类（阿米卡星、异帕米星等）
	有 XDR 阴性菌感染风险时可联合下列药物 多黏菌素类（多黏菌素 B、多黏菌素 E）或替加环素
	有 MRSA 感染风险时可联合 糖肽类（万古霉素、去甲万古霉素、替考拉宁）或利奈唑胺

注：[a] 特殊情况下才使用 2 种 β- 内酰胺类药物联合治疗；[b] 氨基糖苷类药物仅用于联合治疗。

表 4-10 《IDSA/ATS 2016 年临床实践指南：成人 HAP 和 VAP 的管理》对于疑似 VAP，需要经验性覆盖 MRSA 和两药联合覆盖铜绿假单胞菌 / 革兰氏阴性菌的治疗选择推荐

A. 针对 MRSA 的抗革兰氏阳性菌的药物	B. 针对铜绿假单胞菌的药物：β- 内酰胺类	C. 针对铜绿假单胞菌的药物：非 β- 内酰胺类
糖肽类[a] 万古霉素 15mg/kg i.v. q.8～12h.（病情严重者，可考虑给负荷剂量 25～30mg/kg×1 次）	抗假单胞菌青霉素类[b] 哌拉西林 / 他唑巴坦 b 4.5g i.v. q.6h.	氟喹诺酮类环丙沙星 400mg i.v. q.8h. 左氧氟沙星 750mg i.v. q.d.

续表

A. 针对 MRSA 的抗革兰氏阳性菌的药物	B. 针对铜绿假单胞菌的药物：β- 内酰胺类	C. 针对铜绿假单胞菌的药物：非 β- 内酰胺类
或噁唑烷酮类利奈唑胺 600mg i.v. q.12h.	或头孢菌素类[b]头孢吡肟 2g i.v. q.8h.，头孢他啶 2g i.v. q.8h.	或氨基糖苷类[a,c]阿米卡星 15～20mg/kg i.v. q.d.，庆大霉素 5～7mg/kg i.v. q.d.，妥布霉素 5～7mg/kg i.v. q.d.
	或碳青霉烯类[b]亚胺培南[d]500mg i.v. q.8h.，美罗培南 1g i.v. q.8h.	或多黏菌素[a,e]多黏菌素 E 5mg/kg i.v.×1 次（负荷剂量），继以 2.5mg/kg（1.5×Ccr+30）i.v. q.12h.（维持剂量），多黏菌素 B 2.5～3.0mg/（kg•d）i.v. 分 2 次使用
	或单环 β- 内酰胺类[f]氨曲南 2g i.v. q.8h.	

注：对于肝肾功能不全的患者，推荐的药物初始治疗剂量需要进行调整。

[a] 必要时调整给药剂量和 / 或给药间隔。

[b] 延长输注时间可能更合适。

[c] 根据 meta 分析结果，氨基糖苷类抗生素治疗方案的治疗反应率较低但病死率没有差异。

[d] 为预防癫痫，体重低于 70kg 的患者需降低用药剂量。

[e] 多黏菌素类保留用于多重耐药菌高流行且有丰富用药经验的机构。药物剂量是基于黏菌素活性（CBA）；例如，黏菌素 100 万 U 等于大约 30mg CBA，相当于 80mg 甲磺酸黏菌素。多黏菌素 B（1mg=1 万 U）。

[f] 由于氨曲南作用于细菌细胞壁的不同靶位，在无其他可选品种时，它可与另一种 β- 内酰胺类联合应用。

2. 抗病原微生物治疗　在 VAP 经验性抗感染治疗的基础上，一旦获得病原学证据及药敏结果应及时转为针对性治疗。目标性抗生素的选择需要充分评估患者的临床特征并获取病原学培养及药敏结果，按照致病菌药敏结果给予相应的抗菌药物。常见耐药菌的抗感染治疗策略同 HAP（详见本节 HAP 治疗部分）。

3. VAP 的抗感染疗程　VAP 的抗感染疗程是否合适非常重要，疗程不足可能导致致病菌不能被完全清除而使治疗失败或者复发；疗程过长可能使病原菌清除效率下降，同时也会增加脏器负担，产生较多的药物不良反应，增加医疗费用甚至可增加诱发耐药的机会，产生 MDR 的细菌，最后导致治疗失败。初始经验性抗感染治疗 2～3 日后，需及时评估患者临床情况，并根据细菌学及药敏试验结果降阶梯治疗。Eachempati S R 2009 年在 *Journal of Trauma* 研究显示，与持续使用广谱抗菌药物相比，接受降阶梯治疗虽不能缩短 ICU 停留时间，但可降低肺炎的复发率，推荐使用降阶梯治疗策略。我国《呼吸机相关性肺炎诊断、预防和治疗指南（2013 年）》指出，VAP 抗感染疗程一般为 7 日或以上，如患者临床疗效不佳，病情危重，MDR 的细菌感染或免疫功能缺陷者可适当延长治疗时间，推荐级别为 1B。

（四）VAP 的预防

VAP 是机械通气患者常见并发症，不仅延长通气时间和住院时间，增加医疗成本，且还是危重病患者重要的致死原因。目前已证实多种预防措施可降低 VAP 的发病率，故采用适当的措施以预防 VAP 对临床非常重要。因 VAP 的发生存在特定的因素与发生机制，所以需要采取特定的措施进行预防。VAP 的预防包括药物预防及非药物预防。

1. 药物预防　药物预防包括雾化吸入抗菌药物，静脉使用抗菌药物，预防应激性溃疡，选择性口咽、消化道去污，以及益生菌等。药物预防理论上可作为预防 VAP 的一项措施，Claridge J A 2007 年发表在 *Surgical Infections* 的 RCT 研究也表明可降低 VAP 的发病率，但并不降低患者病死率，甚至可能会增加耐药菌的感染。目前对于药物预防不作常规推荐，使用时应严格掌握适应证，谨慎选用。

2. 非药物预防

（1）一般措施：包括手部清洁、戴手套和穿隔离衣、氯己定口腔护理等。多项研究均指出，环境卫生和保护性隔离均为切断外来感染的重要途径，是院内感染控制的重要措施，在预防 VAP 的发生中非常重要。因此，严格控制手部卫生，对医护人员进行宣教，加强环境卫生及保护性隔离均可于一定程度上切断外源性感染途径，降低 VAP 的发病率。Lorente L 发表在 *European Journal of Clinical Microbiology & Infectious Diseases* 的 meta 分析发现，在普通口腔护理的基础上加用牙刷刷洗牙齿和舌面，对 VAP 的发病率无影响。采用氯己定进行口腔护理，每日 2 次，可有效降低 VAP 的发病率。

（2）与人工管路相关的预防措施：包括避免经鼻插管，维持合适的气囊压力（2.45～2.94kPa）和持续声门下吸引等。有 RCT 研究认为，尽管经口气管插管的气道并发症较经鼻气管插管多，但经口气管插管可降低鼻窦炎的发病率。气管插管患者继发鼻窦炎是 VAP 的高危因素，且缺乏临床特征。多项研究发现，监测套囊压力，使之保持在 2.45kPa 以上可降低 VAP 的发病率，指南也提出持续控制气管内导管的套囊压力可降低 VAP 的发病率。上气道分泌物可聚集于气囊上方，造成局部细菌繁殖，分泌物可沿气道进入肺部，导致肺部感染，有研究认为使用声门下分泌物吸引可有效预防肺部感染。《中国成人医院获得性肺炎与呼吸机相关性肺炎诊断和治疗指南（2018 年版）》也建议：给预期机械通气 48 小时或 72 小时以上患者使用带有声门下分泌物吸引的气管导管。

（3）与机械通气相关的预防措施：包括避免频繁更换呼吸机管路，避免过度镇静，每日间断唤醒和评估拔管可能，尽早拔管等。呼吸机管路中容易形成冷凝水，细菌容易在此繁殖，直接进入下呼吸道而引起 VAP，因此冷凝液收集瓶需放置在最低位置并及时清理。既往研究认为，呼吸机管路污染是导致 VAP 的外源性因素之一，每日更换呼吸机管路可减少 VAP 的发生。近年的 RCT 研究分别比较了 2 日更换和不定期更换呼吸回路（管路破损或污染时随时更换），结果显示，两种更换方法对 VAP 发病率无影响。Dreyfuss D 于 1991 年发表在 *American Review of Respiratory Disease* 和 Lorente L 于 2004 年发表在 *Infect Control Hosp Epidemiol* 的两篇 RCT 研究发现，无论呼吸回路 7 日更换、2～3 日更换，还是不定期更换，VAP 的发病率均无明显差别。《中国成人医院获得性肺炎与呼吸机相关性肺炎诊断和治疗指南（2018 年版）》推荐长期使用呼吸机患者，每周更换一次呼吸机管路，但需注意观察，当管路破损或污染时应及时更换。使用机械通气是发生 VAP 最重要的危险因素，气管插管可使肺炎发生率明显升高，指南建议对机械通气患者尽可能避免深度镇静，定期唤醒并行自主呼吸锻炼，尽早停用镇静药物，每日评估机械通气及气管插管的必要性，尽早脱机拔管。

（4）纤维支气管镜：严格管理内镜的消毒、灭菌和维护。有观察性研究显示，ICU 的纤维支气管镜操作是发生 VAP 的独立危险因素。采用细菌分子流行病学调查的方法对纤维支气管镜和患者分泌物培养出的铜绿假单胞菌进行同源性分析显示其来源一致，说明纤维支气管镜在患者间的细菌传播中发挥了重要作用，因此要求对纤维支气管镜进行严格的管理。

（5）与患者相关的预防措施：保持半卧位（30°～45°），应用动力翻身床。目前关于动力床在重症患者使用方面的研究并未考虑患者对此项治疗的耐受力，因此研究结果具有一定的局限性。Kirschenbaum L 于 2002 年发表在 *Critical Care Medicine* 及 Simonis G 于 2012 年发表于 *Clinical Research in Cardiology* 等多项 RCT 研究显示，与人工为机械通气患者翻身相比，动力床治疗可降低 VAP 的发病率，但尚无证据提示其能降低 ICU 病死率，缩短机械通气时间及 ICU 留治时间，且费用、安全性和可行性等缺点限制了其应用。

（钟贵芳　何　清）

参 考 文 献

[1] 中华医学会呼吸病学分会感染学组. 中国成人医院获得性肺炎与呼吸机相关性肺炎诊断和治疗指南（2018 年版）. 中华结核和呼吸杂志，2018，41（4）：255-280.

[2] NATION RL，LI J，CARS O，et al. Framework for optimisation of the clinical use of

colistin and polymyxin B: the Prato polymyxin consensus. Lancet Infect Dis, 2015, 15(2): 225-234.

[3] 中华医学会重症医学分会. 呼吸机相关性肺炎诊断、预防和治疗指南(2013 年). 中华内科杂志, 2013, 52(6): 524-543.

[4] KALIL AC, METERSKY ML, KLOMPAS M, et al. Management of adults with hospital-acquired and ventilator-associated pneumonia: 2016 clinical practice guidelines by the Infectious Diseases Society of America and the American Thoracic Society. Clin Infect Dis, 2016, 63(5): e61-e111.

[5] 中国医师协会急诊医师分会. 中国急诊重症肺炎临床实践专家共识. 中国急救医学, 2016, 36(2): 97-107.

[6] CAO B, TAN T T, POON E, et al. Consensus statement on the management of methicillin-resistant Staphylococcus aureus nosocomial pneumonia in Asia. The Clin Respir J, 2015, 9(2): 129-142.

[7] 刘大为. 实用重症医学. 2 版. 北京: 人民卫生出版社, 2017.

[8] ROTSTEIN C, EVANS G, BORN A, et al. Clinical practice guidelines for hospital-acquired pneumonia and ventilator-associated pneumonia in adults. Can J Infect Dis Med Microbiol, 2008, 19(1): 19-53.

[9] HEO SM, HAASE EM, LESSE AJ, et al. Genetic relationships between respiratory pathogens isolated from dental plaque and bronehoalveolar lavage fluid from patients in the intensive care unit undergoing mechanical ventilation. Clin Infect Dis, 2008, 47(12): 1562-1570.

[10] 吴安华, 文细毛, 李春辉, 等. 2012 年全国医院感染现患率与横断面抗菌药物使用率调查报告. 中国感染控制杂志, 2014, 13(1): 8-15.

[11] 刘又宁, 曹彬, 王辉, 等. 中国九城市成人医院获得性肺炎微生物学与临床特点调查. 中华结核和呼吸杂志, 2012, 35(10): 739-746.

[12] 高晓东, 胡必杰, 崔扬文, 等. 中国大陆 46 所医院呼吸机相关肺炎发病率多中心前瞻性监测. 中国感染控制杂志, 2015, 14(8): 540-543.

[13] LONG Y, ZHANG Y, GONG Y, et al. Diagnosis of sepsis with cell free DNA by next-generation sequencing technology in ICU patients. Arch Med Res, 2016, 47(5): 365-371.

[14] SHARMA R, PATEL S, ABBOUD C, et al. Polymyxin B in combination wlth meropenem against carbapenemase-producing Klebsiella pneumonia: pharmaco-dynamics and morphological changes. Int J Antimicrob Agents, 2017, 49(2): 224-232.

[15] O'HORO JOHN C, THOMPSON DEB, SAFDAR NASIA, et al. Is the Gram Stain Useful in the Microbiologic Diagnosis of VAP? A Meta-analysis. Clinical Infectious Diseases, 2012, 55(4): p.551-561.

[16] EACHEMPATI S R, BARIE P S. Does de-escalation of antibiotic therapy for ventilator-associated pneumonia affect the likelihood of recurrent pneumonia or mortality in critically ill surgical patients? Journal of Trauma, 2009, 66(5): 1343-1348.

[17] Ventilator-associated pneumonia with or without toothbrushing: a randomized controlled trial. European Journal of Clinical Microbiology & Infectious Diseases，2012，31（10）：2621-2629.

[18] DREYFUSS D，DJEDAINI K，WEBER P，et al. Prospective study of nosocomial pneumonia and of patient and circuit colonization during mechanical ventilation with circuit changes every 48 hours versus no change. American Review of Respiratory Disease，1991，143（4 Pt 1）：738-743.

[19] LORENTE L，LECUONA M，GALVAN R，et al. Periodically changing ventilator circuits is not necessary to prevent ventilator-associated pneumonia when a heat and moisture exchanger is used. Infect Control Hosp Epidemiol，2004，25：1077-1082.

[20] KIRSCHENBAUM L，AZZI E，SFEIR T，et al. Effect of continuous lateral rotational therapy on the prevalence of ventilator-associated pneumonia in patients requiring long-term ventilatory care. Critical Care Medicine，2002，30（9）：1983-1986.

[21] SIMONIS G，STEIDING K，SCHAEFER K，et al. A prospective，randomized trial of continuous lateral rotation（"kinetic therapy"）in patients with cardiogenic shock. Clinical Research in Cardiology，2012，101（12）：955-962.

第二节　血流感染

近年来，随着医院感染的增多，医院内血流感染的发生率也不断增加，主要发生在 ICU 和老年病房等已有严重疾病的住院患者，或继发于化疗、介入治疗和应用免疫抑制剂的患者，或进行气管切开、各种导管插管、透析、器官移植等措施的重症患者。此类患者常并发严重感染，且多为耐药菌株感染，情况复杂，治疗效果差，应引起高度重视。

一、定义与流行病学

（一）定义

血流感染（bloodstream infections，BSI）是一种严重的全身感染性疾病，病原微生物在循环血液中呈一过性、间歇性或持续性存在，对机体所有脏器，特别是心脏瓣膜、关节等造成损害，严重者可导致休克、多脏器衰竭、弥散性血管内凝血，甚至死亡。引起血流感染的微生物包括细菌、真菌、病毒及寄生虫，阳性血培养可提供临床病原学诊断依据。

此外，还需要分清楚菌血症的概念，菌血症指排除细菌污染情况下，血液中存在活的细菌，血培养阳性。实际上，菌血症发生频率可能远超 BSI。许多微生物入血形成菌血症，但不在血中繁殖，如各种口腔操作菌血症发生率高,但菌血症可无明显感染相关临床表现。严格意义上讲,BSI 并不等同于菌血症。从疾病状态上来区分,菌血症时机体免疫系统可直接清除一过性入血的微生物,而 BSI 发生意味着机体局部屏障功能破坏,免疫防御功能已无法清除感染的微生物。

(二)流行病学

按照发病场所,BSI 分为社区获得性 BSI(社区相关、健康护理院相关)和医院获得性 BSI。社区获得性 BSI 最常见的致病菌是大肠埃希菌、金黄色葡萄球菌、肺炎球菌,这 3 种病原体占半数以上。医院获得性 BSI 最常见的病原体包括肠杆菌科细菌、凝固酶阴性葡萄球菌(coagulase negative *Staphylococci*,CoNS)、金黄色葡萄球菌、铜绿假单胞菌等。

在外科 ICU 中,区分 BSI 更多是依据病原体来源,可分为原发性和继发性。原发性 BSI 指血培养阳性的致病微生物与其他感染部位不相关。继发性 BSI 指有明确原发感染灶来源,病原体由原发感染灶播散入血。继发性 BSI 最常见的来源有肺部、腹腔、泌尿生殖道、中心静脉导管等。在 ICU 中,导管相关性血流感染(catheter-related blood stream infection,CRBSI)是继发性血流感染中非常常见的一种类型,是指带有血管内导管或者拔除血管内导管 48 小时内的患者出现菌血症或真菌血症,并伴有发热(>38℃)、寒战或低血压等感染表现,除血管导管外没有其他明确的感染源。实验室微生物学检查显示,外周静脉血培养细菌或真菌阳性;或者从导管段和外周血培养出相同种类、相同药敏结果的致病菌。

根据杨祖耀 2010 年的一项 meta 分析结果显示,我国血流感染的总病死率 28.7%,医院获得性 BSI 病死率 26.8%,显著高于社区获得性 BSI 病死率的 6.9%。而烧伤、血液病和/或恶性肿瘤以及重症监护室患者 BSI 病死率更高。在国外,美国一项回顾性队列研究(2017 年)显示,住院患者菌血症发生率 5.9%、死亡率 15.6%。

金黄色葡萄球菌是发达国家革兰氏阳性菌 BSI 最常见的病因之一,年发病率为(10~30)/100 000,其中耐甲氧西林金黄色葡萄球菌(methicillin-resistant *staphylococcus aureus*,MRSA)发生率有上升趋势。在欧洲,CoNS 是医院获得性 BSI 最常见的原因,大约占所有医疗相关菌血症的 1/3,在癌症、粒细胞缺乏及导管置入和/或假体置入患者中分离率最高。

肠球菌是人体正常的定植菌,包括屎肠球菌和粪肠球菌。在美国,肠球菌是 CRBSI 除 CoNS 外的次常见病原菌,其中粪肠球菌对氨苄西林的耐药率较低(1%~25%),而屎肠球菌耐药率则高达 90%。

大肠埃希菌是社区及医院获得性菌血症最常见的病原菌之一。产超广谱β-内酰胺酶（ESBL）菌株检出率在欧洲不同国家占71.5%～100%，美国 ESBL 株分离率为8.1%～13.7%，远低于印度（＞80%）、中国（＞60%），但这些菌株大多来源于腹腔感染继发 BSI。

肺炎克雷伯菌是引起 BSI 仅次于大肠埃希菌的革兰氏阴性杆菌。ESBL 株检出率在美国约为28.8%，中国和泰国各为33.7%和40.7%。

铜绿假单胞菌和鲍曼不动杆菌所致 BSI 的比例日趋升高，已成为引起 BSI 的重要病原菌。国内 Mohnarin 网检测数据显示铜绿假单胞菌和鲍曼不动杆菌分离率分别为7.2%和6.5%。

厌氧菌血流感染近年来呈下降趋势，早期占血流感染总数的10%～15%，近期则为5%或以下，但在外科、妇科和骨髓移植术后患者中发病率略高。病原菌主要为脆弱拟杆菌组等革兰氏阴性厌氧杆菌，约占厌氧菌分离菌的70%，主要来自肠道者约占50%，来自女性生殖道者约占20%。

在欧美，白念珠菌仍然是念珠菌血症的主要病原菌，占所有病例的40%～50%，光滑念珠菌仅次于白念珠菌。在中国，念珠菌血症占侵袭性念珠菌感染的43.7%。

近几年国内报道，我国导管相关性血流感染的发病率为5.1%～10.2%。美国每年使用超过500万例中心静脉导管，每使用1000个中心静脉导管约有2.7例 CRBSI 发生。中心静脉导管在临床上被广泛应用，但伴随的 CRBSI 也已成为一个不可忽视的并发症。

二、危险因素与致病机制

（一）危险因素

ICU 血流感染的危险因素包括高龄、合并基础疾病（糖尿病、慢性肾功能不全、粒细胞缺乏等）、中心静脉置管、置管时间长、抗生素暴露、机械通气。

影响 ICU 血流感染预后的独立危险因素包括混合感染或感染性休克、多重耐药菌感染和高 APACHE Ⅱ评分。

高龄及合并基础疾病，糖尿病的高血糖状态，慢性肾衰竭的营养不良，以及粒细胞减少等均可导致机体抵抗力下降，最终容易受到各种感染而继发 BSI。

ICU 患者由于需建立人工气道，很容易发生呼吸机相关性肺炎，加上血气屏障的破坏，病原菌很容易通过血气屏障进入血液发生血流感染，所以这也是危险因素之一。

中心静脉导管的使用是临床患者医疗护理中的常见措施，但也是引起导管相关血流感染的直接原因。急救置管、股静脉穿刺置管、多根中心静脉导管、长时间的中心静脉导管置入等均是发生 CRBSI 的危险因素。

（二）致病机制

BSI 通常意味着局部感染已播散。致病微生物在皮肤、黏膜等屏障功能被破坏情况下，突破机体局部免疫防御功能，移位入血，随血液循环至全身，导致 BSI。

1. 致病微生物入血　皮肤黏膜屏障功能破坏是发生 BSI 的必要条件。病原体突破皮肤或呼吸道、消化道、泌尿生殖道等黏膜入血是常见的通路。

导管相关血流感染的发病机制也已被阐明：①多数情况下是穿刺时或置管后皮肤表面的细菌沿导管外壁侵入皮下组织及血管；②有些病原体自血管导管与外界的接头处沿导管内壁进入血流；③血液循环中的病原体直接污染导管，如病原体突破肺泡膜屏障入血，胃肠道细菌移位入血等；④极个别情况是由污染的液体和药物直接输入体内所致。当然，这些不同机制可合并同时存在。

2. 病原体随循环播散　致病微生物入血后随血液循环至全身各器官。致病微生物通常体积小，进入体循环静脉系统后沿血流方向进入肺循环，通过肺泡壁毛细血管至左心，随体循环动脉血流分布于全身。当形成菌栓或赘生物时体积可较大，有可能导致血管栓塞。

3. 病原体迁移形成转移性感染灶　循环中的致病微生物可通过多种机制迁移到各组织器官继续生长、繁殖，形成转移性感染灶。①病原体经由破坏的毛细血管内皮屏障迁移至组织，如肺炎球菌血流感染可通过血脑屏障引起颅内感染；②一些病原体可与毛细血管内皮细胞表面黏附分子或糖蛋白结合，经由内皮细胞或细胞间隙迁移至组织；③某些病原体可被免疫细胞吞噬后而进一步播散，如金黄色葡萄球菌主要在中性粒细胞内，有些细菌如单核细胞性李斯特菌、分枝杆菌等主要在单核巨噬细胞内，通过白细胞黏附于毛细血管内皮，形成迁移性病灶。

随血流播散迁移的转移性感染灶在形态学上的特点常呈多个、散在分布，多接近器官的表面，如 BSI 所致转移性肺脓肿（肺动脉）、转移性肝脓肿（肝动脉、门静脉）常呈多发性，不局限于一叶肝或肺，且常在肝或肺的边缘或表面部分。

三、临床表现与诊断标准

血流感染的临床表现为骤发寒战、高热、心动过速、呼吸急促、皮疹、肝脾肿大、精神和神志改变等一系列严重症状，严重者可出现休克、弥散性血管内凝血和多器官功能障碍综合征，病死率高，延长住院时间，增加住院费用，危害严重。

（一）诊断标准

参照 2001 年中华人民共和国卫生部医院感染诊断标准。

1. 临床诊断　体温 >38℃或<36℃，可伴有寒战，并合并下列情况之一。①有入侵门户或迁徙病灶；②有全身中毒症状而无明显感染灶；③有皮疹或出血点、肝脾肿大、血液中性粒细胞增多伴核左移，且无其他原因可以解释；④收缩压低于 12kPa（90mmHg），或较原收缩压下降超过 5.3kPa（40mmHg）。

2. 病原学诊断　临床诊断基本上符合下述两条之一即可诊断。①血液培养分离出病原微生物（若为皮肤正常菌群，如类白喉棒状杆菌、肠杆菌、凝固酶阴性葡萄球菌、丙酸杆菌等，需在不同时间采血 2 次或多次培养阳性）；②血液中检测到病原体的抗原物质。

3. 判断血培养感染菌与污染菌的方法请见图 4-1。

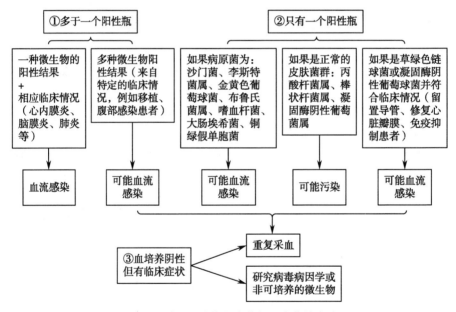

图 4-1　判断血培养感染菌与污染菌的方法

（二）CRBSI 的诊断标准

1. 确诊（导管能被证明为感染来源），至少包括以下各项中的一项。

（1）有 1 次半定量（每导管节段≥15CFU/ 平板）或定量（每导管节段≥100CFU/ 平板）导管培养阳性，从导管节段和外周血中分离出相同的微生物（种属和抗生素敏感性），同时伴有明显的局部和全身中毒症状。

（2）从导管和外周静脉同时抽血作定量血培养，两者血培养菌落计数≥5∶1。

（3）导管血与外周血培养出现阳性时间差（例如中心静脉导管血液培养

阳性比外周血液培养阳性至少早 2 小时)。

(4)导管出口部位流出的脓液中培养出与外周血中同样的细菌。

2．临床诊断（导管极有可能为感染来源，但未达到确诊标准）需要包括以下一条或者两条。

(1)导管相关脓毒症（临床）：导管头或导管节段的定量或半定量培养阳性，临床上表现为脓毒症，除了导管外无其他感染来源，在拔除导管 48 小时内，并未用新的抗生素治疗下，症状好转。

(2)细菌血症或真菌血症：血管内导管留置的患者中有感染征象且至少有两个血培养（包括一个来源于外周血）的阳性结果，为皮肤共生菌，但导管节段培养阴性且除了导管没有其他明显血行感染的来源（所谓的"原发性菌血症"）导管相关血行感染。

3．拟诊（既不能确诊也不能排除导管相关感染）需满足以下之一。

(1)导管相关脓毒症（临床）：导管头或导管节段定量或半定量培养阳性，有临床脓毒症表现并且除了导管无明显感染来源，在导管拔除和抗生素使用后症状消退。

(2)细菌血症 / 真菌血症：血管内导管留置的患者中有感染征象（发热、寒战和 / 或低血压）且有一个血培养（通过导管抽取或来源于外周均可）的阳性结果，为皮肤共生菌，但导管节段培养阴性且除了导管没有其他明显血行感染的来源。

4．病原学培养结果及解释见表 4-11 与表 4-12。

表 4-11　若需保留导管，留取导管血与至少一套外周血培养

导管血	外周血	同一菌种	血定量培养	导管血报阳时间早	其他感染灶	CRBSI
+	+	是				提示 CRBSI
+	+			≥120 分钟		提示 CRBSI
+	+	是		≤120 分钟		提示 CRBSI
+	+		导管细菌浓度较外周高 5 倍		无	提示 CRBSI
+	−					导管定植菌或污染
−	+					不能确定
−	+				无	若为金黄色葡萄球菌或念珠菌，提示 CRBSI
−	−					不是 CRBSI

注：＋为培养出病原菌；－为未培养出病原菌。

表 4-12　拔除导管，留取两套外周血培养与导管尖端送培养（无菌操作剪取 5cm）

导管尖端	外周静脉 1	外周静脉 2	结果判断
+	+	+/−	可能是 CRBSI
−	+	+/−	不能诊断为 CRBSI，培养为金黄色葡萄球菌或念珠菌且缺乏其他感染证据时则提示可能为 CRBSI
+	−	−	导管定植菌
−	−	−	不是 CRBSI

（三）规范化血培养

对可疑患者规范化采集血标本的血培养阳性是诊断 BSI 的"金标准"。采集标本需考虑规范化采血时机及部位、皮肤消毒、采血量、血培养次数、标本送检等流程。

1. 血培养采血时机　①应在使用抗菌药物之前；②当可疑临床症状出现后，应尽可能早地采血培养，若患者已经开始使用抗菌药物治疗，则应在下一次用药前采血培养；③细菌大量入血的时间为患者寒战发热前 1 小时，因此最佳的采血时间在寒战和发热初起前 30 分钟～1 小时，应同时（或间隔 30 分钟～1 小时）采集 2～3 套血培养（每套为 1 瓶需氧、1 瓶厌氧，每套采血量为 20ml，每瓶 10ml），只有在怀疑患者有感染性心内膜炎或其他血管内感染（如导管相关性感染）时，才有必要间隔较长时间多次采集血培养（例如每隔 1～2 小时采血 1 次）。

2. 血培养采血量　①对于成人，采血量在 2～30ml 时致病菌的检测与血量成正比，虽然采血量增加至 40ml（甚至更高）时血培养阳性率仍在提高，但已经不再与采血量成正比，因此建议每瓶采血量 8～10ml。②对于儿童，每瓶需要 2～4ml。③对于婴幼儿，采血量不应超过患儿总血量的 1%，每瓶不少于 2ml。④如果采血量低于推荐血量，则应将血标本先注入需氧瓶，再将剩余血液注入厌氧瓶（不少于 5ml）；如果仅作需氧培养，每套培养应使用 2 个需氧瓶并保证有足够的血量。

3. 皮肤消毒　为减少皮肤菌群对血培养的污染，应对静脉穿刺点进行常规消毒。

4. 血培养采血部位　①每一套瓶血培养的血液应该从身体的不同部位采取；②应从静脉采血，而不是动脉采血，留置导管血通常比静脉穿刺血培养污染率高；③若分析导管相关性感染，应在采集导管血的同时，静脉穿刺采集外周血进行对比；④如果从静脉管道采血，不需要弃去开始段的血液，也不需要使用生理盐水冲洗管道以消除抗凝剂，因为其抗菌作用通常可以被培养基有效稀释消除。

5. 血培养的运输 ①血培养瓶应在 2 小时内送至实验室,延迟上机会延缓甚至阻碍病原菌生长;②培养瓶在室温仅能存放数小时;③切忌将培养瓶冷藏或冷冻,冷藏或冷冻会导致部分病原菌死亡,冷冻可能导致培养瓶破裂。

血培养阳性率与送检次数、采血瓶数有关,随着次数或瓶数的增加,阳性率明显升高。血培养阳性的诊断标准:送检的标本中至少有 1 个瓶子中培养出致病微生物;若同时送检多个标本瓶中只有 1 个分离出血产生 CoNS、棒状杆菌及芽孢杆菌等,认为是标本污染所致。当然,血培养阳性不一定能完全确诊 BSI,需要排除污染可能,而血培养阴性也不能完全排除 BSI。目前快速诊断试验、基因测序等技术发展迅猛,是对传统实验室病原体检测方法诊断 BSI 极有力的补充。

四、血流感染的抗感染治疗

(一)血流感染的常见病原菌

1. 金黄色葡萄球菌 金黄色葡萄球菌是血流感染最常见的病原菌之一。由金黄色葡萄球菌导致的血流感染可以是原发的,也可以继发,外伤、肺炎是常见的原发病灶,感染也可由静脉输液管道入侵血液所致。由外伤引起的感染原发病灶可不明显,个别甚至不易察觉,临床特点为起病急、病情重、发展快、预后差,可表现为寒战、高热,伴皮肤瘀点、瘀斑,胃肠道症状,关节疼痛及活动受限等症状,约 60% 的患者可出现迁徙性损害和 / 或脓肿,常见有远端部位软组织脓肿、肺炎、胸膜炎、化脓性脑膜炎等,部分患者可出现肾脓肿、关节脓肿、肝脓肿、心内膜炎和骨髓炎等。严重者可出现脓毒症休克、多器官功能衰竭及弥散性血管内凝血。

2. 肠球菌 肠球菌属为人类肠道正常菌群,在外界环境中亦存在。该类菌可致院内感染,也可致院外感染。肠球菌院内感染以粪肠球菌最多见,其次为屎肠球菌。腹腔手术、胃肠道功能障碍、免疫功能缺陷、广谱抗菌药的应用、留置导尿、血液及腹膜透析等均为肠球菌院内感染的危险因素。泌尿生殖道、胃肠道是常见的入侵途径。肠球菌血流感染多为亚急性病程,临床表现为畏寒、高热,部分可有腹痛、腹泻,严重者可出现休克、肝肾功能损害、呼吸窘迫或呼吸衰竭、定向障碍或意识不清等。

3. 链球菌 A 群链球菌原发病灶以呼吸道感染、各类外伤及各种植入性导管为常见。临床表现为畏寒、发热,伴猩红热样皮疹,及感染后的变态反应(如急性肾小球肾炎、风湿热)。严重者可出现急性肝肾功能损害、呼吸窘迫或呼吸衰竭、弥散性血管内凝血等,休克较少见,部分患者可有中枢神经系统感染、腹膜炎以及其他部位迁徙性感染病灶。

　　B 群链球菌常通过呼吸道黏膜、皮肤破损处、手术伤口、泌尿生殖道黏膜等部位入侵。老年人，围产期妇女，婴幼儿，糖尿病、肝硬化、癌症、长期使用抗菌药物和 / 或免疫抑制剂的患者均可发生 B 群链球菌脓毒症。婴幼儿发生链球菌血症表现为高热或体温不升，休克、昏迷，常合并脑膜炎或呼吸窘迫综合征。围产期妇女血流感染，患者有寒战、高热，如合并腹腔脓肿、脑膜炎、心内膜炎感染性休克等可致患者短期内死亡。B 群链球菌血流感染还可导致心内膜炎，老年人常见，常累及左房室瓣和主动脉瓣，病死率可达 50% 以上。

　　草绿色链球菌自感染病灶入血，也可因拔牙、心导管手术及心脏手术等医源性操作入血，发生血流感染，侵入心脏瓣膜。患者表现为长期发热，体温大多为 37.5～39℃，也可达 40℃ 以上，热型多变，多为间歇型或弛张型，伴有畏寒和出汗、进行性贫血、多发关节及肌肉疼痛，可出现皮肤和黏膜斑点、甲床下线状出血、Osler 结、Janeway 损害等皮损。

　　4. 大肠埃希菌　　大肠埃希菌是临床最常见的革兰氏阴性菌，入侵途径主要为腹腔胆道及泌尿系统感染，入血后患者起病急、病情重、发展快、预后差，临床表现为寒战、高热、呼吸窘迫或呼吸衰竭、血压下降或休克、急性肝肾功能不全或衰竭、意识障碍、弥散性血管内凝血等。原发病灶为腹腔感染者，除了还有恶心、呕吐、腹胀、腹痛、腹部触痛等，并常伴有腹腔脓液聚集，部分患者可有肝脓肿形成。原发病灶为泌尿系统感染者，常伴有泌尿系结石或梗阻，可同时有尿频、尿急、尿痛等症状。大肠埃希菌血流感染亦可导致肺炎、新生儿脑膜炎、心内膜炎、骨髓炎、前列腺炎等。

　　5. 肺炎克雷伯菌　　各类外科手术是导致发生肺炎克雷伯菌血流感染的最常见诱因，入侵途径主要有呼吸道、泌尿道、胃肠道、腹腔、各类留置导管以及新生儿脐带等。绝大多数患者有原发疾病和 / 或使用过免疫抑制剂、广谱抗生素或抗代谢药物。其通常表现为寒战、高热、咳嗽、咳痰，痰液呈黏稠脓性、量多、带血，可因血液和黏液混合而呈现砖红色，此为本病的特征性表现，严重者可有胸痛、局部肺不张、呼吸窘迫或呼吸衰竭、休克、急性肝肾衰竭等临床表现。也可以发生迁徙性脓肿，常见于肝、肾、脾、髂窝等处。

　　6. 铜绿假单胞菌　　铜绿假单胞菌是院内感染的重要病原菌，也是呼吸机相关性肺炎常见病原菌，其发生血流感染常见于免疫功能低下、肿瘤放化疗、长期使用糖皮质激素、长期大剂量使用广谱抗生素、严重烧伤的患者。临床表现与其他革兰氏阴性杆菌血流感染相似，有寒战、发热，常伴黄疸，甚至休克、多器官功能衰竭和弥散性血管内凝血等，黄疸的发生较其他革兰氏阴性杆菌血流感染多见。皮肤可出现特征性的皮疹，直径约 1cm，48～72 小时后中央呈黑紫色坏疽或溃疡，四周有红斑，形成坏疽性脓疱，渗液作培养易找到病原菌，皮疹多见于会阴部、臀部及腋下，肢体远端也可出现迁徙性脓肿。铜绿假单胞菌入血后也可导致心内膜炎，病变常累及右房室瓣。

7.鲍曼不动杆菌　鲍曼不动杆菌的院内感染日趋增多，且耐药性日益严重，主要引起呼吸道感染。其血流感染是不动杆菌感染中最严重的类型，常继发于肺炎、创面感染、动静脉导管置管术后等。长期大剂量广谱抗生素、免疫抑制剂以及激素的使用是其发生的重要诱因。临床主要表现为畏寒、高热，皮肤可出现瘀斑、瘀点，以及肝脾肿大等，个别患者可出现谵妄、抽搐和昏迷，病情严重者伴有感染性休克。

8.拟杆菌　恶性肿瘤、白血病、糖尿病、营养不良、白细胞减少症、丙种球蛋白降低、应用免疫抑制剂或细胞毒性药物、脾切除、胶原病等均为感染发生的危险因素，手术创伤、组织破坏、外周血管闭塞、需氧菌感染等均有利于细菌的生长和播散。拟杆菌血流感染临床症状相对轻微，若没有针对性治疗，毒素释放入血可引起脓毒症临床症状，病死率仍较高。拟杆菌血流感染可引起脑脓肿、牙周脓肿、盆腔脓肿、局部软组织的蜂窝织炎、气性坏疽、坏死性筋膜炎、骨髓炎。

9.侵袭性念珠菌　侵袭性念珠菌感染是目前临床发病率最高的深部真菌病。念珠菌血流感染由念珠菌局部定植、生长、侵入血液所致，部分患者可经体内污染导管直接血行播散所致。最常见的病原菌为白念珠菌，其次为热带念珠菌、近平滑念珠菌、光滑念珠菌等。曲霉不易发生血流感染。免疫缺陷、糖尿病、使用大剂量抗生素、肿瘤放化疗后、长期使用糖皮质激素及免疫抑制剂、体内各种留置导管均是其感染发生的重要诱因。发生念珠菌血流感染后患者往往出现发热，甚至高热，广谱抗生素治疗无效，与原发疾病无关且凝血功能正常的不明原因出血是念珠菌血流感染最常见的临床表现之一。念珠菌血流感染患者可出现念珠菌皮疹，皮疹密集分布于躯干和四肢，以胸腹部多见，皮疹呈半透明，直径为 0.5～2mm，经有效治疗后可消退，不留痕迹。念珠菌菌血症可经血行播散，常累及肝、肺和心内膜等。

（二）CRBSI 的常见病原菌

留置血管插管的患者出现血流感染的临床表现（如发热、寒战等），从导管和外周血培养中分别培养出相同的病原，并排除其他感染源（如继发于手术部位感染、腹腔感染、医院获得性肺炎、尿路感染），可考虑为 CRBSI。

CRBSI 的致病菌主要有 CoNS、金黄色葡萄球菌、革兰氏阴性需氧杆菌和白念珠菌，少见的有铜绿假单胞菌、嗜麦芽窄食单胞菌、鲍曼不动杆菌等，近年来真菌感染有增加趋势。金黄色葡萄球菌引起的病死率高，CoNS 的病死率最低。发生 CRBSI 后，应立即拔除导管，留取血培养标本和导管尖端标本,并立即开始抗生素治疗,选择同时覆盖革兰氏阳性菌和革兰氏阴性菌抗生素。

(三)经验性抗感染的治疗原则

早期恰当抗感染治疗降低 BSI 发生率和全身性感染病死率,提示微生物繁殖和活性(毒力)与疾病进展相关。恰当有效抗感染治疗后数日,菌血症通常消退。及时处理原发感染灶和转移性感染灶是 BSI 治疗成功的前提与基础。抗感染治疗不仅要关注血药浓度,还要考虑在原发感染灶和转移感染灶的组织浓度,换句话说,需要关注抗菌药物对原发感染源和转移感染灶的组织穿透力。

1. 尽早进行血培养等病原学检查,及时开始经验治疗;当临床怀疑血流感染时,应在使用抗菌药前,尽早留取血标本等进行病原学检查,然后根据患者发病场所、原发病灶、免疫功能等考虑可能的病原菌,结合当地的细菌耐药情况,及时给予经验性抗感染治疗。

2. 在获得血培养及药敏结果后,根据临床疗效情况,进行抗感染治疗方案的调整。

3. 抗菌药给药剂量足,尽可能使用杀菌剂。

4. 根据病情及致病菌,采用单一或联合抗感染治疗,铜绿假单胞菌及 MRSA 或肠球菌血流感染需联合抗感染治疗。治疗开始时需静脉给药,病情稳定后可改为口服或肌内注射。

5. 疗程一般为体温正常后 7～10 日,有迁徙病灶者酌情延长。

6. 有原发病灶或迁徙病灶者,必要时需外科引流或扩创处理。

(四)常见致病菌的抗感染治疗

1. 金黄色葡萄球菌血流感染

(1)对于甲氧西林敏感金黄色葡萄球菌(methicillin-sensitive *Staphylococcus aureus*,MSSA)血流感染的治疗首选苯唑西林或氯唑西林,可选用第一、二代头孢菌素,及 β- 内酰胺酶抑制剂合剂如氨苄西林 / 舒巴坦,严重感染可联合氨基糖苷类如阿米卡星。

(2)对于 MRSA 血流感染用药原则较为复杂,用药方法如下。

1)非复杂性血流感染:指血培养阳性,无心内膜炎,无人工装置,血培养于治疗后 2～4 日内转阴,经有效治疗后 72 小时内退热,无迁移性感染灶的患者。治疗用万古霉素(15～20mg/kg q.8～12h.)、替考拉宁(前 3 次 6mg/kg q.12h.,维持量 6mg/kg q.d.,治疗严重感染时剂量可加大至每日 12mg/kg,此时可能导致肾功能损害,宜进行血药浓度监测)等糖肽类抗生素或达托霉素(6mg/kg q.d.),疗程至少 2 周。若有肾功能减退,宜调整上述用药剂量。只有在非复杂性血流感染病情稳定后可以谨慎地考虑由注射用药转换为口服用药。

2）复杂性血流感染：指血培养阳性，但不符合上述非复杂性血流感染的定义。治疗药物同上，疗程4～6周。《2011美国MRSA感染治疗指南解读》提到，有部分专家主张达托霉素8～10mg/kg每日1次静脉用药（根据血药浓度）。

3）感染性心内膜炎：万古霉素、替考拉宁等糖肽类抗生素静脉用药或达托霉素6mg/kg每日1次静脉用药，疗程6周，有专家主张后者的剂量加大至8～10mg/kg每日1次静脉用药，但达托霉素治疗有深部组织感染灶或左侧心内膜炎患者可能失败。加大剂量的达托霉素治疗血流感染或心内膜炎，可能是安全的，但是否能增强疗效和防止耐药菌产生，尚需更多临床资料证实，达托霉素不能用于治疗肺炎患者，该药可被肺泡表面活性物质灭活，但可用于伴发脓毒性肺栓塞患者。

4）不推荐糖肽类抗生素联合庆大霉素或利福平，治疗血流感染或自身心瓣膜心内膜炎，因为2006年窦宇红发表在《中华医院感染学杂志》的一项临床研究显示联合用药不能提高疗效，反而会增加药物不良反应和耐药菌的产生。

5）应尽量寻找感染源和消除其他感染灶。血培养阳性患者开始抗感染治疗后2～4日应复查血培养，以确定菌血症已清除。

6）成人血流感染患者应进行超声心动图检查，经食管超声心动图检查方法优于经胸超声心动图检查。超声心动图检查发现心瓣膜赘生物直径>10mm，疗程的初始2周内发生1次以上栓塞事件，出现严重心脏瓣膜关闭不全及反流、膜穿孔或裂开、心力衰竭、心瓣膜周围或心肌脓肿、新出现心脏传导阻滞、持续发热或血培养持续阳性者，均应考虑心瓣膜置换手术。

7）人工心瓣膜心内膜炎：用万古霉素等糖肽类抗生素静脉用药＋利福平300mg每8小时1次静脉用药，至少6周，在初始治疗的2周加用庆大霉素1mg/kg每8小时1次静脉用药。对本类患者应尽早考虑进行心瓣膜置换手术。

8）儿童血流感染和心内膜炎患者：推荐用万古霉素15mg/kg每6小时1次静脉用药或其他糖肽类抗生素，疗程取决于感染来源，是否存在血管内感染及迁移性感染灶，一般为2～6周。备选用药为达托霉素6～10mg/kg每日1次静脉用药。

2. 肠球菌属血流感染　肠球菌属对头孢菌素天然耐药，粪肠球菌对氨苄西林等抗菌药的敏感性较高，而屎肠球菌的耐药性高，目前国内肠球菌对万古霉素耐药（vancomycin-resistant *Enterococci*，VRE）的发生率尚低于3%，多见于屎肠球菌。对氨苄西林敏感者，首选氨苄西林或青霉素联合氨基糖苷类庆大霉素或阿米卡星；对氨苄西林耐药或对青霉素过敏者，可选用万古霉素；

对 VRE 可选用利奈唑胺 600mg q.12h.，原则上疗程小于 4 周。

3. 链球菌属血流感染　草绿色链球菌等链球菌属多对青霉素敏感，所致血流感染首选青霉素联合氨基糖苷类庆大霉素或阿米卡星，对青霉素过敏或耐药者，可选用头孢菌素。近十年来，肺炎球菌对青霉素的敏感性下降，对青霉素中度敏感或耐药者，可选用第三代头孢菌素、万古霉素等。

4. 大肠埃希菌血流感染　对于大肠埃希菌所致的血流感染根据药敏试验可选用第二、三代头孢菌素，β- 内酰胺酶抑制剂合剂如氨苄西林 / 舒巴坦、哌拉西林 / 他唑巴坦、头孢哌酮 / 舒巴坦等，对于产 ESBL 细菌血流感染可选用碳青霉烯类如亚胺培南、美罗培南等，严重感染可联合氨基糖苷类。如药敏结果显敏感，环丙沙星等喹诺酮类也可选用。

5. 肺炎克雷伯菌血流感染　抗感染治疗与大肠埃希菌相仿，如为血培养阳性的肝脓肿患者，注意联合抗厌氧菌的药物，疗程宜长；如脓肿大，应穿刺引流或外科手术。

6. 铜绿假单胞菌血流感染　在 ICU 患者中更为常见，对许多抗菌药天然耐药，但近年来该菌对抗菌药的耐药率上升不是很明显。铜绿假单胞菌血流感染多需联合用药，并尽可能避免患者近期使用过的抗菌药物。可选用具抗铜绿假单胞菌活性的 β- 内酰胺类如哌拉西林、头孢他啶、头孢吡肟、哌拉西林 / 他唑巴坦、头孢哌酮 / 舒巴坦与氨基糖苷类如阿米卡星联合，或上述 β- 内酰胺类与喹诺酮类如环丙沙星、左氧氟沙星联合，也可选用碳青霉烯类如亚胺培南、美罗培南。

7. 不动杆菌属血流感染　不动杆菌属主要为鲍曼不动杆菌感染，多继发医院获得性肺炎，特别是呼吸机相关性肺炎。因不动杆菌属细菌的耐药性高，故临床选用药物困难。应根据药敏，选用头孢菌素类或 β- 内酰胺酶抑制剂合剂，故联合氨基糖苷类或喹诺酮类；也可根据药敏选用碳青霉烯类。对于广泛耐药菌株所致血流感染可选用两药联合方案，甚至三药联合方案。两药联合用药方案常包括以舒巴坦或含舒巴坦的复合制剂为基础的联合，以替加环素为基础的联合，以及以多黏菌素为基础的联合，三类药物之间常互相组合或分别选择药敏结果证实 MIC 值较低的其他药物进行联合。

国内目前较多采用以头孢哌酮 / 舒巴坦为基础的联合方案，如头孢哌酮 / 舒巴坦＋米诺环素 / 多西环素 / 替加环素 / 多黏菌素 D。

因舒巴坦对不动杆菌属细菌具有抗菌作用，故含舒巴坦的复合制剂对不动杆菌具良好的抗菌活性，强调在选用含舒巴坦复合制剂治疗不动杆菌感染时应用足剂量的舒巴坦，我国推荐 4g/d，国外推荐对多重耐药鲍曼不动杆菌可加量至 6g/d 甚至更高剂量。替加环素的临床疗效与 MIC 值相关，对于

MIC 值≥1mg/L 的不动杆菌感染应该加量（首剂 200mg，以后 100mg q.12h. 维持）或者联合治疗，加量治疗可能增加患者消化道不良反应，联合治疗宜根据体外药敏选用 MIC 值较低的药物。对于广泛耐药或全耐药不动杆菌感染也可结合抗菌药物 PK/PD（pharmacokinetics/pharmacodynamics，即药代动力学 / 药效动力学）参数要求，尝试通过增加给药剂量、增加给药次数、延长给药时间等方法设计给药方案。

8. 厌氧菌血流感染　厌氧菌血流感染的临床表现与需氧菌所致者很难区别，确诊有待于病原菌培养结果。怀疑本病时需加送厌氧菌血培养，并积极寻找病灶予以清除或脓肿引流以消除厌氧环境。硝基咪唑类（甲硝唑、替硝唑、奥硝唑等）、β- 内酰胺类与 β- 内酰胺酶抑制剂合剂（氨苄西林 / 舒巴坦、阿莫西林 / 克拉维酸、哌拉西林 / 他唑巴坦、头孢哌酮 / 舒巴坦等）、碳青霉烯类（亚胺培南、美罗培南等）、林可酰胺类（克林霉素、林可霉素）、头霉素类（头孢西丁、头孢替坦、头孢美唑、头孢米诺等）以及氯霉素等对脆弱拟杆菌均有良好的抗菌作用，消化链球菌对青霉素也大多呈现敏感，故可根据病情、细菌药敏情况分别选用。脆弱拟杆菌等厌氧菌常与肠杆菌科细菌混合感染，尤多见于以腹腔、盆腔感染为原发灶者，故应用甲硝唑、克林霉素等药物时常需与广谱青霉素类、第三代头孢菌素类或氨基糖苷类等联合应用。亦可选用可同时覆盖革兰氏阴性菌的碳青霉烯类、β- 内酰胺类与 β- 内酰胺酶抑制剂合剂或头霉素类单用。

9. 念珠菌血流感染　根据《2016 年 IDSA 念珠菌病临床实践指南》，可选用如下治疗方案。

（1）非粒细胞缺乏患者念珠菌血症的治疗

1）初始治疗推荐：棘白菌素类（卡泊芬净首日 70mg，继以每日 50mg）。

2）静脉滴注氟康唑首日 800mg（12mg/kg），继以每日 400mg（6mg/kg）可作为棘白菌素类的备选方案，但限于非危重患者和氟康唑敏感念珠菌感染患者。

3）如果分离的念珠菌对氟康唑敏感（如白念珠菌）并且患者病情稳定，初始抗真菌治疗后随访血培养阴性，可以由棘白菌素类改为氟康唑继续治疗（通常在 5～7 日内）。

4）对于可疑吡咯类和棘白菌素类药物耐药的念珠菌感染患者，推荐使用两性霉素 B 含脂制剂每日 3～5mg/kg。

5）给予伏立康唑 2 次 /d，每次 400mg（6mg/kg），继以 200mg（3mg/kg）维持可有效治疗念珠菌血症，但作为初始治疗较氟康唑没有明显优势。伏立康唑口服制剂推荐用于克柔念珠菌感染的菌血症降阶梯治疗方案。

6）所有非粒细胞缺乏的念珠菌血症患者在诊断后的 1 周内均应由眼科医师进行详细的眼科检查。血培养应该每日或隔日进行，以确定念珠菌血症转阴的时间。

7）对于无明显迁徙病灶的念珠菌血症，建议疗程为念珠菌从血液清除并且念珠菌血症临床症状缓解后 2 周。

（2）粒细胞缺乏患者念珠菌血症的治疗：同非粒细胞缺乏患者，初始治疗仍推荐棘白菌素类，氟康唑可作为备选方案。使用伏立康唑可覆盖曲霉情况，两性霉素 B 含脂制剂因其潜在毒性，临床上少用。粒细胞缺乏念珠菌血症患者，病情稳定，念珠菌已从血液中清除，并且分离的念珠菌对伏立康唑敏感，推荐伏立康唑用于降阶梯治疗。无迁移病灶的念珠菌血症推荐最短疗程为 2 周，自血培养转阴和临床症状缓解后开始计算。

10. 导管相关性血流感染　疑似 CRBSI，应尽快使用对金黄色葡萄球菌和 CoNS 敏感的抗生素，万古霉素是经验性治疗的首选药物。考虑到对 CoNS 敏感性下降，不建议首选替考拉宁。当出现以下情况可考虑替换为达托霉素：脓毒症休克、急性肾衰竭、近期使用过万古霉素（过去 3 个月内，使用时间 >1 周）、万古霉素对 MRSA 最低抑菌浓度（MIC）≥1.5μg/ml。利奈唑胺不推荐作为 CRBSI 的经验治疗，除非存在对万古霉素、替考拉宁及达托霉素的禁忌证。

以下情况需要考虑覆盖革兰氏阴性杆菌的经验治疗（例如选用第四代头孢菌素、碳青霉烯类、哌拉西林 / 舒巴坦、氨曲南、喹诺酮类或氨基糖苷类等）：血流动力学不稳定、粒细胞缺乏、恶性血液病、器官或骨髓移植、股静脉导管。

以下情况需要考虑存在导管相关性念珠菌血症可能，当血流动力学不稳定时符合以下一个或更多条件：全肠外营养、长期使用广谱抗生素、恶性血液病、器官或骨髓移植者、股静脉导管或多部位念珠菌定植、曾积极抗厌氧菌治疗。可使用真菌 D- 葡聚糖试验协助诊断。

当明确导管病原菌感染类型后，可根据药敏结果调整抗生素类型。非复杂性的 CoNS 感染者，抗生素疗程为 5~7 日；当存在血管内装置、生物医疗器械或拔除导管后仍持续出现炎症反应，疗程应延长为 10~14 日。非复杂性金黄色葡萄球菌感染者，疗程为 14 日，若为复杂性 CRBSI 应延长至 4~6 周。肠球菌感染者，疗程为 7~14 日。革兰氏阴性杆菌感染者，疗程至少 7 日。念珠菌感染者，疗程为第一次血培养阴性后 2 周。

抗生素封管（antibiotic lock therapy，ALT）是用于保留导管的保守治疗方法，需配合全身应用抗生素，但目前临床上很少使用。当患者处在血流动力学稳定的状态及血培养为低毒性致病菌时（如凝固酶阴性葡萄球菌），可考虑使用 ALT，但需除外有局部或远处感染的并发症。以下情况不能使用 ALT，必须移除血管内导管：脓毒症休克、特定致病菌（金黄色葡萄球菌、假单胞菌属、不动杆菌属、念珠菌、非结核分枝杆菌）、远处并发症（心内膜炎、血栓性静脉炎、脓毒性肺栓塞）、抗生素治疗 > 72 小时持续血流感染、导管穿刺处有脓液。

CRBSI 发生时，使用 ALT 封管的常见药物浓度如下：万古霉素 2 000mg/L，替考拉宁 10 000mg/L，达托霉素 5 000mg/L，环丙沙星 2 000mg/L，阿米卡星 2 000mg/L。ALT 推荐疗程为 10～14 日，每日至少有 12 小时药物封管，每 24～72 小时更换一次药液。当出现上述要求移除导管的情况时，考虑 ALT 治疗失败。

五、血流感染的预防与控制

血流感染是临床上重症感染性疾病之一，由于近年来引起血流感染的病原菌对常用抗感染药物的耐药性增加，使血流感染的治疗面临严峻挑战。积极治疗原发病，祛除可能的诱发因素，注意无菌操作，合理使用抗菌药物等是降低血流感染发生率、提高治愈率的关键。

（一）一般原则

1. 做好医院 ICU 的消毒隔离工作，防止致病菌及条件致病菌在医院内的交叉感染。慢性带菌的医护人员应时调离病房并给予治疗。

2. 合理使用抗菌药物及肾上腺皮质激素，注意防止菌群失调。出现真菌和其他耐药菌株的感染时，应及时调整治疗方案。

3. 在进行各种手术、器械检查、静脉穿刺、留置导管等技术操作时，应严密消毒，注意无菌操作。

4. 及早发现原发或迁徙性病灶，必要时进行外科治疗。积极控制与治疗白血病、糖尿病、慢性肝脏病等各种易导致感染的慢性疾病。

（二）CRBSI 的预防

血管内留置导管广泛应用于各临床科室，尤其是 ICU 病房。因导管插入、护理不当等，导致 CRBSI 具有相当高的发病率和病死率。

1. 预防 CRBSI 的计划　①置导管术时注意无菌要求；②应用氯己定进行皮肤消毒；③尽量使用锁骨下静脉部位穿刺；④严格执行手卫生规范与要求；⑤每天评估是否需继续留置中心静脉导管。

2. 置管时　①严格执行无菌技术操作规程。置管时应当最大限度地遵守无菌屏障要求。置管部位应当铺大无菌单（巾），置管人员应当戴帽子、口罩、无菌手套,穿无菌手术衣。②严格按照《医务人员手卫生规范》,认真洗手并戴无菌手套后,尽量避免接触穿刺点皮肤。置管过程中手套污染或破损应当立即更换。③置管使用的医疗器械、器具等医疗用品和各种敷料必须达到灭菌水平。④选择合适的静脉置管穿刺点,成人中心静脉置管时,应当首选锁骨下静脉,尽量避免使用颈静脉和股静脉。⑤采用卫生行政部门批准的皮肤消毒剂消毒穿刺部位皮肤,自穿刺点由内向外以同心圆方式消毒,消毒范围应当符合置管要求。消毒后皮肤穿刺点应当避免再次接触。皮肤消毒待干后,再进行置管操作。⑥患疖肿、湿疹等皮肤病或患感冒、流行性感冒等呼吸道疾病,以及携带或感染多重耐药菌的医务人员,在治愈前不应当进行置管操作。

3. 置管后 ①应当尽量使用无菌透明、透气性好的敷料覆盖穿刺点,对于高热、出汗、穿刺点出血、渗出的患者应当使用无菌纱布覆盖。②应当定期更换置管穿刺点覆盖的敷料。更换间隔时间无菌纱布为 1 次 /2d、无菌透明敷料为 1～2 次 / 周,如果纱布或敷料出现潮湿、松动、可见污染时应当立即更换。③医务人员接触置管穿刺点或更换敷料时,应当严格执行手卫生规范。④保持导管连接端口的清洁,注射药物前,应当用 75% 乙醇或含碘消毒剂进行消毒,待干后方可注射药物。如有血迹等污染时,应当立即更换。⑤告知置管患者在沐浴或擦身时,应当注意保护导管,不要把导管淋湿或浸入水中。⑥在输血,输入血制品、脂肪乳剂后的 24 小时内或者停止输液后,应当及时更换输液管路。外周及中心静脉置管后,应当用生理盐水或肝素盐水进行常规冲管,预防导管内血栓形成。⑦严格保证输注液体的无菌。⑧紧急状态下的置管,若不能保证有效的无菌原则,应当在 48 小时内尽快拔除导管,更换穿刺部位后重新进行置管,并作相应处理。⑨怀疑患者发生导管相关感染,或者患者出现静脉炎、导管故障时,应当及时拔除导管。必要时应当进行导管尖端的微生物培养。⑩医务人员应当每日对保留导管的必要性进行评估,不需要时应当尽早拔除导管。⑪导管不宜常规更换,特别是不应当为预防感染而定期更换中心静脉导管和动脉导管。

4. 其他预防措施 ①定期对医护人员进行相关培训;②定期公布 CRBSI 的发生率。

5. 循证医学不推荐的预防措施 ①不提倡常规对拔出的导管尖端进行细菌培养,除非怀疑有 CRBSI;②不要在穿刺部位局部涂含抗菌药物的药膏;③不要常规使用抗感染药物封管来预防 CRBSI;④不推荐通过全身用抗菌药物预防 CRBSI;⑤不要为了预防感染而定期更换中心静脉导管和动脉导管;⑥不要为了预防感染而常规通过导丝更换非隧道式导管;⑦不要常规在中心静脉导管内放置过滤器预防 CRBSI。

（麦汉滔　何　清）

参 考 文 献

[1] 周梦兰,杨启文,于淑颖,等. 血流感染流行病学研究进展. 中国感染与化疗杂志,2019,
19(2): 212-217.

[2] CHAVES F, GARNACHO-MONTERO J, DEL POZO JL, et al. Diagnosis and treatment
of catheter-related bloodstream infection: clinical guidelines of the Spanish Society of
Infectious Diseases and Clinical Microbiology and(SEIMC)and the Spanish Society of
Spanish Society of Intensive and Critical Care Medicine and Coronary Units(SEMICYUC).
Medicina Intensiva, 2018, 42(1): 5-36.

[3] LING ML, APISARNTHANARAK A, JAGGI N, et al. APSIC guide for prevention
of central line associated bloodstream infections(CLABSI). Antimicrob Resist Infect
Control, 2016, 5: 16.

[4] 周庭银,倪语星,王明贵,等. 血流感染实验诊断与临床诊治. 2 版. 上海:上海科学
技术出版社,2014.

[5] MARSCHALL J, MERMEL L A, FAKIH M, et al. Strategies to prevent central line-
associated bloodstream infections in acute care hospitals: 2014 update. Infect Control
Hospl Epidemiol, 2014, 35(7): 753-771.

[6] 周华,周建英,俞云松. 多重耐药革兰阴性杆菌感染诊治专家共识解读. 中华内科杂
志, 2014, 53(12): 984-987.

[7] LIU C, BAYER A, COSGROVE SE, et al. Clinical practice guidelines by the Infectious
Diseases Society of America for the treatment of methicillin-resistant Staphylococcus
aureus infections in adults and children. Clin Infect Dis, 2011, 52(3): e18-e55.

[8] 中华医学会甲氧西林耐药金黄色葡萄球菌感染治疗策略专家组. 中华医学会感染与
抗微生物治疗策略高峰论坛:甲氧西林耐药金黄色葡萄球菌感染的治疗策略——专
家共识. 中国感染与化疗杂志,2011,11(6): 401-416.

[9] 耐万古霉素肠球菌感染防治专家委员会. 耐万古霉素肠球菌感染防治专家共识. 中
华实验和临床感染病杂志(电子版),2010,4(2): 224-231.

[10] PAPPAS PG, KAUFFMAN CA, ANDES DR, et al. Clinical practice guideline for the
management of candidiasis: 2016 update by the Infectious Diseases Society of America.
Clin Infect Dis, 2016, 62(4): e1-50.

[11] 杨祖耀,詹思延,王波,等. 中国血流感染住院病死率的系统评价和 meta 分析. 北京大
学学报(医学版),2010,42(03): 304-307.

[12] 窦宇红,吴雄君,唐银. 黏质物在凝固酶阴性葡萄球菌生物膜耐药机制中的作用. 中
华医院感染学杂志,2006(10): 1089-1092.

第三节　导管相关尿路感染

ICU 患者多为意识障碍、休克、ARDS、心力衰竭的重症患者，由于无法自理或需严格计算液体出入量，大多数患者不可避免地需要放置导尿管，且他们抵抗病原微生物能力较弱，因此在 ICU 伴发的尿路感染主要为导管相关尿路感染（catheter-associated urinary tract infection，CA-UTI），本节主要对导管相关尿路感染进行介绍。

一、概述

（一）定义与分类

导管相关尿路感染主要是指患者留置导尿管后，或者拔除导尿管 48 小时内发生的泌尿系统感染，包括有症状菌尿与无症状菌尿。

（二）流行病学

在国内外，CA-UTI 是最常见的医院获得性感染之一，仅次于呼吸道感染。在国内 CA-UTI 占医院获得性感染的 35%～50%，在美国约为 40%。但在 ICU，CA-UTI 发生率更高，可高达 78%。也有研究发现，尿管留置 5 日以上感染的概率为 74%，长期留置尿管感染的概率几乎为 100%。但 1990—2019 年中国人群尿路感染的疾病负担分析显示 CA-UTI 发生率呈下降趋势。

（三）危险因素

2011 年才胜勇发表在《中华医院感染学杂志》的一项多因素回归分析的研究显示，年龄 >60 岁、女性、合并糖尿病、合并前列腺增生、合并肾结石、导管留置时间 >7 日、ICU 患者是发生导管相关尿路感染的独立危险因素。

高龄患者多合并有较多基础疾病，且其机体免疫功能低下，进而增加了尿路感染的风险；与男性相比，女性的尿道更短、宽、直，其生理特点增加了 CA-UTI 的概率；糖尿病患者尿液含较多葡萄糖，易于细菌生长与繁殖；对于合并尿路结石及前列腺增生的患者，其机体本身可能已出现感染，增加了患者发生尿路感染的概率。

CA-UTI 的危害主要包括延长患者的平均住院日数，增加住院费用，加重社会和家庭的经济负担，严重者可并发肾乳头坏死、肾周脓肿、肾结石、尿路梗阻及败血症。

（四）发病机制

导尿管有 2 种途径的感染发病机制：①腔外途径是由于置管时尿道口和导尿管前端的细菌随着导尿管的插入而定植，从而导致 CA-UTI 的发生；

②腔内途径主要是由于导尿管的密闭引流系统遭到破坏或引流袋被污染,细菌在导尿管腔内上行至膀胱导致感染的发生。

二、临床表现与诊断标准

(一)临床表现

导管相关尿路感染的症状和体征包括发热、寒战、意识改变、不适、无诱因昏睡、腰痛、肋脊角叩痛、急性血尿、盆腔不适,已拔除导尿管的患者可有排尿困难、尿频、耻骨上方疼痛或压痛。

脊髓损伤的患者可表现为持续痉挛、自主反射障碍或感觉不安。

(二)诊断标准

2009 年 IDSA 关于有症状菌尿与无症状菌尿的诊断标准如下。

1. 有症状菌尿　留置导尿管、耻骨上方导尿管或间歇导尿管的患者出现尿路感染(urinary tract infection,UTI)相应的症状、体征,且无其他原因可以解释,同时经导尿管留取标本,或拔除导尿管、耻骨上方导尿管或安全套导尿管后48小时内留取的清洁中段尿标本细菌培养菌落计数$\geqslant 10^3$CFU/ml。

2. 无症状菌尿　留置导尿管、耻骨上方导尿管或间歇导尿管的患者,单次经导尿管留取标本细菌培养菌落计数$\geqslant 10^5$CFU/ml,且无尿路感染相应的症状。

需要注意的是,对于留置导尿管的患者仅有脓尿,或患者有症状但无脓尿,不能诊断为CA-UTI。

三、抗感染治疗

抗感染治疗前作尿培养并拔除导尿管。如果 CA-UTI 起病时导尿管留置已超过 2 周,但患者仍有指征留置,应更换导尿管以加速症状改善,同时自新留置的导尿管留取标本作尿培养以指导治疗。若已拔除尿管可留取清洁中段尿培养。

(一)细菌性尿感染

而对于上尿路感染患者,因不能除外血流感染,故所选择抗菌药物不仅需要在尿中有高浓度,血液中也需要保证较高浓度。呋喃妥因和磷霉素氨丁三醇等药物可在尿液中具有很高的浓度。但其血药浓度较低,故仅用于治疗下尿路感染,而不能用于治疗上尿路感染。左氧氟沙星和 β- 内酰胺类抗菌药物的血药浓度和尿药浓度均高,既可用于治疗下尿路感染,又可用于治疗上尿路感染。

疑为 CA-UTI 患者,无论是否留置导尿管,经抗菌药治疗后症状迅速缓解者疗程为 7 日,而治疗反应延迟者疗程为 10~14 日。左氧氟沙星 5 日疗法可用于非重症 CA-UTI。年龄≤65 岁的 CA-UTI 女性患者，如无上述尿路感染的症状并已拔除导尿管，可考虑 3 日疗法。

对于留置尿管的无症状菌尿患者则不需治疗。

（二）念珠菌尿感染

无症状念珠菌尿患者若为中性粒细胞减少或后续需进一步行泌尿系手术需要抗真菌治疗。中性粒细胞减少患者的治疗方案同念珠菌血症方案；后续需进一步行泌尿系手术的患者应在手术前后数日内予以氟康唑 400mg/d（6mg/kg）或两性霉素 B 去氧胆酸盐每日 0.3～0.6mg/kg。

有症状念珠菌尿患者均需要接受治疗，需要参照标本培养结果和药敏试验结果选择药物。常选用氟康唑，但多数光滑念珠菌和克柔念珠菌对氟康唑敏感性低，推荐两性霉素 B 治疗；有肾功能不全患者需根据肾小球滤过率和肌酐清除率调整抗真菌药物剂量，氟康唑可经常规血液透析清除，需血液透析后给药或追加剂量，两性霉素 B 不被血液透析清除。卡泊芬净、米卡芬净和伏立康唑，尿标本分离的真菌通常对这些药物有很高的敏感性，但因这些药物尿中浓度低，不能用于治疗真菌所致尿路感染

若 CA-UTI 为有症状念珠菌膀胱炎，对于氟康唑敏感菌株，推荐氟康唑 200mg/d（3mg/kg）、治疗 2 周；对于氟康唑耐药的光滑念珠菌，推荐两性霉素 B 去氧胆酸盐每日 0.3～0.6mg/kg、治疗 1～7 日，或口服氟胞嘧啶 25mg/kg q.i.d.、治疗 7～10 日；对于克柔念珠菌，推荐两性霉素 B 去氧胆酸盐每日 0.3～0.6mg/kg、治疗 1～7 日；如果可能，强烈建议拔除导尿管；针对氟康唑耐药菌导致的膀胱炎，如光滑念珠菌和克柔念珠菌，每日给予两性霉素 B 去氧胆酸盐 50mg 用灭菌注射用水配成 1L，连续膀胱冲洗 5 日。

若 CA-UTI 考虑为有症状的念珠菌上行引起的肾盂肾炎，对于氟康唑敏感菌株，推荐氟康唑 200～400mg/d（3～6mg/kg）治疗 2 周；对于氟康唑耐药的光滑念珠菌，推荐两性霉素 B 去氧胆酸盐每日 0.3～0.6mg/kg 治疗 1～7 日单用或联合氟胞嘧啶 25mg/kg q.i.d.；对于氟康唑耐药的光滑念珠菌，可以考虑单用氟胞嘧啶 25mg/kg q.i.d. 治疗 2 周；对于克柔念珠菌治疗上同有症状念珠菌膀胱炎；并强烈建议解除可能存在的尿路梗阻；若有留置肾盂造瘘管或输尿管支架的患者，如可行应考虑取出或更换。

四、预防措施

1. 严格掌握留置导尿管的指征（表 4-13），减少或避免不必要的留置导尿管和最大程度缩短导尿管留置时间。

导尿管的留置时间是感染发生最重要的危险因素。因此，只有在具备合

适指征时才进行泌尿道插管,并且留置时间要合理,做到及时拔除,即每日评估患者是否需要继续插管。这对于减少导尿管的应用及其相关的感染风险,应该是最为直接的方法,应优先实施。

表 4-13　留置导尿管的指征

指征	评价
临床显著性尿潴留	临时使用或长期使用,如药物治疗无效而又不具备外科手术适应证者
尿失禁	为改善终末期患者的舒适度;如果创伤性更小的措施无效(例如行为和药物介入以及失禁垫),且不具备使用外部收集设备时
需要精确监测尿量	经常或紧急的监测需要,例如危重症患者
患者无法或不愿收集尿液	全身麻醉或脊髓麻醉的长时间手术期间,择期泌尿科和妇产科手术的围手术期

2. 选择合适的导尿管　近年来,除了普通的乳胶导管,各种用物理或者化学方法将抗菌物质(抗菌药物、银合金)结合在导尿管表面制成的特殊导尿管也已被应用到临床上。使用型号尽可能小的导尿管,并与引流袋相匹配,从而最大限度减少尿道损伤。需要长期留置导尿管的患者尽量使用对尿道刺激小的全硅胶导尿管。短期导尿的患者,可考虑应用抗菌药涂层导尿管以降低或延缓 CA-UTI 的发生,但不推荐常规应用。

3. 注意手卫生,严格遵循无菌操作技术原则留置导尿管,动作轻柔,避免损伤尿道黏膜。

4. 引流装置的管理

(1)没有充分证据可证明在预防 CA-UTI 方面,某一引流装置优于另一类,防反流装置不能代替日常护理措施。

(2)留置导尿期间应保持引流装置的密闭性,防止污染。

(3)留置导尿期间应保持尿液引流通畅,避免导尿管及引流管扭曲,集尿袋应始终低于膀胱水平,避免接触地面或直接置于地上。

(4)不支持频繁更换集尿袋,具体更换频率可参照产品说明书;一旦发生无菌状态被打破,接头(连接)处断开或尿液漏出,应使用无菌方法更换导尿管的引流装置。

5. 减少或避免不必要的膀胱冲洗,合理应用抗菌药物。需要注意的是,长期留置导尿管的患者不应常规使用抗菌药或生理盐水进行膀胱冲洗以减少 CA-UTI 和导尿管阻塞的发生,只有部分外科术后和短期导尿的患者可考虑应用抗菌药冲洗以降低革兰氏阴性菌菌尿症的发生率。

对短期或长期导尿,包括进行外科手术的患者,不推荐常规全身应用抗菌药物，以减少 CA-UTI 与选择性耐药的发生。

6. 对护士技术的教育与培训，以及规范的日常护理（包括日常观察、评估留置导尿管的必要性、清空集尿袋、局部日常清洁和大便失禁后的局部处理），都能大大减少 CA-UTI 的发生。

（麦汉滔　何　清）

参 考 文 献

[1] 陈明君,吕琳,张红娟,等. 重症监护病房导管相关性尿路感染的现状分析及干预措施. 中华医院感染学杂志,2016,26(24):5607-5609.

[2] PAPPAS PG, KAUFFMAN CA, ANDES DR, et al. Clinical practice guideline for the management of candidiasis: 2016 update by the Infectious Diseases Society of America. Clin Infect Dis, 2016, 62(4): e1-e50.

[3] 尿路感染诊断与治疗中国专家共识编写组. 尿路感染诊断与治疗中国专家共识(2015版)——尿路感染抗菌药物选择策略及特殊类型尿路感染的治疗建议. 中华泌尿外科杂志,2015,36(4):245-248.

[4] LO E, NICOLLE LE, COFFIN SE, et al. Strategies to prevent catheter-associated urinary tract infections in acute care hospitals: 2014 update. Infect Control Hosp Epidemiol, 2014, 35 Suppl 2: S32-S47.

[5] 邹鹤娟,李光辉. 成人导管相关尿路感染的诊断、预防和治疗——2009 年美国感染病学会国际临床实践指南. 中国感染与化疗杂志,2010,10(5):321-324.

[6] HOOTON TM, BRADLEY SF, CARDENAS DD, et al. Diagnosis, prevention, and treatment of catheter-associated urinary tract infection in adults: 2009 international clinical practice guidelines from the Infectious Diseases Society of America. Clin Infect Dis, 2010, 50(5): 625-663.

[7] 才胜勇,裴琼,崔海军. 泌尿外科患者尿路感染危险因素 logistic 回归分析. 中华医院感染学杂志,2011,21(16):3369-3370,3422.

第四节　皮肤软组织感染

一、切口感染

外科手术后切口感染，也称为手术部位感染（surgical site infection, SSI），是术后常见的并发症，属医院感染之一。2006 年吴养发表在《中华医院感染学杂志》的一项临床调查资料显示，国外切口感染占外科医院感染的 8.0%～40.0%，在我国手术后切口感染率位居医院感染的第 3 位。医院感染已成为一个严重的公共卫生问题而得到全世界的关注,外科手术后容易发生感染,其原因是手术是一种侵入性操作,在对病变部位切除的同时也破坏了正常的皮肤黏膜的完整性,使人体抵御细菌入侵的第一道屏障被破坏,导致感染发生率升高。

(一)病原学与发病机制

1. 病原学　在抗菌药物问世前,手术后感染的微生物主要是毒力强的葡萄球菌,而抗菌药物问世后逐渐转变为具有耐药性的葡萄球菌,在广谱抗菌药广泛应用的时代则转变为以革兰氏阴性需氧菌和厌氧菌的混合感染为主。金黄色葡萄球菌和 CoNS 是人体皮肤的常在菌,因而是清洁手术切口感染最常见的分离菌。污染手术感染最常见的病原菌是器官内存在的菌种,一般由1种以上的细菌引起。

既往通常认为切口感染病原菌多见于革兰氏阳性球菌,主要是金黄色葡萄球菌,亦可见于铜绿假单胞菌、大肠埃希菌等。但不同专科,手术部位及方式不一样,造成切口感染的病原菌也有所区别,存在多样性,总体上看革兰氏阴性杆菌的比例有上升趋势。

2013 年黄宝强发表在《齐齐哈尔医学院学报》的一项临床研究发现,普外科手术切口感染以革兰氏阴性杆菌为主(61.9%),主要为大肠埃希菌及铜绿假单胞菌,其次为金黄色葡萄球菌与粪肠球菌为主的革兰氏阳性球菌。对于心脏外科术后深部胸骨切口感染的患者也是以革兰氏阴性杆菌为主要的致病菌(54.3%),可见铜绿假单胞菌、鲍曼不动杆菌以及阴沟肠杆菌,但少见大肠埃希菌。骨科手术切口感染的病原菌多见为革兰氏阴性杆菌(86.21%),其中铜绿假单胞菌最常见,但髋关节置换术后感染则以革兰氏阳性球菌为主(54.54%)。剖宫产术后切口感染则以肠球菌(32.66%)、金黄色葡萄球菌(8.16%)以及大肠埃希菌(28.57%)为主要致病菌。

厌氧菌感染也不能忽视,2006 年杨春明发表在《医学与哲学》的研究证明手术后 1/3 的切口感染,2/3 的腹内脓肿由厌氧菌引起,常合并有需氧菌感染。主要的致病菌是脆弱拟杆菌,占临床分离厌氧菌的 70%~80%,其次是消化链球菌属。

不同国家、地区和医院的细菌流行病学和各种抗菌药物的抗菌谱均有所差异,甚至在不同时期也有变化,所以各医院应每年统计和总结细菌学资料,使手术后感染的防治更有针对性。

2. 发病机制　外科切口感染的发生是宿主和微生物间相互作用、相互斗争的结果。宿主全身和局部的免疫功能状态正常与否,与外科手术创伤后感染的发生有密切而重要的关系。

(1)手术后机体免疫功能受抑制,在大手术及复杂手术后尤为严重。

（2）机体免疫功能受损的因素：①严重基础病，如白血病、尿毒症、糖尿病、肝硬化及先天性免疫缺陷症等；②老年人和婴幼儿；③接受多种免疫抑制疗法；④长期使用抗生素等。

（3）促进切口感染的原因有：①组织缺血，即使是短暂的，数量不足以引起感染的细菌即能迅速繁殖而引起感染；②局部注射肾上腺素、抗凝剂及对抗补体的药物均能增加感染的机会；③闭塞性脉管病，如下肢静脉曲张等局部血液循环不良者也易发生感染；④异物可使切口感染长期不愈，即使切口愈合，异物存留的局部仍可有细菌存在并导致重新化脓；⑤细菌的毒性和数量也是切口感染的重要条件。

（二）传染源与传播途径

手术切口部位感染的致病菌可来源于医护人员、医院环境和患者。清洁切口引起的感染大部分是外源性污染，可来自任何工作人员和环境。引起感染的大多数细菌是患者本身携带的，包括胃肠道、呼吸道、泌尿生殖道、皮肤和前鼻孔。

1. 医护人员　据对口罩、帽子的细菌检测，手术切口感染率的增加与手术人员携带金黄色葡萄球菌有关，是潜在的十分重要的传染源，鼻腔与头发也有金黄色葡萄球菌的定植。目前工作人员作为切口细菌感染来源的资料有限，一旦发生暴发流行，应当认识到工作人员作为传染源的可能性。

2. 环境　空气中的飞沫、尘埃可携带细菌，它们来自人们的上呼吸道、患者的被服、清扫工具、病室地面等处，常在铺床、扫地和人员走动时飞扬散布。但有资料证实不少切口感染是术后继发的，其致病菌来自患者的皮肤以及工作人员的鼻咽带菌，而不是来自空气。

手术器械、医疗用品、药物等在使用时不应有细菌存在。误用未消毒或未达到有效消毒、灭菌的器械和敷料施行手术，会造成严重的手术切口感染。

3. 患者　通常认为患者自身固有的菌群是最重要的手术切口感染来源，手术切开或切除空腔脏器，脏器中的细菌可污染手术野而导致术后感染。结肠手术前，口服抗菌药物可减少切口感染率。同样，清洁手术中定植于较深层皮肤的金黄色葡萄球菌，术前没有达到有效的消毒，可引起术后切口感染。在身体其他部位存在的感染，手术时或手术后经血液循环或淋巴播散后也可引起手术切口感染。

（三）手术部位感染的分类

1. 切口分类

（1）Ⅰ类切口：即清洁切口，为无菌切口，指局部无感染、非外伤的、未进入空腔脏器（胃肠、胆道、呼吸道等）的切口，如甲状腺切除术、开颅术及闭合性骨折切开复位等。

（2）Ⅱ类切口：即清洁 - 污染切口，为可能感染切口，包括①某些脏器手术的切口可能受到污染，如阑尾、胃、肾、肺、子宫切除术等；②手术区域皮肤不易彻底灭菌（如会阴、阴囊部手术）；③新近愈合的切口需再次切开手术，如腹部手术出现并发症需再次剖腹的切口（如脾切除术后大出血需再次切开剖腹探查止血等）；④伤后 6 小时内经清创初期缝合的切口。

（3）Ⅲ类切口：即污染切口，包括①切口直接暴露于感染区中或邻近感染区，如胃、十二指肠溃疡穿孔手术，阑尾穿孔手术，结核性脓肿或窦道切除缝合的切口等；②与口腔相通的手术，如唇裂、腭裂手术等；③某些腹内感染明显的手术，如胆囊积脓、肠绞窄坏死等手术。

在个别病例中，切口分类有困难时，一般可定为下一类，即不能确定为Ⅰ类者可定为Ⅱ类；不能定为Ⅱ类者可定为Ⅲ类。

2. 切口等级

（1）甲级以"甲"字表示，指愈合优良，无不良反应的初期愈合。

（2）乙级以"乙"字表示，指愈合欠佳，即切口愈合有缺点，但未化脓的愈合，如缝线感染（针孔脓点）、红肿、硬结（超过一般反应者）、血肿、积脓、皮肤坏死、脂肪液化、切口破裂等。为了统计缺点的性质，可在"乙"字后面加括号注明情况，如"乙（血肿）"。

（3）丙级以"丙"字表示，切口化脓，并因切口化脓需将切口敞开，或切开引流者。

3. 手术部位感染的诊断标准　根据我国《外科手术部位感染预防与控制技术指南（试行）》的诊断标准，外科手术部位感染分为切口浅部组织感染、切口深部组织感染、器官 / 腔隙感染。

（1）切口浅部组织感染：手术后 30 日以内发生的仅累及切口皮肤或者皮下组织的感染，并符合下列条件之一。①切口浅部组织有化脓性液体；②从切口浅部组织的液体或者组织中培养出病原体；③具有感染的症状或者体征，包括局部发红、肿胀、发热、疼痛和触痛，外科医师开放的切口浅层组织。

下列情形不属于切口浅部组织感染。①针眼处脓点（仅限于缝线通过处的轻微炎症和少许分泌物）；②外阴切开术或包皮环切术部位或肛门周围手术部位感染；③感染的烧伤创面，及溶痂的Ⅱ、Ⅲ度烧伤创面。

（2）切口深部组织感染：无植入物者手术后 30 日以内，有植入物者手术后 1 年以内发生的累及深部软组织（如筋膜和肌层）的感染，并符合下列条件之一。①从切口深部引流或穿刺出脓液，但脓液不是来自器官 / 腔隙部分。②切口深部组织自行裂开或者由外科医师开放的切口。同时，患者具有感染的症状或者体征，包括局部发热、肿胀及疼痛。③经直接检查、再次手术探查、病理学或者影像学检查，发现切口深部组织脓肿或者其他感染证据。

同时累及切口浅部组织和深部组织的感染归为切口深部组织感染；经切口引流所致器官/腔隙感染，无须再次手术归为深部组织感染。

（3）器官/腔隙感染：无植入物者手术后 30 日以内，有植入物者手术后 1 年以内发生的累及术中解剖部位（如器官或者腔隙）的感染，并符合下列条件之一。①器官或者腔隙穿刺引流或穿刺出脓液；②从器官或者腔隙的分泌物或组织中培养分离出致病菌；③经直接检查、再次手术、病理学或者影像学检查，发现器官或者腔隙脓肿或者其他器官或者腔隙感染的证据。

（四）危险因素

1. 与宿主相关的危险因素

（1）确定的危险因素

1）年龄：高龄患者和婴幼儿术后易发生感染，主要因为机体老化全身免疫防御功能下降或免接系统发育不全而易罹患感染，这是已被广泛接受的一个独立的危险因素。

2）肥胖：病态的肥胖也是一个独立的切口部位感染的危险因素。这是由于脂肪组织的血流量和血容量均较低，血供少的组织易于发生感染。此外，脂肪组织影响手术操作和术野的显露，延长手术时间及难以完全消灭脂肪层的死腔等均可使术后易于发生感染。

3）疾病严重指数：若干研究发现患有严重基础疾病的患者容易发生感染。

4）远隔感染灶：患有活动性感染的患者，即使感染部位与手术切口离得很远，也比未患有感染的患者切口感染率高很多倍。

5）鼻腔携带金黄色葡萄球菌：手术切口感染中金黄色葡萄球菌是最常见的病原菌之一。

6）术前住院时间：国外有研究显示，较长的住院时间是一个独立的危险因素，住院期间耐药菌株的定植增加，与其有关的严重的基础病可能是重要的因素。

7）糖尿病：大量研究发现，合并糖尿病的患者发生手术切口感染的概率远高于非糖尿病患者，这是因为糖尿病患者机体免疫力与防御力下降，高糖环境也利于细菌生长繁殖，而糖尿病相关的血管神经性病变引起血流缓慢，周围组织供氧减少，影响局部组织对感染的反应。因此，优化血糖水平可以减少 SSI 的发生率。

8）营养不良和低血清白蛋白：营养不良与低血清白蛋白对切口愈合有不利影响，可导致 SSI 的发生率升高。

（2）可能的危险因素：①恶性肿瘤；②免疫抑制治疗。

（3）非危险因素：①种族；②性别。

2．与外科手术相关的危险因素

（1）确定的危险因素

1）术前毛发的去除：在手术之前去除毛发，预防毛发落入切口及定植于毛发上的致病菌污染。这是因为毛发特别是毛囊，是微生物常见的寄宿处，除毛更有利于消毒液灭菌，术前备皮对降低 SSI 发生率非常必要。

2）手术类型：上文提及切口的类型不同，术后发生切口感染率也不同。Ⅰ类切口感染与术区消毒不严或手术器械、空气污染及异物植入等有关。Ⅱ、Ⅲ类切口主要为胃肠道手术，术中胃肠道内容物或者腹腔脓性渗出液很容易污染切口，导致切口感染。因此做好切口保护及术前的肠道准备十分必要。

3）抗菌药物的预防性应用：预防性应用抗菌药物能减少术后手术部位感染率是确切的，但应在术前短期内（0.5～1 小时）给药，使术中及术后 4 小时血浆内的抗菌药物达到有效浓度才起作用。

4）手术持续时间是一个已充分证明了的危险因素。主要考虑是长时间的手术操作导致切口较长时间的暴露，污染创面的细菌数量也增加。

（2）很可能的因素：①多重手术；②组织损伤；③异物；④输血。

（3）可能的因素：①术前洗澡；②急诊手术；③引流；④手术开始时间。

虽然外科手术中 SSI 几乎无法避免，但针对确定及很可能的危险因素，干预可控因素，如做好手术前准备，控制糖尿病，改善营养不良，术前选用适合的备皮方式，提高手术技巧和熟练程度进而缩短手术时间，严格无菌操作，爱护组织，合理使用预防性抗菌药物等，采取积极的预防干预措施，可以将发生率降到更低水平。

（五）治疗

《2014 年 IDSA 实践指南：皮肤软组织感染的诊断与管理》中提到对手术切口感染的处理流程（图 4-2）。

若存在 MRSA 感染的高风险时（存在鼻腔定植、曾有过 MRSA 感染、近期有过住院、近期有过抗生素治疗等因素），可使用万古霉素、利奈唑胺、达托霉素、头孢洛林等抗菌药物。

若存在多重耐药铜绿假单胞菌感染高风险（存在皮肤黏膜屏障破坏、免疫功能低下、慢性结构性肺病、长期住院、入 ICU、既往广谱抗菌药物使用等因素），须以敏感 β- 内酰胺类抗生素为基础的联合治疗，并尽可能避免患者近期使用过的抗菌药物。不同部位的 SSI 也给出了抗生素静脉用药方案，具体见表 4-14。

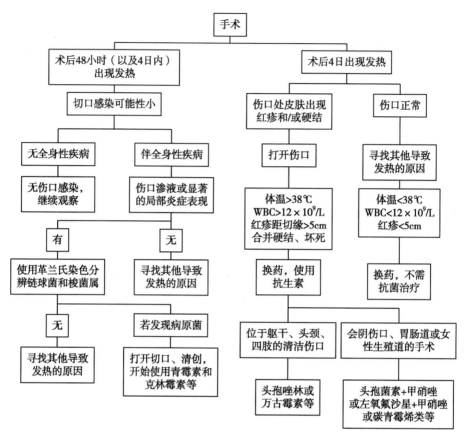

图 4-2 《2014 IDSA 实践指南：皮肤软组织感染的诊断与管理》中对手术切口感染的处理流程

表 4-14　SSI 抗生素静脉用药部分方案

1. 胃肠道或泌尿生殖系统的手术

单药疗法：

替卡西林 / 克拉维酸 3.1g q.6h.

哌拉西林 / 他唑巴坦 3.375g q.6h. 或 4.5g q.8h.

亚胺培南 / 西司他丁 500mg q.6h.

美罗培南 1g q.8h.

厄他培南 1g q.8h.

联合用药：

头孢曲松 1g q.d. + 甲硝唑 500mg q.8h.

环丙沙星 400mg q.12h. + 甲硝唑 500mg q.8h.

左氧氟沙星 750mg q.d. + 甲硝唑 500mg q.8h.

氨苄西林 / 舒巴坦 750mg + 庆大霉素或妥布霉素 5mg/kg q.d.

续表

2. 躯干处手术,远离腋窝或会阴的手足部手术

苯唑西林/萘夫西林 2g q.6h.

头孢唑林 0.5～1g q.8h.

万古霉素 15mg/kg q.6h.

3. 腋窝或会阴处手术

甲硝唑 500mg q.8h.

+

环丙沙星 400mg q.12h.

左氧氟沙星 750mg q.d.

头孢曲松 1g q.d.

(六)预防

1. 手术前

(1)尽量缩短患者术前住院时间。择期手术患者应当尽可能待手术部位以外感染治愈后再行手术。

(2)有效控制糖尿病患者的血糖水平,美国临床内分泌医师学会(American Association of Clinical Endocrinologists,AACE)和美国糖尿病协会(American Diabetes Association,ADA)均建议 ICU 患者血糖控制范围 7.8～10.0mmol/L,血糖控制不宜过于严格。

(3)正确准备手术部位皮肤,彻底清除手术切口部位和周围皮肤的污染。术前备皮应当在手术当日进行,确需去除手术部位毛发时,应当使用不损伤皮肤的方法,避免使用刀片刮除毛发。

(4)消毒前要彻底清除手术切口和周围皮肤的污染,采用卫生行政部门批准的合适的消毒剂以适当的方式消毒手术部位皮肤,皮肤消毒范围应当符合手术要求,如需延长切口、做新切口或放置引流时,应当扩大消毒范围。

(5)如需预防用抗菌药物时,手术患者皮肤切开前 30 分钟至 1 小时内或麻醉诱导期给予合理种类和合理剂量的抗菌药物。需要作肠道准备的患者,还需术前一日分次、足剂量给予非吸收性口服抗菌药物。《WHO 全球指南:手术部位感染的预防》指出,除常规标准静脉应用抗生素预防外,术前应口服抗生素结合机械性肠道准备以降低 SSI 风险。

(6)有明显皮肤感染或者患感冒、流行性感冒等呼吸道疾病,以及携带或感染多重耐药菌的医务人员,在未治愈前不应参加手术。

(7)手术人员要严格按照《医务人员手卫生规范》进行外科手消毒。

(8)加强营养支持,《WHO 全球指南:手术部位感染的预防》指出,对接

受大型手术的低体重患者,为预防 SSI 可考虑通过口服或肠内给予富含多种营养素的营养制剂。

(9) 重视术前患者的抵抗力,纠正水电解质的不平衡、贫血、低蛋白血症等。

(10) 改善术前超重和肥胖,已有研究和共识指出肥胖患者脂肪组织供血不足,以及难以消灭的死腔等,均会增加手术感染发生的风险。

2. 手术中

(1) 保证手术室门关闭,尽量保持手术室正压通气,环境表面清洁,最大限度减少人员数量和流动。

(2) 保证使用的手术器械、器具及物品等达到灭菌水平。

(3) 手术中医务人员要严格遵循无菌技术原则和手卫生规范。

(4) 若手术时间超过 3 小时,或者手术时间长于所用抗菌药物半衰期的,或者失血量大于 1 500ml 的,手术中应当对患者追加合理剂量的抗菌药物。

(5) 手术人员尽量轻柔地接触组织,保持有效地止血,最大限度地减少组织损伤,彻底去除手术部位的坏死组织,避免形成死腔。

(6) 术中保持患者体温正常,防止低体温。需要局部降温的特殊手术执行具体专业要求。

(7) 切口保护套可拓展手术视野,保护切口免受污染。有专家建议在清洁 - 污染切口和污染切口的腹部手术使用切口保护套以降低 SSI 发生率。

(8) 冲洗手术部位时,应当使用温度 37℃ 的无菌生理盐水等液体。

(9) 对于需要引流的手术切口,术中应当首选密闭负压引流,并尽量选择远离手术切口、位置合适的部位进行置管引流,确保引流充分。

3. 手术后

(1) 医务人员接触患者手术部位或者更换手术切口敷料前后应当进行手卫生。

(2) 为患者更换切口敷料时,要严格遵守无菌技术操作原则及换药流程。

(3) 术后保持引流通畅,根据病情尽早为患者拔除引流管。

(4) 外科医师、护士要定时观察患者手术部位切口情况,出现分泌物时应当进行微生物培养,结合微生物报告及患者手术情况,对外科手术部位感染及时诊断、治疗和监测。

二、压疮

压疮已成为全球性的健康问题,其病情发展迅速,治疗周期长,给国家、社会、医疗机构及家庭带来巨大的经济负担。而在重症病房,患者多为卧床、瘫痪、意识不清、大手术后，他们出现压疮的风险明显增高，做好压疮的预防与治疗尤为重要。

（一）定义与分期

1. 定义　压疮，也称褥疮，是指皮肤和／或皮下组织的局限性损伤，通常位于骨隆突处，由压力（包括压力联合剪切力）所致。

2. 分期　根据 2014 年版国际《压疮预防和治疗：临床实践指南》，可将压疮划分为 6 个分期。

第Ⅰ期：皮肤完整但出现红斑（受压皮肤下压不会出现苍白现象）。

第Ⅱ期：皮肤损伤涉及表皮或真皮。溃疡呈表浅性，临床上可看到表皮损伤、水疱、浅的火山口状伤口。

第Ⅲ期：皮下组织受到侵犯，但尚未侵犯筋膜层。临床上可见深的火山口状伤口，且已侵及周围邻近组织。

第Ⅳ期：组织完全被破坏或坏死至肌肉层、骨骼及支持性结构。

难以分期压疮：全层组织损毁，溃疡基底部覆盖着黄色、褐色、灰色或绿色的坏死组织和／或创面存在褐色或黑色结痂。

疑似深部组织损伤：皮下软组织受损，局部皮肤完整但呈现紫色或紫红色，或有水疱，局部可出现疼痛、硬结、发热或冰冷等。

（二）流行病学

2018 年郭艳侠发表在《中国护理管理》的一篇 meta 分析发现，我国住院患者压疮的现患率为 1.67%，其中医院获得性压疮现患率为 0.68%，但重症患者占现患压疮患者的 18.76%，占比最高。发生压疮部位上，骶尾、足跟、髂嵴及大转子部位为好发部位，需重点检查。在美国，患者出现一处压疮可增加 5 倍的住院时间，每年用于治疗压疮的费用也将近达到 110 亿美元。而在美国不同的急诊医院，患者压疮发生率为 0.4%～38%，在 1990—2001 年的 10 年间，就有将近 11 500 名患者因压疮而死亡。压疮的问题已经成为住院患者，特别是 ICU 患者不可忽视的问题。

（三）危险因素与形成机制

压疮的形成主要是由于局部组织长期受压，导致局部血液循环障碍，持续缺血、缺氧造成组织营养不良，最终使局部组织发生溃烂、坏死。

1. 内源性因素

（1）移动能力受限：多见于脊髓损伤、脑血管意外、进展性神经功能失调、骨折、大手术后、昏迷或镇静等情况，这些患者长期卧床且常伴尿便失禁等情况，发生压疮概率较高。

（2）营养不良：多见于贫血、低蛋白血症或食物摄入不足等情况，这使得皮肤防御及修复能力下降,外界刺激的耐受性降低,更易发生压疮。

(3)合并症:如糖尿病、血管炎、免疫抑制剂治疗、糖皮质激素治疗、心力衰竭、尿毒症、恶性肿瘤等基础疾病,合并上述情况的患者免疫力较健康人降低,神经感觉亦下降,组织灌注较差,这些因素均可促进压疮的发生。

(4)高龄:年龄是压疮的独立危险因素,年龄越大发生压疮的危险性越高。老年人皮肤松弛菲薄,没有脂肪支撑,肌肉弹性也较差,对外界环境的适应能力和抵抗力较差,对摩擦力、剪切力等耐受性差,很容易发生皮肤损伤,因此成为压疮的高发因素。

2.外源性因素

(1)压力:压疮形成的关键是压力的强度和持续时间,压力经皮肤由浅入深扩散呈圆锥形分布,最大压力在骨突出的周围。也有研究发现,低压长时间的压迫造成的组织损伤要大于高压短时间的压迫。ICU的患者需要长期卧床,身上连接着各种导管和监护导线,有些患者还需实施保护性约束,这都限制了患者的躯体移动和体位变换,容易造成头枕部、双肘、骶尾部、足跟及外踝等部位长期受压。压力超过毛细血管平均压力 4.27kPa 时,会使皮肤血流停顿,由于淋巴滞留蓄积,厌氧代谢废物促使组织坏死。

(2)剪切力:剪切力是施加于相邻物体的表面,引起相反方向的进行性平滑移动的力量。当身体同一部位受到不同方向的作用力时,比压力更易导致压疮。剪切力作用于组织深层,引起组织的相对移位,能切断较大区域的小血管供应,导致组织氧张力下降,因此它比垂直方向的压力更具危害。如果将受压部位的血管比作水管,压力是将水管挤扁,而剪切力是将水管折弯,所以剪切力更易阻断血流。

(3)摩擦力:摩擦力作用于皮肤,易损伤皮肤的角质层,增加皮肤的敏感性。床铺皱褶不平,有渣屑,皮肤潮湿或搬动时拖、拽、拉、扯患者均产生较大摩擦力。ICU患者由于镇静、使用人工气道和胃肠道营养,需要采取头高屈腿的体位,头部抬高大于 30°,为了防止患者下滑而同时屈腿,在这种体位下骶尾部和足跟部承受着摩擦力和剪切力的影响。

(4)潮湿的环境:潮湿导致皮肤酸碱度改变,其角质层的屏障能力下降,更易发生表皮损伤及细菌繁殖。常见于大小便失禁、大汗或多汗、伤口大量渗液等。

(四)压疮评估

1.首次评估　患者入ICU后即进行压疮评估,评估率达100%。

2.再次评估　危重患者需每班检查皮肤。

3.使用有效的压疮风险评估工具,如 Braden 评分表。

Braden 评分表在临床上应用于老年患者、重症监护病房患者、骨折患者围手术期及外科患者围手术期的风险评估(表 4-15)。压疮评分分级为①轻度危险：15～16 分；②中度危险：13～14 分；③高度危险：5～12 分。

表4-15　Braden 评分表

评分内容	评估计分标准				评分
	1分	2分	3分	4分	
感知能力	完全限制	大部分受限制	轻度受限	没有改变	
潮湿程度	持久潮湿	非常潮湿	偶尔潮湿	通常皮肤是干的	
活动能力	卧床不起	受限于轮椅	偶尔步行	经常步行	
移动能力	完全受限	严重受限	轻度受限	经常能独立完成大幅度体位改变	
营养摄取能力	营养重度摄入不足	可能营养摄入不足	营养摄入不当	营养摄入良好	
摩擦力和剪切力	有此问题	有潜在问题	无明显问题		

4. Braden 评分内容具体描述

（1）感知能力

1）完全受限：由于意识水平下降或用镇静药后或体表大部分痛觉能力受限所致对疼痛刺激无反应。

2）大部分受限：对疼痛有反应，但只能用呻吟、烦躁不安表示，不能用语言表达不舒适或痛觉能力受损＞1/2 体表面积。

3）轻度受限：对指令性语言有反应，但不能总是用语言表达不舒适，或有 1～2 个肢体感受疼痛或不舒适的能力受损。

4）无损害：对指令性语言有反应，无感觉受损。

（2）潮湿程度

1）持续潮湿：每次移动或翻动患者时几乎总是看到皮肤被分泌物、尿液等浸湿。

2）非常潮湿：皮肤频繁受潮，床单至少每班更换 1 次。

3）偶尔潮湿：要求额外更换，床单大约每日 1 次。

（3）活动能力

1）卧床：被限制在床上。

2）坐椅子：步行活动严重受限或不能步行活动，不能耐受自身的体重或必须借助椅子或轮椅活动。

3）偶尔步行：白天偶尔步行但距离非常短，需借助辅助设施或独立行走，大部分时间在床上或椅子上。

4）经常步行：在白天清醒时室外步行每日至少2次，室内步行至少每2小时1次。

（4）移动能力

1）完全受限：在没有人帮助的情况下，患者完全不能改变身体或四肢的位置。

2）非常受限：偶尔能轻微改变身体或四肢的位置，但不能经常改变或独立地改变体位。

3）轻微受限：尽管只是轻微改变身体或四肢位置，但可经常移动且独立进行。

4）不受限：可独立进行主要的体位改变，且经常随意改变。

（5）营养摄取能力

1）非常差：从未吃过完整的一餐；罕见每餐所吃食物＞1/3所供食物；每日吃两餐或蛋白质较少的食物；摄取水分较少或未将汤类列入食谱作为日常补充；禁食或一直喝清流质或静脉输液＞5日。

2）可能不足：罕见吃完一餐；一般仅吃所供食物的1/2；蛋白质摄入仅包括每日3人份肉类或日常量。偶尔吃加餐或接受较少量的流质软食或鼻饲饮食。

3）充足：大多数时间所吃食物＞1/2所供食物；每日所吃蛋白质共达4人份；偶尔少吃一餐，但常常会加餐；在鼻饲或全肠外营养期间能满足大部分营养需求。

4）丰富：每餐均能吃完或基本吃完；从不少吃一餐；每日常吃≥4人份的肉类；不要求加餐。

（6）摩擦力和剪切力

1）存在问题：需要协助才能移动患者；移动患者时皮肤与床单表面没有完全托起会发生摩擦力；患者坐床上或椅子时经常出现向下滑动；肌肉痉挛、收缩或躁动不安时会产生持续存在的摩擦力。

2）潜在问题：很费力地移动患者会增加摩擦；在移动患者期间，皮肤可能有某种程度上的滑动去抵抗床单、椅子、约束带或其他装置所产生的阻力；在床上或椅子上大部分时间能保持良好的体位，但偶尔有向下滑动。

3）不存在问题：在床上或椅子里能够独立移动；移动期间有足够的肌力完全抬举身体及肢体；在床上和椅子上都能保持良好的体位。

5. 对于高风险人群进行预防以降低压疮发生风险。老年、瘫痪、麻痹、昏迷、营养不良、大小便失禁、使用支架或石膏的患者是压疮发生的高危人群。

（五）预防措施

1. 减压

（1）减压方法：间歇性解除压力是有效预防压疮的关键。至少每 1～2 小时翻身 1 次，翻身时避免拖、拉、扯、拽、推，对肢体偏瘫的患者应在常规压疮预防护理的基础上，采取翻身循环卧位。翻身时选择合适的体位是预防压疮的首要措施。半卧位时床头抬高 45°，患者易滑动，增加了骶尾部剪切力，可形成压疮，所以应保持 5°～30° 为宜。建立翻身卡，Braden 评分＜7 分、颈椎骨折及病情限制翻身的患者必须使用气垫床。

（2）常用的减压工具：常用的减压用具中适于全身使用的有气垫床、全自动翻身床；局部使用的有小型凉液垫、水垫、三升输液袋、复方茶叶垫、决明子垫、负米袋垫等。有潜在局部受压危险的患者使用自制充水三升袋和一次性充水乳胶手套制成的水囊或气囊垫于局部受压部位，能有效减少局部受压情况发生。在减轻压力方面，以气垫为最好，其次是水垫、凝胶垫，泡沫塑料垫最差；而在温度方面以凝胶垫温度最低，水垫次之，气垫及泡沫塑料垫温度较高。

2. 营养支持　营养不良是导致压疮的内因，又可影响压疮的愈合。蛋白质是机体组织修复所必需的物质，维生素可促进伤口的愈合。应根据患者的营养状况，有针对性地进行营养供给，给予高蛋白、足热量、高维生素膳食，以增加机体抵抗力和组织修复能力。此外，给患者适当补充硫酸锌等矿物质可促进压疮的愈合。不能进食者采用完全胃肠外营养治疗，保证每日各种营养物质的供给，满足机体代谢需要。

3. 避免潮湿的刺激　对小便失禁者使用尿布或接尿器，必要时留着导尿管。保持会阴部及皮肤清洁干燥；对频繁腹泻及大便失禁患者使用带囊气管导管代替肛管。根据情况选择合适型号的气管导管，将气管导管外涂石蜡油后置入患者肛门，并给气囊充气，外接一次性腹腔镜保护套，可有效保护肛周皮肤及减轻护理工作量。

（六）治疗

1. I 期创面　受压部位皮肤出现潮红、硬结时，应以改变体位为主，可使用水胶体敷料（溃疡贴、透明贴），不宜按摩，因软组织受压变红是正常皮肤的保护性反应，解除压力后一般 30～40 分钟会自动褪色，不会形成压疮，如持续发红，则表明软组织损伤，按摩必将加重损伤程度。透明贴能有效减轻患者局部皮肤受压，使局部皮肤更加光滑、耐磨，从而减轻局部皮肤所受压力、剪切力和摩擦力，能有效消除引起压疮的主要因素。根据局部受压面积大小选择透明贴，以略大于局部受压皮肤为宜。

2．Ⅱ期创面　Ⅱ期创面无破损或渗液少，可使用水胶体敷料，换药间隔2～7日，创面破损或渗液较多，可使用水胶体敷料／藻酸盐敷料。局部皮肤全层破溃但未累及皮下组织或局部溃疡组织红润、坏死组织不多时，可清洗创面。用20ml注射器抽取生理盐水采用脉冲加旋式水流冲洗法反复冲洗伤口，以达到彻底去除腐肉、腐皮和分泌物的目的。

3．Ⅲ、Ⅳ期创面　彻底清创去除坏死组织，切痂和切开引流，换药间隔24小时，若不能切痂，用水凝胶与水胶体敷料自溶清创，厚痂用刀片划痕后再使用，换药间隔3～4日，肌腱、骨膜外露时用水凝胶保护，必要时进行外科手术。

4．疑似深部组织损伤期　避免受压，严禁拖拉，局部生理盐水清洁，水胶体敷料软化皮下硬结。

5．不可分期压疮　彻底清创，确定分期，按照Ⅲ、Ⅳ期创面处理。

6．伤口敷料的选择原则　根据渗出量选择敷料的吸收能力；根据创面大小选择敷料尺寸；根据创面深度选择辅助敷料种类；根据局部创面决定是否减压引流或加压包扎；根据创面位置选择敷料的形状、薄厚；根据皮肤耐受性选择敷料的黏性强度；感染伤口不要使用密闭性敷料。

（麦汉滔　何　清）

参 考 文 献

[1]　中华医学会糖尿病学分会. 中国2型糖尿病防治指南（2017年版）. 中国实用内科杂志, 2018, 38（4）: 292-344.

[2]　郑小玲, 胡莉娜, 孙亚青, 等. 剖宫产术后切口感染病原学特点及其危险因素分析. 中华医院感染学杂志, 2017, 27（21）: 4978-4981.

[3]　刘明东, 周祖彬, 刘国太, 等. 全髋关节置换术后切口感染的危险因素与病原学分析. 中华医院感染学杂志, 2017, 27（12）: 2767-2770.

[4]　张继凤, 杨侃, 夏海娜, 等. 心脏外科术后深部胸骨切口感染临床特点及病原学分析. 中华医院感染学杂志, 2017, 27（5）: 1145-1148.

[5]　WOUND, Ostomy and Continence Nurses Society-Wound Guidelines Task Force. WOCN 2016 Guideline for prevention and management of pressure injuries（ulcers）. J Wound Ostomy Continence Nurs, 2017, 44（3）: 241-246.

[6]　BERRÍOS-TORRES SI, UMSCHEID CA, BRATZLER DW, et al. Centers for disease control and prevention guideline for the prevention of surgical site infection, 2017. JAMA Surg, 2017, 152（8）: 784-791.

[7]　BAN KA, MINEI JP, LARONGA C, et al. Executive summary of the American College of Surgeons/Surgical Infection Society surgical site infection guidelines-2016 update. Surg Infect（Larchmt）, 2017, 18（4）: 379-382.

[8] 俞云松,杜小幸. 外科感染细菌耐药特点与抗感染药物选择. 中国实用外科杂志,2016, 36(2):155-157.

[9] 肖飞,陈聚伍,周筠,等. 骨科手术切口感染的病原学分析及临床防治研究. 中华医院 感染学杂志,2014,24(10):2520-2522.

[10] STEVENS DL,BISNO AL,CHAMBERS HF,et al. Practice guidelines for the diagnosis and management of skin and soft tissue infections:2014 update by the Infectious Diseases Society of America. Clin Infect Dis,2014,59(2):e10-e52.

[11] ANDERSON DJ,PODGORNY K,BERRIOS-TORRES SI,et al. Strategies to prevent surgical site infections in acute care hospitals:2014 update. Infect Control Hosp Epidemiol, 2014,35 Suppl 2:S66-S88.

[12] 戴江峰,林智宏,胡月明. 普外科切口感染影响因素及病原学分析. 中华医院感染学 杂志,2012,22(20):4503-4504.

[13] 吴养,杨雪英,吴春辉,等. 外科手术切口感染调查及对策. 中华医院感染学杂志, 2006,16(7):758-760.

[14] 黄宝强,李慧柳,卫奕荣. 普外科手术后住院患者医院感染特点分析. 齐齐哈尔医学 院学报,2013,34(5):707-708.

[15] 杨春明. 全面认识外科感染合理使用预防性抗生素. 医学与哲学,2006,27(22):10-11.

[16] 郭艳侠,梁珣,朱文,等. 我国住院患者压疮现患率及医院获得性压疮现患率的 Meta 分析. 中国护理管理,2018,18(7):907-914.

第五章

外科重症感染的耐药问题

当前，重症感染仍然威胁着人类生命，特别是并发感染性休克患者病死率可高达 80%。耐药菌增多为临床治疗重症感染进一步带来了严峻挑战。而外科重症感染又有着自己独特的病原分布及耐药特点，了解常见外科重症感染的耐药情况，对于临床医师经验性选择抗生素治疗，为后继治疗争取时间，防止耐药菌产生有着非常重要的意义。本章将从不同系统的常见外科感染入手，就外科重症感染的常见病原谱及耐药现状进行总结。

第一节　肝胆外科感染常见菌的耐药问题

肝胆外科感染是指需要手术治疗的肝胆系统感染和发生在肝胆手术或创伤后的感染，是肝胆外科手术的主要并发症之一，术后感染影响患者的手术恢复，严重者甚至会危及患者生命。为预防和控制肝胆外科术后感染，通常会用到大量的抗菌药物，随着大量抗菌药物的应用以及不合理使用频率的增加，使得细菌耐药现象越来越严重，二次感染的发生率也越来越高。解决肝胆外科感染的问题迫在眉睫，因此，重视肝胆外科感染的细菌耐药问题，选择合适的抗菌药物进行手术后预防和控制很有必要。

临床上细菌性肝脓肿常为复合型感染，以肺炎克雷伯菌、大肠埃希菌等肠道革兰氏阴性杆菌多见；如为血源性感染，则有可能检出金黄色葡萄球菌或化脓性链球菌，常见于 5 岁以下儿童或其他免疫缺陷患者。值得注意的是，50% 左右的肝脓肿为厌氧菌感染，包括梭杆菌属、拟杆菌属以及一些兼性厌氧的革兰氏阳性球菌；如发生血流感染，厌氧菌检出率可达 50% 之上。

在不同地域，化脓性肝脓肿的主要检出菌存在差异。在欧美国家，在肝脓肿脓液或血液培养中检出的最主要的细菌是大肠埃希菌；而在东南亚地区，肺炎克雷伯菌是最常见的致病菌；近年国内报道肺炎克雷伯菌在肝脓肿引流液及血液培养中检出率占第一位，达 50%～70%。耐药性方面，德国的一项肝脓肿病原体耐药性回顾性分析中，大肠埃希菌对阿莫西林/克拉维酸、哌拉西林/他唑巴坦、头孢呋辛、头孢噻肟、环丙沙星、左氧氟沙星以及复方磺胺甲噁唑的耐药率不低（27%～64%），而对庆大霉素、妥布霉素、亚胺培南和美罗培南等药物普遍敏感，耐药率低于0.91%；而肺炎克雷伯菌除对氨苄西林天然耐药之外，对上述药物敏感性明显高于大肠埃希菌，对碳青霉烯类敏感率接近100%。国内也呈现类似的耐药现状，即大肠埃希菌的耐药率明显高于肺炎克雷伯菌。国内报道中，肝脓肿患者引流液或血液中检出的肺炎克雷伯菌中有8%～10%产超广谱β-内酰胺酶（ESBL）；除对氨苄西林天然耐药之外，对阿莫西林/克拉维酸、哌拉西林/他唑巴坦、头孢呋辛、头孢他啶、头孢吡肟、庆大霉素、妥布霉素、阿米卡星、环丙沙星、左氧氟沙星、厄他培南及美罗培南等药物普遍敏感，耐药率低于9.3%。而大肠埃希菌对上述药物的耐药率明显高于肺炎克雷伯菌，其中产超广谱β-内酰胺酶（ESBL）超过40%，特别对第二/三代头孢菌素、喹诺酮类、氨基糖苷类耐药率较高，对碳青霉烯类敏感率仍在80%以上。其他革兰氏阴性菌，如鲍曼不动杆菌、变形杆菌属、铜绿假单胞菌、嗜麦芽窄食单胞菌等对上述抗菌药物耐药率高。以金黄色葡萄球菌为代表的革兰氏阳性球菌耐药明显，一般对青霉素类耐药率均超过50%，对环丙沙星耐药率约25%，万古霉素100%敏感。值得注意的是，肠球菌耐药性非常高，德国的一项调查中被检出的肠球菌属中1/3是耐万古霉素的。

急性胆囊炎和胆管炎常为需氧菌与厌氧菌混合感染。由胆汁、胆囊引流物检出的病原菌同样多为肠道革兰氏阴性杆菌，如大肠埃希菌、克雷伯菌属及变形杆菌属，革兰氏阳性菌最常见的为肠球菌属。另外，也常分离到以拟杆菌属为主的厌氧菌。我国大肠埃希菌在胆道感染中检出率最高，超过50%，其中接近一半产ESBL。胆道分离的大肠埃希菌对各种抗生素耐药率差异较大，对第二/三代头孢类、喹诺酮类等抗生素耐药情况严重；耐药率较低的抗生素有阿米卡星、厄他培南、亚胺培南、头孢替坦、哌拉西林/他唑巴坦、妥布霉素。值得注意的是，胆道分离的大肠埃希菌多重耐药（MDR）比例很高，占60%～80%。肺炎克雷伯菌对各种抗生素耐药情况明显低于大肠埃希菌，产ESBL者不到5%，除对氨苄西林天然耐药外，对大多数抗生素敏感，对阿米卡星、妥布霉素、头孢替坦、头孢他啶、哌拉西林/他唑巴坦、左氧氟沙星和厄他培南的敏感率高于90%，对亚胺培南、氨曲南、头孢吡肟、头孢曲松、环丙沙星的敏感率也均高于80%。革兰氏阳性球菌以肠球菌为主，主要为粪肠球菌（8.6%）和屎肠球菌（7.2%），该类细菌对多种抗生素呈现天然耐药（固有耐药），包括头孢菌素、氨基糖苷类、克林霉素、奎奴普丁/达福普汀

（粪肠球菌天然耐药，屎肠球菌无天然耐药）、复方磺胺甲噁唑及夫西地酸；耐药性较低的抗生素有替加环素、利奈唑胺、万古霉素，其中万古霉素的耐药率不超过 3%。国外对胆道感染的调查也显示了类似的情况。伊朗德黑兰的一项研究结果提示，大多数胆道感染的大肠埃希菌和铜绿假单胞菌对第四代头孢菌素和喹诺酮类耐药，所有不动杆菌属的菌株对第三/四代头孢菌素具有抗性，并且 87.5% 的菌株表现出多药耐药性（MDR）。韩国的一项研究中显示，胆道感染分离的细菌虽然呈现较高的耐药性，但对碳青霉烯、β-内酰胺类抗生素、糖肽类抗生素和利奈唑胺的耐药率低于 5%。

（谢晓英 黄松音）

参 考 文 献

[1] 黄天从，王高雄，李新丰，等. 肝胆外科患者手术部位感染病原菌分布与危险因素分析. 中华医院感染学杂志，2015（22）：5114-5116.

[2] 逯艳，陈香娟，张莹. 肝胆外科开腹手术患者医院感染相关因素研究. 中华医院感染学杂志，2017，27（4）：835-838.

[3] 王慧，黄玉凤，高兰兰，等. 细菌性肝脓肿病原菌检测及抗菌药物使用分析. 第二军医大学学报，2019，40（6）：688-692.

[4] 马海涛，陈国宙，王煊，等. 2 型糖尿病对细菌性肝脓肿病情影响的研究. 中华医院感染学杂志，2019，29（9）：1351-1354.

[5] SERRAINO C，ELIA C，BRACCO C，et al. Characteristics and management of pyogenic liver abscess: a European experience. Medicine（Baltimore），2018，97（19）：e0628.

[6] MALIK AA，BARI SU，ROUF KA，et al. Pyogenic liver abscess: Changing patterns in approach. World J Gastrointest Surg，2010，2（12）：395-401.

[7] MUCKE MM，KESSEL J，MUCKE VT，et al. The role of Enterococcus spp. and multidrug-resistant bacteria causing pyogenic liver abscesses. BMC Infect Dis，2017，17（1）：450.

[8] PERIS J，BELLOT P，ROIG P，et al. Clinical and epidemiological characteristics of pyogenic liver abscess in people 65 years or older versus people under 65: a retrospective study. BMC Geriatr，2017，17（1）：161.

[9] SOHN SH，KIM KH，PARK JH，et al. Predictors of mortality in Korean patients with pyogenic liver abscess: a single center, retrospective study. Korean J Gastroenterol，2016，67（5）：238-244.

[10] LAI HC，LIN CC，CHENG KS，et al. Increased incidence of gastrointestinal cancers among patients with pyogenic liver abscess: a population-based cohort study. Gastroenterology，2014，146（1）：129-137.

[11] YOON JH，KIM YJ，KIM SI. Prognosis of liver abscess with no identified organism. BMC Infect Dis，2019，19（1）：488.

[12] 金菲亚, 刘秋霞, 刘慧, 等. 急性胆囊炎患者医院感染的病原菌分布与危险因素分析. 中华医院感染学杂志, 2017, 27(10): 2279-2281, 2285.

[13] 胡凤林, 尚东, 张浩翔, 等.《东京指南(2018)》急性胆道感染诊疗策略更新解读. 中国实用外科杂志, 2018, 38(7): 763-766.

[14] TAJEDDIN E, SHERAFAT SJ, MAJIDI MR, et al. Association of diverse bacterial communities in human bile samples with biliary tract disorders: a survey using culture and polymerase chain reaction-denaturing gradient gel electrophoresis methods. Eur J Clin Microbiol Infect Dis, 2016, 35(8): 1331-1339.

[15] YUN SP, SEO HI. Clinical aspects of bile culture in patients undergoing laparoscopic cholecystectomy. Medicine(Baltimore), 2018, 97(26): e11234.

第二节　腹腔感染常见菌的耐药问题

腹腔重症感染主要包括腹膜炎、腹腔脓肿以及腹膜后感染,后者以急性胰腺炎继发胰腺感染及胰腺脓肿更为多见。

急性弥漫性腹膜炎多由胃肠道内源性细菌感染所致,其感染菌谱与原发病灶密切相关。通常由上消化道疾病(胃、十二指肠、胰腺及肝胆)引起的病原菌以需氧菌多见,多为大肠埃希菌等革兰氏阴性杆菌、肠球菌属、链球菌属和葡萄球菌属。下消化道疾病(结肠、直肠病变)所致者则厌氧菌多见。从世界范围来看,一项多中心研究显示,2010—2011 年,从非洲、亚洲、欧洲、南美美洲、北美洲多中心收集的腹腔感染分离菌株中,大肠埃希菌是最常见的病原体(占分离菌总数的 43%),其次是肺炎克雷伯菌(16%)和铜绿假单胞菌(10%);2012—2013 年期间从美国的腹腔感染 SMART(监测抗生素耐药性趋势的研究)可见,大多数分离株(80.8%)是肠杆菌科,大肠埃希菌是最常见的致病微生物;阿根廷的一项多中心研究分析的 131 例阑尾炎病例中,主要检出病原菌是大肠埃希菌;我国也呈现同样的菌群分布。胰腺感染常见病原菌与其他腹腔感染相似,来源于因肠道功能损坏、屏障缺陷而导致肠道细菌移位。因而主要的致病菌也是大肠埃希菌、克雷伯菌属、铜绿假单胞菌属以及肠球菌。

在国内,作为腹腔感染最主要的病原菌,肠杆菌科细菌的耐药率近年来显著上升。上述研究中,大肠埃希菌和肺炎克雷伯菌的 ESBL 的检出率分别为 61.13% 和 27.42%。虽然大部分革兰氏阴性菌对 β- 内酰胺类 /β- 内酰胺酶抑制剂、亚胺培南和阿米卡星具有较高的敏感性,但 ESBL(+)的菌属以及铜绿假单胞菌对头孢曲松、头孢他啶、头孢吡肟和左氧氟沙星的耐药率较高。

近年来,随着碳青霉烯类抗生素使用的增多,碳青霉烯类耐药菌的检出率也呈现上升趋势。上述研究中耐碳青霉烯类的铜绿假单胞菌和鲍曼不动杆菌检出率分别为25.04%和46.15%,这类菌株通常呈现多重耐药。另一项多中心研究显示,腹腔感染中多重耐药的铜绿假单胞菌的发生率为15.9%,高于其他部位的发生率,除了多黏菌素B的敏感性仍大于90%,对包括碳青霉烯类在内的多种抗生素都没有满意的敏感性。胰腺脓肿分离的铜绿假单胞菌和鲍曼不动杆菌也同样存在高度耐药的情况,仅对美罗培南及阿米卡星耐药率相对较低为29%。

国外的耐药研究同样显示了以大肠埃希菌和肺炎克雷伯菌为代表的革兰氏阴杆菌对头孢类抗生素日渐升高的耐药性,但对碳青霉烯类、含酶抑制剂及氨基糖苷类抗生素仍保持较高敏感性。世界范围内看,大肠埃希菌对头孢菌素的耐药性变化很大,并呈区域差异:对亚洲分离株的敏感性最低,为48%~65%,而在非洲、欧洲、北美洲,此类药物的敏感性为80%;对氟喹诺酮类的耐药率则呈现亚洲较低(47%~49%)而非洲及南太平洋较高的趋势(80%~82%);对碳青霉烯类、阿米卡星及哌拉西林/他唑巴坦均保持较高敏感性(96%~100%)。第二常见的病原体肺炎克雷伯菌,其易感性模式与大肠埃希菌相似,对碳青霉烯类、阿米卡星和哌拉西林/他唑巴坦的敏感性最高,但地区差异较大,对碳青霉烯类药物的敏感性最低的地区是拉丁美洲(89%~91%)和中东(88%~92%),亚洲最高(97%~98%)。同样在2016年的一项美国的腹腔感染耐药性调查中,肠杆菌属和肺炎克雷伯菌的ESBL表型发生率分别为15.8%和13.3%,但对碳青霉烯类、含酶抑制剂及氨基糖苷类抗生素均有较高敏感性。2017年阿根廷的一项多中心研究分析的131例阑尾炎病例中,分离培养的肠杆菌科细菌对哌拉西林/他唑巴坦的耐药率为4.8%,对头孢曲松的耐药率为9.5%,对阿米卡星的耐药率为3.6%,对庆大霉素的耐药率为8.2%,未发现耐碳青霉烯类的菌株。

腹膜炎感染的革兰氏阳性菌中,肠球菌和金黄色葡萄球菌最为常见。国内的耐药研究显示,腹腔感染分离的金黄色葡萄球菌对氨苄西林的耐药性较高,其中耐甲氧西林金黄色葡萄球菌(MRSA)及耐甲氧西林凝固酶阴性葡萄球菌(MRCoNS)检出率分别为56.04%和76.79%,对万古霉素、替加环素、替考拉宁、利奈唑胺等敏感。肠球菌对多类抗生素呈天然耐药,包括头孢菌素、氨基糖苷类、克林霉素、甲氧苄啶、复方磺胺甲噁唑等,此外对红霉素、氯霉素、左氧氟沙星的耐药率高于金黄色葡萄球菌。综上可见金黄色葡萄球菌和肠球菌属的耐药率较高,但均对万古霉素普遍敏感。值得注意的是,在国内一项多中心研究中腹腔感染耐万古霉素的屎肠球菌和粪肠球菌检出率分别为 0.43% 和 0.13%，这类高度耐药菌的出现给感染防控和临床带来了巨大的挑战。

国外的相关研究中，腹膜炎所分离培养的葡萄球菌较国内更为敏感。加拿大的一项 2005—2014 年的腹膜炎 10 年研究中，MRSA 仅占金黄色葡萄球菌感染腹膜炎的 11%。青霉素敏感性从 2005—2009 年的 76.5%（26/34）下降至 2010—2014 年的 56.5%（13/23）；粪肠球菌的氨苄西林敏感性高于 95.5%（21/22），仅出现 1 例耐万古霉素的粪肠球菌（VRE）感染。而在另一项印度北部的研究中，腹腔感染分离出的革兰氏阳性菌中，虽然 MRSA 和 MRCoNS 检出率较国内低（分别为 28.6% 和 21.1%），但有 15.4% 是耐万古霉素的肠球菌（VRE）。这与抗生素使用的地域性差异有关。

由于厌氧菌培养困难，目前很少有关于腹腔感染厌氧菌药敏结果的研究报道。脆弱拟杆菌是在感染性腹膜炎中分离出的主要病原体之一，有报道显示，碳青霉烯类、哌拉西林/他唑巴坦、替加环素是最有效的药物。2006 年一项涵盖了 13 个欧洲国家的研究评估了腹腔感染分离的 824 株芽孢杆菌的敏感性，观察到其对头孢西丁、克林霉素和莫西沙星的耐药性急剧增加（分别为 17.2%、32.4% 和 13.6%）；亚胺培南、甲硝唑和替加环素的耐药性最低（分别为 1.2%、<1% 和 1.7%）。然而在 2015 年的一项研究中，首次报道了对甲硝唑耐药的非脆弱拟杆菌，这对临床抗生素治疗又是一个艰巨的挑战。

近年来，合并真菌感染在腹腔感染中越来越多见，通常发生在免疫功能下降的患者中，以白念珠菌导致的侵袭性念珠菌病最多见，尤其是在 ICU 的危重患者中，约 18% 的严重脓毒症由念珠菌引起，其中近 25% 来源于腹腔真菌感染。此外非白念珠菌的发病率也在逐渐上升。有研究报道，腹腔真菌感染主要为医院获得性感染，社区获得性腹腔真菌感染发生率较低，其中，重症真菌感染的重要危险因素主要是腹部手术，由于念珠菌是胃肠道常见的定植菌，涉及肠道的手术，比如肠外瘘，更容易发生真菌感染，除此之外，免疫缺陷和长期接受抗生素治疗也是腹腔真菌感染的独立危险因素。原发腹腔真菌感染比较少见，其一般为继发感染。腹腔真菌感染通常伴发一种或多种细菌感染，由于前者缺乏特异性临床症状，常被细菌感染的症状所掩盖，因此易被忽视。在对临床真菌的监测中发现其对唑类的耐药率最高，高达 30% 左右，但对两性霉素 B 仍保持着超过 90% 的敏感性，但是腹腔内使用两性霉素 B 可导致化学性腹膜炎，疼痛明显，因此不推荐使用两性霉素 B 进行腹腔冲洗，且由于其肾毒性，只推荐在其他抗真菌药物过敏或无效时静脉滴注。

（谢晓英　黄松音）

参 考 文 献

[1] 王辉, 任健康, 王明贵. 临床微生物学检验. 北京: 人民卫生出版社, 2015.

[2] 黄金健, 任建安. 腹腔感染中的相关病原菌及其特点. 东南大学学报（医学版）, 2018, 37（2）: 350-354.

[3] HAWSER S, HOBAN DJ, BADAL RE, et al. Epidemiology and antimicrobial susceptibility of Gram-negative aerobic bacteria causing intra-abdominal infections during 2010-2011. J Chemother, 2015, 27（2）: 67-73.

[4] ZALACAIN M, BIEDENBACH DJ, BADAL RE, et al. Pathogen prevalence and antimicrobial susceptibility among Enterobacteriaceae causing hospital-associated intra-abdominal infections in adults in the United States（2012-2013）. Clin Ther, 2016, 38（6）: 1510-1521.

[5] SCAPELLATO PG, PESSACQ P, CORSO A, et al. [Aerobic etiology of acute appendicitis in adults. Multicenter study of abdominal sepsis in Argentina]. Medicina（B Aires）, 2017, 77（2）: 121-124.

[6] SU MS, LIN MH, ZHAO QH, et al. Clinical study of distribution and drug resistance of pathogens in patients with severe acute pancreatitis. Chin Med J（Engl）, 2012, 125（10）: 1772-1776.

[7] ZHANG H, TONG D, JOHNSON A, et al. Antimicrobial susceptibility changes of Escherichia coli and Klebsiella pneumoniae intra-abdominal infection isolate-derived pathogens from Chinese intra-abdominal infections from 2011 to 2015. Infect Drug Resist, 2019, 12: 2477-2486.

[8] SADER HS, CASTANHEIRA M, FLAMM RK, et al. Ceftazidime-avibactam activity against aerobic Gram negative organisms isolated from intra-abdominal infections in United States hospitals, 2012-2014. Surg Infect（Larchmt）, 2016, 17（4）: 473-478.

[9] 陈宏斌, 赵春江, 王辉, 等. 2011 年中国 13 家教学医院院内感染常见病原菌耐药性分析. 中华内科杂志, 2013, 52（3）: 203-212.

[10] ZELENITSKY SA, HOWARTH J, LAGACE-WIENS P, et al. Microbiological trends and antimicrobial resistance in peritoneal dialysis-related peritonitis, 2005 to 2014. Perit Dial Int, 2017, 37（2）: 170-176.

[11] PRASAD N, SINGH K, RIZWAN A, et al. Microbiology and outcomes of peritonitis in northern India. Perit Dial Int, 2014, 34（2）: 188-194.

[12] FISHMAN N. Antimicrobial stewardship. Am J Infect Control, 2006, 34（5 Suppl 1）: S55-S63, discussion S64-S73.

[13] SARTELLI M, CATENA F, DI SAVERIO S, et al. The challenge of antimicrobial resistance in managing intra-abdominal infections. Surg Infect（Larchmt）, 2015, 16（3）: 213-220.

[14] 任建安. 腹腔真菌感染. 中国感染与化疗杂志, 2011, 11（2）: 111.

[15] 刘远波, 张洪宾, 曾明昊, 等. ICU 复杂腹腔感染患者病原菌分析. 中国临床新医学,

2017，10（9）：845-848.

[16] 尹祥，赵波，唐卫中，等. 腹腔真菌感染诊治进展. 结直肠肛门外科，2014，20（1）：76-78.

[17] BASTURK T，KOC Y，UNSAL A，et al. Fungal peritonitis in peritoneal dialysis：a 10 year retrospective analysis in a single center. Eur Rev Med Pharmacol Sci，2012，16（12）：1696-1700.

[18] LIN YC，LIN WP，HUANG JY，et al. Polymicrobial peritonitis following colonoscopic polypectomy in a peritoneal dialysis patient. Intern Med，2012，51（14）：1841-1843.

第三节　心胸大血管外科感染常见菌的耐药问题

胸部及心脏大血管术后常见的重症感染有胸膜感染（脓胸）、纵隔感染、急性感染性心内膜炎等，不同的感染菌谱及耐药情况差别较大。

一项 2010—2018 年间全球范围的调查研究显示，胸膜感染最常见的病原菌是革兰氏阳性菌，但存在地域差别，肺炎球菌和铜绿假单胞菌分别是热带和温带地区最常见的分离株。在社区获得性感染中，革兰氏阳性需氧菌（65.1%）是最主要的病原菌，其次是厌氧菌（17.8%），然后是革兰氏阴性菌（17.1%）。最常见的革兰氏阳性需氧菌是草绿色链球菌（32%）、肺炎球菌（22%）和金黄色葡萄球菌（18.5%）。在医院获得性感染中，革兰氏阴性需氧菌所占比例有所增加（37.5%），而厌氧菌分离株较少（11%）。而国内的报道显示，我国各地区胸膜感染以革兰氏阴性杆菌为主，大肠埃希菌及铜绿假单胞菌较为常见，其次有金黄色葡萄球菌、肺炎球菌和厌氧菌等。食管、气管或肺脓肿等术后的胸膜感染多为混合性感染，革兰氏阴性杆菌中主要为铜绿假单胞等假单胞菌属和埃希菌属；革兰氏阳性菌主要为金黄色葡萄球菌、肺炎球菌和厌氧菌。

耐药性研究普遍显示，脓胸的病原菌大多呈多重耐药。肠杆菌科细菌耐药情况相对严重，铜绿假单胞菌、大肠埃希菌、鲍曼不动杆菌对常用代表性抗菌药物如哌拉西林、氨苄西林、头孢噻肟、头孢他啶、头孢吡肟、氨曲南、庆大霉素、妥布霉素、左氧氟沙星、复方磺胺甲噁唑呈高度耐药（89.1%～100%），其中铜绿假单胞菌多重耐药占比最高，仅对头孢哌酮/舒巴坦、哌拉西林/他唑巴坦、阿米卡星、亚胺培南、美罗培南及多黏菌素保持较高敏感性。革兰氏阳性菌中，金黄色葡萄球菌为主要致病菌，其中 MRSA 检出率达 57%。在社区获得性感染中的金黄色葡萄球菌敏感性较高，而医院获得性感染中，MRSA 分离率达 50% 以上，肠球菌通常更具耐药性。总体来讲，脓胸分离的葡萄球菌对青霉素、红霉素耐药率高；而对利奈唑胺、喹奴普丁/达福普汀、替考拉宁、万古霉素、头孢噻肟等保持有较好的敏感性。纵隔感染以金黄色葡萄球菌、肠球菌、铜绿假单胞菌和凝固酶阴性葡萄球菌为主。革兰氏阳性菌对青霉素的耐药率接近100%,而替加环素、利奈唑胺、万古霉素的敏感性较高;革兰氏阴性菌对第一、二代头孢类抗生素(头孢唑林、头孢呋辛)的耐药率几乎达到了100%,与脓胸的耐药情况类似。

感染性心内膜炎的病原菌较多,几乎所有种类细菌或真菌都可引起感染性心内膜炎。自体瓣膜急性心内膜炎主要由金黄色葡萄球菌、溶血性链球菌、肺炎球菌、流感嗜血杆菌和大肠埃希菌引起;亚急性心内膜炎病原菌主要为草绿色链球菌、微需氧和厌氧链球菌、D群非肠球菌和肠球菌;在吸毒者静脉药物滥用的情况下,病原菌以金黄色葡萄球菌、革兰氏阴性杆菌(含假单胞菌)、肠球菌和念珠菌为主。正常心脏瓣膜感染的病原菌主要是金黄色葡萄球菌、肠球菌和链球菌;在瓣膜性心脏病患者病原菌则多为链球菌、肠球菌和金黄色葡萄球菌。近年来草绿色链球菌在感染性心内膜炎中检出有下降趋势,而金黄色葡萄球菌与之相反,呈逐渐上升趋势,且革兰氏阴性菌比例增加。一项2000—2002年间纽约急性心内膜炎患者的病原学研究中,发现最常见的病原菌是金黄色葡萄球菌(43.7%)、草绿色链球菌(17%),其次是肠球菌(14.7%)。

随着广谱抗菌药的广泛使用,革兰氏阳性球菌对青霉素类抗生素的耐药形势越来越严峻。在感染性心内膜炎常见病原菌中,金黄色葡萄球菌及凝固酶阴性葡萄球菌对青霉素耐药率已经超过90%,对苯唑西林、红霉素、克林霉素、青霉素、四环素耐药,耐药率均大于57.1%。MRSA及MRCoNS的分离率日益增多,可达到50%甚至90%。草绿色链球菌对克林霉素、四环素耐药率较高,红霉素、氟喹诺酮类次之,青霉素、氨苄西林、头孢噻肟、喹奴普丁-达福普汀均敏感,未见万古霉素、利奈唑胺及替加环素耐药株。虽然革兰氏阴性菌分离率较低,但耐药普遍严重。假单胞菌属对环丙沙星、左氧氟沙星、亚胺培南耐药率均>35%,对庆大霉素等氨基糖苷类抗生素敏感;苍白杆菌属对β-内酰胺类抗生素高度耐药,耐药率均≥75%,对氨基糖苷类和喹诺酮类抗菌药物高度敏感,敏感率均为100%;不动杆菌属对常用抗菌药物耐药率均>30%。此外,也有从心内膜赘生物中分离出真菌,对常见抗真菌药如氟胞嘧啶、氟康唑、伊曲康唑和伏立康唑均敏感。

(谢晓英　黄松音)

参 考 文 献

[1] 《应用抗菌药物防治外科感染的指导意见》撰写协作组. 应用抗菌药物防治外科感染的指导意见(草案)XXIII—心胸大血管外科感染的防治. 中国实用外科杂志,2006,26(6):473-475.

[2] HASSAN M, CARGILL T, HARRISS E, et al. The microbiology of pleural infection in adults: a systematic review. Eur Respir J, 2019, 54（3）: 1900542.

[3] 钱雪峰, 宋晓超, 金美娟, 等. 非结核性胸膜炎和脓胸患者的临床特征及病原特点分析. 中华医院感染学杂志, 2018, 28（8）: 1199-1202.

[4] 杨平, 沈玉光, 苏家琼, 等. 心脏术后患者发生纵膈（隔）感染的相关因素分析. 中华医院感染学杂志, 2018, 28（1）: 66-68, 80.

[5] 姜友定, 陈穗, 江涛, 等. 190 例脓胸患者病原菌分布及耐药性分析. 南昌大学学报（医学版）, 2013, 53（9）: 26-29.

[6] 张继凤, 杨侃, 夏海娜, 等. 心脏外科术后深部胸骨切口感染临床特点及病原学分析. 中华医院感染学杂志, 2017, 27（5）: 1145-1148.

[7] ALKHAWAM H, SOGOMONIAN R, ZAIEM F, et al. Morbidity and mortality of infective endocarditis in a hospital system in New York City serving a diverse urban population. J Investig Med, 2016, 64（6）: 1118-1123.

[8] 王佳, 王杨, 张胜, 等. 感染性心内膜炎病原菌分布及耐药变迁. 中国实验诊断学, 2016, 20（12）: 2079-2081.

[9] 吴梓芳, 鲍翠玉, 高萍萍, 等. 感染性心内膜炎常见病原菌分布与耐药性分析. 中华医院感染学杂志, 2015, 25（17）: 3872-3874.

第四节　盆腔感染常见菌的耐药问题

盆腔感染因感染途径不同而病原体有所不同。外源性感染主要由性传播的病原体如淋病奈瑟球菌、沙眼衣原体、人型支原体、解脲支原体等所致；内源性常由生殖道病原菌上行所致，如大肠埃希菌、金黄色葡萄球菌、链球菌属、肺炎克雷伯菌、粪肠球菌、阴沟肠杆菌、脆弱拟杆菌、阴道加德纳菌等需氧、厌氧菌；且大多为混合性感染，可合并特殊的病原体如滴虫、真菌等。

国外一项对盆腔炎患者的子宫宫颈非淋病奈瑟球菌和非衣原体细菌菌群及其耐药性研究显示，分离最多的是大肠埃希菌（26.4%）和肠球菌（24.0%），对各种抗生素的抗菌敏感性为 44.3%～100.0%（中位数为 90.2%）。尼日利亚贡贝联邦医学中心对盆腔炎患者进行了微生物培养和抗生素敏感性测试，分离出 9 种不同的微生物，前 3 位依次为金黄色葡萄球菌、链球菌、大肠埃希菌；其中，金黄色葡萄球菌对头孢氨苄的敏感性为 86.8%，链球菌对头孢菌素和红霉素最敏感，分别为 92.3% 和 72.7%，大肠埃希菌对头孢氨苄的敏感性最高（81.8%），但三种细菌对青霉素和复方磺胺甲噁唑均呈高度耐药（92.7%～100%）。国内刘颖蔚等对 118 例盆腔脓肿临床资料进行回顾分析，发现引起盆腔感染主要是革兰氏阴性杆菌（55.17%），其中主要是大肠埃希菌及肺炎克雷伯菌；革兰氏阳性菌占 27.59%，主要为肠球菌属、凝固酶阴性葡萄球菌及链球菌属；真菌占 10.34%。我国临床分离的大肠埃希菌对氨苄西林、复方磺胺甲噁唑及头孢曲松等第三代头孢菌素耐药率较高。田可歌等报道导致盆腔炎大肠埃希菌产超广谱 β- 内酰胺酶占 62.1%，对革兰氏阴性菌导致的盆腔感染有效抗生素为阿米卡星、头孢替坦及碳青霉烯类。革兰氏阳性菌中肠球菌对万古霉素、替加环素和利奈唑胺等高度敏感，但对四环素和红霉素高度耐药。耐甲氧西林凝固酶阴性葡萄球菌检出率较高，对庆大霉素的耐药率为 42.8%，对红霉素、克林霉素、环丙沙星、复方磺胺甲噁唑的耐药率均在 70% 以上，甚至出现了只对万古霉素、替考拉宁和利奈唑胺敏感的耐药株。厌氧菌感染引起的盆腔炎更易形成盆腔脓肿，据报道 70%～80% 的盆腔脓肿可以培养出厌氧菌，其中消化链球菌分离率较高，目前甲硝唑对绝大多数厌氧菌有效。

　　除上之外，盆腔炎患者可合并衣原体、滴虫、真菌或淋病奈瑟球菌的感染。近年来衣原体对几种抗菌药物的 MIC_{90} 及 MBC_{90} 均有不同程度升高，尤其是左氧氟沙星，因此对于喹诺酮疗效不佳的患者需考虑耐药可能。

　　尽管渐有耐药产生，但目前阴道毛滴虫对甲硝唑的敏感性超过 90%～95%。2009—2010 年阴道毛滴虫耐药情况在美国 6 个城市的耐药性监控网络数据可知，体外对甲硝唑和替硝唑的耐药率与 1997—2005 年在美国东南部的研究结果一致，甲硝唑耐药率在 2.4%～9.5% 之间，大多数对甲硝唑耐药的虫株表现出低水平的耐药性。Chacon 等发现，无论对于甲硝唑敏感还是耐药的阴道毛滴虫，氯化甲硝唑 MTZ 衍生物 MTZ-Cl 都有卓越的抗菌活性作用。

　　盆腔炎分离的真菌仍以白念珠菌为主，对制霉菌素、酮康唑、氟康唑等抗真菌药物普遍敏感，耐药率均在 10% 以下，对咪康唑和特比萘酚的耐药性较高。

　　WHO 西太平洋淋病奈瑟球菌耐药监测组织在 2010 年对淋病奈瑟球菌耐药的监测资料表明，淋病奈瑟球菌对青霉素和四环素耐药率分别达到 37.7% 和 28.1%，而氟喹诺酮类耐药率则高达 96%，对第三代头孢菌素头孢曲松"敏感性降低"的比例在不同地区差异很大，1.3%～55.8% 不等。因此，我国治疗淋病相关指南已不再推荐使用环丙沙星等氟喹诺酮类药物，大观霉素和头孢曲松是我国治疗淋病的首选药物。

　　非特异性阴道炎相关的细菌（阴道加德纳菌、普雷沃菌、卟啉菌和革兰氏阳性厌氧球菌）的体外药敏显示对莫西沙星的敏感性更高。莫西沙星在阴道加德纳菌和阴道曲霉中优于甲硝唑。

（谢晓英　黄松音）

参 考 文 献

[1] 刘颖蔚，黄琳娟，蒲姝丽，等. 急性盆腔感染患者病原菌分布及临床分析. 四川大学学报（医学版），2017，48（4）：650-653.

[2] LURIE S，ASAALA H，HARARI OS，et al. Uterine cervical non-gonococcal and non-chlamydial bacterial flora and its antibiotic sensitivity in women with pelvic inflammatory disease: did it vary over 20 years? Isr Med Assoc J，2010，12（12）：747-750.

[3] AUDU BM，KUDI AA. Microbial isolates and antibiogram from endocervical swabs of patients with pelvic inflammatory disease. J Obstet Gynaecol，2004，24（2）：161-164.

[4] 田可歌，乔丽雅，董立国，等. 盆腔、腹腔脓肿的病原学分析与临床处理. 中华医院感染学杂志，2007，17（1）：42-44.

[5] 韩建德，陈木开，廖绮曼，等. 生殖道沙眼衣原体对几种抗菌药物敏感性的研究. 中华皮肤科杂志，2006，39（10）：559-561.

[6] DONATI M，DI FRANCESCO A，D'ANTUONO A，et al. In vitro activities of several antimicrobial agents against recently isolated and genotyped Chlamydia trachomatis urogenital serovars D through K. Antimicrob Agents Chemother，2010，54（12）：5379-5380.

[7] MATINI M，REZAEI H，FALLAH M，et al. Genotyping，drug susceptibility and prevalence survey of trichomonas vaginalis among women attending gynecology clinics in Hamadan，western Iran，in 2014-2015. Iran J Parasitol，2017，12（1）：29-37.

[8] KIRKCALDY RD，AUGOSTINI P，ASBEL LE，et al. Trichomonas vaginalis antimicrobial drug resistance in 6 US cities，STD Surveillance Network，2009-2010. Emerg Infect Dis，2012，18（6）：939-943.

[9] CHACON MO，FONSECA T，OLIVEIRA S，et al. Chlorinated metronidazole as a promising alternative for treating trichomoniasis. Parasitol Res，2018，117（5）：1333-1340.

[10] 黎小东，宋卫忠，李平，等. 生殖系统念珠菌感染的菌型及其体外药敏分析. 国际检验医学杂志，2012，33（3）：347-349.

[11] LAHRA MM. Surveillance of antibiotic resistance in Neisseria gonorrhoeae in the WHO Western Pacific and South East Asian Regions，2010. Commun Dis Intell Q Rep，2012，36（1）：95-100.

[12] 汪复，张婴元. 实用抗感染治疗学. 3版. 北京：人民卫生出版社，2020.

[13] PETRINA M，COSENTINO LA，WIESENFELD HC，et al. Susceptibility of endometrial isolates recovered from women with clinical pelvic inflammatory disease or histological endometritis to antimicrobial agents. Anaerobe，2019，56：61-65.

第五节　骨关节感染常见菌的耐药问题

骨髓炎和化脓性关节炎是最常见的骨关节感染,此外还有脊柱椎体感染。

骨髓炎常见病原体有金黄色葡萄球菌、凝固酶阴性葡萄球菌、革兰氏阴性需氧杆菌等,其他病原体包括链球菌、肠球菌、厌氧菌和真菌等。近年来,血源性急性骨髓炎发病率有所下降,外伤性原因增多,骨科手术等导致的医源性骨髓炎增多,因此其病原学及耐药性均有一定变化。

法国一项对骨关节感染中分离的葡萄球菌耐药性的研究发现,从 2002—2011 年 10 年间,金黄色葡萄球菌对甲氧西林和利福平的耐药性出现明显下降(分别为 27.9% 至 20.6% 和 13% 至 1%);氟喹诺酮类药物的耐药性稳定(平均24%),所有分离株均对糖肽类敏感。对于凝固酶阴性的葡萄球菌(CoNS),对甲氧西林、利福平和氟喹诺酮类药物的耐药性有所增加(分别为 30.4% 升至43.9%,13% 升至 18.5% 和 20.3% 升至 34.1%)。替考拉宁的耐药性从 2002 年的 3.8% 升高到 2011 年的 22%,并于 2011 年首次发现万古霉素耐药的 CoNS(2.3%)。在骨髓炎感染革兰氏阴性菌的研究中,巴西一项调查评估了 101 例革兰氏阴性菌感染骨髓炎的临床和微生物学特征,发现最常见的病原体有肠杆菌(25%)、鲍曼不动杆菌(21%)和铜绿假单胞菌(20%)。碳青霉烯类抗生素仍然是对抗革兰氏阴性菌的最佳选择,肠杆菌 100% 对其敏感,铜绿假单胞菌的敏感性为 75%,而鲍曼不动杆菌的敏感性仅有 60%。

急性血源性骨髓炎常见于儿童骨关节炎,常为单一细菌感染,最主要的致病菌为金黄色葡萄球菌。虽然目前的研究显示急性血源性骨髓炎分离的金黄色葡萄球菌相对敏感,但随着抗菌药物的广泛应用,其耐药性也呈现逐渐加重趋势,特别是耐甲氧西林金黄色葡萄球菌(MRSA)的产生,给儿童骨关节感染治疗带来了严峻的挑战。佛罗伦萨安娜•迈耶儿童大学医院调查了2010—2015 年住院的小儿急性血源性骨髓炎患儿的致病菌,数据显示金黄色葡萄球菌是最常见的病原体,但未分离出 MRSA 菌株,与欧洲的其他发现一致。美国的一项研究显示,从 1997—2012 年,住院儿童中骨关节感染的发生率从由每 1 000 例中 2.07 例升高至 2.38 例,增长了 15%。耐甲氧西林金黄色葡萄球菌的感染率从每 1 000 例中 0.02 例增加到 0.36 例。与国外相比,国内的耐药形势更加严峻。国内一项对金黄色葡萄球菌所致儿童血源性骨关节炎的调查显示,儿童骨关节感染病例中 MRSA 占检出率逐年增高,从 2008—2010 年的 27.78% 上升至 2014—2016 年的 58.70%。同时金黄色葡萄球菌对其他抗菌药物,如林可霉素、红霉素、头孢西丁等的耐药性也在逐年加重,对复方磺胺甲噁唑、庆大霉素和利福平的耐药性相对较低,对利奈唑胺、莫西沙星、替加环素、万古霉素、呋喃妥因普遍敏感。

慢性骨髓炎感染病原常见有金黄色葡萄球菌,革兰氏阴性菌近年来也逐渐增多,如铜绿假单胞菌、大肠埃希菌等,耐药性方面呈现出地域差别。国内近期一项回顾性分析发现,革兰氏阴性菌占56.7%,革兰氏阳性菌占41.9%,真菌占1.4%;金黄色葡萄球菌和凝固酶阴性葡萄球菌对万古霉素全部敏感,对替考拉宁耐药率也很低(7.7%),而对青霉素的耐药率高达100.0%;铜绿假单胞菌对亚胺培南的耐药率最低为15.7%,大肠埃希菌对亚胺培南全部敏感,肺炎克雷伯菌对亚胺培南的耐药率也较低(13.6%)。其他的国内多中心研究也显示同样的菌谱构成比,铜绿假单胞菌和金黄色葡萄球菌仍是慢性骨髓炎的最主要致病菌。革兰氏阴性细菌种类较革兰氏阳性细菌多,可见革兰氏阴性杆菌在慢性骨髓炎的感染谱中已经占有重要的地位。万古霉素和碳青霉烯类抗生素是治疗相关病原微生物的最有效措施,但药敏试验仍是指导临床用药的重要依据。与国内不同的是,国外慢性骨髓炎的病原耐药性却呈现出良性的趋势。牛津大学的一项多中心队列研究显示了慢性骨髓炎的微生物学变化特征,2013—2017年MRSA的感染率低于2001—2004年,多药耐药性(MDR)感染的比例相似。耐万古霉素肠球菌(VRE)比例从2001—2004年的12.5%下降到2013—2017年的队列中的6.7%。2001—2004年的产广谱β-内酰胺酶者(ESBL)占肠杆菌科的7.4%而2013—2017年为5.6%。如此大的差异是否与抗生素的合理使用有关,值得临床与感染防控深思。

尽管曾经结核分枝杆菌是化脓性关节炎的主要致病菌之一,但随着结核病的有力防控,近年来化脓性关节炎主要的致病菌已变迁为金黄色葡萄球菌,此外也可检出其他革兰氏阳性菌如链球菌及少量革兰氏阴性菌。金黄色葡萄球菌对青霉素的耐药性最高(96%),对万古霉素、替考拉宁及利奈唑胺、阿米卡星、利福平、氯霉素、环丙沙星高度敏感。链球菌耐药率较低,对青霉素及头孢类抗生素有较高的敏感性。革兰氏阴性菌中肺炎克雷伯菌、大肠埃希菌、流感嗜血杆菌、阴沟肠杆菌等对美罗培南和亚胺培南均高度敏感,其中肺炎克雷伯菌还对环丙沙星、部分β-内酰胺酶抑制剂及部分第三代头孢菌素具有较高的敏感性。大肠埃希菌还对阿米卡星、四环素、第三代头孢菌素敏感性较高。

脊柱椎体感染则以革兰氏阴性菌为主,其中铜绿假单胞菌、大肠埃希菌、肺炎克雷伯菌对氨苄西林耐药率较高,均>70.00%;铜绿假单胞菌对亚胺培南、美罗培南的耐药率较低;金黄色葡萄球菌、表皮葡萄球菌对青霉素、红霉素耐药率较高,均>80.00%,对万古霉素耐药率较低。

(谢晓英 黄松音)

<h1 style="text-align:center">参 考 文 献</h1>

[1] TITECAT M，SENNEVILLE E，WALLET F，et al. Microbiologic profile of Staphylococci isolated from osteoarticular infections：evolution over ten years. Surg Infect（Larchmt），2015，16（1）：77-83.

[2] CARVALHO VC，OLIVEIRA PR，DAL-PAZ K，et al. Gram-negative osteomyelitis：clinical and microbiological profile. Braz J Infect Dis，2012，16（1）：63-67.

[3] CHIAPPINI E，CAMPOSAMPIERO C，LAZZERI S，et al. Epidemiology and management of acute haematogenous osteomyelitis in a tertiary paediatric center. Int J Environ Res Public Health，2017，14（5）：477.

[4] STOCKMANN C，AMPOFO K，PAVIA A T，et al. National trends in the incidence，outcomes and charges of pediatric osteoarticular infections，1997-2012. Pediatr Infect Dis J，2015，34（6）：672-674.

[5] 张天久，俞松，杨小红，等. 儿童血源性骨关节感染中金黄色葡萄球菌耐药性分析. 中华实用儿科临床杂志，2018，33（11）：828-830.

[6] 刘伯让，毕晓洁，王勤，等. 慢性化脓性骨髓炎伤口分泌物细菌学特征与耐药性分析. 中华医院感染学杂志，2016，26（2）：382-384.

[7] 乔林，夏志林，刘健，等. 多中心创伤后慢性骨髓炎的细菌谱特点及药敏分析. 中华创伤骨科杂志，2016，18（9）：769-774.

[8] DUDAREVA M，HOTCHEN AJ，FERGUSON J，et al. The microbiology of chronic osteomyelitis：changes over ten years. J Infect，2019，79（3）：189-198.

[9] DUBOST JJ，COUDERC M，TATAR Z，et al. Three-decade trends in the distribution of organisms causing septic arthritis in native joints：single-center study of 374 cases. Joint Bone Spine，2014，81（5）：438-440.

[10] 崔硬铁，冯彦华，王康，等. 儿童髋化脓性关节炎病原体及药物敏感分析. 国际生物医学工程杂志，2017，40（6）：432-436.

[11] 刘如月，周建国，卢兆安，等. 脊柱外科患者医院感染的病原菌分布及耐药性分析. 中华医院感染学杂志，2017，27（15）：3514-3517.

<h1 style="text-align:center">第六节　神经外科感染常见菌的耐药问题</h1>

神经外科感染常见的有脑脓肿（外伤性）、脑室分流术后感染及化脓性脑膜炎。

外伤性脑脓肿多继发于开放性脑损伤，常见的致病菌有链球菌属、葡萄球菌属、大肠埃希菌、克雷伯菌属、变形杆菌属和铜绿假单胞菌等。其中链球菌属占首位，约34%，绝大部分是化脓性链球菌。葡萄球菌其次，占18%，主要为金黄色葡萄球菌（84%）。革兰氏阴性菌如大肠埃希菌、克雷伯菌属、变形杆菌属及肠杆菌占15%。外伤性脑脓肿以混合感染多见，约27%。虽然国外有研究调查了脑脓肿来源的链球菌属、葡萄球菌属、大肠埃希菌等的耐药性，但对于脑脓肿这些病原体的耐药性却缺少大样本研究。近年有研究报道MRSA呈上升趋势，占10%～15%。作为院内感染常见的病原体，产ESBL的肠杆菌科细菌、多重耐药鲍曼不动杆菌及铜绿假单胞菌引起的脑脓肿的病例也逐渐增多。

脑室分流术后感染是神经外科感染中较为常见的一类。常见的病原菌是葡萄球菌，其中凝固酶阴性葡萄球菌占45%～60%，金黄色葡萄球菌占20%～30%，多来自患者皮肤定植菌，引起早期感染。晚期感染中约有15%与分流装置相关，多为内部感染，其中常见细菌包括链球菌属、肠球菌、铜绿假单胞菌和大肠埃希菌，以及抗生素压力下被筛选出来的嗜麦芽窄食单胞菌。北京地区一项7年的回顾性调查数据表明，术后中枢神经系统感染主要病原是凝固酶阴性葡萄球菌，其中大多数是MRCoNS，均对万古霉素、利奈唑胺、利福平和阿莫西林/克拉维酸敏感。鲍曼不动杆菌是最常见的革兰氏阴性病原菌，呈高度多重耐药，替加环素和米诺环素的敏感性分别仅为40%和33%。可见目前多重耐药菌，如MRSA、MRCoNS、多重耐药铜绿假单胞菌、多重耐药鲍曼不动杆菌及耐碳青霉烯肠杆菌属引起的脑室分流术后感染是临床治疗的难点。当前对于这类耐药研究多局限于医院层面，样本量小，结果各异，与所在医院、病区的耐药情况相关，总体来讲，革兰氏阴性菌中耐药性较低的抗菌药物有亚胺培南、美罗培南等碳青霉烯类抗生素；在革兰氏阳性菌中耐药性较低的抗菌药物为替考拉宁及万古霉素，尚未发现耐万古霉素菌株。

化脓性脑膜炎主要见于儿童。不同年龄段化脓性脑膜炎患儿感染的病原菌不同。重庆地区近期的一项回顾性分析提示，0～3月龄的患儿以大肠埃希菌及肺炎克雷伯菌肺炎亚种为主，3月龄后则以肺炎球菌、大肠埃希菌及金黄色葡萄球菌为主，与其他国内研究一致。耐药性方面，大肠埃希菌对青霉素类、第三代头孢菌素、第四代头孢菌素和喹诺酮类抗生素耐药率相对较高，但对碳青霉烯类药物敏感；肺炎球菌对青霉素类、第三代头孢菌素及第四代头孢菌素耐药率较高，但多数对万古霉素及碳青霉烯类药物敏感，该研究中无利奈唑胺、左氧氟沙星耐药。另一项天津地区对近4年间化脓性脑膜炎患儿病原菌的分布和耐药性的分析中，提示革兰氏阳性菌占70.2%，主要为肺炎球菌、表皮葡萄球菌和无乳链球菌；革兰氏阴性菌占29.8%，主要为大肠埃希菌、肺炎克雷伯菌和铜绿假单胞菌。肺炎球菌对左氧氟沙星、利奈唑胺和莫西沙星完全敏感，对克林霉素和红霉素的耐药率均高达95.6%；表皮葡萄球菌对青霉素、苯唑西林和红霉素的耐药率较高；无乳链球菌对克林霉素和红霉素耐药率较高，对其他抗菌药物均完全敏感。大肠埃希菌、肺炎克雷伯菌和铜绿假单胞菌均对阿米卡星完全敏感。大肠埃希菌对呋喃妥因也完全敏感，对氨苄西林、哌拉西林的耐药率高达 80%；肺炎克雷伯菌对妥布霉素和环丙沙星也完全敏感，对氨苄西林的耐药率高达 80.0%；铜绿假单胞菌对头孢他啶、庆大霉素和妥布霉素也完全敏感，对氨苄西林、氨苄西林 / 舒巴坦、头孢唑林、头孢呋辛、头孢替坦、头孢曲松、复方磺胺甲噁唑和呋喃妥因的耐药率均高达 100.0%，对其他抗菌药物的耐药率均为 25.0%。临床经验用药时应根据患儿发病年龄和耐药性情况选择不同的抗菌药物，提高治疗的针对性。

（谢晓英　黄松音）

参 考 文 献

[1] 陈红伟，娄元华，李小勇，等.替加环素联合头孢哌酮 / 舒巴坦治疗耐药鲍曼不动杆菌颅内感染临床研究.中国感染控制杂志，2016，15（6）：384-387，392.

[2] CHANG JB, WU H, WANG H, et al. Prevalence and antibiotic resistance of bacteria isolated from the cerebrospinal fluid of neurosurgical patients at Peking Union Medical College Hospital. Antimicrob Resist Infect Control, 2018, 7: 41.

[3] 乔潜林，张保朝.脑室腹膜分流术后表皮葡萄球菌感染的研究进展.中华临床感染病杂志，2015，8（4）：371-375.

[4] 陈大刚，张艳蕉，赵静.脑室 - 腹腔分流术后颅内感染的病原学分析及抗菌药物优化治疗.中华医院感染学杂志，2014，24（3）：605-606，609.

[5] 王惠萍，段丽芬，孙莹.3 岁以下化脓性脑膜炎患儿的临床特征、病原菌分布及耐药性分析.中国妇幼保健，2018，33（18）：4180-4183.

[6] 黄涛，刘星苗，陈朝晖，等.2014—2018 年天津市儿童医院化脓性脑膜炎病原菌分布及耐药性分析.现代药物与临床，2019，34（6）：1909-1914.

第六章

抗菌药物药代动力学/药效动力学理论在重症患者的应用

　　抗菌药物的作用与其他药物不同，其作用的靶点不是人体的组织器官，而是致病菌。药物、人体、致病菌是确定给药方案的三要素，药代动力学（pharmacokinetic，PK）与药效动力学（pharmacodynamic，PD）是决定三要素相互关系的重要依据。近年来，国内外报道了许多 PK/PD 结合模型用于抗菌药物，根据抗菌药物 PK/PD 的特点优化重症患者给药方案，提高临床疗效。

第一节　抗菌药物药代动力学/药效动力学理论基本概念

一、药代动力学

　　药代动力学是应用动力学原理与数学模式定量描述与概括药物通过各种途径（如静脉注射、静脉滴注、口服给药等）进入体内的吸收（absorption）、分布（distribution）、代谢（metabolism）和排泄（elimination），即 ADME 过程中药物浓度随时间变化的动态规律的一门科学。

（一）吸收

　　药物从给药部位进入血液循环的过程称为吸收。影响药物吸收的因素包括药物解离度和脂溶性、胃排空时间、肠蠕动功能、血流量及首过效应等。浓度依赖性抗菌药物吸收越快、越完全，药物峰浓度越高，治疗作用越强。与吸收相关的 PK 参数有吸收速率常数（K_a）、吸收半衰期（$t_{1/2\alpha}$）、生物利用度（F）、达峰时间（T_{max}）和血药峰浓度（C_{max}）等。药物联用会影响胃肠道的吸收，如口服喹诺酮类和四环素类等与含 Al^{3+}、Fe^{2+} 和 Ca^{2+} 等阳离子药物合用易形成难溶性螯合物，使上述药物的吸收大大减少。进食可使口服四环素类、利福平和异烟肼等的吸收减少。氨基糖苷类、多黏菌素、万古霉素、两性霉素 B 等口服后吸收甚少，仅为给药量的 0.5%～3%。

（二）分布

药物从给药部位进入血液循环后，通过各种生理屏障向组织转运称为分布。抗菌药物在感染部位的浓度决定了抗菌药物的疗效及抗菌活性的持续时间。药物对组织的穿透力与药物的脂溶性、相对分子质量、分子结构和血清蛋白结合率等有关。与分布有关的 PK 参数有表观分布容积（apparent volume of distribution，V_d）和蛋白结合率（protein binding，PB）。V_d 反映了药物分布的广泛程度或与组织中大分子的结合程度。如 V_d 接近血液容积，表明药物只在血液中分布；V_d 超出血液容积越多，表明药物在组织分布越多，多数药物 V_d 大于血浆容积。常用抗菌药物的 V_d 见表 6-1。药物的水溶性或脂溶性高低与血浆或组织蛋白结合程度对药物 V_d 会产生显著的影响。亲水性

表 6-1　常用抗菌药物的表观分布容积（V_d）

抗菌药物	V_d（L/kg）
氨苄西林	0.23～0.39
苯唑西林	0.32
克拉维酸	0.21
舒巴坦	0.36
头孢唑林钠	0.19
头孢呋辛	0.20
头孢哌酮	0.14～0.20
头孢曲松	0.34～0.37
头孢吡肟	0.26
亚胺培南	0.23
美罗培南	0.17～0.29
达托霉素	0.10
利奈唑胺	0.57～0.86
万古霉素	0.30～0.43
替考拉宁	0.60～1.20
甲硝唑	0.25～0.85
多西环素	0.75
环丙沙星	2.20
左氧氟沙星	1.36
莫西沙星	2.00

抗菌药物不易通过脂质细胞膜，主要分布于血液与体液中，其 V_d 一般较小；常见的亲水性抗菌药有 β- 内酰胺类、氨基糖苷类、糖肽类、多黏菌素和氟康唑。亲脂性抗菌药物主要分布于脂肪组织，容易透过细胞膜进入细胞内。常见的亲脂性抗菌药物有喹诺酮类、大环内酯类、林可霉素和替加环素等。利奈唑胺属于中度亲脂性抗菌药物。

药物的血浆蛋白结合率（PB）：抗菌药物进入血液后，与血清蛋白（大多为白蛋白）结合，只有游离型的药物分子从血液向组织转运，并在作用部位发挥作用。药物 PB 会影响起效时间。常将 PB＞70%、30%～70% 和＜30% 的抗菌药物分别称为高、中和低 PB 抗菌药物。常见抗菌药物的 PB 见表 6-2。影响抗菌药物蛋白结合率的因素很多。当抗菌药物血药浓度过高时，血浆白蛋白的结合呈饱和状态，蛋白结合率会降低；两种药物竞争性结合同一蛋白时可发生置换现象，造成其中一种药物浓度升高而导致毒性反应的发生；低蛋白血症（血清白蛋白＜25g/L）或游离脂肪酸过多时，抗菌药物的蛋白结合率也会降低；新生儿及婴幼儿血清白蛋白结合药物的能力远比成人低；尿毒症时可能存在某种抑制因子时，药物的蛋白结合率降低。蛋白结合率下降可导致游离型药物浓度升高，严重时可发生中毒。

表 6-2　常用抗菌药物的血浆蛋白结合率

蛋白结合率 /%	抗菌药物
＜30	氨基糖苷类、β- 内酰胺类（头孢曲松、苯唑西林除外）、碳青霉烯类（厄他培南除外）、利奈唑胺（3.85～32.03）、环丙沙星（20～40）、左氧氟沙星（24～38）
30～70	万古霉素（30～55）、莫西沙星（39～52）
＞70	头孢曲松（90）、苯唑西林（88～94）、厄他培南（90）、替考拉宁（90）、替加环素（73～79）、多黏菌素（85.9～97.6）、达托霉素（93.92）

（三）代谢

药物进入机体后，经酶转化变成代谢产物，这个过程称为代谢。肝微粒体细胞色素 CYP450 酶系统是促进药物生物转化的主要酶（肝药酶）。该酶系统因遗传多态性和其他因素影响（如年龄、疾病、营养），因此酶水平或活性存在个体差异。CYP450 酶易受药物的诱导或抑制。经 CYP450 酶代谢的抗菌药物主要包括红霉素，三唑类如氟康唑、伊曲康唑、伏立康唑，以及环丙沙星等。对 CYP450 酶有诱导作用的抗菌药物有利福平等；对 CYP450 酶有抑制作用的常用抗菌药物包括复方磺胺甲噁唑、甲硝唑、大环内酯类、氟喹诺酮类、异烟肼、伊曲康唑、伏立康唑等。

(四) 排泄

药物主要通过肾脏或经肝脏代谢后以原型或代谢产物经尿液或肠道排出体外。与药物排泄有关的 PK 参数主要包括血浆消除半衰期（$t_{1/2\beta}$）、消除速率常数（K_e）、药物清除率（Cl）。大部分抗菌药物主要经肾排泄，如 β- 内酰胺类、氨基糖苷类、喹诺酮类、磺胺类、糖肽类等。肾功能减退时，主要经肾排泄的抗菌药物消除半衰期（$t_{1/2\beta}$）延长，需要适当调整剂量。同样，肝功能减退时也会影响药物的代谢和排泄。此外，部分抗菌药物同时经肝肾双通道途径清除。表 6-3 为常用抗菌药物的清除途径。

表 6-3　常见抗菌药物的清除途径

清除途径	代表药物
主要经肾脏排泄	头孢唑林钠、头孢呋辛、头孢唑肟钠、头孢他啶、头孢吡肟、美罗培南、亚胺培南、万古霉素、替考拉宁、多黏菌素、左氧氟沙星、两性霉素 B 等
主要经肝脏清除	红霉素、克林霉素、异烟肼、多西环素、米诺环素、复方磺胺甲噁唑、伏立康唑、伊曲康唑、卡泊芬净、甲硝唑等
经肝、肾双通道清除	哌拉西林、头孢哌酮、头孢曲松、头孢噻肟、氨曲南、环丙沙星、莫西沙星等

二、药效动力学

抗菌药物的药效动力学（简称药效学）主要研究药物对病原体的作用，反映药物的抗微生物效应和临床疗效。抗菌药物的药效学对于制订和调整给药方案（用药剂量和给药时间间隔）十分重要。通过对抗菌药物 PD 的研究，可以确定抗菌药物对致病菌的抑制或杀灭效果。抗菌药物常用的药效学参数如下。

1. 最低抑菌浓度（minimum inhibitory concentration，MIC）　是抗菌药物对病原菌抗菌活性的主要定量参数，是指在体外培养基中可抑制细菌生长所需的最低抗菌药物浓度。

MIC_{50}：能抑制 50% 菌株生长所需的最低抗菌药物浓度。

MIC_{90}：能抑制 90% 菌株生长所需的最低抗菌药物浓度。

2. 最低杀菌浓度（minimum bactericidal concentration，MBC）　是指可杀死 99.9%（$\Delta lgCFU \geq 3$）的病原菌所需的最低药物浓度。MBC 与 MIC 值比较接近时说明该药可能为杀菌剂。

3. 抗真菌药物最低有效浓度（minimum effectiveconcentration，MEC）

在棘白菌素类抗真菌药物的抗丝状真菌药敏试验中，与自然生长的菌丝形态对照，能使菌丝形成小的、圆形的、致密的形态所需的最低抗真菌药物浓度。

4. 治疗指数　指最低抑菌浓度 / 最低杀菌浓度（MIC/MBC）。MIC/MBC丝状为抑菌剂，MIC/MBC < 8 为杀菌剂。

5. 防耐药突变浓度（mutant prevention concentration，MPC）　指抗菌药物抑制细菌耐药突变的最低浓度，MIC 与 MPC 之间的药物浓度范围称为突变选择窗。当抗菌药物浓度高于 MPC 时，在保证疗效的同时也能防止耐药突变。当抗菌药物浓度处于 MIC 与 MPC 之间时，即在突变选择窗内时，临床治疗可能成功，但也可能导致耐药突变。

6. 抗生素后效应（post-antibiotic effect，PAE）　是抗菌药物药效动力学的一个重要指标，是指抗菌药物与细菌短暂接触后，细菌受到非致死性损伤，当药物清除后，细菌恢复生长仍然持续受到抑制的效应。

PAE 可能机制：①与抗生素后促白细胞效应（PLAE）有关，抗菌药物与细菌短暂接触后，由于抗菌药物的作用致细菌形态发生改变，增加吞噬细胞的识别、趋化和吞噬作用，从而产生抗菌药物与吞噬细胞协同效应，使细菌恢复再生长时间延长；②细菌形态发生改变影响其生理功能。PAE 的大小反映抗菌药物作用后细菌恢复再生长延迟相的长短，亦反映抗菌药物作用于细菌后的持续抑制作用，故又称持续效应。

PAE 影响因素：①细菌种类及接种量。同一种抗菌药物对不同细菌的PAE 值不同，抗菌药物对细菌杀伤能力也不同，如氨苄西林对流感嗜血杆菌临床分离株 PAE 为 0.5～2.1 小时，而对奇异变形杆菌却没有 PAE。②抗菌药物种类。对于革兰氏阳性菌，几乎所有抗菌药物都有一定的 PAE；对于革兰氏阴性菌，干扰蛋白和核酸合成的抗菌药物都有较长的 PAE，这些药物包括氨基糖苷类、喹诺酮类、四环素类、氯霉素类及利福平等，多数 β- 内酰胺类对革兰氏阴性菌表现为短 PAE 或无 PAE，但碳青霉烯类对革兰氏阴性菌仍有较长的 PAE。③抗菌药物浓度。浓度依赖性抗菌药物，如氨基糖苷类对大肠埃希菌的 PAE 随药物浓度增加而持续增大；或仅在浓度高于 MIC 以上时，才产生 PAE，例如大环内酯类。④与抗菌药物接触时间。与抗菌药物接触时间越长，PAE 越强。⑤其他因素。机体的病理生理状态、药代动力学变化、机体免疫功能等因素，均可影响抗菌药物的浓度、接触时间、杀菌效应等，从而影响抗菌药物的体内 PAE。

7. 抗真菌后效应（post-antifungal effect，PAFE）　抗真菌药物与真菌短暂接触，当药物浓度低于 MIC（或 MEC）或药物清除后，真菌生长仍然持续受到抑制的效应称为抗真菌后效应。

8. 杀菌曲线（time-kill curve） 指抗菌药物药效动力学曲线。以菌落计数（lgCFU/ml）对数为纵坐标、药物作用时间为横坐标绘制出的药物作用时间 - 细菌浓度曲线，称为杀菌曲线。曲线一般分三个时相：延迟期、杀菌期和恢复再生长期。可比较不同抗菌药物的杀菌速度和持续时间。

9. 抗菌药物折点 折点是药敏试验中用来判断菌株对抗菌药物的敏感性或耐药性的界值。根据试验方法的不同，折点可用浓度（mg/L 或 µg/ml）或抑菌圈直径（mm）表示。通常情况下，所有药敏试验均需依据折点将实验结果解释为敏感（S）、中介（I）或耐药（R）。

10. 剂量依赖性敏感（susceptible-dose dependent，SDD） 在药敏试验中，当菌株的药敏试验结果位于 SDD 区间时，意味着该菌株的抗菌药物治疗成功率取决于药物应用的剂量。对体外药敏试验结果为 SDD 的菌株如要达到临床疗效，有必要使用一个相对高于折点规定的参考药物的剂量（可通过使用增加剂量或高频率给药等方式实现）。当药物有多个批准的使用剂量时，建议对 SDD 的菌株治疗采用最大允许剂量，以保证达到最高的达标概率，同时需要参照说明书和器官功能进行剂量调整。

11. 联合抑菌指数（fractional inhibitory concentration index，FICI） 临床治疗重度细菌感染时常需要联合应用两种有协同或相加作用的抗菌药物。体外联合药敏试验通常以棋盘法设计，采用微量稀释法测定，计算 FICI。FICI ＝ 联合时药 A 的 MIC/ 单测时药 A 的 MIC ＋ 联合时药 B 的 MIC/ 单测时药 B 的 MIC。

FICI ＜ 0.5：表示 AB 两药联合使用有协同作用。

FICI ＝ 0.5～1：表示 AB 两药联合使用有部分协同作用。

FICI ＝ 1：表示 AB 两药联合使用有相加效应。

1 ＜ FICI ＜ 4：表示 AB 两药联合无关效应。

FICI ≥ 4：表示 AB 两药联合拮抗效应。

参 考 文 献

[1] 中国医药教育协会感染疾病专业委员会. 抗菌药物药代动力学 / 药效学理论临床应用专家共识. 中华结核和呼吸杂志, 2018, 41（6）：409-446.

[2] 刘鑫, 付强, 杜小莉, 等. 药代动力学 / 药效动力学在危重症患者抗生素治疗方案优化中的应用及研究进展. 中国科学：生命科学, 2021, 51（08）：1107-1117.

[3] 赵磊, 何晓静, 菅凌燕. 药代动力学 / 药效学模型在特殊人群抗菌药物治疗中的应用现状. 中国临床药理学杂志, 2019, 35（07）：718-721、728.

第二节　抗菌药物药代动力学 / 药效动力学参数与给药方案优化

PK/PD 是将药代动力学与体外药效学的参数相结合,研究某一给药剂量相应的时间 - 浓度 - 效应的过程,反映药物 - 人体 - 病原菌三者之间的相互关系。主要参数包括血药峰浓度(C_{max})、药时曲线下面积 / 最低抑菌浓度(AUC/MIC)、血药峰浓度 / 最低抑菌浓度(C_{max}/MIC)和血药浓度高于最低抑菌浓度的时间(T>MIC)。

AUC/MIC:24 小时内稳态血药浓度时间曲线下的面积与最低抑菌浓度MIC 的比值。

C_{max}/MIC:指抗菌药物的峰浓度 C_{max} 与 MIC 的比值。

一、抗细菌药物的药代动力学 / 药效动力学参数与给药方案优化

(一)抗细菌药物 PK/PD 分类

1. 浓度依赖性抗菌药物　该类药物对致病菌的杀菌效应和临床疗效取决于 C_{max},而与作用时间关系不密切,即血药 C_{max} 越高,清除致病菌的作用越迅速、越强。氨基糖苷类、氟喹诺酮类、达托霉素、多黏菌素、硝基咪唑类等属于浓度依赖性抗菌药物。虽然提高 C_{max} 可以提高该类抗菌药物的临床疗效,但是要注意不能超过最低毒性剂量,对于治疗窗比较窄的抗菌药物如氨基糖苷类药物需要注意。此类抗菌药物的 PK/PD 指数主要有 C_{max}/MIC 或 $AUC_{0\sim24}$/MIC。

2. 时间依赖性抗菌药物　该类药物的抗菌效应与临床疗效主要与药物和细菌接触时间密切相关,而与浓度升高关系不密切,当血药浓度高于致病菌 MIC 的 4~5 倍以上时,其杀菌效能几乎达到饱和状态,继续增加血药浓度,其杀菌效应不再增加。大多数 PAE 或 $t_{1/2\beta}$ 较短的 β- 内酰胺类、林可霉素、部分大环内酯类药物等属于此类。此类抗菌药物的 PK/PD 指数主要有 %T > MIC。对于时间依赖性抗菌药物,通过提高 %T > MIC 来提高临床疗效,一般推荐日剂量分多次给药和 / 或延长滴注时间的给药方案。延长滴注时间优化 β- 内酰胺类药物的给药方案需要注意抗菌药物在输液中的稳定性,对于不稳定的时间依赖性抗菌药物可以考虑增加给药频次。部分 β- 内酰胺类药物的稳定性见表 6-4。

3. 时间依赖性且抗菌作用时间较长　该类药物虽然为时间依赖性,但由于 PAE 或 $t_{1/2\beta}$ 较长,使其抗菌作用持续时间延长。替加环素、利奈唑胺、阿奇

霉素、四环素类、糖肽类等属于此类。评估此类抗菌药物的 PK/PD 指数主要为 $AUC_{0\sim24}/MIC$。一般推荐日剂量分 2 次给药方案。常见各类抗菌药物 PK/PD 分类汇总见表 6-5。

表 6-4 部分 β- 内酰胺类药物的稳定性

药物	最小稳定性
头孢吡肟	37℃：8h；25℃：24h；4℃：≥24h
头孢他啶	37℃：8h；25℃：24h；4℃：≥24h
多立培南（生理盐水）	37℃：8h；25℃：24h；4℃：≥24h
美罗培南	37℃：<4h；25℃：4h；4℃：24h
哌拉西林他唑巴坦	37℃：24h；25℃：24h；4℃：无
万古霉素	37℃：48h；25℃：48h；4℃：58d（浓度为 10μg/ml）

表 6-5 常见各类抗菌药物 PK/PD 分类汇总

类型	PK/PD 参数	主要抗菌药物
浓度依赖性	fC_{max}/MIC $fAUC_{0\sim24h}/MIC$	氨基糖苷类、氟喹诺酮类、硝基咪唑类、达托霉素、多黏菌素、两性霉素 B、磷霉素
时间依赖性（短 PAE）	%fT/MIC	青霉素类、头孢菌素类、氨曲南、林可霉素类大环内酯类
时间依赖性（长 PAE）	$fAUC_{0\sim24h}/MIC$	万古霉素、替考拉宁、替加环素、阿奇霉素、利奈唑胺

（二）不同类抗细菌药物的 PK/PD 参数与优化给药方案

根据各类抗菌药物 PK/PD 特点指导抗菌药物的临床用药，可优化药物应用方案，促进抗菌药物的合理应用。

1. β- 内酰胺类　此类抗菌药物包括青霉素类、头孢菌素类、β- 内酰胺酶抑制剂、碳青霉烯类、单酰胺环类等。该类药物主要通过作用于青霉素结合蛋白，抑制细菌细胞壁合成，发挥抗菌作用。此类药物抗菌谱广，活性强，毒性低且品种多，是临床上常用的重要抗菌药物。此类抗菌药物为时间依赖性抗菌药物，多数无或具有短的 PAE，药物半衰期决定给药次数。β- 内酰胺类药物疗效的相关参数为游离抗菌药物的 %T＞MIC，即 %fT＞MIC。不同类别药物的 %T＞MIC 靶值不同，头孢菌素类为 60%～70%，青霉素类为 40%～50%，碳青霉烯类为 40%～50%；同一药物对不同病原菌的 %T＞MIC 靶值也有差异，如治疗葡萄球菌感染所需的靶值通常低于革兰氏阴性杆菌感染，这是由于 β- 内酰胺类药物对葡萄球菌有一定的 PAE。Pfaller MA 2006 年发

表在 *J Clin Microbiol* 的研究结果均显示，%T＞MIC 越高，甚至 %T＞4～5 倍 MIC，疗效越好，故需适当提高给药剂量才能达到靶值。部分 β- 内酰胺类药物延长或持续给药方案见表 6-6。

表 6-6　部分 β- 内酰胺类药物延长或持续给药方案（静脉滴注）

药物 / 方法	延长或持续给药方案
头孢吡肟（持续输注）	2g 负荷量 30 分钟，此后 6.0g 持续静脉滴注
头孢他啶（持续输注）	2g 负荷量 30 分钟，此后 6.0g 持续静脉滴注
哌拉西林 / 他唑巴坦（延长输注时间）	3.375g，1 次 /4h，静脉滴注 4 小时；4.5g/6h，静脉滴注 4 小时
美罗培南（延长输注时间）	2g，3 次 /8h，静脉滴注 3 小时

　　碳青霉烯类抗菌药物的主要品种包括亚胺培南、美罗培南、帕尼培南及比阿培南，可用于敏感菌所致的各类感染，或与其他药物联合治疗泛耐药鲍曼不动杆菌（XDR-AB）或全耐药鲍曼不动杆菌（PDR-AB）感染。亚胺培南和美罗培南的剂量常需 1.0g q.8h. 或 1.0g q.6h.，静脉滴注。中枢神经系统感染治疗时，美罗培南剂量可增至 2.0g q.8h.。对于一些敏感性下降的菌株（MIC 4～16mg/L），通过增加给药次数，加大给药剂量，延长碳青霉烯类抗生素的静脉滴注时间如每次静滴时间延长至 2～3 小时，可使血药浓度高于 MIC 的时间（T＞MIC）延长，部分感染病例有效，但目前尚缺乏大规模临床研究。Daikos GL 等人蒙特卡罗模型研究显示，对碳青霉烯类抗菌药物耐药的肺炎克雷伯菌（CR-KP，carbapenemase-producing *Klebsiella pneumoniae*），细菌的 MIC＝8 时，美罗培南 2g q.8h.（延长输注 3 小时）给药仍可达到约 85% 细菌靶值。Ahmed N 等人的一项回顾性研究提示，美罗培南对危重症患者敏感菌的治疗，每次延长 3 小时输注较 0.5 小时输注，前者有更低的死亡率和更高的临床反应率。鉴于美罗培南的稳定性较好，对于重症感染患者可采用 2g 负荷剂量静脉滴注，3～4g，24 小时持续输注来提高临床与细菌学疗效。但是，对半衰期较长的 β- 内酰胺类抗菌药物如头孢曲松，它的半衰期为 8.5 小时，在 12～24 小时内给药 1 次就能维持血药浓度，增加给药次数不能增强疗效。

　　2. 氨基糖苷类　临床上主要品种有庆大霉素、妥布霉素等天然氨基糖苷类和阿米卡星、异帕米星等半合成氨基糖苷类。氨基糖苷类常联合其他抗菌药物如碳青霉烯类、β- 内酰胺酶抑制剂、氟喹诺酮类和替加环素治疗 MDR、XDR 肠杆菌科细菌、铜绿假单胞菌感染。阿米卡星、异帕米星常联合替加环素、氨曲南、磷霉素、多黏菌素等治疗 XDR 肠杆菌科细菌，尤其是碳青霉烯类抗菌药物耐药的肺炎克雷伯菌引起的感染。阿米卡星、异帕米星也常联合抗铜绿假单胞菌的 β- 内酰胺类、环丙沙星治疗 XDR 铜绿假单胞菌引起的感染。氨基糖苷类抗菌药物 PK/PD 的特点属于浓度依赖性抗菌药物。氨基糖苷类的 PAE 较长，为 0.5～7.5 小时。预测疗效的 PK/PD 指标主要为 C_{max}/MIC，比值应≥10 或 $AUC_{0～24}$/MIC≥100。根据这类药物的 PK/PD 特点和耳肾对氨基糖苷类药物的摄取具有"饱和性"，氨基糖苷类药物推荐的给药方式多为每日 1 次，可获得较高的 C_{max}，同时又可减少毒性的发生率。氨基糖苷类抗菌药物蛋白结合率低，除链霉素外（35%），大多低于 10%。注射给药后，氨基糖苷类在多数组织中的浓度低于血药浓度。在肺组织中的浓度不到血药浓度的 50%；在脑脊液药物浓度不到血药浓度的 1%（即使脑膜有炎症时，也不能达到有效浓度）；在痰液或支气管分泌物中的浓度为血药浓度的 20%（有文献报道 40%）；在胆管无梗阻时，胆汁中的浓度一般较低，但能达到有效治疗浓度；在滑膜液、组织液中的浓度为血药浓度的 25%～50%；在腹水和心包液中的浓度为血药浓度的 50%～100%。在体内以原型经肾小球滤过排出，因此尿液浓度可高达数百甚至 1 000mg/L。本类药物每日 1 次给药剂量为妥布霉素 5mg/kg、阿米卡星 15mg/kg、异帕米星 8mg/kg（严重患者 15mg/kg）。对重症感染，首次推荐冲击剂量治疗以迅速达到有效浓度。但本类药物血药浓度个体差异较大，治疗剂量与中毒剂量较为接近，宜进行血药浓度监测。

3. 大环内酯类　大环内酯类抗菌药物是分子结构中具有 14～16 碳内酯环的抗菌药物的总称。第一代是红霉素及其酯类衍生物，第二代有阿奇霉素、克拉霉素等，第三代包括泰利霉素和喹红霉素。本类抗菌药物对肺炎球菌、流感嗜血杆菌、支原体、衣原体和军团菌等有较好的抗菌作用。大环内酯类药物的 PK/PD 特点属于时间依赖性。但是，不同的大环内酯类抗菌药物 PAE 也不同。以红霉素为代表的部分大环内酯类药物属时间依赖性短 PAE 的抗菌药物，%T＞MIC 为预测疗效的 PK/PD 指数，因此需要每日多次给药。新型大环内酯类如克拉霉素与阿奇霉素属时间依赖性长 PAE 和长半衰期的抗菌药物，阿奇霉素临床采用 1 次 /d 的给药方案即可；克拉霉素采用 2 次 /d 的给药方案，对葡萄球菌和链球菌的 PAE 为 4～6 小时，预测疗效的 PK/PD 指数为 $fAUC_{0～24}$/MIC，靶值为 25。此外，该类药物在细胞和组织内浓度较高，在研究 PK/PD 时需要将细胞内药物浓度和感染部位药物浓度结合起来进行分析。

4. 喹诺酮类　喹诺酮类抗菌药物通过阻断细菌 DNA 复制发挥抗菌作用。这类药物的抗菌谱较广，其中环丙沙星和左氧氟沙星对铜绿假单胞菌有很强的活性，莫西沙星、左氧氟沙星、吉米沙星、奈诺沙星对呼吸道感染常见致病菌如肺炎球菌、流感嗜血杆菌等有很好的抗菌作用。该类抗菌药物属于有一定 PAE 的浓度依赖性抗菌药物，评价此类抗菌药物疗效、预测耐药性和抗菌活性的重要 PK/PD 指标为 $AUC_{0\sim24}/MIC$ 和 C_{max}/MIC。治疗革兰氏阳性菌感染所需的 $AUC_{0\sim24}/MIC$ 靶值为 30～40。近年来，在优化喹诺酮类药物疗效的研究中，常评价抗菌药物在耐药突变选择窗中存在的时间百分比（T_{MSW}）和 MPC，该指标可更有效地体现限制耐药突变选择的能力。研究结果表明，$T_{MSW} < 20\%$ 是预测防止出现耐药的有效参数。Khachman D 等人首次建立 102 例 ICU 患者使用环丙沙星血药浓度的群体药代动力学模型并进行蒙特卡罗模拟，研究结果显示治疗铜绿假单胞菌和鲍曼不动杆菌（细菌 MIC 分别为 0.5mg/L 或 1mg/L），环丙沙星常规给药剂量（400mg/ 次，2 次 /d 或 3 次 /d）难以使 T_{Msw} 达标。此外，对重症感染患者，结合考虑感染部位、感染严重程度以及细菌的耐药性情况，左氧氟沙星最高日剂量推荐 750mg，每日 1 次。而环丙沙星由于半衰期短，不良反应有一定浓度依赖性，仍然采用每日剂量分 2～3 次给药的方式。

5. 四环素类　快速抑菌的广谱抗菌药物，通过抑制肽链延长和蛋白质合成发挥抗菌作用。主要品种有四环素、多西环素和米诺环素。米诺环素对嗜麦芽窄食单胞菌有较好的抗菌活性，对产超广谱 β- 内酰胺酶（extended-spectrum β-Lactamases，ESBL）肠杆菌科细菌和碳青霉烯类耐药鲍曼不动杆菌在内的 MDR 革兰氏阴性菌具一定的抗菌活性，对铜绿假单胞菌无抗菌作用。四环素类属长 PAE 的时间依赖性药物，PK/PD 参数是 $AUC_{0\sim24}/MIC$。对于鲍曼不动杆菌，米诺环素治疗需要的 $fAUC_{0\sim24}/MIC$ 靶值为 15～20。目前推荐的米诺环素给药方式是 100mg，1 次 /12h。美国 FDA 批准米诺环素针剂用于敏感鲍曼不动杆菌感染的治疗，给药方案为米诺环素 100mg q.12h. 静脉滴注，但临床资料不多。国内目前无米诺环素针剂，可使用口服片剂或多西环素针剂（100mg q.12h.）与其他抗菌药物联合治疗鲍曼不动杆菌感染。米诺环素抑制耐甲氧西林金黄色葡萄球菌（methicillin-resistant *Staphylococcus aureus*，MRSA）的 $AUC_{0\sim24}/MIC$ 值约为 200。对皮肤软组织社区获得性耐甲氧西林金黄色葡萄球菌（community-associated CA-MRSA）感染，显示可给予米诺环素治疗（但不作为一线推荐）。

6. 甘氨酰环素类（替加环素）　替加环素是首个甘氨酰环类抗菌药物，是米诺环素的衍生物，为抑菌剂。该药对革兰氏阳性菌、革兰氏阴性菌、厌氧菌和非典型病原体均具有抗菌活性，尤其对多重耐药革兰氏阴性菌包括产 ESBL 的肠杆菌科细菌和碳青霉烯类耐药的鲍曼不动杆菌具有良好的抗菌活性。对铜绿假单胞菌和变形菌属细菌天然耐药。替加环素属于时间依赖性抗菌药物，具有较长的 PAE，$AUC_{0\sim24}$/MIC 为预测替加环素临床和微生物疗效的 PK/PD 指数。替加环素对大肠埃希菌体外和体内 PAE 分别为 1.8～2.9 小时和 4.9 小时。替加环素的给药方案需要注意感染部位 PK/PD 靶值。替加环素对复杂性皮肤和皮肤软组织感染（complicated skin and skin-structure infection，cSSI），PK/PD 靶值为 $AUC_{0\sim24}$/MIC>17.9；对复杂性腹腔感染（complicated intra-abdominal infection，cIAI），PK/PD 靶值为 $AUC_{0\sim24}$/MIC > 6.96；对于社区获得性肺炎（community-acquired pneumonia，CAP）患者，PK/PD 靶值为 $AUC_{0\sim24}$/MIC≥12.8 时可取得较好疗效。说明书推荐对成人复杂性腹腔感染，大多数革兰氏阴性杆菌 MIC≤0.5mg/L 均可达到药效学的靶值，但该剂量对某些 MIC > 1mg/L 的多重耐药革兰氏阴性菌，如鲍曼不动杆菌引起的严重感染较难达标，常规剂量难以获得临床疗效。近期的随机对照研究结果显示，提高替加环素给药剂量，即首剂给药 200mg，维持 100mg，1 次/12h，可提高重症感染的临床和微生物疗效。

替加环素的 PB 为 71%～89%，重症患者由于疾病的因素往往较多存在低蛋白血症，白蛋白水平的变化可影响其疗效。当白蛋白水平 <2.6g/L 时，$fAUC_{0\sim24}$/MIC>0.9，临床抗菌疗效为 57%；当白蛋白水平 >2.6g/L 时，临床抗菌疗效增至 93%。

7. 糖肽类　糖肽类抗菌药物主要包括万古霉素和替考拉宁，通过抑制细菌细胞壁合成发挥抗菌作用。对葡萄球菌属、肠球菌属、链球菌属均显示良好的抗菌活性，尤其是 MRSA 引起的各种感染。本类药物为时间依赖性抗菌药物，具有长 PAE 特性，PK/PD 评价指数为 $AUC_{0\sim24}$/MIC。对于 MRSA 所致的下呼吸道感染 PK/PD 指数为 $AUC_{0\sim24}$/MIC≥400。万古霉素谷浓度一般在 5～10μg/ml，但对于治疗耐甲氧西林金黄色葡萄球菌（MRSA）引起的危重症感染如血流感染、感染性心内膜炎、脑膜炎和医院获得性肺炎等，为了升高感染灶组织药物浓度，建议将万古霉素的血清谷浓度维持在 15～20μg/ml。万古霉素的 PB 为 30%～60%，低蛋白血症的重症感染患者应用万古霉素时建议给予负荷剂量 20～30mg/kg，或增加维持剂量（1.5g，1 次/12h）或持续滴注（3g，1 次/24h），以确保达到适宜的谷浓度。

替考拉宁对凝固酶阴性的表皮葡萄球菌作用较万古霉素略差，但对金黄色葡萄球菌的抗菌活性与万古霉素相似，对肠球菌的抗菌活性强于万古霉素。替考拉宁在皮肤软组织、骨关节中药物浓度较高，具有较好疗效。替考拉宁的 PB 为 90%～95%，主要以原型从肾脏排出。替考拉宁的 PAE 为 0.2～4.5 小时，当治疗一般感染时 $AUC_{0\sim24}$/MIC≥125 可达到较好的治疗效果；治疗重症感染时则需要 $AUC_{0\sim24}/MIC \geqslant 345$。

替考拉宁推荐负荷剂量为 400mg（6mg/kg），1 次 /12h，连续 3 次；然后 400mg（6mg/kg），1 次 /d 维持剂量，维持谷浓度 >15mg/L。骨关节感染为 800mg （12mg/kg），1 次 /12h，连续 3～5 次；然后 800mg（12mg/kg），1 次 /d 维持剂量，维持谷浓度 >20mg/L。感染性心内膜炎时 800mg（12mg/kg），1 次 /12h，连续 3～5 次；然后 800mg（12mg/kg），1 次 /d 维持剂量，维持谷浓度 >30mg/L。

8. 噁唑烷酮类　主要有利奈唑胺和特地唑胺，对包括 MRSA、耐万古霉素肠球菌（vancomycin resistant enterococcus，VRE）和耐青霉素肺炎球菌（penicillin resistant *Streptococcus pneumoniae*，PRSP）在内的革兰氏阳性菌有强大的抗菌活性。其抗菌作用机制是与 50S 亚基结合阻断 70S 起始复合物形成。噁唑烷酮类为具有较长 PAE 的时间依赖性抗菌药物，其 PK/PD 指数为 $AUC_{0\sim24}/MIC$ 和 %T > MIC。利奈唑胺对肺炎球菌和金黄色葡萄球菌的 PAE 为 3.6～3.9 小时。预测疗效的 PK/PD 靶值为 $AUC_{0\sim24}/MIC > 100$。有研究者认为，对于 MRSA，当 MIC 值为 2mg/L 时，600mg，1 次 /12h 给药的达标率 >90%；当 MIC 值分别为 4mg/L 和 ≥8mg/L 时，达标率分别只有 40% 和 0。

利奈唑胺口服生物利用度 100%，与静脉滴注剂量相同。对肺上皮细胞衬液和肺泡巨噬细胞具有良好的渗透性，在肺组织和皮肤及软组织中的药物浓度高，$t_{1/2}$ 为 4.4～5.2 小时可用于链球菌和葡萄球菌（多重耐药）引起的社区和医院获得性肺炎、皮肤及软组织感染。

9. 环脂肽类抗菌药物　达托霉素为新型环脂肽类抗菌药物，对包括耐甲氧西林金黄色葡萄球菌（MRSA）和耐万古霉素肠球菌（VRE）在内的绝大多数革兰氏阳性菌具有快速杀菌活性。达托霉素为浓度依赖性抗菌药物，$AUC_{0\sim24}/MIC$ 为最佳 PK/PD 评价指数，预测治疗的靶值目标为 666。评价杀菌作用的 $fAUC_{0\sim24}/MIC$ 值为 788～1 460。达托霉素对金黄色葡萄球菌导致的右侧感染性心内膜炎的血流感染具有较好疗效，但可被肺表面活性物质灭活，不适用于治疗肺炎。达托霉素说明书推荐，对复杂性皮肤及皮肤软组织感染，日剂量 4mg/kg，1 次 /d；对菌血症，日剂量 6mg/kg，1 次 /d；对 MRSA 菌血症推荐 8mg/kg，1 次 /d 或 10mg/kg，1 次 /d。Liu C 在体外和临床研究提示达托霉素在每日 12mg/kg 的剂量治疗菌血症和感染性右心内膜炎有更好的临床疗效。在 12mg/kg 的剂量范围内呈线性药物代谢动力学特征。达托霉素为高蛋白结合率的抗菌药物，危重症患者的毛细血管通透性增加，烧伤患者 V_d 增加高达 64%，总清除率增加 77%，血清 C_{max} 降低 44%，$AUC_{0\sim24}$ 降低 47%，推荐日剂量为 10～12mg/kg。

10. 多黏菌素　多黏菌素属环状含阳离子多肽类抗生素,包括 A、B、C、D、E 五种化学结构,目前用于临床的主要为多黏菌素 B 硫酸盐(polymyxin B)、多黏菌素 E(又称黏菌素,colistin)硫酸盐(colistin sulphate)和甲磺酸盐(colistimethate sodium,CMS)。多黏菌素 B 及 E 具有相似的抗菌谱,对各类临床高度耐药革兰氏阴性菌均具有良好的体外抗菌活性,MDR、XDR 铜绿假单胞菌、鲍曼不动杆菌和产碳青霉烯酶的肠杆菌科细菌等对多黏菌素类的耐药率低,但存在异质性耐药现象,可影响体内疗效。本类药物与碳青霉烯类、利福平、替加环素或舒巴坦等联合对 MDR、XDR 鲍曼不动杆菌具有良好的协同杀菌作用,并可降低耐药菌产生。

多黏菌素 B 与多黏菌素 E 的 PK/PD 指数为 $fAUC_{0\sim24}/MIC$。预测多黏菌素临床疗效的 PK/PD 靶值:多黏菌素 B 为 AUC_{ss},24 小时达到 $50\sim100mg\cdot h/L$,相当于 $C_{ss,avg}$ 达到 $2\sim4mg/L$;黏菌素为稳态时 24 小时血浆药时曲线下面积(AUC_{ss},24h)达到 $50mg\cdot h/L$,即稳态时平均血药浓度($C_{ss,avg}$)达到 $2\sim4mg/L$。上述推荐的暴露量为多黏菌素 B 和黏菌素最大可耐受暴露量,当全身使用时,以上剂量在小鼠大腿感染模型中已经达到了杀灭细菌的 MIC 值,但实际上对肺部感染的小鼠仍不够有效,但大于该剂量会增加黏菌素的 AKI 发生率和严重程度。推荐对多黏菌素 B、黏菌素都进行血药浓度监测。怀疑或确诊 XDR 革兰氏阴性菌医院获得性肺炎(HAP)或呼吸机相关性肺炎(VAP)患者,推荐在多黏菌素静脉治疗时进行黏菌素或多黏菌素雾化吸入治疗。黏菌素 CMS 为前体药物,在体内中需要转化成活性成分并在肾脏清除,推荐用于下尿路感染。对侵袭性感染,首选多黏菌素 B,考虑黏菌素需要转化,Ccr>80ml/min 人群难以达到 2mg/L 的靶值。

初始静脉应用多黏菌素 B 时,推荐根据总体重(total body weight,TBW)给予 $2.0\sim2.5mg/kg$(2 万~2.5 万 IU/kg)的负荷剂量,输注时间大于 1 小时。对肾功能正常的严重感染患者,推荐给予多黏菌素 B 初始维持剂量每 12 小时给予 $1.25\sim1.5mg/kg$(1.25 万~1.5 万 IU/kg),输注 1 小时以上。对肾功能受损的患者不需调整多黏菌素 B 的每日维持剂量。

初始静脉使用 CMS 时,推荐 $0.5\sim1$ 小时内输注负荷剂量 300mg 多黏菌素 E 基质(CBA)(约 900 万 IU),并在 $12\sim24$ 小时后给予第 1 次维持剂量。对于肾功能正常的患者,每日维持剂量 $300\sim360mg$ 的 CBA(900 万~1 090 万 IU),分成两次输注,监测肾功能。肾功能不全时黏菌素剂量调整见表 6-7。同时,推荐当患者处于危及生命的感染、深部组织感染,以及感染的病原菌 MIC>1mg/L 时,无论黏菌素或多黏菌素 B 均不需根据肾功能调整剂量(强推荐,低证据质量)。

表 6-7　肾功能不全时黏菌素剂量调整

肌酐清除率（CrCl），ml/min	黏菌素 Css, avg 达 2mg/L 的 CMS 日剂量	
	mg CBA/d	100 万 IU/d
0	130	3.95
5≤CrCl＜10	145	4.40
10≤CrCl＜20	160	4.85
20≤CrCl＜30	175	5.30
30≤CrCl＜40	195	5.90
40≤CrCl＜50	220	6.65
50≤CrCl＜60	245	7.4
60≤CrCl＜70	275	8.35
70≤CrCl＜80	300	9.00
80≤CrCl＜90	340	10.3
≥90	360	10.9

二、抗真菌药物的药代动力学 / 药效动力学参数与给药方案优化

（一）抗真菌药物 PK/PD 分类

抗真菌药物可分为 4 大类，即多烯类、吡咯类、棘白菌素类和氟胞嘧啶类。临床常用的抗真菌药物按照 PK/PD 特点可分为以下 3 类：

1. 时间依赖性　该类药物杀真菌的效应主要与药物接触真菌时间的长短有关，与浓度关系不密切。杀菌速率在一定浓度达到饱和之后，即使浓度增加也不再产生疗效的增加。评估此类药物的 PK/PD 指数主要有 %T＞MIC。代表药物有氟胞嘧啶类。

2. 时间依赖性且抗真菌作用时间较长　该类药物的特点虽为时间依赖性，但因 PAFE 较长，使其抗菌作用持续时间延长。评估此类药物的 PK/PD 指数主要有 $AUC_{0\sim24}$/MIC，代表药物有吡咯类，如氟康唑、伊曲康唑、伏立康唑等。

3. 浓度依赖性且具有长 PAFE 的药物　该类药物的杀菌效应随药物浓度的升高而增加；浓度越高，杀菌速度越快且作用越强。评估此类药物的 PK/PD 指数主要有 $AUC_{0\sim24}$/MIC 或 C_{max}/MIC。代表药物有两性霉素 B 及其脂质制剂和棘白菌素类药物，如卡泊芬净、米卡芬净及阿尼芬净等。

（二）不同类抗真菌药物的 PK/PD 参数与优化给药方案

1. 多烯类抗真菌药物　两性霉素 B 是来源于结节状链丝菌的多烯类抗真菌药物。两性霉素的抗菌作用是与真菌细胞膜的麦角固醇结合，增强细胞

膜的渗透性，使胞内钾离子和葡萄糖等漏出，导致真菌细胞死亡。临床使用的两性霉素 B 主要包括两性霉素 B 去氧胆酸盐和 3 种两性霉素 B 含脂复合制剂。脂质体主要包括两性霉素 B 脂质体（AmBIsome，L-AmB）、两性霉素 B 脂质体复合物（Abelcet，ABLC）和两性霉素 B 脂质体胶状分散剂（Amphocil，ABCD）。两性霉素 B 为浓度依赖性并具有较长 PAFE 的药物，临床评价其疗效的 PK/PD 指数为 C_{max}/MIC，当 C_{max}/MIC 比值达到 10 时有最大的抗菌作用。两性霉素 B 脂质体的临床推荐剂量是两性霉素 B 的 5 倍左右，其相应的 C_{max}/MIC 靶值是两性霉素 B 的 4～6 倍。两性霉素 B 大部分进入组织，肝脏中浓度最高，其次为脾、肾、肺，再次为肌肉和脂肪，可从组织缓慢地释放重新进入血液循环。不易通过血脑屏障，脑脊液浓度低于血浓度的 5%。半衰期约为 24 小时，每日给药 1 次。需要注意，用药 1 年后仍可在尿中检出，停药 1 年之内仍可出现肾脏中毒。

常规用法：初始剂量 1mg；第 2 日开始加量，每日增加 2.5～5mg，直到加至每日 0.4～0.6mg/kg 维持剂量。一般每日给药达 30～40mg 即可，成人最高剂量为 50mg。大多数深部真菌感染疗程为 6～8 周，总剂量为 1～2g。使用注意事项为①配置时先用适量注射用水使本药溶解，再加 5% 葡萄糖注射液（pH>4.2），浓度不超 1mg/10ml；②缓慢避光滴注，每剂滴注时间至少 6 小时；③本药输注时可能出现寒战、高热、头痛，滴注前可予小剂量肾上腺皮质激素以减轻反应；④使用过程出现低钾血症，注意补钾；⑤使用过程注意肾功能损害、肝毒性、血液系统毒性等不良反应。

2. 氟胞嘧啶类抗真菌药物　以氟胞嘧啶为代表，该药为化学合成的抗真菌药。抗菌作用是干扰 RNA 和 DNA 的合成，使真菌蛋白合成异常致其死亡。主要抗真菌谱为念珠菌属和隐球菌属，低浓度抑菌，高浓度杀菌。该类药物为时间依赖性，PAFE 非常短，临床评价其疗效的 PK/PD 指数为 %T>MIC。在侵袭性念珠菌感染动物模型中，当 %T/MIC>40% 可达到静态杀菌效果。此外，氟胞嘧啶药物高浓度（>100mg/L）时易引起毒性反应，因此临床用药时应降低给药剂量，增加给药次数（1 次 /8h 或 1 次 /6h）。因为极容易产生耐药性，氟胞嘧啶一般与其他抗真菌药物联合应用。

氟胞嘧啶口服吸收快而完全，0.5～2 小时可达血药峰浓度，约 12% 与血浆蛋白结合。组织分布均匀，大多数组织和体液中药物浓度高于血药浓度 50%。可穿透血脑屏障，也可进入腹膜、关节和支气管。口服是首选给药方案。不能口服患者，可以静脉滴注或腹腔内灌注。肾功能正常的成人每日 150mg/kg 或 5～8g/d，q.6h. 给药。如果肾功能受损，需要调整给药剂量和给药频次。

3. 吡咯类抗真菌药　吡咯类又可分为咪唑类和三唑类。咪唑类以酮康唑、咪康唑、克霉唑等为代表。三唑类有氟康唑、伊曲康唑、伏立康唑、泊沙康唑及新上市的艾沙康唑。吡咯类抗真菌药主要通过抑制细胞色素 P450 酶介导的 14α- 固醇去甲基化，抑制真菌细胞膜上麦角固醇生物合成，从而破坏真菌细胞膜的完整性，达到抑制真菌生长的目的，但对人体细胞膜胆固醇合成无影响。三唑类药物为广谱抗真菌药物，三唑类抗真菌药物的抗菌谱比较见表 6-8。

表6-8　三唑类抗真菌药物的抗菌谱比较

微生物	氟康唑	伊曲康唑	伏立康唑	泊沙康唑
白念珠菌	+++	+++	+++	+++
光滑念珠菌	±	±	+	+
热带念珠菌	+++	+++	+++	+++
近平滑念珠菌	+++	+++	+++	+++
克柔念珠菌	−	−	++	++
季也蒙念珠菌	+++	+++	+++	+++
葡萄牙念珠菌	+	+	++	++
烟曲霉	−	++	+++	+++
黄曲霉	−	++	+++	++
镰刀菌	−	±	++	++
结合菌	−	−	−	+++

三唑类药物中除泊沙康唑以外，均有口服及静脉两种给药方式，不同药物有着不同的药代动力学特点，见表 6-9。

表6-9　三唑类药物的药代动力学特点

药物	成人剂量	口服生物利用度 /%	PB/%	半衰期 /h	脑脊液 /%	尿液 / %
氟康唑	6.0～12.0mg/(kg·d)	90	10	31	>60	90
伊曲康唑	200mg, 2 次 /d	50	99.8	24	<10	1～10
伏立康唑	6mg/(kg·12h)（负荷剂量） 4mg/(kg·12h)（维持剂量）	96	58	6	60	<2
泊沙康唑	600～800mg/d	54	99	25	—	<2

氟康唑主要用于克柔念珠菌除外的念珠菌病；新型隐球菌病、隐球菌脑膜炎经两性霉素 B 联合氟胞嘧啶初始治疗后的维持治疗用药；球孢子菌病；

作为芽生菌病的可选择用药。氟康唑口服吸收完全（生物利用度＞90%），故其口服和静脉给药剂量相同（6～12mg/kg），均为 1 次 /d。在新型隐球菌性脑膜炎小鼠模型中，氟康唑达到最大杀菌效果所需的 $AUC_{0\sim24}/MIC$ 为 389。Benitez LL 2019 年发表在 *Drugs* 的侵袭性念珠菌感染研究结果显示，氟康唑的临床疗效 PK/PD 靶值为 $fAUC_{0\sim24}/MIC$ 为 25～50。

伊曲康唑是一种亲脂性三氮唑类广谱抗真菌药。注射剂适用于中性粒细胞缺乏怀疑真菌感染患者的经验性治疗，还适用于治疗肺部及肺外芽生菌病、组织胞浆菌病，以及不能耐受两性霉素 B 或两性霉素 B 治疗无效的曲霉病。伊曲康唑的血浆 PB＞99%，皮肤和脂肪中的浓度比血浆浓度高 19 倍和 17 倍，因此胶囊剂适用于治疗皮肤真菌所致的足趾和 / 或手指甲癣。胶囊剂口服生物利用度低，较少用于侵袭性真菌病的治疗。口服制剂可作为注射剂的序贯治疗使用。由于脑脊液透过率低以及主要不通过肾脏排泄，因此伊曲康唑不适宜用于中枢神经系统感染和尿路感染的治疗。

伏立康唑主要用于侵袭性曲霉病；非中性粒细胞减少的患者中的念珠菌血症；对氟康唑耐药的念珠菌引起的严重侵袭性感染（包括克柔念珠菌），以及预防接受异基因造血干细胞移植（hematopoietic stem cell transplantation，HSCT）的高危患者中的侵袭性真菌感染。伏立康唑的代谢具有可饱和性，PK 呈非线性。Wu Y 2014 年发表在 *Curr Pharm Biotechnol* 的临床研究显示，对念珠菌感染临床预测疗效的 PK/PD 靶值为 $fAUC_{0\sim24}/MIC=20$。当 $fAUC_{0\sim24}/MIC>20$ 时，临床治愈率可达 72%～92%。对于侵袭性曲霉感染，伏立康唑的药效则与谷浓度密切相关，当谷浓度约为 2mg/L 时，临床疗效最佳。

泊沙康唑为伊曲康唑的衍生物，是 FDA 批准唯一可用于预防侵袭性曲霉病的抗真菌药物，适用于 13 岁和 13 岁以上因重度免疫缺陷而导致这些感染风险增加的患者。这些患者包括接受造血干细胞移植（HSCT）后发生移植物抗宿主病（graft versus-host disease，GVHD）的患者或化疗导致长时间中性粒细胞减少症的血液系统恶性肿瘤患者。也可用于治疗口咽念珠菌病，包括伊曲康唑和 / 或氟康唑难治性口咽念珠菌病。泊沙康唑难溶于水，有口服悬液剂和注射剂，后者需经中央静脉导管或经外周静脉穿刺中央静脉导管给药。药物亲脂性强，与高脂肪餐同服吸收率明显升高。体内表观分布容积达 1 774L，血浆 PB 高达 98%～99%。其抗真菌活性优于其他三唑类药物，尤其对毛霉有特殊的活性。

4. 棘白菌素类抗真菌药物　棘白菌素类抗真菌药物属乙酰环六肽类，为真菌细胞壁的葡聚糖合成酶抑制剂，通过抑制真菌细胞壁的合成而发挥作用。因人体细胞无细胞壁，因此该类药物毒性较小，已成为临床治疗深部真菌感染的重要药物。临床主要用于侵袭性念珠菌病、对其他抗真菌药物治疗无效或不能耐受的曲霉病。国内临床使用的主要有卡泊芬净、米卡芬净和阿尼芬净等,该类药物口服不吸收,静脉给药,呈线性动力学特征。体内血清PB 高,脑脊液浓度低,体内分布容积小。棘白菌素类对念珠菌为杀菌剂,对曲霉为抑菌剂。棘白菌素为浓度依赖性药物且具有较长 PAFE 效应的药物,预测临床疗效的 PK/PD 参数为 C_{max}/MIC 或 AUC/MIC。在白念珠菌感染动物模型中,当 fC_{max}/MIC > 1 或 $fAUC_{0\sim24}$/MIC = 10~20 时,即可达到 1 lgCFU/ml单位的杀菌效果。但要注意近平滑念珠菌和平滑念珠菌的靶值较白念珠菌高 2~3 倍。侵袭性曲霉体内感染模型中的靶值较念珠菌属高很多,达到静态抑菌效果所需 PK/PD 靶值 fC_{max}/MIC = 10~20,$fAUC_{0\sim24}$/MIC > 25。

(梁 丹 伍俊妍)

参 考 文 献

[1] 王爱霞,王羽,张宗久,等. 抗菌药物临床合理应用. 北京:人民卫生出版社,2008.

[2] 戴维·吉尔伯特. 热病:桑福德抗微生物治疗指南. 46 版. 范洪伟,译. 北京:中国协和医科大学出版社,2017.

[3] 刘大伟,邱海波,严静. 中国重症医学专科资质培训教材. 北京:人民卫生出版社,2013.

[4] LEVIN BR, MCCALL IC, PERROT V, et al. A numbers game: ribosome densities, bacterial growth, and antibiotic-mediated stasis and death. mBio, 2017, 8(1): e02253-16.

[5] DAIKOS GL, MARKOGIANNAKIS A. Carbapenemase-producing Klebsiella pneumoniae: (when) might we still consider treating with carbapenems? Clin Microbiol Infect, 2011, 17(8): 1135-1141.

[6] FALAGAS ME, TANSARLI GS, IKAWA K, et al. Clinical outcomes with extended or continuous versus short-term intravenous infusion of carbapenems and piperacillin/tazobactam: a systematic review and meta-analysis. Clin Infect Dis, 2013, 56(2): 272-282.

[7] LIU C, BAYER A, COSGROVE SE, et al. Clinical practice guidelines by the infectious diseases society of america for the treatment of methicillin-resistant Staphylococcus aureus infections in adults and children: executive summary. Clin Infect Dis, 2011, 52(3): 285-292.

[8] PFALLER MA, DIEKEMA DJ, REX JH, et al. Correlation of MIC with outcome for Candida species tested against voriconazole: analysis and proposal for interpretive breakpoints. J Clin Microbiol, 2006, 44(3): 819-826.

[9] AHMED N, JEN SP, ALTSHULER D, et al. Evaluation of meropenem extended versus intermittent infusion dosing protocol in critically ill patients. J Intensive Care Med, 2018, 35(8): 763-771.

[10] TSUJI BT, POGUE JM, ZAVASCKI AP, et al. International consensus guidelines for the optimal use of the polymyxins: endorsed by the American College of Clinical Pharmacy (ACCP), European Society of Clinical Microbiology and Infectious Diseases (ESCMID), Infectious Diseases Society of America (IDSA), International Society for Anti-infective Pharmacology (ISAP), Society of Critical Care Medicine (SCCM), and Society of Infectious Diseases Pharmacists (SIDP). Pharmacotherapy, 2019, 39 (1): 10-39.

[11] GUAN X, HE L, HU B, et al. Laboratory diagnosis, clinical management and infection control of the infections caused by extensively drug-resistant Gram-negative bacilli: a Chinese consensus statement. Clin Microbiol Infect, 2016, 22 Suppl 1: S15-S25.

[12] CUNHA BA, BARON J, CUNHA CB. Once daily high dose tigecycline - pharmacokinetic/pharmacodynamic based dosing for optimal clinical effectiveness: dosing matters, revisited. Expert Rev Anti Infect Ther, 2017, 15 (3): 257-267.

[13] XIE J, WANG T, SUN J, et al. Optimal tigecycline dosage regimen is urgently needed: results from a pharmacokinetic/pharmacodynamic analysis of tigecycline by Monte Carlo simulation. Int J Infect Dis, 2014, 18: 62-67.

[14] DELATTRE IK, TACCONE FS, JACOBS F, et al. Optimizing beta-lactams treatment in critically-ill patients using pharmacokinetics/pharmacodynamics targets: are first conventional doses effective? Expert Rev Anti Infect Ther, 2017, 15 (7): 677-688.

[15] KHACHMAN D, CONIL JM, GEORGES B, et al. Optimizing ciprofloxacin dosing in intensive care unit patients through the use of population pharmacokinetic-pharmacodynamic analysis and Monte Carlo simulations. J Antimicrob Chemother, 2011, 66 (8): 1798-1809.

[16] ALFOUZAN WA, NOEL AR, BOWKER KE, et al. Pharmacodynamics of minocycline against Acinetobacter baumannii studied in a pharmacokinetic model of infection. Int J Antimicrob Agents, 2017, 50 (6): 715-717.

[17] ROBERTS JA, LIPMAN J. Pharmacokinetic issues for antibiotics in the critically ill patient. Crit Care Med, 2009, 37 (3): 840-851, 859.

[18] MEAGHER AK, AMBROSE PG, GRASELA TH, et al. Pharmacokinetic/pharmacodynamic profile for tigecycline-a new glycylcycline antimicrobial agent. Diagn Microbiol Infect Dis, 2005, 52 (3): 165-171.

[19] ANDES D, SAFDAR N, MARCHILLO K, et al. Pharmacokinetic-pharmacodynamic comparison of amphotericin B (AMB) and two lipid-associated AMB preparations, liposomal AMB and AMB lipid complex, in murine candidiasis models. Antimicrob Agents Chemother, 2006, 50 (2): 674-684.

[20] CANUT A, ISLA A, BETRIU C, et al. Pharmacokinetic-pharmacodynamic evaluation of daptomycin, tigecycline, and linezolid versus vancomycin for the treatment of MRSA infections in four western European countries. Eur J Clin Microbiol Infect Dis, 2012, 31 (9): 2227-2235.

[21] JAMAL JA，MAT-NOR MB，MOHAMAD-NOR FS，et al. Pharmacokinetics of meropenem in critically ill patients receiving continuous venovenous haemofiltration：a randomised controlled trial of continuous infusion versus intermittent bolus administration. Int J Antimicrob Agents，2015，45（1）：41-45.

[22] DI PAOLO A，MALACARNE P，GUIDOTTI E，et al. Pharmacological issues of linezolid：an updated critical review. Clin Pharmacokinet，2010，49（7）：439-447.

第七章

特殊病理生理时外科重症感染患者抗菌药物的应用

第一节　肝功能不全患者抗菌药物的选择与调整

一、肝脏疾病对抗菌药物体内过程的影响

重症患者往往同时存在器官功能障碍，而一旦器官功能出现异常，将会影响药物在体内代谢过程。肝脏是人体内最大的多功能实质性器官，血流量高，不仅可以合成各种与药物结合的蛋白，也参与了机体内各种物质的代谢，是许多抗菌药物的代谢场所。肝脏疾病主要包括药源性肝炎、病毒性肝炎、中毒性肝炎、酒精性肝炎、肝纤维化、肝硬化、胆汁淤积症、肝脓肿、肝衰竭等。大量资料表明，肝脏疾病对药物在体内的吸收、分布、代谢和排泄过程可产生显著的影响。

（一）肝脏疾病对抗菌药物吸收的影响

患肝脏疾病时，胃肠激素降低，患者消化道的吸收功能会受到影响，药物的吸收速率和吸收的量也会随之改变，其中对口服药物制剂影响最大。此外，当患者患有门脉高压症伴有小肠黏膜水肿或结构异常时，药物在肠道内的吸收速率也会降低。

（二）肝脏疾病对抗菌药物分布的影响

血浆蛋白含量及其与药物结合力的大小是影响药物在体内分布的最主要的因素之一，而血浆蛋白主要在肝脏内合成。患肝脏疾病时，合成的蛋白减少，再加上血浆中的脂肪酸、尿素和胆红素等内源性抑制物的蓄积，药物与血浆蛋白的结合率下降，导致血液中游离型的药物增加。一旦伴有药物清除减慢，升高的游离型药物浓度就易引起毒副反应。肝硬化腹水患者由于存在水肿或腹水，其亲水性药物分布容积升高，血药浓度降低，因此使用亲水性药物时需要加大剂量，如 β-内酰胺类药物。

（三）肝脏疾病对抗菌药物代谢的影响

肝脏是药物在体内代谢的主要场所，肝脏疾病对体内药物的代谢可产生显著的影响，肝脏内微粒体酶合成减少和活力降低是其主要的影响因素之一。肝功能不全时，肝药酶合成减少，细胞色素 P450 含量降低，导致许多药物的半衰期明显延长，如氨苄西林、氯霉素、克林霉素、林可霉素、异烟肼和利福平等，从而使得药效增强或引起毒副反应增加。而对于一些经肝转化后活性增加的药物，患者患肝脏疾病时的药效则会降低。

另外，有效肝血流量降低是肝脏影响药物代谢的另一个重要的因素。由于肝脏的有效血流量减少，一些口服药物的首过效应减弱，药物直接进入体循环的量增加，血药浓度上升，从而导致药效增强或毒性增加。

肝脏疾病对抗菌药物体内代谢过程的影响主要体现在肝药酶活性的改变。

（四）肝脏疾病对抗菌药物排泄的影响

一些药物进入肝脏代谢后，可从胆道排泄。在肝功能减退时，由于肝脏的代谢能力降低，或药物自肝脏转运至胆汁的过程受阻和胆汁分泌障碍等原因，药物从胆汁中排出减少。受影响的抗菌药物主要有四环素、红霉素和利福平等。

二、肝功能不全时抗菌药物的使用原则

由于肝功能不全可影响药物的体内过程，而药物又可因自身或其代谢产物的作用对肝脏产生一定的毒性，因此，肝功能不全患者抗菌药物的选择及剂量的调整需要考虑抗菌药物药代动力学 / 药效动力学（pharmacokinetic/pharmacodynamic，PK/PD）指数的改变及其产生毒性代谢物的可能性。

中国医药教育协会感染疾病专业委员会发布的《抗菌药物药代动力学 / 药效学理论临床应用专家共识》对于肝功能不全患者使用抗菌药物的治疗原则给出了如下建议。

1. 慢性肝功能不全时抗菌药物的使用原则　目前常用的肝功能试验并不能全面反映肝脏对药物的代谢清除能力，因此不能作为调整给药方案的依据。患肝病时抗菌药物的选用及其给药方案的制订可参考：①肝功能不全对该类药物的 PK 影响；②肝功能不全时该类药物发生毒性反应的可能性。

2. 急性肝损伤患者应尽量避免与慎用有肝毒性的抗菌药物，如大环内酯类、磺胺类、四环素类及多数抗真菌类药物；以肝脏为主要清除途径的抗菌药物，可根据急性肝功能损伤 Child-Pugh 分级和进行治疗药物监测（therapeutic drug monitoring，TDM）来指导剂量调整。

综上，肝功能不全时的抗感染治疗应根据患者的肝功能情况、药物的 PK/PD

指数的变化及安全性来选择药物和进行剂量调整,最终目的是在保护患者肝功能不受药物不良反应影响的前提下,尽量达到抗菌药物的最佳临床疗效。

三、肝功能不全时抗菌药物的剂量调整

治疗感染时需结合患者的病情、病原菌的种类及抗菌药物的特点来制订治疗方案。由于各个药物在体内的分布情况和代谢途径不同,在肝功能不全时每种药物的受影响程度也不同。另外,不同肝功能分级患者的药物代谢率也存在差异。因此这类患者使用抗菌药物时,不仅要明确每种药物的药效学和药动学特点,还要根据患者的肝功能来对所用药物进行选择。

由于药物在肝脏的代谢过程复杂,不少药物的体内代谢过程尚未完全阐明,根据《抗菌药物临床应用指导原则(2015年版)》和相关文献资料,肝功能减退时,抗菌药物的应用有以下几种情况。

1. 药物主要经肝或相当量经肝清除或代谢,肝功能减退时,清除减少,可导致毒性反应,肝功能不全患者宜避免应用。包括氯霉素、利福平、红霉素酯化物、四环素类、异烟肼、两性霉素B、酮康唑、咪康唑、特比萘芬、磺胺类等。

其中,利福平具有肝毒性,可与胆红素竞争排泄,导致高胆红素血症,应避免与其他肝毒性药物同服;肝病患者应用红霉素酯化物易发生肝毒性反应,可出现谷丙转氨酶(glutamic pyruvic transaminase,GPT)、谷草转氨酶(glutamic oxaloacetic transaminase,GOT)、碱性磷酸酶(alkaline phosphatase,ALP)、胆红素等升高;有报道四环素类会增加肝酶活性,可致肝损害,通常为肝脂肪变性,与其他肝毒性药物合用时可加重肝损害;参与异烟肼肝内代谢的酶系统存在个体遗传差异,肝功能不全患者应用异烟肼后,其代谢产物乙酰肼排出减慢,可致肝毒性,慢乙酰化者更明显;两性霉素B可致肝功能损害,肝功能不全患者应用更易致肝毒性,应避免使用;酮康唑极罕见严重肝毒性,包括黄疸、肝炎、肝坏死及含需要进行肝移植在内的肝衰竭,禁用于合并急性或慢性肝病的患者;特比萘芬具有肝毒性,已发现使用特比萘芬后出现肝炎、胆汁淤积、肝酶水平升高的病例,严重可致肝衰竭或死亡;磺胺类药与胆红素竞争蛋白结合位点,可致游离胆红素升高,可发生高胆红素血症、黄疸、肝功能减退和暴发性肝衰竭,严重肝功能不全时应禁用磺胺类药。

2. 药物主要由肝脏清除,肝功能减退时,清除明显减少,但并无明显毒性反应发生,故肝功能不全患者仍可应用,但需谨慎,必要时减量给药,治疗过程中严密监测肝功能。包括红霉素等大环内酯类(除酯化物)、克林霉素、林可霉素等。

其中,红霉素大部分在肝脏中转化,经胆汁排泄,有报道称部分患者使用

红霉素或其衍生物后出现肝功能异常、胆汁淤积、黄疸等肝毒性表现。

3. 药物经肝、肾两种途径清除，肝功能减退时，药物清除减少，血药浓度升高，如同时有肾功能损害，则血药浓度升高尤为明显，患严重肝病时，需减量应用。包括哌拉西林、阿洛西林、美洛西林等脲基青霉素和头孢哌酮、头孢曲松等头孢类抗生素。

4. 药物主要由肾排泄，肝功能减退时，不需调整剂量。氨基糖苷类（庆大霉素、妥布霉素、阿米卡星等）、青霉素、头孢唑林，头孢他啶、万古霉素、多黏菌素类、达托霉素、左氧氟沙星、环丙沙星、诺氟沙星、利奈唑胺、米卡芬净等均属于此类。

总之，肝功能不全患者选用抗菌药物时应考虑的因素包括感染部位及严重程度；病原菌的敏感性；患者的肝功能状况；药物的 PK 的变化、安全性等。常用抗菌药物在肝功能不全时的 PK 变化及剂量调整建议见表 7-1。

表 7-1　抗菌药物在肝功能不全时的 PK 变化及剂量调整建议

抗菌药物	主要清除途径	肝功能不全时 PK 的变化	剂量调整建议
哌拉西林	肾脏/胆道	经胆汁排泄减少，血药浓度增加	严重肝病中应考虑减量使用
阿洛西林	肾脏/胆道	经胆汁排泄减少，血药浓度增加	严重肝病中应考虑减量使用
美洛西林	肾脏/胆道	经胆汁排泄减少，血药浓度增加	严重肝病中应考虑减量使用
头孢哌酮	胆道	半衰期延长 2～4 倍，由尿中排出的药量增加	同时合并有肝肾功能损害的患者，每日剂量不超过 2g
头孢曲松	胆道	半衰期可能轻度延长（小于 2 倍）	在同时患有肝肾功能不全时才需调整剂量
氨曲南	肾脏	血浆半衰期略有延长	酒精性肝硬化患者初次使用氨曲南时，剂量应减少 20%～25%
氯霉素	肝脏	氯霉素在肝内与葡糖醛酸的结合减少，导致药物半衰期延长，血药浓度升高	监测血清水平
利福平	胆道	半衰期延长，清除减少，导致血药浓度升高	监测肝功能
异烟肼	肝脏	其有肝毒性的代谢产物乙酰肼排出减慢，增加药物蓄积风险	监测肝功能；禁用于急性肝病患者；稳定期肝病患者也要慎用并进行监测

续表

抗菌药物	主要清除途径	肝功能不全时 PK 的变化	剂量调整建议
红霉素	胆道	严重肝硬化患者的半衰期延长至正常水平 2 倍以上	轻中度肝功能不全（Child-Pugh A 和 B）不需调整剂量；重度肝功能不全（Child-Pugh C）首剂 100mg，之后 25mg/12h
替加环素	胆道	Child-Pugh B 时总清除率降低 25%，半衰期延长 23%；Child-Pugh C 时清除率降减少 55%，半衰期延长 43%	轻至中度肝功能损害（Child-Pugh A 和 B）不需调整剂量；重度肝功能损害患者（Child-Pugh C）的剂量应降低 50%。成人调整为起始剂量 100mg，然后维持剂量降低为每 12 小时 25mg。重度肝功能损害患者（Child-Pugh C）应谨慎用药并监测治疗反应
氧氟沙星	肾脏	排泄可能减少	存在严重肝功能不全时，剂量应 ≤400mg/d
环丙沙星	肝脏部分代谢肾脏：30%～57%	重度肝功能不全时可减少药物清除，血药浓度升高，肝、肾功能均减退者尤为明显	权衡利弊后使用，并调整剂量
利奈唑胺	未完全明确	轻中度肝功能不全患者的 PK 未见改变，重度肝功能不全无资料	轻中度肝功能不全（Child-Pugh A 和 B）不需调整剂量；重度肝功能不全（Child-Pugh C）无资料
甲硝唑	肝脏	轻中度肝功能不全时 AUC 增加 53%～54%，重度肝功能不全时 AUC 增加 114%	轻中度肝功能不全（Child-Pugh A 和 B）不需调整剂量，监测不良反应；重度肝功能损害（Child-Pugh C）时使用静脉注射或速释片剂或胶囊的剂量减少 50%；使用 375mg 剂型的胶囊治疗阴道毛滴虫病时，给药间隔延长至 24 小时
克拉霉素	肾脏	克拉霉素 14-OH 代谢产物稳态浓度降低，原型药物肾脏清除率增加	若肾功能正常，不必调整剂量；若已有使用后产生黄疸或肝功能损害史则禁用
克林霉素	胆道	中度及重度肝病患者的半衰期延长	轻中度肝功能不全（Child-Pugh A 和 B）不需调整剂量，重度肝功能不全（Child-Pugh C）需要监测肝功能
伏立康唑	肝脏	AUC 升高	轻中度肝功能不全（Child-Pugh A 和 B）负荷剂量不变，维持剂量降低 50%；重度肝功能不全（Child-Pugh C）无资料

抗菌药物	主要清除途径	肝功能不全时 PK 的变化	剂量调整建议
泊沙康唑	粪便	无资料	不需调整，但要密切监测
艾沙康唑	粪便 / 肾脏	清除率降低，半衰期延长，AUC 升高，生物利用度增加	轻中度肝功能不全（Child-Pugh A 和 B）降低维持剂量的 50%；重度肝功能不全（Child-Pugh C）无资料
米卡芬净	粪便	无资料	无资料
卡泊芬净	肝脏	AUC 升高 19%～76%	轻度肝功能不全（Child-Pugh A）不需调整；中度肝功能不全（Child-Pugh B）负荷剂量 70mg，维持剂量减少至 35mg/d；重度肝功能不全（Child-Pugh C）无资料
特比萘芬	肾脏	清除率可能降低，血药浓度升高	肝功能不全者，剂量应减少 50%

四、血浆置换（人工肝）对抗菌药物的影响

重症患者往往合并有器官功能障碍。近年来尽管内科治疗和肝移植治疗肝衰竭取得了一定的进展，但由于见效缓慢、作用有限、供体器官短缺等原因，肝衰竭患者预后较差。因此，能够取代部分肝脏功能的人工肝支持系统得以迅速发展，是治疗肝衰竭的有效方法之一。

人工肝支持系统是基于肝细胞强大的再生能力，通过体外的机械、理化和生物装置，清除各种有害物质，补充必需物质，改善内环境，为肝细胞再生及肝功能恢复创造条件，或者延长肝移植患者等待肝源的时间。人工肝分为非生物型、生物型及混合型 3 种类型。目前，非生物型人工肝是最常用的体外肝脏支持技术，主要包括血浆置换（therapeutic plasma exchange，TPE）、血液吸附、血液灌流及分子吸附再循环系统（molecular absorbent recirculating system，MARS）。人工肝技术广泛应用于重症患者的同时，也不同程度地影响着药物在患者体内的分布和清除，从而影响药物的疗效和安全性。TPE 是目前临床上最常用的、最易实施的人工肝，有关 TPE 对抗菌药物影响的研究较多，也是本部分讨论的重点。

（一）TPE 对抗菌药物清除的影响

1. TPE 的作用机制　TPE 是利用大孔径中空纤维分离技术，将血液中含有毒素的成分（主要为蛋白结合毒素）滤出膜外，然后以同等速度补充回新鲜血浆、白蛋白溶液、平衡液等血浆代用品代替分离出的血浆的过程。

2. TPE 对抗菌药物的影响　TPE 清除体内大分子物质的同时，也能清

除部分抗菌药物,因此 TPE 对抗菌药物 PK 的影响主要表现为药物清除的改变。抗菌药物在 TPE 中清除的主要影响因素包括以下两方面。

(1)药物相关的因素

1)药物浓度:药物浓度越高,越容易被清除。

2)蛋白结合率(PB):蛋白结合率大于 80% 的药物易被 TPE 清除,这是由于血浆交换过程中会清除与血浆蛋白结合的药物。

3)表观分布容积(V_d):表观分布容积小于 0.2L/kg 的药物容易被 TPE 清除。

4)药物开始滴注的时间与 TPE 开始时间的间隔:间隔越短,药物的清除速度越快。

(2)TPE 相关的因素

1)TPE 的持续时间:持续时间越长,药物清除越多。

2)成功进行 TPE 的频次:TPE 频次越多,药物清除越多。

3)TPE 置换液体的总量:置换总量越大,药物清除越多。

3. TPE 时抗菌药物的用药建议　患者一旦需要接受 TPE,必须评估患者所使用的每一种药物,并尝试优化给药方案或使用不受 TPE 影响的替代药物(即高 V_d 和低 PB 的药物)。在评估的时候不仅要考虑到药物的 PK 特点、与 TPE 开始时间的间隔,也要评估 TPE 的持续时间、总量和时间等。此外,还要评估患者有无其他可能改变药物 PK 的合并症,如肾衰竭等。进行 TPE 治疗的时间与使用抗菌药物的时间不要太近,尽量在 TPE 结束后或 TPE 前至少 2 个半衰期使用。必要时可根据情况增加剂量,并进行 TDM。表 7-2 列出了重症患者常用抗菌药物的 PK 特征,并根据现有资料与文献,阐述 TPE 对其中一些药物的影响并提出用药建议。

表 7-2　TPE 对抗菌药物 PK 的影响及用药建议

抗菌药物	PB(%)	V_d(L/kg)	TPE 时 PK 的变化	建议
氨苄西林	20	0.2~0.3	平均浓度下降 35.2%	TPE 后使用
阿奇霉素	51	0.44	无资料	无资料
氨曲南	56	0.17	无资料	无资料
头孢唑林	80	0.14	无资料	无资料
头孢吡肟	20	0.23	给药剂量的 2.1%~6.7% 被清除	几乎不受 TPE 影响
头孢西丁	75	0.26	无资料	无资料
头孢他啶	10~20	≤0.23	给药剂量的 4.6%~6.9% 被清除;TPE 与给药时间越近,药物清除率越高	TPE 前至少 2~3 小时使用

续表

抗菌药物	PB(%)	V_d(L/kg)	TPE 时 PK 的变化	建议
头孢曲松	95	0.14	给药剂量的 5.7%～25.0% 被清除	TPE 后或 TPE 前至少 15 小时使用
氯霉素	≤40	0.6～1.0	血药浓度从 13.5μg/ml 降至 ＜10.0μg/ml,半衰期从 80 小时降至 6.5 小时	TPE 后使用
庆大霉素	≤30	0.2～0.35	血药浓度下降 5.0%～62.0%	TPE 后使用
环丙沙星	35	2.5	无资料	无资料
克林霉素	93	2.5	无资料	无资料
利奈唑胺	31	0.64	无资料	无资料
美罗培南	2	0.36	无资料	无资料
甲硝唑	25	1	无资料	无资料
莫西沙星	50	2	无资料	无资料
哌拉西林/他唑巴坦		0.1	无资料	无资料
万古霉素	70	≤0.4	血药浓度降低 6.3%～48.5%	TPE 后使用,并调整剂量达到目标浓度
替考拉宁	＞98	0.8～1.6	给药剂量的 11.1%～28.6% 被清除	TPE 后使用
妥布霉素	10	0.25	体内 4.3%～14.3% 的药物被清除	TPE 后或 TPE 前至少 2 个半衰期使用,并调整剂量达到目标浓度
两性霉素 B	90	4	在 TPE 72 小时、96 小时和 192 小时后血药浓度分别降低了 5.2%、18.1% 和 17.2%	无资料

（二）MARS 对抗菌药物清除的影响

1. MARS 的作用机制　目前 MARS 主要在欧美国家使用,对毒素、胆红素及血氨的清除效能最佳。MARS 是将血液通过富含白蛋白的高通量滤过器,使有害物质转移到透析液中,再使透析液通过活性炭或离子交换树脂的吸附柱,从而清除掉血液中的有害物质。

2. MARS 对抗菌药物的影响　目前关于 MARS 对抗菌药物 PK 影响的证据较少,有研究表明 MARS 主要增加 PB 高的抗菌药物的清除(如头孢曲松、替考拉宁),而与药物的 V_d 无关;此外,抗菌药物的清除还受 MARS 的持续时间、白蛋白透析总量等的影响。但仍需要更多的研究来证实这一结论。

3. MARS 时抗菌药物的用药建议　同样的,患者若需要进行 MARS 治疗，应根据药物和 MARS 的特点优化给药方案。如果在治疗期间必须使用可能清除受影响的抗菌药物，建议在 MARS 结束后使用，可根据情况加大剂量或根据 TDM 的结果进行剂量的调整。

（杨　善　梁　丹　伍俊妍）

参 考 文 献

[1] 吴永佩，蒋学华，蔡卫民，等. 临床药物治疗学总论. 北京：人民卫生出版社，2017.

[2] 姜远英，许建华，向明. 临床药物治疗学. 3 版. 北京：人民卫生出版社，2014.

[3] 希恩·C. 斯威曼. 马丁代尔大药典. 35 版. 李大魁，金有豫，汤光，译. 北京：化学工业出版社，2008.

[4] 陈新谦，金有豫，汤光. 陈新谦新编药物学. 18 版. 北京：人民卫生出版社，2018.

[5] 《抗菌药物临床应用指导原则》修订工作组. 抗菌药物临床应用指导原则. 2015 年版. 北京：人民卫生出版社，2015.

[6] 戴维·吉尔伯特. 热病：桑福德抗微生物治疗指南. 48 版. 范洪伟，译. 北京：中国协和医科大学出版社，2019.

[7] 汪复，张婴元. 实用抗感染治疗学. 3 版. 北京：人民卫生出版社，2020.

[8] 文爱东. 肝功能不全患者治疗临床药师指导手册. 北京：人民卫生出版社，2013.

[9] 中国医药教育协会感染疾病专业委员会. 抗菌药物药代动力学 / 药效学理论临床应用专家共识. 中华结核和呼吸杂志，2018，41（6）：409-446.

[10] VERBEECK RK，MUSUAMBA FT. Pharmacokinetics and dosage adjustment in patients with hepatic dysfunction. Eur J Clin Pharmacol，2008，64（12）：1147-1161.

[11] DELCO F，TCHAMBAZ L，SCHLIENGER R，et al. Dose adjustment in patients with liver disease. Drug Saf，2005，28（6）：529-545.

[12] GONZALEZ M，GORACCI L，CRUCIANI G，et al. Some considerations on the predictions of pharmacokinetic alterations in subjects with liver disease. Expert Opin Drug Metab Toxicol，2014，10（10）：1397-1408.

[13] BÜDINGEN FV，GONZALEZ D，TUCKER AN，et al. Relevance of liver failure for anti-infective agents: from pharmacokinetic alterations to dosage adjustments. Ther Adv Infect Dis，2014，2（1）：17-42.

[14] KINTZEL PE，EASTLUND T，CALIS KA. Extracorporeal removal of antimicrobials during plasmapheresis. J Clin Apher，2003，18（4）：194-205.

[15] IBRAHIM RB，BALOGUN RA. Medications in patients treated with therapeutic plasma exchange: prescription dosage，timing，and drug overdose. Semin Dial，2012，25（2）：176-189.

[16] CHENG CW，HENDRICKSON JE，TORMEY CA，et al. Therapeutic plasma exchange and its impact on drug levels. Am J Clin Pathol，2017，148（3）：190-198.

[17] MONROIG-BOSQUE PDC，BALK J，SEGURA F，et al. The utility of therapeutic plasma

exchange for amphotericin B overdose. Transfus Apher Sci, 2018, 57（6）: 756-758.

[18] MAJCHER-PESZYNSKA J, PESZYNSKI P, MÜLLEr SC, et al. Drugs in liver disease and during albumin dialysis -MARS. Z Gastroenterol, 2001, 39 Suppl 2: 33-35.

[19] ERSTAD BL. Designing drug regimens for special intensive care unit populations. World J Crit Care Med, 2015, 4（2）: 139-151.

第二节　肾功能不全患者抗菌药物的选择与调整

肾脏是大多数抗感染药物及其代谢产物的主要排泄器官,肾功能减退时会影响抗菌药物的吸收、分布、代谢和排泄等体内过程,导致某些抗菌药物的药理作用发生改变,经肾脏清除的药物半衰期延长,药物原型或代谢产物在体内积聚,影响疗效或出现毒性反应。轻度肾毒性表现为肾小球、肾小管损伤,肾功能损害,临床可见蛋白尿、管型尿、血肌酐及尿素氮值升高;严重肾毒性时可表现为少尿、无尿或肾衰竭。因此,肾功能减退的患者使用抗菌药物时,必须根据以下因素调整抗菌药物给药剂量:①肾功能损害程度;②抗感染药物对肾毒性大小;③药物的体内过程和特点;④抗感染药物经血液透析、腹膜透析及连续性肾脏替代治疗后可清除的程度等,制订合理的给药方案。

一、肾功能减退患者抗菌药物的应用基本原则

1. 尽量避免使用肾毒性抗菌药物,确有应用指征时,严密监测肾功能情况。

2. 根据感染的严重程度、病原菌种类及药敏试验结果等选用无肾毒性或肾毒性较低的抗菌药物。

3. 使用主要经肾排泄的药物,须根据患者肾功能减退程度以及抗菌药物在人体内清除途径调整给药剂量及方法。

二、肾功能损害程度的评估

患者肾功能损害程度是调整用药的重要指标。通常以内生肌酐清除率（Cockroft-Gault, Ccr）、血肌酐、血尿素氮以及血非蛋白氮衡量患者肾功能不全的程度,其中以内生肌酐清除率评价最具参考价值（表 7-3）。

估算内生肌酐清除率（Ccr）公式如下。

（1）非肥胖患者

1）非肥胖男性肌酐清除率:Ccr（ml/min）=（140−年龄）× 理想体重（kg）÷ 血肌酐（mg/dl）÷72

2）非肥胖女性肌酐清除率:Ccr（ml/min）= 男性 Ccr×85%

表7-3 肾功能损害程度的评估

肾功能试验	正常值	肾功能减退		
		轻度	中度	重度
内生肌酐清除率 /(ml/min)	90～120	50～80	10～50	<10
血肌酐 /(μmol/L)	53～106	133～177	177～442	>442
血尿素氮 /(mmol/L)	2.5～6.4	7.1～12.5	12.5～21.4	>21.4
血非蛋白氮 /(mmo/L)	14.3～25	28.6～42.8	42.8～71.4	>71.4

（2）肥胖患者（体重超过理想体重的20%或BMI>30kg/m²）

1）肥胖男性肌酐清除率：(137－年龄)×[0.285×体重(kg)+12.1×身高(m)²]÷血肌酐(mg/dl)÷51

2）肥胖女性肌酐清除率：(146－年龄)×[0.287×体重(kg)+9.74×身高(m)²]÷血肌酐(mg/dl)÷60

三、肾功能受损时抗菌药物的选用及剂量方案调整

根据抗菌药物体内过程特点及其肾毒性，肾功能受损时抗菌药物的选用有以下几种情况。

1. 主要由肝胆系统排泄，或经肾脏和肝胆系统同时排出的抗菌药物用于肾功能减退者，维持原治疗量或剂量略减。

2. 主要经肾排泄，药物本身并无肾毒性，或仅有轻度肾毒性的抗菌药物，肾功能减退者可应用，可按照肾功能减退程度（以内生肌酐清除率为准）调整给药方案。肾毒性抗菌药物避免用于肾功能减退者，如确有指征使用该类药物，宜进行血药浓度监测，据以调整给药方案，达到个体化给药，疗程中需严密监测患者肾功能。肾功能受损的成人患者的抗菌药物剂量调整见表7-4。

3. 危重症患者肾替代治疗抗菌药物的剂量调整 危重症患者常由于原发疾病、严重感染、有效循环容量不足等多种因素致急性肾损伤（acute kidney injury，AKI）。外科手术也是 AKI 的高危因素之一。急性肾损伤是外科术后常见而严重的并发症之一，发生率在 1%～31.1%，其中大约 2% 的患者需要肾脏替代治疗。肾脏替代治疗（renal replacement therapy，RRT）是利用净化装置通过体外循环方式清除体内代谢产物、异常血浆成分、蓄积在体内的药物或毒物，以及纠正机体内环境紊乱的一组治疗技术。AKI 的 RRT 方式有多种，主要有血液透析（hemodialysis，HD）、腹膜透析（peritoneal dialysis，PD）和连续性肾脏替代治疗（continuous RRT，CRRT）三种。CRRT 是目前 ICU 中最为常用的 RRT，可作为 24 小时治疗。此外，在 ICU 中还可见间歇性血液

表 7-4　肾功能受损的成人患者的抗菌药物剂量调整

氨基糖苷类，每日多次给药

抗菌药物	半衰期/h（肾功能正常）	半衰期/h（终末期肾脏病）	剂量（肾功能正常）	Ccr 50~90ml/min	Ccr 10~50ml/min	Ccr <10ml/min	血液透析	CAPD	CRRT
阿米卡星	2~3	30~70	7.5mg/kg i.m./i.v. q.12h.	7.5mg/kg q.12h.	7.5mg/kg q.d.	7.5mg/kg q.48h.	7.5mg/kg q.48h.（+透析后额外 3.75mg/kg）	每日每升透析液丢失 15~20mg	7.5mg q.d.
庆大霉素 奈替米星 NUS 妥布霉素	2~3	30~70	1.7~2.0mg/kg i.m./i.v. q.8h.	1.7~2.0 mg/kg q.8h.	1.7~2.0 mg/kg i.m./i.v. q.12~24h.	1.7~2.0 mg/kg q.12~24h.	1.7~2.0mg/kg q.48h.（+透析后额外 1.0mg/kg）	每日每升透析液丢失 3~4mg	1.7~2.0mg q.d.

氨基糖苷类，每日单次给药

抗菌药物	半衰期/h（肾功能正常）	半衰期/h（终末期肾脏病）	Ccr >80 ml/min 的剂量 (mg/kg q.d.)	Ccr 60~80ml/min (mg/kg q.d.)	Ccr 30~40ml/min (mg/kg q.d.)	Ccr 20~30ml/min (mg/kg q.48h.)	Ccr 10~20 ml/min (mg/kg q.48h.)	Ccr 10~20ml/min (mg/kg q.48h.)	Ccr 0~10 (mg/kg q.72h. 和透析后)
庆大霉素 妥布霉素	2~3	30~70	5.1	4	3.5	2.5	4	3	2
阿米卡星 卡那霉素 链霉素	2~3	30~70	15	12	7.5	4	7.5	4	3
异帕米星	2~3	30~70	8	8	8	8mg/kg q.48h.	8	8mg/kg q.72h.	8mg/kg q.96h.
奈替米星	2~3	30~70	6.5	5	4	2	3	2.5	2

续表

抗菌药物	半衰期/h（肾功能正常）	半衰期/h（终末期肾脏病）	剂量（肾功能正常）	Ccr 50~90ml/min	Ccr 10~50ml/min	Ccr < 10ml/min	血液透析	CAPD	CRRT
β-内酰胺类 碳青霉烯类									
多立培南	1	18	500mg i.v. q.8h.	500mg q.8h.	Ccr 30~50ml/min: 250mg; Ccr 10~30ml/min: 250mg q.12h.	无资料	无资料	无资料	500mg q.8h.
厄他培南	4	>4	1g i.v. q.d.	1g q.d.	Ccr <30 ml/min: 0.5g q.d.	0.5g q.d.	0.5g q.d.（如透析前6小时内给药，透析后+150mg）	0.5g q.d.	0.5~1g q.d.
亚胺培南	1	4	500mg i.v. q.6h.	250~500mg q.6~8h.	250mg q.8~12h.	125~250mg q.12h.	125~250mg q.12h.（透析日后给药）	125~250mg q.12h.	0.5~1g q.12h.
美罗培南	1	10	1g i.v. q.8h.	1g q.8h.	Ccr 25~50 ml/min: 1g q.12h.; Ccr 10~25ml/min: 0.5g q.12h.	0.5g q.d.	0.5g q.d.（透析日后给药）	0.5g q.d.	1g q.12h.
头孢菌素类, i.v., 第一代									
头孢唑林钠	1.9	40~70	1~2g i.v. q.8h.	1~2g q.8h.	1~2g q.12h.	1~2g q.24~48h.	1~2g q.24~48h.（+透析后额外0.5~1g）	0.5g i.v. q.12h.	1~2g q.12h.

续表

抗菌药物	半衰期/h（肾功能正常）	半衰期/h（终末期肾脏病）	剂量（肾功能正常）	Ccr 50~90ml/min	Ccr 10~50ml/min	Ccr <10ml/min	血液透析	CAPD	CRRT
头孢菌素类, i.v., 第二代									
头孢替坦	4	13~25	1~2g i.v. q.12h.	1~2g q.12h.	1~2g i.v. q.d.	1~2g q.48h.	1~2g q.24h.（+透析后额外 1g）	1g q.d.	750mg q.12h.
头孢西丁	0.8	13~23	2g i.v. q.8h.	2g q.8h.	2g i.v. q.8~12h.	2g q.24~48h.	2g q.24~48h.（+透析后额外 1g）	1g q.d.	2g q.8~12h.
头孢呋辛	1.5	17	0.75~1.5g q.8h.	0.75~1.5g q.8h.	0.75~1.5g q.8~12h.	0.75~1.5g q.d.	0.75~1.5g q.24h.（透析日透析后给药）	0.75~1.5g q.d.	0.75~1.5g q.8~12h.
头孢菌素类, i.v., 第三代, 无抗假单胞菌活性									
头孢噻肟	1.5	15~35	2g i.v. q.8h.	2g q.8~12h.	2g q.12~24h.	2g q.d.	2g q.24h.（+透析后额外 1g）	0.5~1g q.d.	2g q.12~24h.
头孢唑肟	1.7	15~35	2g i.v. q.8h.	2g q.8~12h.	2g q.12~24h.	2g q.d.	2g q.24h.（+透析后额外 1g）	0.5~1g q.d.	2g q.12~24h.
头孢曲松	8	不变	1~2g i.v. q.12~24h.	1~2g q.12~24h.	1~2g q.12~24h.	1~2g q.12~24h.	1~2g q.12~24h.	1~2g q.12~24h.	1~2g q.12~24h.
头孢菌素类, i.v., 抗假单胞菌									
头孢吡肟	2	18	2g i.v. q.8h.	>60: 2g q.8~12h.	30~60ml/min: 2g q.12h. 11~29ml/min: 2g q.24h.	1g q.d.	1g q.24h.（+透析后额外 1g）	1~2g q.48h.	2g q.12~24h.

续表

抗菌药物	半衰期/h（肾功能正常）	半衰期/h（终末期肾脏病）	剂量（肾功能正常）	Ccr 50~90ml/min	Ccr 10~50ml/min	Ccr <10ml/min	血液透析	CAPD	CRRT
头孢他啶	1.9	13~25	2g i.v. q.8h.	2g i.v. q.8~12h.	2g q.12~24h.	2g q.24~48h.	2g q.24~48h.（+透后额外1g）	无数据	1~2g q.12~24h.（取决于透析流率）
头孢他啶/阿维巴坦	头孢他啶2.8 阿维巴坦2.7	头孢他啶13~25	2.5g i.v. q.8h.	2.5g q.8h.	30~50ml/min:1.25g q.8h.; 10~30ml/min:0.94g q.12h.	0.94g q.48h.	0.94g q.48h.（透析日透析后给药）	无数据	1.25g q.8h.
头孢菌素，i.v.，抗MRSA									
头孢洛林	2.7	无数据	600mg（输注时间大于1小时）i.v. q.12h.	600mg q.12h.	30~50ml/min:400mg q.12h. 15~30ml/min:300mg q.12h.	<15ml/min: 200mg q.12h.	200mg q.12h.	无数据	无数据
头孢比普	2.9~3.3	21	500mg i.v. q.8~12h.	500mg q.8~12h.	30~50ml/min:500mg q.12h.;10~30ml/min:250mg q.12h.	无数据	无数据	无数据	无数据
头孢菌素类，口服，第一代									
头孢羟氨苄	1.5	20	1g po q.12h.	1g q.12h.	1g，然后500mg q.12~24h.	1g，然后500mg q.36h.	1g，然后透析后1g	500mg q.d.	无数据

抗菌药物	半衰期/h（肾功能正常）	半衰期/h（终末期肾脏病）	剂量（肾功能正常）	Ccr 50~90ml/min	Ccr 10~50ml/min	Ccr <10ml/min	血液透析	CAPD	CRRT
头孢氨苄	1	20	500mg p.o. q.6h.	500mg q.12h.	500mg q.12h.	250mg q.12h.	250mg q.12h.（透析日透析后给药）	500mg q.12h.	无数据
头孢菌素类，口服，第二代									
头孢克洛	0.8	3	500mg p.o. q.8h.	500mg q.8h.	500mg q.8h.	500mg q.12h.	500mg q.12h.（透析日透析后给药）	500mg q.12h.	无数据
头孢丙烯	1.5	5~6	500g p.o. q.12h.	500mg q.12h.	500mg q.d.	250mg q.12h.	250mg q.12h.（透析日透析后给药）	250mg q.d.	无数据
头孢呋辛酯	1.5	17	500mg p.o. q.8h.	500mg q.8h.	500mg q.12h.	500mg q.d.	500mg q.d.（透析后给额外250mg）	500mg q.d.	无数据
头孢菌素类，口服，第三代									
头孢地尼	1.7	16	300mg p.o. q.12h.	300mg q.12h.	300mg q.12h.	300mg q.d.	300mg q.d.（透析日透析后给药）	300mg q.d.	无数据
头孢克肟	3	12	400mg p.o. q.d.	400mg q.d.	300mg q.d.	200mg q.d.	200mg q.d.（透析日透析后给药）	200mg q.d.	无数据
头孢泊肟酯	2.3	10	200mg p.o. q.12h.	200mg q.12h.	200mg q.12h.	200mg q.d.	200mg q.d.（透析日透析后给药）	200mg q.d.	无数据

特殊病理生理时外科重症感染患者抗菌药物的应用

续表

抗菌药物	半衰期/h（肾功能正常）	半衰期/h（终末期肾脏病）	剂量（肾功能正常）	Ccr 50~90ml/min	Ccr 10~50ml/min	Ccr <10ml/min	血液透析	CAPD	CRRT
单环类									
氨曲南	2	6~8	2g i.v. q.8h.	2g q.8h.	1~1.5g q.8h.	500mg q.8h.	500mg q.8h.（透析后额外250mg）	500mg q.8h.	1~1.5g q.8h.
青霉素类（天然）									
青霉素	0.5	6~20	0.5~400MU i.v. q.4h.	0.5~4MU q.4h.	0.5~4MU q.8h.	0.5~4MU q.12h.	0.5~4MU q.8h.（透析日透析后给药）	0.5~4MU q.12h.	1~4MU q.6~8h.
青霉素 V	0.5	4.1	250~500mg p.o. q.6~8h.	250~500mg q.6~8h.	250~500mg q.6~8h.	250~500mg q.6~8h.	250~500mg q.6~8h.（透析后追加1或多剂）	250~500mg q.6~8h.	无数据
青霉素类（氨基）									
阿莫西林	1.2	5~20	250~500mg p.o. q.8h.	250~500mg q.8h.	250~500mg q.8~12h.	250~500mg q.d.	250~500mg q.d.（透析日透析后给药）	250mg q.12h.	250~500mg q.8~12h.
阿莫西林/克拉维酸	阿莫西林 1.4 克拉维酸 1	阿莫西林 5~20 克拉维酸 4	500/125mg p.o. q.8h.	500/125mg q.8h.	250~500mg（阿莫西林）q.12h.	250~500mg（阿莫西林）q.d.	250~500mg（阿莫西林）q.d.（透析日透析后额外给药1剂）	无数据	无数据

抗菌药物	半衰期/h（肾功能正常）	半衰期/h（终末期肾脏病）	剂量（肾功能正常）	Ccr 50~90ml/min	Ccr 10~50ml/min	Ccr <10ml/min	血液透析	CAPD	CRRT
氨苄西林	1.2	7~20	1~2g i.v. q.4~6h.	1~2g q.4~6h.	30~50ml/min: 1~2g q.6~8h.; 10~30ml/min: 1~2g q.8~12h.	1~2g q.12h.	1~2g q.12h.（透析日透析后额外给药1剂）	500mg~1g q.12h.	1~2g q.8~12h.
氨苄西林/舒巴坦	氨苄西林1.4 舒巴坦1.7	氨苄西林7~20 舒巴坦10	3g i.v. q.6h.	3g q.6h.	3g q.8~12h.	3g q.d.	3g q.d.（透析日透析后给药）	3g q.d.	3g q.12h.
青霉素类（耐青霉素酶）									
双氯西林	0.7	不变	125~500mg p.o. q.6h.	125~500mg q.6h.	125~500mg q.6h.	125~500mg q.6h.			
替莫西林	4	无数据	1~2g i.v. q.12h.	1~2g q.12h.	1~2g q.d.	1g q.48h.	1g q.48h.（透析日透析后给药）	1g q.48h.	无数据
青霉素类（抗假单胞菌）									
哌拉西林/他唑巴坦（非抗假单胞菌剂量）	哌拉西林1 他唑巴坦1	哌拉西林3~5 他唑巴坦2.8	3.375g i.v. q.6h.（输注30分钟以上）	>40ml/min: 3.375g q.6h.	20~40ml/min: 2.25g q.6h.; <20ml/min: 2.25g q.8h.	2.25g q.8h.	2.25g q.12h.（透析后额外给药1剂）	2.25g q.12h.	2.25g q.6h.

续表

抗菌药物	半衰期/h（肾功能正常）	半衰期/h（终末期肾脏病）	剂量（肾功能正常）	Ccr 50~90ml/min	Ccr 10~50ml/min	Ccr <10ml/min	血液透析	CAPD	CRRT
哌拉西林他唑巴坦（抗假单胞菌剂量）	哌拉西林 1 他唑巴坦 1	哌拉西林 3.5 他唑巴坦 2.8	4.5g i.v. q.6h.（输注30分钟以上）	>40：4.5g q.6h.	>40ml/min：3.375g q.6h.；<20ml/min：2.25g q.6h.	2.25g q.6h.	2.25g q.8h.（透析后额外给药1剂）	2.25g q.8h.	MIC≤16：3.375g（输注30分钟以上）q.6h.；MIC>16~64：4.5g（输注4小时以上）q.8h.
氟喹诺酮类									
环丙沙星（非缓释剂型）	6~9		500~750mg p.o. q.12h.	500~750mg q.12h.	250~500mg q.12h.	500mg q.d.	500mg q.d.（透析日透析后给药）	500mg q.d.	250~500mg q.12h.
环丙沙星（缓释）	5~7		500~1 000mg p.o. q.d.	500~1 000mg q.d.	30~50ml/min：500~1 000mg q.d.；10~30ml/min：500mg q.d.	500mg q.d.	500mg q.d.（透析日透析后给药）	500mg q.d.	250~500mg q.12h.
环丙沙星	6~9		400mg i.v. q.12h.	400mg q.12h.	400mg q.d.	400mg q.d.	400mg q.d.（透析日透析后给药）	400mg q.d.	200~400mg q.12h.
左氧氟沙星	7	76	750mg p.o./i.v. q.d.	750mg q.d.	20~49ml/min：750mg q.48h.	<20ml/min：750mg×1，然后500mg q.48h.	750mg×1，然后500mg q.48h.	750mg×1，然后500mg q.48h.	750mg×1，然后500mg q.48h.

抗菌药物	半衰期/h (肾功能正常)	半衰期/h (终末期肾脏病)	剂量(肾功能正常)	Ccr 50~90ml/min	Ccr 10~50ml/min	Ccr <10ml/min	血液透析	CAPD	CRRT
诺氟沙星	3~4	8	400mg p.o. q.12h.	400mg q.12h.	30~49ml/min: 400mg q.12h.; 0~30ml/min: 400mg q.d.	400mg q.d.	400mg q.d.	400mg q.d.	不适用
氧氟沙星	7	28~37	200~400mg q.12h.	200~400mg q.12h.	200~400mg q.d.	200mg q.d.	200mg q.d. (透析日透析后给药)	200mg q.d.	200~400mg q.d.
吉米沙星	7	>7	320mg p.o. q.d.	320mg q.d.	160mg q.d.	160mg q.d.	160mg q.d. (透析日透析后给药)	160mg q.d.	无数据
糖肽类、酯糖肽类、酯肽类									
达巴万星	147~258 (终末)	无数据	1g i.v.×1, 然后7日内500mg	1g×1, 然后7日内500mg	30~49ml/min: 7日内500mg; <30ml/min: 非规律血液透析: 750mg i.v.×1, 然后7日内375mg	1g i.v.×1, 然后500mg	规律血液透析: 1g×1, 然后7日内500mg	无数据	无数据
达托霉素	8~9	30	4~6mg/kg i.v. q.d.	4~6mg/kg q.d.	30~49ml/min: 4~6mg/kg q.d.; <30ml/min: 6mg/kg q.48h.	6mg/kg q.48h.	6mg/kg q.48h. (透析中或透析后在48小时); 如果下次计划透析在72小时后, 予9mg/kg	6mg/kg q.48h.	6mg/kg q.48h.

续表

抗菌药物	半衰期/h（肾功能正常）	半衰期/h（终末期肾脏病）	剂量（肾功能正常）	Ccr 50~90ml/min	Ccr 10~50ml/min	Ccr <10ml/min	血液透析	CAPD	CRRT
替考拉宁	70~100	长达230	负荷量：12mg/kg i.v. q.12h.×3剂，之后12mg/kg i.v. q.d.	12mg/kg q.d. 负荷剂量后	12mg/kg q.48h. 负荷剂量后	12mg/kg q.72h. 负荷剂量后	12mg/kg q.72h. 负荷剂量后（透析日透析后给药）	12mg/kg q.72h.	12mg/kg q.48h.
特拉万星	8.1	17.9	10mg/kg i.v. q.d.	10mg/kg q.d.	30~50ml/min: 7.5mg/kg q.d.; 10~30ml/min: 10mg/kg q.48h.	10mg/kg q.48h.	无数据	无数据	无数据
万古霉素	4~6	200~250	15~30mg/kg i.v. q.12h.	15~30mg/kg q.12h.	15mg/kg q.24~96h.	7.5mg/kg q.2~3d.	为达到谷浓度15~20μg/ml，如下次透析在1日内，予25mg/kg；在3日内，予35mg/kg	7.5mg/kg q.2~3d.	CAVH/CVVH: 500mg q.24~48h.
噁唑烷酮类									
利奈唑胺	5	6~8	600mg p.o./i.v. q.12h.	600mg q.12h.	600mg q.12h.	600mg q.12h.	600mg q.12h.（透析日其中1剂透析后给药）	600mg q.12h.	600mg q.12h.
特地唑胺	12	不变	200mg p.o./i.v. q.d.	200mg q.d.	200mg q.d.	200mg q.d.	200mg q.d.	200mg q.d.	200mg q.d.

续表

抗菌药物	半衰期/h（肾功能正常）	半衰期/h（终末期肾脏病）	剂量（肾功能正常）	Ccr 50~90ml/min	Ccr 10~50ml/min	Ccr <10ml/min	血液透析	CAPD	CRRT
大环内酯类、氮杂内酯类、林可酰胺类、酮内酯类									
阿奇霉素	68	不变	250~500mg i.v./p.o. q.d.	250~500mg q.d.	250~500mg q.d.	250~500mg q.d.	250~500mg q.d.	250~500mg q.d.	250~500mg q.d.
克拉霉素（非缓释剂型）	5~7	22	500mg p.o. q.12h.	500mg q.12h.	500mg q.12~24h.	500mg q.d.	500mg q.d.（透析日透析后给药）	500mg q.12h.	500mg q.12~24h.
四环素类、甘氨酰环素类									
替加环素	6~12	57~108	250~500mg p.o. q.6h.	250~500mg q.8~12h.	250~500mg q.12~24h.	250~500mg q.d.	250~500mg q.d.	250~500mg q.d.	250~500mg q.12~24h.
多黏菌素类									
多黏菌素（多黏菌素E）所有剂量指多黏菌素基质，单位 mg	6.3~12	≥48	负荷量：(2.0)×(2)×(患者体重 kg，采用理想体重或实际体重中较低者)日最大剂量：340mg q.12h.后开始维持量（见公式）	日维持量=2.0×[(1.5×Ccm)+30]分次 q.8~12h. 给药 Ccm=Ccr×(患者体表面积)(m²/1.73)			非透析日：130mg（分次 q.12h.）；透析日：透析后首剂175mg	160mg q.12h.	为达到平均稳态浓度2.0μg/ml，总日剂量是480mg（分 q.12h. 给药）。因药物被透析清除，剂量必然高
其他类抗菌药物									
甲硝唑	6~14	7~21	7.5mg/kg i.v./p.o. q.6h.	7.5mg/kg q.6h.	7.5mg/kg q.6h.	7.5mg/kg q.12h.	7.5mg/kg q.12h.（透析日透析后给药）	7.5mg/kg q.12h	7.5mg/kg q.6h.

续表

抗菌药物	半衰期/h（肾功能正常）	半衰期/h（终末期肾脏病）	剂量（肾功能正常）	Ccr 50~90ml/min	Ccr 10~50ml/min	Ccr <10ml/min	血液透析	CAPD	CRRT
替硝唑	13	无数据	2g q.d.×1~5d	2g q.d.×1~5d	2g q.d.×1~5d	2g q.d.×1~5d	2g q.d.×1~5d（+透析后额外1g）	无数据	无数据
夫西地酸	8.9~11	8.9~11	250~750mg p.o. q.8~12h.	250~750mg q.8~12h.	250~750mg q.8~12h.	250~750mg q.8~12h.	250~750mg q.8~12h.	250~750mg q.8~12h.	250~750mg q.8~12h.
呋喃妥因	1	—	100mg p.o. q.12h.	100mg q.12h.	避免使用	避免使用	避免使用	避免使用	避免使用
TMP/SMZ（治疗）	TMP 8~15 SMZ 10	TMP 20~49 SMZ 20~50	基于TMP 5~20mg/(kg·d)（分次q.6~12h.）	5~20mg/(kg·d)（分次q.6~12h.）	30~50ml/min: 5~20mg/(kg·d)（分次q.6~12h.）; 10~29ml/min: 5~10mg/(kg·d)（分次q.12h.）	不推荐（如果用的话 5~10mg/kg d）	不推荐（如果用的话 5~10mg/kg q.d. 透析日透析后给药）	不推荐（如果用的话 5~10mg/kg q.d.）	5mg/kg q.8h.
TMP/SMZ（预防）	同上	同上	800mg/160mg p.o. q.d. 或每周3次	1双剂量片 p.o. q.d. 或每周3次	1双剂量片 p.o. q.d. 或每周3次	1双剂量片 p.o. q.d. 每周3次			
抗代谢药物									
氟胞嘧啶	3~5	75~200	25mg/kg p.o. q.6h.	25mg/kg q.6h.	25mg/kg q.12h.	25mg/kg q.d.	25mg/kg q.d.（透析日透析后给药）	0.5~1g q.d.	2mg/kg q.12h.

抗菌药物	半衰期/h（肾功能正常）	半衰期/h（终末期肾脏病）	剂量（肾功能正常）	Ccr 50~90ml/min	Ccr 10~50ml/min	Ccr < 10ml/min	血液透析	CAPD	CRRT
烯丙胺类、唑类									
氟康唑	20~50	100	100~400mg p.o./i.v. q.d.	100~400mg q.d.	50~200mg q.d.	50~200mg q.d.	100~400mg q.d.（透析日日透析后给药）	50~200mg q.d.	200~400mg q.d.
伊曲康唑	35~40	不变	200mg i.v. q.12h.	200mg q.12h.	Ccr < 30 时因环糊精载体蓄积禁用静脉伊曲康唑				
伊曲康唑（口服液）	35~40	不变	100~200mg p.o. q.12h.	100~200mg q.12h.	100~200mg q.12h.	50~100mg q.12h.	100mg q.12~24h.	100mg q.12~24h.	100~200mg q.12h.
伏立康唑	剂量依赖性	剂量依赖性	6mg/kg i.v. q.12h.×2 剂，然后 4mg/kg i.v. q.12h.	6mg/kg q.12h.×2 剂，然后 4mg/kg q.12h.	Ccr < 30 时因环糊精载体蓄积，应用口服制剂或停用		避免应用	避免应用	避免应用
特比萘芬	36	无数据	250mg p.o. q.d.	250mg q.d.	避免应用	避免应用	避免应用	避免应用	避免应用

透析（intermittent hemodialysis，IHD）和延长间歇性肾脏替代治疗（prolonged intermittent renal replacement therapy，PIRRT）。IHD 的方式与终末期肾脏病门诊患者的处方方式相同，但可以更为频繁地进行，每周最多 6 次。PIRRT 为 CRRT 与 IHD 结合的形式，根据患者病情需要可持续 6～18 小时。

（1）血液透析：血液透析时，基于扩散原理，只能清除较小分子、水溶性、不与蛋白质结合的药物。影响药物清除、透析相关的因素主要是浓度梯度、透析膜的孔隙率、膜面积、膜表面的电荷、血流量与透析液流速等。与对流清除相比，扩散清除的能力随溶质分子量的增加而下降，传统透析膜比高分子合成膜受相对分子质量的影响更大。透析液饱和度代表药物扩散通过透析膜并能使透析液饱和的能力。由于相对分子质量的增加会降低扩散的速度，透析液流速的增加会缩短扩散的时间，因此这两个因素中任何一个的增加，都会引起透析液饱和度的下降。根据药物经血液透析的清除程度可分为以下几种类型。

1）不需调整给药剂量的抗感染药物：药物主要经肝脏代谢，血液透析后药物不能经被清除或很少清除。如卡泊芬净血液透析时不能被清除。因此，经过血液透析时是不影响其在体内的药物剂量，故不需调整给药剂量。

2）不需调整给药剂量，透析后需 100% 给药的抗感染药物：血液透析后，药物被清除或部分清除，因此，透析时不加药，仅需在透析后按 100% 剂量给药。如青霉素、亚胺培南、氟康唑经血液透析后药物会被清除，此类药物需在血液透析后以 100% 剂量给药。

3）透析后需额外增加剂量的抗感染药物：主要经肾脏代谢的抗感染药物，透析时会被清除大部分药物。如绝大部分氨基糖苷类药物（庆大霉素、妥布霉素、链霉素），主要经肾脏代谢排泄，经血液透析后体内大部分药物会被清除，需在透析后额外补充一定的药物剂量。

4）透析时抗感染药物需减量的抗感染药物：经肾排泄、具有肾毒性、透析时不能被有效清除的药物。如替考拉宁、左氧氟沙星透析时药物剂量需减量或延长给药间隔，以防药物蓄积引起肾毒性。

（2）腹膜透析：腹膜透析是药物依靠浓度梯度差的弥散作用，经腹膜毛细血管内移至腹腔内。药物的清除率与腹膜透析液的交换量、超滤量、腹膜面积、腹膜血管病变等因素相关。与血液透析相比，药物经腹膜透析清除主要有以下几种情况。

1）药物经腹膜透析的调整方式与血液透析调整方式相同

A. 不需调整给药剂量：例如两性霉素 B 或两性霉素 B 脂质体、伊曲康唑口服液，透析时药物不能清除或清除很少，腹膜透析或血液透析时药物剂量不需调整。

B. 透析后需额外增加剂量：抗感染药都可以经腹膜透析或血液透析清除，透析后需额外弥补抗感染药物的丢失剂量。例如大部分氨基糖苷类药物。

C. 透析时抗感染药物需减量：药物不能通过腹膜透析和血液透析的剂量相似，透析时均应根据内生肌酐清除率减量给药。例如替考拉宁透析时给药剂量按 Ccr < 10ml/min 的剂量给药。

2）腹膜透析时药物调整方式与血液透析调整方式不同：药物经腹膜透析不能清除，但经血液透析能清除大部分，药物经血液透析后不需调整给药剂量或需额外增加药物剂量，而腹膜透析时药物剂量则需减量给药。如大部分头孢菌素类、青霉素类及氟康唑等属于此类。

（3）连续性肾脏替代治疗：与间歇性血液透析相比，CRRT 能连续、缓慢、等渗地清除水分及溶质，更符合生理状态，容量波动小，尤其适用于血流动力学不稳定的患者；血浆渗量缓慢下降，防止失衡综合征；更好地维持水电解质和酸碱平衡，为营养支持创造条件；能清除中、大分子及炎症介质，控制高分解代谢，从而改善严重感染及多器官功能障碍综合征（MODS）患者的预后；滤器的生物相容性好。CRRT 常用的治疗模式有连续性静脉 - 静脉血液滤过（continuous veno-venous hemofiltration，CVVH）、连续性静脉 - 静脉血液透析（continuous veno-venous hemodialysis，CVVHD）和连续性静脉 - 静脉血液滤过透析（continuous veno-venous hemodiafiltration，CVVHDF）。由于行 CRRT 时影响药物清除的因素是多方面的，任何研究都不可能为各种抗感染药物的使用制定统一的指导剂量，必须根据患者的特点、疾病状态、药物特性以及 CRRT 本身进行综合评价，对治疗窗窄、不良反应大的药物则尽可能监测血药浓度，为患者制订合理的个体化治疗方案。

（4）接受不同类型肾脏替代治疗的危重症患者抗菌药物剂量研究

1）严重脓毒症或脓毒症休克的重症患者病理生理变化：脓毒症是危重患者常见的急性肾损伤的病因，70% 的患者需要肾脏替代治疗。适当的抗生素治疗剂量对于降低脓毒症的发病率和死亡率至关重要，但由于危重症患者特殊的病理生理情况以及其对药物的药代动力学特性的不可预测的影响，抗菌药物的给药剂量非常具有挑战性。根据相关已发表的 CRRT 给药剂量计算方法以及 CRRT 指南的剂量推荐，可能会导致抗菌药物的给药剂量不足而未能达到药效学目标。因为这些推荐用法往往都是假设超滤或透析的流速为 1～2L/h、静脉给药、残余肾功能可忽略的状态。抗菌药物给药剂量不足是导致危重症患者死亡的最重要危险因素。接受 CRRT 治疗的危重症患者抗菌药物用量不足的原因是多方面的。危重症，尤其是脓毒症或脓毒症休克患者，体内的炎症瀑布效应可导致血浆蛋白浓度急剧减低，大量体液的转移和第三间隙的丢失,引起肌酐清除率和药物清除率的增加。严重脓毒症或脓毒症休克患者的血流动力学变化可导致抗菌药物的药代动力学改变。器官灌注减少是常见的,如果器官灌注减少的时间延长,最终会导致多器官功能障碍综合征(MODS)的发生。MODS 与抗菌药物的表观分布容积(V_d)和清除率变化相关,这两个参数对决定抗菌药物的给药剂量具有重要的意义。危重症患者并伴有肾脏损害时常需要 RRT,RRT 的药代动力学参数变化主要包括细胞外液增加引起药物的表观分布容积增大,由于血 pH 及血白蛋白浓度的变化,药物的蛋白结合率发生改变,同时抗感染治疗方案的延迟启动或选择不合理又会增加危重症患者的病死率,因此,常规的药代动力学参数并不适合需 RRT 的患者。亲水性抗菌药物,例如 β- 内酰胺类、氨基糖苷类、糖肽类药物等不能被动通过真核细胞的细胞膜,分布多局限于血浆和细胞外隙,通常以原型经肾脏排泄。这使体外清除率对于水溶性药物更有意义,更可能被RRT 清除,此外由于疾病严重程度的增加导致 V_d 增大,导致亲水性抗菌药物在体内的暴露降低。亲脂性抗菌药物,例如喹诺酮类等广泛分布在细胞内,主要分布在血管外的体液,RRT 不太可能导致高的药物清除,V_d 的影响也不大。而对于具高蛋白结合的抗菌药物,例如达托霉素、厄他培南,低血清白蛋白水平也可能导致 V_d 的改变和药物的清除率增加。此外,接受 RRT 的患者有助于恢复原肾功能水平,增加肾脏清除抗菌药物的清除率。因此,这种难以预测的总清除率(RRT,肾脏和非肾脏)支持进行抗菌药物血药浓度监测,以便更准确地给药。

2) 优化不同类型肾脏替代治疗重症患者抗菌药物给药剂量方案研究

A. 青霉素类:研究显示,在不同的 CRRT 设置(置换 / 透析液流速为 27～57ml/min)时,高蛋白结合青霉素(例如氟氯西林,90%～95% 蛋白结合)的筛选系数(sieving coefficient, Sc = 0.2)低于哌拉西林(30% 蛋白结合)(Sc = 0.4～0.8 之间)。CVVH 大约占氟氯西林总清除率的 10%,而哌拉西林的数据变异较大,CVVH/CVVHDF(置换 / 透析液流速为 10～50ml/min)占哌拉西林总清除率的 2%～42%。这种药代动力学的变异表明药物清除受肾脏替代的强度和患者的残存肾功能影响。延长间断肾脏替代治疗(PIRRT)也明显会增加药物的清除,例如 2g 氨苄西林在单次 PIRRT 治疗就被清除 87%。Roger C 等人的一项研究显示,给予相同剂量的滤过强度,CVVHDF 模式较 CVVH 模式可以观察到哌拉西林 / 他唑巴坦更高的清除率。对不同的 RRT 设置(置换 / 透析液流速为 10～40ml/min),哌拉西林 / 他唑巴坦的剂量为 8/1～16/2g/d 可以确保药物的谷浓度超过细菌 MIC≤16mg/L 时的血药浓度。然而,这样的给药剂量可能会引起药物在体内的蓄积,特别是对于类似这种组合的复方制剂

（具有不同的 RRT 清除率和半衰期的药物组合）。因此，建议对这种复方制剂剂量的改变需要对组合的每种药物成分进行密切的临床或血药浓度监测。

B. 头孢菌素类：据报道，使用 CVVH/CVVHDF 模式（置换 / 透析液流速 20～50ml/min）时，头孢他啶的筛选系数在 0.7～1.0 之间。RRT 占头孢他啶总清除率的 50% 以上，特别是在使用较高强度的 CRRT（置换 / 透析液流速 >25ml/min）。有研究显示，头孢吡肟在 CRRT（置换 / 透析液流速 16～42ml/min，筛选系数 0.7～0.9）时，CRRT 占头孢他啶总清除率的 20%～50%。当细菌的 MIC≤8mg/L，头孢他啶和头孢吡肟的给药剂量范围为 4～8g/d 或 2～6g/d 是合适的。但是，当治疗具有较高 MIC 值的细菌时，可能需要更高的给药剂量。优化抗感染给药方案，采用连续性输注（continuous infusion，CI）可能有助于达到 PK/PD 靶标。然而，高剂量的头孢菌素给药方式，建议进行血药浓度监测以免药品不良反应的发生。

C. 碳青霉烯类：CRRT 设置（置换 / 透析液流速为 10～70ml/min）时对美罗培南的清除率影响不同。在这些研究当中，当使用高强度的 CRRT（置换 / 透析液流速 >70ml/min），CRRT 占美罗培南的总清除率超过 50%。在使用 PIRRT 期间也可见美罗培南被显著清除。CRRT 对亚胺培南的清除率影响类似美罗培南，当置换 / 透析液流速 20～37ml/min 时，CRRT 占亚胺培南的总清除率 20%～30%。其他碳青霉烯类抗菌药物的研究数据有限，研究显示，连续性静脉 - 静脉血液透析滤过（CVVHDF）（置换 / 透析液流速 13.3～33.3ml/min）占多立培南清除率的 20%～30%。CRRT 和 PIRRT 也会明显影响厄他培南的清除率。对进行 CRRT 治疗的危重症患者，美罗培南给药剂量在 2～3g/d 时药物的中位谷浓度超过细菌 MIC≤2mg/L 时的血药浓度。当细菌的 MIC 值更高，美罗培南的给药剂量也需要增加以达到药物 PK/PD 靶值（>40% T>MIC）。当 CRRT（置换 / 透析液流速大约 20ml/min）时，亚胺培南的给药剂量 1～2g/d 可能会达不到药物 PK/PD 靶值。

D. 氨基糖苷类：当 CRRT 使用 CVVH/CVVHDF 模式（置换 / 透析液流速为 40～68ml/min）时，阿米卡星和庆大霉素会被显著清除，CRRT 占总清除率 80%。这两种药物的筛选系数（Sc）约为 0.8，表明它们可以自由地通过半渗透性 CRRT 过滤器。危重症患者病理生理改变和 RRT 的使用，氨基糖苷类药物在体内的 V_d 很可能会增加。Tacconne 等人研究报道，阿米卡星初始给予较高的给药剂量（25mg/kg），有助于达到 C_{max}/MIC 靶值。实际上，在考虑抗菌药物后效应存在的情况下，给予增加给药剂量、延长给药间隔（例如 36～48 小时）以更好达到药物的靶值。但是，高剂量的氨基糖苷类药物使用，需要注意药物的给药剂量与药物的毒性风险相平衡。因此，需要频繁的抗菌药物血药浓度监测。在 IHD 或 PIRRT 时,在透析前 30 分钟给予氨基糖苷类药物有助于达到 PK/PD 靶值,而不会导致药物暴露过量。

E.喹诺酮类:在接受 RRT 治疗的危重患者中,左氧氟沙星和环丙沙星的药代动力学是所有喹诺酮类药物中最常被研究的。研究常见 CVVH/CVVHDF 模式(置换 / 透析液流 20~37ml/min)和 PIRRT(透析液流速约 160ml/min)。在这些研究显示,左氧氟沙星被 RRT 清除占总清除率大约 40%。同样的,当 RRT 采用 CVVH/CVVHDF 模式(置换 / 透析液流速为 19~60ml/min)时,左氧氟沙星被 RRT 清除占总清除率约 20%。已发表的数据显示,左氧氟沙星 0.25~0.5g/d 对革兰氏阴性菌治疗可以达到 PK/PD 的靶值(AUC/MIC > 125);但是对于接受 CRRT 治疗的危重症患者,当细菌的 MIC = 1mg/L 甚至更高时,左氧氟沙星需要更高的给药剂量。当细菌的 MIC≤0.5mg/L 时,环丙沙星 0.4~0.8g/d 足以达到 PK/PD 靶标。Briasoulis 等指出,给予高剂量的氟喹诺酮类抗菌药物建议进行严密的心电监护以及血药浓度监测,以减少 Q-T 间期延长等药品不良事件的发生。

F.糖肽类:万古霉素在危重症患者接受不同形式的 RRT 治疗时有较多的药代动力学研究。研究显示,在 CVVH/CVVHDF 模式(置换 / 透析液流速为 20~50ml/min)时,万古霉素的筛选系数 Sc 在 0.7~0.9 之间。当置换 / 透析液流速 >65ml/min 时,RRT 可以显著增加万古霉素的清除。Petejova 等研究显示,PIRRT 也可以显著增加万古霉素的清除。Beumier 等的一项研究显示,给予 25mg/kg 负荷剂量的万古霉素在使用高通量的 CRRT 时可以达到 PK/PD 的靶标(AUC/MIC≥400)。考虑在治疗过程中肾功能恢复等因素可能会影响万古霉素的清除,建议有必要进行万古霉素的血药浓度监测。多项研究显示,即使对高蛋白结合率的替考拉宁在不同的 CRRT 强度下可以清除 15%~50%。

G.环脂肽类:达托霉素是新型的环脂肽类抗菌药物。接受 RRT 治疗的危重症患者使用达托霉素的药代动力学研究不多。据报道,在 CRRT(置换 / 透析液流速为 33~45ml/min)期间,达托霉素的筛选系数 Sc 大约为 0.2。Sc 偏低的主要原因是达托霉素具有高蛋白结合率(90%)。研究显示,CVVHD 模式(置换 / 透析液流速 19~60ml/min),达托霉素被清除占总清除大约 30%;PIRRT 模式(透析液流速 160ml/min),达托霉素被清除占总清除大约 23%。根据已公布的药代动力学参数估算研究数据显示,当危重症患者在 CVVHD/CVVHDF 模式(透析 / 置换液流速为 33ml/min)对敏感菌(MIC = 1mg/L)时,达托霉素 4~6mg/(kg•d)可以达到 PK/PD 的靶标(C_{max}/MIC > 8 或 AUC/MIC = 100)。Khadzhynov 等研究显示,给予达托霉素负荷剂量(8mg/kg)可更好地达到 PK/PD 靶标。尽管达托霉素的血药浓度监测使用越来越广泛，但是目前只能监测它的总浓度（未能监测未结合蛋白浓度），因此患者蛋白水平的改变可能会影响未结合蛋白药物的水平判断。

H. 噁唑烷酮类：不同的 RRT 模式对利奈唑胺的清除率有不同的影响。研究显示，CVVH 和 CVVHD 模式（置换 / 透析液流速 17～40ml/min），RRT 对利奈唑胺清除占总清除率 8%～40%。据报道，PIRRT 也会显著影响利奈唑胺的清除率。研究数据显示，当细菌的 MIC＞2mg/L 时，利奈唑胺常规剂量（1.2g/d）无法达到预期的 PK/PD 靶值（AUC/MIC＞50）。因此，对于多重耐药菌需要更高的给药剂量。

I. 黏菌素：多黏菌素国际共识推荐，IHD 的患者要达到黏菌素目标血药浓度 $C_{ss,avg}$ 为 2mg/L，其剂量使用调整如下。非透析日给予 CMS 为 130mg CBA/d（395 万 IU/d）。在透析日行 3～4 小时透析时给予补充剂量 40mg CBA/d（120 万 IU/d）或 50mg CBA/d（160 万 IU/d）。在透析任务结束后，最好补充剂量和每日非透析维持剂量一起给药。建议在两次给药间隔期内尽可能晚地开始透析，以便于使 CMS 和成形的黏菌素丢失到体外系统的量达到最小。低效透析（low-efficiency dialysis，SLED）的患者要达到黏菌素目标血药浓度 $C_{ss,avg}$ 为 2mg/L 时，每进行 SLED 1 小时，即在上述的基线治疗量上再增加 10% 的 CMS 剂量。对于 CRRT 治疗的患者，要达到黏菌素目标血药浓度 $C_{ss,avg}$ 为 2mg/L 时，每日维持剂量 440mg CBA/d（133 万 IU/d），即每 12 小时 220mg CBA（相当于 665 万 IU，q.12h.）。肾功能受损接受肾脏替代治疗的患者不需调整多黏菌素 B 的负荷剂量或者每日维持剂量。

（梁　丹　伍俊妍）

参 考 文 献

[1] 党国宏，刘治军. 疾病对药物体内代谢过程的影响. 临床药物杂志，2011，9（5）：36-43.
[2] 陈广斌，陈华萍，吴柱国. 抗感染临床药学. 北京：科学出版社，2019.
[3] 茹仁萍，武谦虎. 抗感染药物临床合理应用手册. 北京：中国医药科技出版社，2016.
[4] 国家卫生计生委医改医管局，国家卫生计生委合理用药专家委员会. 国家抗微生物治疗指南. 2 版. 北京：人民卫生出版社，2017.
[5] 颜青，夏培元，杨帆，等. 临床药物治疗学：感染性疾病. 北京：人民卫生出版社，2017.
[6] 戴维·吉尔伯特. 热病：桑福德抗微生物治疗指南. 48 版. 范洪伟，译. 北京：中国协和医科大学出版社，2019.
[7] 金尚英. 肾功能不全抗菌药物的合理应用. 中国社区医师（医学专业），2013，15（1）：16-17.

[8] 魏振满, 吴荣荣. 特殊人群药物体内代谢特点及临床用药的影响. 中国医院用药评价与分析, 2012, 12 (10): 868-871.

[9] JAMAL JA, MUELLER BA, CHOI GY, et al. How can we ensure effective antibiotic dosing in critically ill patients receiving different types of renal replacement therapy? Diagn Microbiol Infect Dis, 2015, 82 (1): 92-103.

[10] MEYER B, AHMED EGS, DELLE KG, et al. How to calculate clearance of highly protein-bound drugs during continuous venovenous hemofiltration demonstrated with flucloxacillin. Kidney Blood Press Res, 2003, 26 (2): 135-140.

[11] ROGER C, COTTA MO, MULLER L, et al. Impact of renal replacement modalities on the clearance of piperacillin-tazobactam administered via continuous infusion in critically ill patients. Int J Antimicrob Agents, 2017, 50 (2): 227-231.

[12] ISLA A, GASCON AR, MAYNAR J, et al. In vitro AN69 and polysulphone membrane permeability to ceftazidime and in vivo pharmacokinetics during continuous renal replacement therapies. Chemotherapy, 2007, 53 (3): 194-201.

[13] ARZUAGA A, MAYNAR J, GASCON AR, et al. Influence of renal function on the pharmacokinetics of piperacillin/tazobactam in intensive care unit patients during continuous venovenous hemofiltration. J Clin Pharmacol, 2005, 45 (2): 168-176.

[14] TSUJI BT, POGUE JM, ZAVASCKI AP, et al. International consensus guidelines for the optimal use of the polymyxins: endorsed by the American College of Clinical Pharmacy (ACCP), European Society of Clinical Microbiology and Infectious Diseases (ESCMID), Infectious Diseases Society of America (IDSA), International Society for Anti-infective Pharmacology (ISAP), Society of Critical Care Medicine (SCCM), and Society of Infectious Diseases Pharmacists (SIDP). Pharmacotherapy, 2019, 39 (1): 10-39.

[15] BILGRAMI I, ROBERTS JA, WALLIS SC, et al. Meropenem dosing in critically ill patients with sepsis receiving high-volume continuous venovenous hemofiltration. Antimicrob Agents Chemother, 2010, 54 (7): 2974-2978.

[16] DESHPANDE P, CHEN J, GOFRAN A, et al. Meropenem removal in critically ill patients undergoing sustained low-efficiency dialysis (SLED). Nephrol Dial Transplant, 2010, 25 (8): 2632-2636.

[17] WENISCH JM, MEYER B, FUHRMANN V, et al. Multiple-dose pharmacokinetics of daptomycin during continuous venovenous haemodiafiltration. J Antimicrob Chemother, 2012, 67 (4): 977-983.

[18] BAUER SR, SALEM C, CONNOR MJ, et al. Pharmacokinetics and pharmacodynamics of piperacillin-tazobactam in 42 patients treated with concomitant CRRT. Clin J Am Soc Nephrol, 2012, 7 (3): 452-457.

[19] KIELSTEIN JT, CZOCK D, SCHOPKE T, et al. Pharmacokinetics and total elimination of meropenem and vancomycin in intensive care unit patients undergoing extended daily

dialysis. Crit Care Med，2006，34（1）：51-56.

[20] TACCONE FS，DE BACKER D，LATERRE PF，et al. Pharmacokinetics of a loading dose of amikacin in septic patients undergoing continuous renal replacement therapy. Int J Antimicrob Agents，2011，37（6）：531-535.

[21] LORENZEN JM，BROLL M，KAEVER V，et al. Pharmacokinetics of ampicillin/ sulbactam in critically ill patients with acute kidney injury undergoing extended dialysis. Clin J Am Soc Nephrol，2012，7（3）：385-390.

[22] EYLER RF，VILAY AM，NADER AM，et al. Pharmacokinetics of ertapenem in critically ill patients receiving continuous venovenous hemodialysis or hemodiafiltration. Antimicrob Agents Chemother，2014，58（3）：1320-1326.

[23] MALONE RS，FISH DN，ABRAHAM E，et al. Pharmacokinetics of levofloxacin and ciprofloxacin during continuous renal replacement therapy in critically ill patients. Antimicrob Agents Chemother，2001，45（10）：2949-2954.

[24] HANSEN E，BUCHER M，JAKOB W，et al. Pharmacokinetics of levofloxacin during continuous veno-venous hemofiltration. Intensive Care Med，2001，27（2）：371-375.

[25] SWOBODA S，OBER MC，LICHTENSTERN C，et al. Pharmacokinetics of linezolid in septic patients with and without extended dialysis. Eur J Clin Pharmacol，2010，66（3）：291-298.

[26] BRAUNE S，KONIG C，ROBERTS JA，et al. Pharmacokinetics of meropenem in septic patients on sustained low-efficiency dialysis：a population pharmacokinetic study. Crit Care，2018，22（1）：25.

[27] KHADZHYNOV D，SLOWINSKI T，LIEKER I，et al. Plasma pharmacokinetics of daptomycin in critically ill patients with renal failure and undergoing CVVHD. Int J Clin Pharmacol Ther，2011，49（11）：656-665.

[28] ESCOBAR L，ANDRESEN M，DOWNEY P，et al. Population pharmacokinetics and dose simulation of vancomycin in critically ill patients during high-volume haemofiltration. Int J Antimicrob Agents，2014，44（2）：163-167.

[29] LI S，XIE F. Population pharmacokinetics and simulations of imipenem in critically ill patients undergoing continuous renal replacement therapy. Int J Antimicrob Agents，2019，53（1）：98-105.

[30] XU X，KHADZHYNOV D，PETERS H，et al. Population pharmacokinetics of daptomycin in adult patients undergoing continuous renal replacement therapy. Br J Clin Pharmacol，2017，83（3）：498-509.

[31] ROGER C，MULLER L，WALLIS SC，et al. Population pharmacokinetics of linezolid in critically ill patients on renal replacement therapy：comparison of equal doses in continuous venovenous haemofiltration and continuous venovenous haemodiafiltration. J Antimicrob Chemother，2016，71（2）：464-470.

[32] BRIASOULIS A, AGARWAL V, PIERCE WJ. QT prolongation and torsade de pointes induced by fluoroquinolones: infrequent side effects from commonly used medications. Cardiology, 2011, 120(2): 103-110.

[33] SEYLER L, COTTON F, TACCONE FS, et al. Recommended beta-lactam regimens are inadequate in septic patients treated with continuous renal replacement therapy. Crit Care, 2011, 15(3): R137.

[34] BELLMANN R, FALKENSAMMER G, SEGER C, et al. Teicoplanin pharmacokinetics in critically ill patients on continuous veno-venous hemofiltration. Int J Clin Pharmacol Ther, 2010, 48(4): 243-249.

[35] LEWIS SJ, KAYS MB, MUELLER BA. Use of Monte Carlo simulations to determine optimal carbapenem dosing in critically ill patients receiving prolonged intermittent renal replacement therapy. J Clin Pharmacol, 2016, 56(10): 1277-1287.

[36] CHAIJAMORN W, JITSURONG A, WIWATTANAWONGSA K, et al. Vancomycin clearance during continuous venovenous haemofiltration in critically ill patients. Int J Antimicrob Agents, 2011, 38(2): 152-156.

[37] PETEJOVA N, MARTINEK A, ZAHALKOVA J, et al. Vancomycin pharmacokinetics during high-volume continuous venovenous hemofiltration in critically ill septic patients. Biomed Pap Med Fac Univ Palacky Olomouc Czech Repub, 2014, 158(1): 65-72.

[38] BEUMIER M, ROBERTS JA, KABTOURI H, et al. A new regimen for continuous infusion of vancomycin during continuous renal replacement therapy. J Antimicrob Chemother, 2013, 68(12): 2859-2865.

[39] SPOONER AM, DEEGAN C, D'ARCY DM, et al. An evaluation of ciprofloxacin pharmacokinetics in critically ill patients undergoing continuous veno-venous haemodiafiltration. BMC Clin Pharmacol, 2011, 11: 11.

[40] VILAY AM. Antibiotic dosing in chronic kidney disease and end-stage renal disease: a focus on contemporary challenges. Adv Chronic Kidney Dis, 2019, 26(1): 61-71.

[41] LEWIS SJ, MUELLER BA. Antibiotic dosing in critically ill patients receiving CRRT: underdosing is overprevalent. Semin Dial, 2014, 27(5): 441-445.

[42] CAMARGO MS, MISTRO S, OLIVEIRA MG, et al. Association between increased mortality rate and antibiotic dose adjustment in intensive care unit patients with renal impairment. Eur J Clin Pharmacol, 2019, 75(1): 119-126.

[43] ULLDEMOLINS M, VAQUER S, LLAURADO-SERRA M, et al. Beta-lactam dosing in critically ill patients with septic shock and continuous renal replacement therapy. Crit Care, 2014, 18(3): 227.

[44] STITT G, MORRIS J, SCHMEES L, et al. Cefepime pharmacokinetics in critically ill pediatric patients receiving continuous renal replacement therapy. Antimicrob Agents Chemother, 2019, 63(4): e02006-18.

[45] MARIAT C, VENET C, JEHL F, et al. Continuous infusion of ceftazidime in critically ill patients undergoing continuous venovenous haemodiafiltration: pharmacokinetic evaluation and dose recommendation. Crit Care, 2006, 10(1): R26.

[46] VILAY AM, GRIO M, DEPESTEL DD, et al. Daptomycin pharmacokinetics in critically ill patients receiving continuous venovenous hemodialysis. Crit Care Med, 2011, 39(1): 19-25.

[47] ROBERTS JA, UDY AA, BULITTA JB, et al. Doripenem population pharmacokinetics and dosing requirements for critically ill patients receiving continuous venovenous haemodiafiltration. J Antimicrob Chemother, 2014, 69(9): 2508-2516.

[48] VILLA G, DI MAGGIO P, DE GAUDIO AR, et al. Effects of continuous renal replacement therapy on linezolid pharmacokinetic/pharmacodynamics: a systematic review. Crit Care, 2016, 20(1): 374.

[49] PETEJOVA N, ZAHALKOVA J, DURICOVA J, et al. Gentamicin pharmacokinetics during continuous venovenous hemofiltration in critically ill septic patients. J Chemother, 2012, 24(2): 107-112.

第三节　体外膜肺对抗菌药物的剂量影响

　　体外膜氧合技术（extracorporeal membrane oxygenation，ECMO）是体外循环技术进行生命支持的一种有效辅助手段，越来越多地用于支持危重患者的心脏和呼吸功能。已有的药代动力学（PK）研究显示，重症患者在接受ECMO治疗时PK变化较为显著。ECMO期间影响药代动力学的主要因素包括长时期的体外循环引发的全身炎症反应、血液稀释、出血和输血等病理状态，辅助装置（ECMO管路、氧合器）对药物的吸附、分布容积增加、清除减少等。

一、体外膜氧合期间对抗菌药物药代动力学影响的机制

（一）ECMO管路对药物的吸附

　　ECMO循环通路由聚氧乙烯（polyvinyl chloride，PVC）管材、中空纤维材料（聚甲基戊烯）氧合器和热交换器组成。研究表明，ECMO循环通路会对某些抗菌药物产生吸附作用，药物损失的程度主要取决于药物的理化性质，也取决于回路的类型、使用时长和功能等。研究表明，亲脂性越高的药物在有机材料中的溶解度越高，在ECMO循环回路大量吸附；亲脂性越小的药物，在回路中丢失越少。蛋白结合率高的药物更容易被循环回路吸附。循环回路的类型和使用时长也是影响ECMO运行期间药物吸附的重要因素。一项

研究表明，即使是相同的药物，滚轴泵与硅胶膜氧合器相连以及离心泵与中空纤维膜氧合器相连的两种循环回路对药物吸附水平也存在差异。

（二）ECMO 对药物表观分布容积的影响

ECMO 期间可通过多种机制对药物表观分布容积产生影响：①上述提到的通路与回路的直接相互作用来吸附药物；②血液稀释；③ECMO 支持与危重症患者的生理病理改变。由于灌注循环回路需要大量外源血液，因此产生血液稀释，从而影响表观分布容积。ECMO 治疗开始和 ECMO 回路改变时表观分布容积改变最为明显（特别是表观分布容积小的亲水性抗菌药物）。此外，疾病状态也会影响药物的表观分布容积。血细胞与 ECMO 装置接触引起全身炎症反应，导致血管舒张、毛细血管渗漏及体液需求增加使得细胞外容量增加，引起药物表观分布容积的增大。静脉 - 动脉体外膜肺氧合（veno-arterial extracorporeal membrane oxygenation，VA-ECMO）中非搏动循环使肾素 - 血管紧张素系统上调，显著改变肾脏对体液和电解质的处理过程，导致循环血容量增加，从而使表观分布容积增大。

（三）ECMO 对药物清除率的影响

超过 30% 的 ECMO 患者往往合并发生肾功能不全。VA-ECMO 主要通过产生非搏动血流以改变器官灌注，治疗期间搏动血流减少导致全身血管阻力增加、毛细血管血流减少、淋巴回流减少，从而激活肾素 - 血管紧张素系统，尿量减少、尿钠排泄功能下降，使经肾清除药物的清除率下降。肝血流的减少也会影响药物的代谢，尤其是提取率高的药物。VA-ECMO 模式下，只有支气管的血流可以被输送到肺部，这也将显著影响在肺部吸收和代谢的药物清除。而在静脉 - 静脉体外膜肺氧合（veno-venous extracorporeal membrane oxygeneration，VV-ECMO）中，由于药物在体内的分布不完全，再循环可使药物清除减少。同时 ECMO 引起药物表观分布容积的增加及其辅助装置对药物的吸附也会导致药物清除率下降。

二、体外膜氧合对抗菌药物剂量的影响

（一）碳青霉烯类

1. 美罗培南　Shekar 等的病例报道指出，2 例接受 ECMO 治疗的成年患者的美罗培南清除率显著高于肾功能正常的重症患者以及肾衰竭接受连续性静脉 - 静脉血液滤过（CVVH）治疗的患者。这可能由于美罗培南在 37℃ 和连续 ECMO 的血液中不稳定可能会导致其降解。而 Widschut 通过行 ECMO 同时接受美罗培南治疗的新生儿研究发现，新生儿行 60 分钟以上的 ECMO 治疗未见明显的美罗培南丢失。Hanberg P 等的一项前瞻性观察研究显示，

对 10 例接受 ECMO 治疗的重症患者,美罗培南常规剂量 1g q.8h. 可达到
40%T > MIC 治疗敏感菌的靶标,但对于肾功能亢进或不太敏感的菌株,需要
增加美罗培南的给药剂量或采用延长输注的给药方式。Honore 等建议对于
ECMO 患者美罗培南剂量应增大至 2g,每 4~6 小时给药 1 次并进行治疗药
物监测。

2. 亚胺培南 Welsch C 等对 2 例肺移植后并接受 ECMO 治疗的患者给
予亚胺培南(1g q.6h.)治疗。其中一位患者为阴沟肠杆菌感染,细菌 MIC 为
0.125mg/L,另一位为肺炎克雷伯菌感染,细菌 MIC 为 0.25mg/L。尽管谷浓
度不相同,但两位患者所测均为 100%T > MIC。但临床研究报道对于重症患
者亚胺培南血药浓度应达到 4 倍 MIC 以上,那么对于敏感性较低的菌株如铜
绿假单胞菌,则只有 1 例患者 100%T > 4 × MIC 能达标。该研究提示 ECMO
患者亚胺培南给药剂量需高于常规剂量(4g/d)以优化药物暴露量,建议同时
进行治疗药物监测。

(二)糖肽类

一项 ECMO 新生儿患者体内万古霉素 PK 研究表明,在 ECMO 治疗期
间,万古霉素 V_d 增大,清除率减少同时消除半衰期延长。但也有研究显示,
万古霉素在新生儿的 V_d 和清除无明显改变。一项 45 例包括新生儿、较大儿
童及成人的群体药代动力学模型研究显示,ECMO 辅助期间万古霉素的 V_d
增大,清除下降。研究建议在 ECMO 期间,推荐万古霉素给予 20~30mg/kg
的负荷剂量,在后续的治疗中根据血药浓度监测调整剂量。

(三)噁唑烷酮类

De Rosa 等对 3 例成人 ECMO 患者接受利奈唑胺 600mg q.12h. 体内 PK
进行研究。研究显示,对耐甲氧西林金黄色葡萄球菌 MIC≤1mg/L 时,药物的
暴露是足够的,可达到 AUC/MIC≥80 靶值;当细菌 MIC 为 2mg/L 时,3 位患
者中只有 2 位患者获得了较好的 PK 参数,MIC 为 4mg/L 时,仅有 1 名患者能
达到药代动力学靶值。上述研究表明,当细菌 MIC > 1mg/L 时,可能需要增
加药物给药剂量。

(四)大环内酯类

Turner 等对 3 例成年 ECMO 患者体内阿奇霉素 PK 进行了研究,结果表
明 ECMO 患者给予标准剂量阿奇霉素(500mg/d)治疗,ECMO 对血浆浓度无
明显影响。ECMO 患者与非 ECMO 住院患者阿奇霉素的峰浓度、谷浓度和
药时曲线下面积(AUC)无明显差异。对于呼吸道感染的患者,阿奇霉素在肺
泡上皮衬液和肺组织细胞中的浓度相对较高。一项体外研究表明,阿奇霉素
在肺泡上皮衬液的 AUC 高于血清 3.6 倍。由于阿奇霉素在感染部位的浓度

较高,推测 ECMO 回路所造成的 PK 变化可能不会导致阿奇霉素在肺泡上皮衬液和肺组织细胞中浓度显著降低。但介于该研究样本量小,异质性因素较多,仍需进一步的研究验证此结果,并判断对于 ECMO 患者阿奇霉素在感染部位是否能达到适宜的浓度。

(五)氨基糖苷类

1. 庆大霉素　关于 ECMO 治疗期间庆大霉素的药代动力学研究对象多为新生儿。Dodge 等和 Cohen 等的研究表明,ECMO 治疗可使庆大霉素的表观分布容积增大,清除率下降,消除半衰期延长。另有两项研究显示庆大霉素的消除半衰期在 ECMO 治疗期间会显著延长。研究倾向于推荐使用更长的给药间隔和标准剂量给药。目前的剂量研究建议为 3 个月以下婴儿给予庆大霉素 4~5mg/(kg·d),3 个月至 2 岁儿童 9.5mg/(kg·d)。建议使用这些剂量作为儿童在 ECMO 上的初始剂量,随后在治疗过程进行血药浓度监测指导进一步的剂量调整。对于体重在 3.5kg 以上的新生儿,可以考虑减少初始剂量。目前关于儿童或成人庆大霉素 ECMO 药代动力学的研究还是比较少。

2. 阿米卡星　Gelisse 等将 50 例 ECMO 成年患者与未接受 ECMO 治疗的重症患者进行了病例对照研究,研究提示 ECMO 对阿米卡星谷浓度与峰浓度无显著影响。使用 25mg/kg 的常规负荷剂量,ECMO 治疗组中有 25% 的患者峰浓度未达标,提示对于 ECMO 患者应增大阿米卡星的剂量并进行治疗药物监测。Cyril Touchard 等一项纳入 106 例合并器官功能衰竭接受 ECMO 治疗的危重症患者研究显示,患者给予 25mg/kg 阿米卡星负荷剂量并 30 分钟后测峰浓度,三分之一患者峰浓度未达药代动力学靶值;阿米卡星浓度暴露不足考虑与患者的低体重以及液体正平衡相关。该项研究建议低体重(BMI)<22kg/m^2 或 24 小时液体正平衡 ECMO 患者给予阿米卡星 35mg/kg 的给药剂量,以达到药代动力学靶值。

(六)甘氨酰环素类抗菌药物

Veinstein 等研究 1 例成年 ECMO 患者使用替加环素,ECMO 对药物的药代动力学没有影响。血浆浓度与未使用 ECMO 的危重患者的测量值无显著差异。这可能是因为替加环素为脂溶性抗生素,在重症患者中平均 V_d 为 398L,ECMO 对其表观分布容积影响较小,但仍不能排除 ECMO 回路对它的吸附作用。该研究未检测替加环素在肺上皮细胞衬液的浓度,其较好的组织穿透力是否受到 ECMO 的影响尚不明确。

(七)抗真菌药物

1. 两性霉素 B　Foulquier JB 等报道 1 例成年患者使用两性霉素 B 脂质体的药代动力学,研究结果显示 ECMO 没有对两性霉素 B 脂质体的药代动力学产生影响，患者不需调整给药剂量。目前关于成人或儿童两性霉素 B 的 ECMO 药代动力学和剂量研究还是比较少。

2. 氟康唑　Watt 等对 10 例 ECMO 婴儿使用氟康唑的药代动力学研究显示，与不使用 ECMO 的危重婴儿相比，V_d 明显升高，但清除率没有明显改变。这可能与预充液增加细胞外液容积以及患儿的全身炎症反应有关。对于接受 ECMO 治疗的婴儿，氟康唑 25mg/kg（负荷剂量）、12mg/（kg•d）（维持剂量）不能达到有效的暴露。ECMO 治疗的儿童、成人和老年人氟康唑的体内药代动力学研究并不多。对于接受 ECMO 治疗的儿童，氟康唑标准治疗方案不能达到有效的药物暴露，建议负荷剂量 12mg/kg，维持剂量 6mg/（kg•d）。对于青少年患者侵袭性念珠菌感染，建议氟康唑负荷剂量增加至 35mg/kg，维持剂量 12mg/（kg•d）。

3. 伏立康唑　伏立康唑的辛醇/水分配系数高（lg$P$=2.561），脂溶性高，难溶于水，易被 ECMO 循环管路吸附。Mehta 等报道伏立康唑在第 1 个 24 小时被 ECMO 循环回路吸附达 71%，导致血药浓度远远低于 MIC。Spriet I 等研究提示在 ECMO 的最初 96 小时内，伏立康唑的剂量应增加至 6mg/kg q.12h.。Spriet 等设计研究，患者在伏立康唑高剂量（6mg/kg q.12h.）治疗 2 日后，平均谷浓度与峰浓度均增加 60%，半衰期延长至 20 小时，明显大于给药间隔。此现象可能是由于管路对药物的吸附饱和所致。因此，ECMO 治疗中使用伏立康唑，既要关注治疗之初管路对药物的吸附造成的剂量不足，又要注意治疗过程中药物浓度过高的危害，因此建议需要监测伏立康唑血药浓度，保证效应，避免不良反应。

4. 卡泊芬净　Ruiz 等的病例报道显示，在 ECMO 治疗期间卡泊芬净的血药浓度可被显著降低。但 Spriet 等的一项临床研究显示，在 ECMO 治疗期间卡泊芬净的血药浓度及 PK 参数与健康受试者相近。其可能的原因是卡泊芬净为水溶性药物，辛醇/水分配系数低（lg$P$=−2.798），ECMO 回路对其吸附作用较小，但仍需 PK 研究以验证上述研究结果。

（梁　丹　伍俊妍）

参 考 文 献

[1] 中国医药教育协会感染疾病专业委员会. 抗菌药物药代动力学/药效学理论临床应用专家共识. 中华结核和呼吸杂志, 2018, 6（41）: 409-446.

[2] 郭利涛, 王雪. 体外膜肺氧合对常用药物药代动力学的影响. 中华危重病急救医学, 2013, 25（10）: 637-640.

[3] 徐思露, 邵华, 胡琳鳞, 等. 体外膜肺氧合对抗菌药物药代动力学影响的研究进展. 中

国临床药理学杂志, 2017, 33（4）: 376-380, 384.

[4] MOORE JN, HEALY JR, THOMA BN, et al. A population pharmacokinetic model for vancomycin in adult patients receiving extracorporeal membrane oxygenation therapy. CPT Pharmacometrics Syst Pharmacol, 2016, 5（9）: 495-502.

[5] MOUSAVI S, LEVCOVICH B, MOJTAHEDZADEH M. A systematic review on pharmacokinetic changes in critically ill patients: role of extracorporeal membrane oxygenation. Daru, 2011, 19（5）: 312-321.

[6] SHEKAR K, ROBERTS JA, GHASSABIAN S, et al. Altered antibiotic pharmacokinetics during extracorporeal membrane oxygenation: cause for concern? J Antimicrob Chemother, 2013, 68（3）: 726-727.

[7] WELSCH C, AUGUSTIN P, ALLYN J, et al. Alveolar and serum concentrations of imipenem in two lung transplant recipients supported with extracorporeal membrane oxygenation. Transpl Infect Dis, 2015, 17（1）: 103-105.

[8] TURNER RB, ROUSE S, ELBARBRY F, et al. Azithromycin pharmacokinetics in adults with acute respiratory distress syndrome undergoing treatment with extracorporeal-membrane oxygenation. Ann Pharmacother, 2016, 50（1）: 72-73.

[9] MACLAREN G, COMBES A, BARTLETT RH. Contemporary extracorporeal membrane oxygenation for adult respiratory failure: life support in the new era. Intensive Care Med, 2012, 38（2）: 210-220.

[10] WILDSCHUT ED, AHSMAN MJ, ALLEGAERT K, et al. Determinants of drug absorption in different ECMO circuits. Intensive Care Med, 2010, 36（12）: 2109-2116.

[11] GELISSE E, NEUVILLE M, DE MONTMOLLIN E, et al. Extracorporeal membrane oxygenation（ECMO）does not impact on amikacin pharmacokinetics: a case-control study. Intensive Care Med, 2016, 42（5）: 946-948.

[12] WATT KM, GONZALEZ D, BENJAMIN DJ, et al. Fluconazole population pharmacokinetics and dosing for prevention and treatment of invasive Candidiasis in children supported with extracorporeal membrane oxygenation. Antimicrob Agents Chemother, 2015, 59（7）: 3935-3943.

[13] COHEN P, COLLART L, PROBER CG, et al. Gentamicin pharmacokinetics in neonates undergoing extracorporal membrane oxygenation. Pediatr Infect Dis J, 1990, 9（8）: 562-566.

[14] VEINSTEIN A, DEBOUVERIE O, GREGOIRE N, et al. Lack of effect of extracorporeal membrane oxygenation on tigecycline pharmacokinetics. J Antimicrob Chemother, 2012, 67（4）: 1047-1048.

[15] FOULQUIER JB, BERNEAU P, FREROU A, et al. Liposomal amphotericin B pharmacokinetics in a patient treated with extracorporeal membrane oxygenation. Med Mal Infect, 2019, 49（1）: 69-71.

[16] HARTHAN AA, BUCKLEY KW, HEGER ML, et al. Medication adsorption into contemporary extracorporeal membrane oxygenator circuits. J Pediatr Pharmacol Ther, 2014, 19(4): 288-295.

[17] SHEKAR K, FRASER JF, SMITH MT, et al. Pharmacokinetic changes in patients receiving extracorporeal membrane oxygenation. J Crit Care, 2012, 27(6): 741-749.

[18] HAHN J, CHOI JH, CHANG MJ. Pharmacokinetic changes of antibiotic, antiviral, antituberculosis and antifungal agents during extracorporeal membrane oxygenation in critically ill adult patients. J Clin Pharm Ther, 2017, 42(6): 661-671.

[19] SHERWIN J, HEATH T, WATT K. Pharmacokinetics and dosing of anti-infective drugs in patients on extracorporeal membrane oxygenation: a review of the current literature. Clin Ther, 2016, 38(9): 1976-1994.

[20] WATT KM, BENJAMIN DJ, CHEIFETZ IM, et al. Pharmacokinetics and safety of fluconazole in young infants supported with extracorporeal membrane oxygenation. Pediatr Infect Dis J, 2012, 31(10): 1042-1047.

[21] BELLMANN R, SMUSZKIEWICZ P. Pharmacokinetics of antifungal drugs: practical implications for optimized treatment of patients. Infection, 2017, 45(6): 737-779.

[22] SPRIET I, ANNAERT P, MEERSSEMAN P, et al. Pharmacokinetics of caspofungin and voriconazole in critically ill patients during extracorporeal membrane oxygenation. J Antimicrob Chemother, 2009, 63(4): 767-770.

[23] DE ROSA FG, CORCIONE S, BAIETTO L, et al. Pharmacokinetics of linezolid during extracorporeal membrane oxygenation. Int J Antimicrob Agents, 2013, 41(6): 590-591.

[24] CIES JJ, MOORE WN, NICHOLS K, et al. Population pharmacokinetics and pharma-codynamic target attainment of vancomycin in neonates on extracorporeal life support. Pediatr Crit Care Med, 2017, 18(10): 977-985.

[25] HANBERG P, ÖBRINK-HANSEN K, THORSTED A, et al. Population pharmacokinetics of meropenem in plasma and subcutis from patients on extracorporeal membrane oxygenation treatment. Antimicrob Agents Chemother, 2018, 62(5): e02390-17.

[26] MEHTA NM, HALWICK DR, DODSON BL, et al. Potential drug sequestration during extracorporeal membrane oxygenation: results from an ex vivo experiment. Intensive Care Med, 2007, 33(6): 1018-1024.

[27] RUIZ S, PAPY E, DA SD, et al. Potential voriconazole and caspofungin sequestration during extracorporeal membrane oxygenation. Intensive Care Med, 2009, 35(1): 183-184.

[28] TOUCHARD C, AUBRY A, ELOY P, et al. Predictors of insufficient peak amikacin concentration in critically ill patients on extracorporeal membrane oxygenation. Crit Care, 2018, 22(1): 199.

[29] SHEKAR K, ROBERTS JA, MCDONALD CI, et al. Protein-bound drugs are prone to sequestration in the extracorporeal membrane oxygenation circuit: results from an ex vivo

study. Crit Care, 2015, 19(1): 164.

[30] SHEKAR K, ROBERTS JA, MCDONALD CI, et al. Sequestration of drugs in the circuit may lead to therapeutic failure during extracorporeal membrane oxygenation. Crit Care, 2012, 16(5): R194.

[31] SARGEL CL, THOMPSON RZ, BRAX A. Vancomycin pharmacokinetics during extracorporeal membrane oxygenation and dosing targets-a constantly moving target? Pediatr Crit Care Med, 2018, 19(10): 1002-1003.

第四节　低蛋白血症对危重症患者抗菌药物疗效的影响

　　危重症患者由于全身炎症反应综合征(systemic inflammatory response syndrome, SIRS)、液体复苏或强心药物的使用等因素导致病理生理的改变。低蛋白血症是危重症患者最常见的病理生理现象,发生率可达40%~50%。低蛋白血症是指血清蛋白水平低于25g/L,临床表现为营养不良、消瘦水肿、恶病质等体征。危重症患者发生低蛋白血症的常见病因:①脓毒症、烧伤、糖尿病等使毛细血管通透性增加,血管内白蛋白渗漏和消耗显著增加,造成蛋白丢失过多;②由于应激反应或肝功能受损使肝脏的合成功能下降;③危重症患者营养不良风险很高,由于胃肠道功能受损导致氨基酸摄入减少,白蛋白合成减少;④烧伤、肾病综合征等使白蛋白排出增加。低蛋白血症可使抗菌药物与血浆蛋白的结合率降低,导致血清中游离药物浓度升高,从而影响抗菌药物的药动学和药效学。

一、低蛋白血症对抗菌药物药代动力学和药效学影响的机制

(一)低蛋白血症对抗菌药物药代动力学的影响

　　药物与白蛋白的结合是可逆的动态平衡过程,受药物和白蛋白浓度以及某些理化因素的影响而发生动态变化。药代动力学研究结果显示,只有游离型药物才能发挥药理活性,并最终被代谢和清除;与白蛋白结合的药物则是药物在体内的储存库。危重症患者血清白蛋白水平降低且肝肾功能正常时,游离型药物增加,而由于重症患者毛细血管通透性增加,血管内液渗漏到组织间隙而导致血管外容量增加,药物更多地渗漏到组织间隙中,使组织分布容积(V_d)增加。低蛋白血症对亲水性抗菌药物影响较大,因为亲水性抗菌药物的V_d较低,更容易受细胞外液变化的影响。随着时间的延长,V_d的增加可能会使血浆中药物的峰浓度(C_{max})和药物总浓度下降,导致药物在体内暴露不足。对危重症患者而言,早期抗感染治疗"足剂量"是治疗严重感染的基

础。肝肾功能正常时，由于低蛋白血症导致的游离型药物增多可使肝肾对药物的清除增加。此外，危重患者早期可能会因心排血量增加而出现肾小球滤过率增加，进一步增加了肾脏对游离型药物的清除。

（二）低蛋白血症对抗菌药物药效动力学（PD）的影响

高蛋白结合率抗菌药物药代动力学的变化对药效学有重要影响。危重症患者常用的抗菌药物蛋白结合率见表 7-5。高蛋白结合率的药物，与蛋白结合药物比例的改变对游离药物浓度有较大的影响：与蛋白结合的药物从99% 到 98%，游离药物浓度加倍；与蛋白结合的药物从 99% 到 95%，游离药物浓度可能将增加 5 倍。低蛋白结合的药物，蛋白结合从 5% 改变到 4%，游离药物浓度变化不大，基本不影响药物的清除和分布。

表 7-5　常用的抗菌药物蛋白结合率

高蛋白结合率（>70%）	中等蛋白结合率（30%～70%）	低蛋白结合率（<30%）
两性霉素 B（90%）	阿奇霉素（7%～51%）	阿米卡星（≤11%）
阿尼芬净（>99%）	氨曲南（60%）	阿莫西林（17%～20%）
卡泊芬净（97%）	环丙沙星（20%～40%）	氨苄西林（15%～25%）
头孢唑林钠（75%～85%）	克拉霉素（42%～50%）	头孢吡肟（16%～19%）
头孢哌酮（90%）	氯霉素（60%）	头孢他啶（17%）
头孢西丁（80%～50%）	利奈唑胺（31%）	多立培南（8%）
头孢曲松（85%～95%）	莫西沙星（30%～50%）	头孢匹罗（9%）
克林霉素（92%～94%）	硝基呋喃（40%）	氟康唑（11%～12%）
达托霉素（90%～93%）	青霉素（65%）	磷霉素（0）
多西环素（93%）	哌拉西林（30%）	庆大霉素（<30%）
厄他培南（85%～95%）	磺胺甲噁唑（68%）	亚胺培南（20%）
红霉素（73%～81%）	万古霉素（30%～60%）	美罗培南（2%）
伊曲康唑（99.8%）	伏立康唑（58%）	甲硝唑（<20%）
米诺环素（75%）		诺氟沙星（10%～15%）
泊沙康唑（97%）		两性霉素 B（<10%）
利福平（80%）		妥布霉素（<30%）
替考拉宁（90%～95%）		
替加环素（71%～89%）		

低蛋白血症引起的分布容积和清除率增加导致有效药物浓度下降。对于时间依赖性抗菌药物（例如 β- 内酰胺类），药物清除的增加可导致给药间期内药物的浓度在 MIC 之上的时间（$fT > MIC$）降低；对于浓度依赖性的抗菌

药物（例如达托霉素），V_d 的增加可能导致 C_{max}/MIC 下降，尽管低白蛋白血症游离药物增加可能减轻这种影响并保持适当的浓度；对时间-浓度依赖性抗菌药物（例如氟喹诺酮类抗菌药物），24 小时药时曲线下面积（AUC_{24}）与细菌 MIC 之间比值（AUC_{24}/MIC）降低，从而影响药物的临床疗效。因此，低白蛋白血症对危重患者使用高蛋白结合率的抗菌药物可能会增加药物的表观分布容积和清除率，导致无法获得与疗效相关的 PK/PD 靶标。

二、低蛋白血症对危重症患者抗菌药物疗效的影响

危重症患者的抗感染治疗常用的抗菌药物有 β-内酰胺类、碳青霉烯类和糖肽类等，均包含有高蛋白结合率的药物。

（一）β-内酰胺类

有文献报道，危重症患者应用 β-内酰胺类药物治疗，由于患者往往伴随着低蛋白血症和肾功能亢进，早期肾小球滤过率增加，可导致高蛋白结合率抗菌药物血药浓度明显下降。青霉素类、头孢菌素类和单环内酰胺类均属于 β-内酰胺类抗菌药物。β-内酰胺类抗菌药物属于时间依赖性抗菌药物，抗菌活性与 $fT > MIC$ 相关。据报道，青霉素和单环 β-内酰胺类抗菌药物至少需要 $50\% fT > MIC$，头孢菌素需要 $60\% \sim 70\% fT > MIC$ 才能获得最优的杀菌效应。从表 7-5 可见 β-内酰胺类抗菌药物中头孢曲松的蛋白结合率最高。Goynt 等人的研究表明，低蛋白血症患者使用头孢曲松，体内的表观分布容积（V_d）和清除率（Cl）增加，要实现 $60\% \sim 70\% fT > MIC$ 的疗效，需要多次给药。正常情况下，头孢噻吩的蛋白结合率为 $55\% \sim 75\%$。Dalley 等的研究表明，低蛋白血症的烧伤患者与健康受试者相比较，头孢噻吩的蛋白结合率下降 10%。氨曲南在健康受试者的蛋白结合率为 60%，Janicke 等人报道危重症患者出现低蛋白血症时氨曲南蛋白结合率仅为 30%，主要原因为清除率的增加。另外一项烧伤患者的研究表明，氨曲南组织分布的增加与蛋白结合浓度成负相关（$P < 0.05$）。

（二）碳青霉烯类

虽然碳青霉烯类抗菌药物也属于 β-内酰胺类抗菌药物，但由于碳青霉烯类药物在 $fT > MIC$ 达到 40% 以上就可以达到 PK/PD 靶标，因此在 PK/PD 研究中，通常将这类药物单独描述。厄他培南为高蛋白结合率抗菌药物（$85\% \sim 95\%$），消除半衰期为 4.5 小时，因此，药品说明书推荐每日 1 次给药即可。但是，对危重症患者，血浆蛋白水平的改变可影响厄他培南的药代动力学的改变。Burkhardt 等的研究显示，厄他培南治疗早期呼吸机相关性肺炎时，药物分布容积和清除率增加接近健康志愿者的 2 倍，药物的 AUC 下降接近一半。

Brink AJ 等的研究结果与 Burkhardt 等的研究结果一致,严重脓毒症患者使用厄他培南,50% 的患者游离厄他培南浓度未能达到 40%$fT>MIC$。Zusman O 等在一项前瞻性队列研究发现,低蛋白血症患者使用厄他培南 30 日的死亡率明显高于蛋白结合率较低的美罗培南或亚胺培南;回归模型分析发现,患者使用厄他培南 30 日的死亡风险在低蛋白水平 20g/L 较正常蛋白水平 40g/L 高 5 倍。

(三) 糖肽类

糖肽类抗菌药物主要包括万古霉素和替考拉宁,广泛应用于耐甲氧西林金黄色葡萄球菌(methicillin-resistant *staphyloccocus aureus*, MRSA)引起的感染。万古霉素为中等程度蛋白结合率 30%～60%,替考拉宁为高蛋白结合率 90%～95%。Tomoyuki 等的研究提示,低蛋白血症合并高血糖的患者替考拉宁的谷浓度明显低于白蛋白水平低而血糖正常或白蛋白水平正常的患者,前者的药物分布容积明显高于后两组,同时发现白蛋白的糖基化水平升高会降低替考拉宁和白蛋白的结合常数。Brink AJ 等的研究发现替考拉宁治疗慢性骨关节感染,游离型替考拉宁药物浓度与白蛋白水平相关。Mimoz 等的研究显示,危重症患者呼吸机相关性肺炎使用替考拉宁在严重低蛋白血症(中位数 16.1g/L, 14.2～28.4g/L)时血浆中游离谷浓度变异范围为 8%～42%(中位数 22%),这种显著的变异可能是由血清白蛋白水平的变化导致。同样在 DALI 的研究显示,危重症患者在使用不同剂量替考拉宁药物谷浓度达标率后发现,合并低蛋白血症患者白蛋白与替考拉宁结合率可降低至 71%,替考拉宁使用标准剂量会导致高比例的危重患者出现较低的谷浓度。为了使替考拉宁谷浓度至少达到 10μg/ml,需要给予起始负荷剂量 3 次,维持给药剂量至少 6mg/(kg•d)。替考拉宁由于高蛋白结合率带来较长的消除半衰期,因此,要达到稳态血药浓度需要几日的时间。然而,治疗前几日如果由于给药剂量不足,亚治疗浓度可能会导致治疗失败。对危重症患者,由于病理生理的改变,低蛋白血症很常见,需要注意低蛋白血症导致高蛋白结合率抗菌药物游离浓度与总浓度降低的可能。

万古霉素的蛋白结合率为 30%～60%,属于中度蛋白结合率药物。Mizuno 等一项对万古霉素治疗耐甲氧西林金黄色葡萄球菌引起的医院获得性肺炎回顾性观察研究显示,严重的低白蛋白血症影响老年患者(≥75 岁)万古霉素半衰期和疗效。严重低白蛋白血症组(<25g/L)万古霉素半衰期明显长于非严重低白蛋白血症组。在严重低白蛋白血症组中,$AUC_{24}/MIC<400μg/(h•ml)$ 与 28 日死亡率显著相关($P<0.001$)。与非严重低白蛋白血症组比较,严重低白蛋白血症组的肾毒性也明显升高(26% vs 8%, $P<0.001$)。

（四）其他抗革兰氏阳性球菌药物

利奈唑胺的蛋白结合率为31%，属于中度蛋白结合率药物。Yagi T等的研究显示，危重症患者体内游离型药物浓度的变化较健康受试者明显，特别是肾功能受损和低白蛋白血症的患者，药物的蛋白结合率明显降低。

达托霉素的蛋白结合率为90%～93%。烧伤患者（肾功能正常）在严重低蛋白血症[(18 ± 4)g/L]使用达托霉素早期时，药物的分布容积及清除率较健康受试者显著升高，C_{max}和AUC_{24}则显著低于后者。Gutiérrez等的研究显示，对低蛋白血症的重症患者（Ccr>50ml/min），达托霉素的给药剂量为8～12mg/（kg•d）更合适。

（五）抗真菌药物

伏立康唑的血浆蛋白结合率约为58%，伏立康唑对成年患者为非线性药代动力学特点。Kim的一项关于低蛋白血症对危重病患者伏立康唑药代动力学的影响研究中，多变量分析显示低蛋白血症（13.8～38.7g/L）时，血浆游离伏立康唑浓度随着白蛋白浓度的降低反而升高，特别在胆红素升高的情况下，相关性更为明显（$P=0.05$）。

卡泊芬净的蛋白结合率为97%。Nguyen等的一项单中心研究显示，危重症患者按照标准给药方案使用卡泊芬净（首剂70mg，每日维持剂量50mg），治疗的中位时间为10日，所测卡泊芬净的谷浓度较健康受试者变异性较大（0.52～4.08μg/ml vs 1.12～1.78μg/ml）。可显著升高卡泊芬净谷浓度的独立因素分别为患者体重<75kg（$P=0.019$）和血清蛋白浓度>23.6g/L（$P=0.030$）。

三、伴低蛋白血症危重症患者抗菌药物的剂量优化

抗菌药物的标准治疗剂量主要依据健康受试者和非重症患者的药代动力学数据。但危重症患者在低蛋白血症以及其他特殊病理生理情况下，有效血药浓度可能会降低，对蛋白结合率高的抗菌药物影响更为显著。当患者为多重耐药菌感染，细菌的MIC值升高。因此，上述两个因素共同作用的情况下，高蛋白结合率的抗菌药物PK/PD难以达到靶标，特别对于脓毒症患者，可能会增加治疗失败的风险。综上所述，对危重症患者合并低蛋白血症，特别在治疗的早期，肝肾功能正常或者肾功能亢进的情况下，需要考虑是否存在抗菌药物剂量不足的可能。

（一）时间依赖性抗菌药物给药剂量方案的优化

危重症患者出现低蛋白血症但肝肾功能正常的情况下，如果应用蛋白结合率高的时间依赖性抗菌药物例如β-内酰胺类、碳青霉烯类，推荐给予负荷剂量，同时通过增加给药次数或延长滴注时间来保证足够的$fT>MIC$达到靶值。

（二）浓度依赖性或半衰期较长抗菌药物给药剂量方案的优化

在应用浓度依赖性或半衰期较长的高蛋白结合率药物，例如达托霉素、替考拉宁和万古霉素等时，推荐增加药物的负荷剂量和维持剂量，尤其是初始治疗的24小时，以便药物的AUC_{24}/MIC达到靶值，保证临床疗效。烧伤患者感染早期应用达托霉素需要$10\sim12mg/(kg\cdot d)$才能达到健康受试者$6mg/(kg\cdot d)$的AUC_{24}。非烧伤的低蛋白血症重症患者应用达托霉素时，给予$6\sim8mg/(kg\cdot d)$负荷剂量，维持剂量为$6\sim8mg/(kg\cdot d)$。

重症患者合并低蛋白血症时，需要注意药物组织分布容积和清除率增加导致游离药物浓度下降带来治疗失败的风险，因此相关的研究建议对中高度蛋白结合率的抗菌药物推荐在治疗的初始阶段给予的剂量比标准剂量高50%～100%，以便在治疗的初期快速达到药物的治疗浓度。危重症患者在低蛋白血症时部分中高度蛋白结合率的抗菌药物经验性剂量推荐见表7-6，但需要注意这些抗菌药物的剂量推荐在肝肾功能允许的情况下才适合使用。

表7-6　低蛋白血症时部分抗菌药物经验性推荐意见

抗菌药物	标准剂量	白蛋白降低时负荷剂量	白蛋白降低时维持剂量
氨曲南	1g q.8h.	2g q.8h. 首日	增加给药频次（如1g q.6h.）
头孢曲松	1g q.12h.	2g 首剂	增加给药频次（如1g q.8h.）
头孢噻吩	2g q.6h.	2g 首剂	考虑持续输注（如8～12g q.24h.）
氯唑西林	2g q.6h.	2g 首剂	考虑持续输注（如8～12g q.24h.）
双氯西林	2g q.6h.	2g 首剂	考虑持续输注（如8～12g q.24h.）
氟氯西林	2g q.6h.	2g 首剂	考虑持续输注（如8～12g q.24h.）
厄他培南	1g q.24h.	2g 首剂	增加给药频次（如1g q.12h.）
万古霉素	1g q.12h.	20～30mg/kg 首剂	增加给药剂量（如1.5g q.12h.）或考虑持续输注（如3g q.24h.）；监测谷浓度，目标为15～25mg/L
替考拉宁	6mg/kg q.12h. 首日之后6mg/kg q.24h.	6mg/kg q.12h. 首日	3～6mg/kg q.12h.；监测谷浓度，目标为>15mg/L
达托霉素	4～6mg/kg q.24h.	6～8mg/kg 首剂	6mg/kg q.24h.

低蛋白血症是危重症患者临床上常见的并发症。危重症患者由于病理生理的改变，抗菌药物的给药剂量方案存在很大的挑战。低蛋白血症时抗菌药物的剂量调整需要根据患者的感染部位、感染程度评估、血清白蛋白水平、肝肾功能情况、体外辅助支持治疗（如血液净化、血浆置换、体外膜肺氧合等）

对抗菌药物的影响，以及细菌的耐药性情况等综合考虑，同时开展治疗药物浓度监测，制订个体化治疗方案。

（梁　丹　伍俊妍）

参 考 文 献

[1] 李湘燕，吕媛. 低蛋白血症对危重症患者抗菌药物疗效的影响. 中华结核和呼吸杂志，2018，41（8）：600-603.

[2] 刘全义，秩茂盛. 重症感染合并低蛋白血症患者时间依赖性抗菌药物治疗方案的优化. 中国药房，2014，25（30）：2849-2851.

[3] GUTIERREZ UJ，LINARES MP，MARTIN HI. Daptomycin dosing greater than 6 mg/kg/day depending on pharmacokinetic and pharmacodynamic parameters infections by Staphylococcus aureus. Farm Hosp，2013，37（6）：534-538.

[4] T'JOLLYN H，VERMEULEN A，VAN BOCXLAER J，et al. A physiologically based pharmacokinetic perspective on the clinical utility of albumin-based dose adjustments in critically ill patients. Clin Pharmacokinet，2018，57（1）：59-69.

[5] BRINK AJ，RICHARDS GA，LAUTENBACH EE，et al. Albumin concentration significantly impacts on free teicoplanin plasma concentrations in non-critically ill patients with chronic bone sepsis. Int J Antimicrob Agents，2015，45（6）：647-651.

[6] ROBERTS JA，LIPMAN J. Antibacterial dosing in intensive care：pharmacokinetics，degree of disease and pharmacodynamics of sepsis. Clin Pharmacokinet，2006，45（8）：755-773.

[7] ZUSMAN O，FARBMAN L，TREDLER Z，et al. Association between hypoalbuminemia and mortality among subjects treated with ertapenem versus other carbapenems：prospective cohort study. Clin Microbiol Infect，2015，21（1）：54-58.

[8] HAYASHI Y，LIPMAN J，UDY AA，et al. beta-Lactam therapeutic drug monitoring in the critically ill：optimising drug exposure in patients with fluctuating renal function and hypoalbuminaemia. Int J Antimicrob Agents，2013，41（2）：162-166.

[9] ENOKIYA T，MURAKI Y，IWAMOTO T，et al. Changes in the pharmacokinetics of teicoplanin in patients with hyperglycaemic hypoalbuminaemia：impact of albumin glycosylation on the binding of teicoplanin to albumin. Int J Antimicrob Agents，2015，46（2）：164-168.

[10] BURKHARDT O，KUMAR V，KATTERWE D，et al. Ertapenem in critically ill patients with early-onset ventilator-associated pneumonia：pharmacokinetics with special consideration of free-drug concentration. J Antimicrob Chemother，2007，59（2）：277-284.

[11] BHAVNANI SM，AMBROSE PG，HAMMEL JP，et al. Evaluation of daptomycin exposure and efficacy and safety endpoints to support risk-versus-benefit considerations. Antimicrob

Agents Chemother，2015，60（3）：1600-1607.

[12] NGUYEN TH，HOPPE-TICHY T，GEISS HK，et al. Factors influencing caspofungin plasma concentrations in patients of a surgical intensive care unit. J Antimicrob Chemother，2007，60（1）：100-106.

[13] VANSTRAELEN K，WAUTERS J，VERCAMMEN I，et al. Impact of hypoalbuminemia on voriconazole pharmacokinetics in critically ill adult patients. Antimicrob Agents Chemother，2014，58（11）：6782-6789.

[14] MOHR JR，OSTROSKY-ZEICHNER L，WAINRIGHT DJ，et al. Pharmacokinetic evaluation of single-dose intravenous daptomycin in patients with thermal burn injury. Antimicrob Agents Chemother，2008，52（5）：1891-1893.

[15] ROBERTS JA，LIPMAN J. Pharmacokinetic issues for antibiotics in the critically ill patient. Crit Care Med，2009，37（3）：840-851，859.

[16] JANICKE DM，CAFARELL RF，PARKER SW，et al. Pharmacokinetics of aztreonam in patients with gram-negative infections. Antimicrob Agents Chemother，1985，27（1）：16-20.

[17] BRINK AJ，RICHARDS GA，SCHILLACK V，et al. Pharmacokinetics of once-daily dosing of ertapenem in critically ill patients with severe sepsis. Int J Antimicrob Agents，2009，33（5）：432-436.

[18] YAGI T，NAITO T，DOI M，et al. Plasma exposure of free linezolid and its ratio to minimum inhibitory concentration varies in critically ill patients. Int J Antimicrob Agents，2013，42（4）：329-334.

[19] MIMOZ O，ROLLAND D，ADOUN M，et al. Steady-state trough serum and epithelial lining fluid concentrations of teicoplanin 12 mg/kg per day in patients with ventilator-associated pneumonia. Intensive Care Med，2006，32（5）：775-779.

[20] ULLDEMOLINS M，ROBERTS JA，RELLO J，et al. The effects of hypoalbuminaemia on optimizing antibacterial dosing in critically ill patients. Clin Pharmacokinet，2011，50（2）：99-110.

[21] MIZUNO T，MIZOKAMI F，FUKAMI K，et al. The influence of severe hypoalbuminemia on the half-life of vancomycin in elderly patients with methicillin-resistant Staphylococcus aureus hospital-acquired pneumonia. Clin Interv Aging，2013，8：1323-1328.

[22] DALLEY AJ，DEANS R，LIPMAN J，et al. Unbound cephalothin pharmacokinetics in adult burn patients are related to the elapsed time after injury. Antimicrob Agents Chemother，2009，53（12）：5303-5305.

[23] ROBERTS JA，STOVE V，DE WAELE JJ，et al. Variability in protein binding of teicoplanin and achievement of therapeutic drug monitoring targets in critically ill patients：lessons from the DALI study. Int J Antimicrob Agents，2014，43（5）：423-430.

第八章

危重症患者抗感染治疗的药学监护

药学监护(pharmaceutical care, PC)是以患者为中心的药学服务实践,目的是改善治疗结局、改善患者生命质量的确切效果,负责任地提供药物治疗相关的监护工作,包括治愈疾病、消除或减轻症状、阻止或延缓疾病进展、防止不良反应和药源性疾病的发生。药学监护是药学发展的必然趋势,其服务模式是以患者为中心,药学监护为临床药学工作的主要内容。医院药学模式从保障供应型转向技术管理型,药学监护成为21世纪临床药学工作的主要内容之一,承担着监督用药安全、有效、合理的责任,对医院质量管理起着非常重要的作用。"促进临床合理用药,保障临床用药安全"是临床药学与药学服务的核心价值所在,已成为全球医药服务者的信念。

感染(infection)是微生物在宿主体内的生活中与宿主相互作用并导致不同程度的病理变化的过程。感染已成为威胁人类卫生健康的常见疾病,是医院危重症患者的主要死亡原因之一,针对抗感染,药物治疗是主要也是首要的方法。

对危重症患者抗感染治疗的药学监护,药师对于药物的药代动力学和药效学更为关注,尤其是抗菌药物给药方案的设计;此外,由于危重症患者病情复杂,使用药物较多,药物之间发生相互作用和不良反应的风险会增加。临床药师通过关注患者用药,避免药物不适当的相互作用,减少严重药物不良反应的发生,从而促进临床合理用药,保证患者用药安全。

第一节 危重症患者抗感染治疗的药学监护原则

抗感染治疗的药学监护工作,包括治疗前对抗感染初始治疗方案的建议,监护治疗方案的实施,评估治疗的临床疗效,根据治疗的反应向医师提出维持或调整药物治疗方案的建议。对危重症患者进行抗感染治疗的药学监护,需要药师正确理解人体、病原菌和药物三者之间的关系;熟悉国内、本地区和本医疗机构的病原菌流行病学以及耐药性情况；全面掌握抗感染药物的作用机制、药物的 PK/PD 特点、药物的组织分布、不良反应、相互作用，以及在不同人群中的代谢规律；了解危重症患者的特殊病理生理特点等等。

危重症患者往往合并有一个或多个重要脏器功能不全、电解质紊乱、低蛋白血症等病理生理学变化，造成治疗药物的实际疗效可能会发生改变，同时药物的不良反应对于患者的脏器功能也会有所影响，造成病情进一步恶化。因此，临床药师在危重症患者治疗过程中需要给予全程药学监护，对患者进行个体化治疗用药监护，保证药物治疗的有效性和安全性十分重要。

一、疗效监护原则

在制订抗感染治疗方案前，需要全面了解患者的现病史，包括临床症状、相关体征和辅助检查结果，以及患者的相关用药史、过敏史和基础疾病等情况，根据治疗目标向医师提出个体化用药方案建议。治疗过程动态监护患者对治疗的反应，评估抗感染治疗方案的有效性，同时根据患者治疗改善、缓解和痊愈情况，对抗感染治疗终止提出建议。

对治疗反应不佳或治疗失败的患者，参与医师的用药调整方案讨论，首先需要从患者、病原体和药物治疗三方面考虑。对初始治疗失败的患者，如果出现局部或全身的并发症，需要处理并发症，同时重新梳理思路，考虑是否为真正的感染性疾病或被非感染性疾病干扰了判断的思路。如果再次判断为感染性疾病，需要考虑初始治疗方案是否已经覆盖可能感染的病原菌，包括一些可能感染的特殊微生物，寻找新的病原菌证据，更换抗菌药物；如果目前的治疗方案已经覆盖感染的微生物，需要考虑药物因素、宿主因素和细菌相关因素。药物因素需要考虑：药物通透性差或用药剂量不足和频率不足，血药浓度或组织浓度不能达到治疗要求，根据药物的 PK/PD 特性给药。宿主相关因素包括感染病灶是否被清除、糖尿病、心脏病、脑血管疾病、肝肾疾病等，需要改善宿主因素。细菌相关因素主要包括多重耐药菌感染，根据药敏结果选择合适的抗感染治疗方案。

危重症患者的病情变化常表现很快，发现治疗效果不佳应及时调整给药方案并尽快查找原因。观察患者的临床表现，跟踪并记录患者的感染情况变化（体征、WBC、PCT、IL-6、NEUT、CRP、影像学情况等），追踪病原学结果以及患者的器官功能情况变化，给予医师进一步抗感染建议。

二、安全性监护原则

合理用药指根据疾病的流行病学和药物的临床知识和理论基础，安全、有效、经济、合理地使用药物,其中安全性是位于合理用药的首位。但是,药物治疗的风险始终贯穿于用药的全过程,对于危重症患者而言,其风险更明显。药物安全性监护就是要求临床药师在药物治疗的过程中为患者争取最佳疗效的同时,尽可能减少药物治疗带来的安全性威胁,如抗菌药物引起的过敏性休克,药物选择不佳引起的二重感染,药物对肝肾的严重毒性等。由于危重症患者病情复杂,用药较多,导致代谢和体内分布改变、相互作用等,因此需要对治疗过程用药进行监测,确保临床用药安全性。

第二节 危重症患者抗感染治疗中的监护要点

一、治疗药物的应用

(一)抗菌药物应用基本原则

抗菌药物应用基本原则:①选择适合的抗菌药物(按照药物的抗菌作用特点及其体内过程特点选择用药);②在"规定的时间内"应用足够的剂量以达到最佳的抗菌效果;③最大程度地减缓细菌耐药性的发生;④把握抗菌药物的联合应用适应证,联合用药宜选用具有协同或相加抗菌作用的药物,但需要注意联合用药带来的相互作用和不良反应;⑤抗菌药物疗程因感染不同而异,一般宜用至体温正常、症状消退后72~96小时,但是感染性心内膜炎、化脓性脑膜炎、肝脓肿等疾病需要较长疗程才能彻底治愈,并防止复发。

(二)制订给药方案

制订给药方案需要考虑宿主情况(感染部位、感染程度评估、基础疾病、过敏史、免疫状态等)、病原菌情况(细菌的耐药性)及抗菌药物(药理学特点、PK/PD特点、药物的经济学等)制订个体化抗感染治疗方案。

全面对患者进行具体的疾病状态评估,掌握药物本身的药理学特点和了解细菌的流行病学是制订抗感染给药方案的基础。药物本身固有的性质如组织分布特点、代谢特征(药物的清除途径和CRRT、ECMO等对药物的清除)、不良反应、与常见药物之间的相互作用,结合患者特点确定药物的选择、给药剂量、频次、给药途径、溶媒及其体积和滴速等。

(三)治疗反应的评估

治疗反应的评估内容包括疗效评估,不良反应的监测和处理等,在用药监护中确定疗效及不良反应的评估时间点,追踪记录患者用药前后的临床表现及辅助检查结果,特别是感染相关的体征及检查结果。

二、抗菌药物的不良反应监护

药品不良反应（adverse drug reaction，ADR）是指合格药品在正常用法用量下出现的与用药目的无关的有害反应。药品不良反应是药品固有特性所引起的，任何药品都有可能引起不良反应。危重症患者病情复杂，病理生理情况变化迅速，用药品种数量多，药物在体内的暴露及相互作用难以预测，易发生药品不良反应。

抗菌药物不良反应的主要类型如下。

（1）药物过敏反应：药物过敏反应指临床上出现由药物制剂（包括有效药和赋形剂）引起的类似过敏症状的不良反应。本质上可能是变应性反应和非变应性反应，药物变应性反应是由免疫介导的药物超敏反应（drug hypersensitivity reactions，DHRs）。药物过敏反应可分为即刻过敏反应（1 小时内）和非即刻过敏或迟发反应。可表现在局部（如静脉炎），也可表现在全身。即刻过敏反应主要表现：皮肤潮红、瘙痒、出现荨麻疹，血管性水管，哮喘发作，剥脱性皮炎，甚至过敏性休克，危及生命。

发生过敏反应最多的药物有青霉素类。由于各种不同侧链的青霉素都含有过敏抗原决定簇，因此对青霉素或青霉素类抗菌药物过敏者禁用，它们之间可能发生强烈的交叉过敏反应。无论采用何种给药途径，《中华人民共和国药典》规定，使用青霉素类抗生素前都必须做青霉素皮肤试验。《青霉素皮肤试验专家共识（2017）》建议：①如发生过即刻过敏反应，皮试应距发生时间 4 周以上；②皮试亦有可能导致即刻过敏反应，应有抢救设备与药品准备，一旦发生过敏反应，应及时就地救治，予以皮下或肌内注射肾上腺素；③抗组胺药物可能影响皮试结果，皮试前应停用；④ β 受体拮抗剂和血管紧张素转化酶抑制剂等药物可能影响对即可过敏反应救治，应暂时停用，尤其在存在严重过敏反应可能时。共识对青霉素皮试建议：青霉素皮试阳性，提示患者发生过敏性休克等即刻过敏反应的可能达 50%（33%～100%），不宜使用青霉素类药物；但今后仍可重复青霉素皮试，评估能否应用青霉素类药物。

头孢菌素类药物的过敏反应发生率为 1%～7%，过敏性休克发生率为0.000 1%～0.1%。头孢菌素与青霉素交叉过敏反应发生率为 3%。头孢菌素发生的 I 型变态反应常见含有 R_1 侧链抗原决定簇。头孢菌素过敏有别于青霉素过敏，患者对一种头孢菌素过敏，常可安全使用另外一种头孢菌素。用药前必须详细询问患者既往是否有对头孢菌素、青霉素类或其他药物的过敏史。在用药过程中一旦发生过敏反应，须立即就地抢救并给予肾上腺素等相关治疗。

万古霉素输注引起的休克、过敏样症状少于 0.1%。快速静脉滴注万古霉素时或之后，可能发生类似过敏性反应，如潮红（"红颈"）或疼痛，及胸部和背部的肌肉抽搐。在使用万古霉素时，需要嘱咐护士输注时间至少在 60 分钟以上，以防止过快输注引起的反应。如出现输注过快引起的反应，停止输注，这些不良反应一般在 20 分钟内即可解除，也可能持续数小时。

（2）药物性肝损伤：肝脏是抗菌药物的主要代谢器官，药物过量、影响酶的活性、个体过敏体质均可引起肝脏损伤。药物性肝损伤（drug induced live injury，DILI）是指应用治疗剂量的药物时，由药物或其代谢产物引起的肝细胞毒性损伤，或发生过敏反应所引起的肝损伤。抗菌药物引起的 DILI 发生率不高，仅在 1/100 000～10/100 000，患者在初期临床上表现多不明显，无特异性或较隐匿，所以易被忽视。

DILI 需与各类肝病鉴别，如病毒性肝炎、酒精性肝炎、非酒精性脂肪性肝病等。药物暴露必须出现在肝损伤发生前，才能考虑药物诱发肝损伤。用药与肝功能指标升高时间顺序相吻合，在停用怀疑药物后，患者肝功能指标出现好转趋势，一般迅速恢复正常。

抗菌药物引起肝损伤的临床表现可以是急性也可以是慢性。急性药物肝损伤可表现为一过性转氨酶升高、发热、恶心呕吐、上腹痛、肝坏死等。慢性药物肝损伤可表现为胆汁淤积性肝病、脂肪性肝病等。

引起肝损伤的抗菌药物主要有大环内酯类、四环素类、喹诺酮类、磺胺类、抗真菌药等。使用头孢哌酮/舒巴坦可见肝酶升高、血胆红素升高，对严重胆道梗阻、严重肝脏疾病患者可能需要调整用药剂量。有文献研究提示米诺环素致肝损伤与患者携带 *HLA-B*35:02* 基因相关。替加环素治疗后出现的肝损伤主要为胆汁淤积性，包括一些致死性肝衰竭病例，在以往临床研究中，可观察到总胆红素浓度及转氨酶类升高的情况。另外，肝功能障碍也可能在停药后发生。替加环素对重度肝功能损害患者（Child Pugh 分级 C 级）者需要调整给药剂量。伏立康唑的 DILI 可见肝功能检验值异常（ALP、GOT、GPT升高）、黄疸（胆汁淤积性黄疸）、胆红素升高，特别在伏立康唑血药浓度明显升高的情况下，伴随肝损伤的发生率会明显升高。伏立康唑致高胆红素血症成人的发生率为 0.5%～1.1%，儿童 ＜5%；肝功能异常成人 2.7%～12.4%，儿童 6%～9%。《伏立康唑个体化用药指南》推荐伏立康唑致 DILI 停药的指征包括谷丙转氨酶（GPT）、谷草转氨酶（GOT）、碱性磷酸酶（ALP）、谷氨酰转移酶（Gamma-glutamyltransferase，GGT）任何一项超过 5 倍正常值上限；总胆红素（total bilirubin，TBIL）超过 3 倍正常值上限。减量的指征：GPT 或 GOT 超过 3 倍正常值上限；ALP 或 GGT 超过 2.5 倍正常值上限；TBIL 超过 1.5 倍正常值上限。

（3）肾脏损害：药源性肾损害是指使用具有毒性或潜在毒性药物后，导致单侧或双侧肾脏损害。临床可以表现为血尿、蛋白尿、尿量异常、肾炎综合征、肾小管功能障碍、氮质血症甚至急或慢性肾衰竭等。药物性急性肾损伤占住院患者急性肾损伤60%～85%。肾脏是药物的主要排泄器官，许多抗菌药物具有潜在肾毒性，其损害作用随剂量增大、疗程延长而加重，尤其是在耐药菌株日益增多、院内细菌感染发病率升高、超剂量用药及滥用药物时尤为突出。氨基糖苷类药物（庆大霉素和阿米卡星）、两性霉素B、万古霉素、β-内酰胺类抗生素（头孢唑林和头孢曲松）是导致大多数患者药源性肾损伤的常见药物。

抗菌药物导致肾损害常表现为一次或连续用药后的急性肾损害。抗菌药物药源性肾损害的临床表现主要包括急性间质性肾炎、急性肾小管坏死、肾前性（功能性）急性肾损伤、肾后性（梗阻性）急性肾损伤和肾小球病变。急性间质性肾炎是最常见的肾损伤类型，常涉及的抗菌药物包括青霉素和头孢菌素类、喹诺酮类、磺胺类、万古霉素等。有文献报道患者使用环丙沙星后出现肾结晶盐沉积。急性肾小管坏死可见发生于头孢菌素类、氨基糖苷类、两性霉素B、万古霉素等。两性霉素B是导致肾前性（功能性）急性肾损伤的常见抗菌药物。肾后性（梗阻性）急性肾损伤可见发生于磺胺类药，肾小球病变可见发生在头孢菌素类、两性霉素B。

氨基糖苷类是最容易对肾脏造成损伤的一类抗感染药物，主要破坏肾小管上皮细胞。氨基糖苷类抗菌药物引起的急性肾损害危险因素包括大剂量用药、高龄和肝功能不全。肾毒性大小依次为新霉素＞庆大霉素＞妥布霉素＞阿米卡星＞奈替米星＞链霉素。

万古霉素肾毒性发生率大约为5%，通常发生在患者合并使用肾毒性药物，或原本有肾功能不全者。一项回顾性单中心研究提示，万古霉素所致药源性肾损害与万古霉素谷浓度＞30mg/L，同时合并使用哌拉西林/他唑巴坦或两性霉素B有关。

两性霉素B应用在危重深部真菌感染治疗中，几乎所有患者在疗程中均可出现不同程度的肾脏损伤，尿中可出现红细胞、白细胞、尿蛋白和管型，血尿素氮和肌酐值升高，肌酐清除率降低，亦可导致肾小管性酸中毒。两性霉素B主要在体内灭活，故重度肾功能不全时半衰期轻度延长，因此在给药方案制订及调整中，轻、中度肾功能不全的患者根据病情需要仍可选用该药，重度肾功能不全者需要延长给药间隔或减少剂量，应用其最小有效量或选择两性霉素B脂质体，当治疗累积剂量大于4g时可引起不可逆性肾功能损害。

一项长达 15 年的回顾性研究提示，两性霉素 B 脂质体的肾毒性明显低于两性霉素 B 去氧胆酸盐。

对于需要使用伏立康唑抗真菌的患者，中度到严重肾功能障碍（肌酐清除率 < 50ml/min）应用本品时，可发生赋形剂磺丁倍他环糊精钠（betadex sulfobutyl ether sodium，SBECD）蓄积。此时患者宜选用口服给药，除非应用静脉制剂利大于弊。这些患者静脉给药时必须密切监测血清肌酐水平，如有异常升高应考虑改为口服给药。

多黏菌素具有明显的肾毒性，可出现蛋白尿、管型尿、氮质血症，文献研究提示应避免与其他具有肾毒性的药物联用，尤其是链霉素、新毒素、卡那霉素、庆大霉素、妥布霉素、阿米卡星、头孢菌素等。多黏菌素 B 急性肾损伤的发生率为 34.5%～46.1%，肾衰竭发生率高达 14.6%；多黏菌素 E 肾损伤的发生率为 31%。

对抗菌药物进行不良反应监护时，建议对治疗浓度范围窄、肾毒性大的抗菌药物进行血药浓度检测，必要时进行给药方案调整。危重症患者出现药物性肾损伤时，可能还需要考虑药物的疗效与治疗的连贯性，评估治疗的风险与获益，必要时调整剂量方案，碱化尿液或者考虑使用血液净化减轻肾损伤，同时密切关注肾功能情况相关指标的变化。

（4）神经系统损害：抗菌药物的神经系统损害可发生在中枢神经系统、周围神经系统，损伤的结果既可能是暂时的，亦可能是不可逆的。

抗菌药物所致常见的中枢神经系统损伤的临床表现有头痛、眩晕、耳鸣、高热、惊厥、抽搐、癫痫、幻觉、失眠、视觉模糊、精神失常等；常见的周围神经系统损伤的临床表现有呼吸抑制或麻痹、四肢麻木等。

1）中枢神经系统：亚胺培南 / 西司他丁和喹诺酮类抗菌药物易透过血脑屏障，大剂量使用已有诱导惊厥、癫痫等症状病例的报道。据报道，亚胺培南 / 西司他丁钠中枢神经系统不良反应发生率为 0.2%～0.3%。头孢唑林及头孢他啶大剂量或快速滴注，在肾功能障碍情况下可引起癫痫发作。鞘内或脑室内注入万古霉素、氨基糖苷类、多黏菌素 B、两性霉素 B 等，即使为常用量，也会引起明显的脑膜刺激症状，如发热、头痛、颈部僵硬、脑脊液中细胞计数升高。说明书警告提示，多黏菌素 B 神经毒性可产生神经肌肉阻滞作用导致呼吸麻痹，特别是在使用麻醉剂和 / 或肌肉松弛剂后迅速给药。

伏立康唑文献报道视觉障碍（包括视力模糊、头晕、夜盲、振动幻觉、闪光幻觉、闪光暗点、视力下降等）很常见，成人发生率约为 21%，儿童发生率约为 26%。通常伏立康唑所致视觉损害呈一过性，可以完全恢复。大多数在 60 分钟内自行缓解，未见有临床意义的长期视觉反应。有证据表明伏立康唑重复给药后这种情况减轻。视觉损害一般为轻度,视觉损害可能与较高的血药浓度和 / 或剂量有关,所以在药学监护中进行血药浓度监测及剂量个体化很重要,如果连续治疗超过 28 日,需监测视觉功能,包括视敏度、视野以及色觉。

2)脑神经:氨基糖苷类药物的重要毒性反应为第八对脑神经损害或耳毒性,包括耳蜗损害和耳前庭损害,前期可表现为眩晕、耳鸣,急剧动作时可出现恶心、呕吐,并可伴随眼球震颤,继而可出现听力下降,甚至耳聋。①耳蜗损害:主要是内耳淋巴液内药物浓度高所致耳蜗神经损害,多见于新霉素、卡那霉素、庆大霉素、妥布霉素等;②耳前庭损害:前庭功能失调,以链霉素、庆大霉素多见。其他药物如万古霉素、四环素类的米诺环素、头孢类的头孢唑林也可损害听力。对不良反应监护发现前期症状时,应根据患者的病理生理情况进行用药方案调整。

3)周围神经:利奈唑胺治疗的患者中有周围神经病、视神经病变和视神经炎的报道,常见于治疗时间超过了 28 日的最长推荐疗程的患者。在视神经病变进展至视觉丧失的病例中,患者治疗时间超过了最长的推荐疗程。在利奈唑胺治疗小于 28 日的患者中,有视力模糊的报道。

多黏菌素 B 常见面部潮红、头晕及共济失调、嗜睡、外周感觉异常。

4)神经肌肉阻滞:大剂量快速静脉滴注氨基糖苷类抗菌药物,可诱发神经肌肉阻滞,出现四肢无力、周围血管性血压下降、心肌抑制等症状,严重时可发生呼吸肌麻痹,甚至呼吸骤停。临床使用氨基糖苷类药物时,控制其静脉滴速是减少神经肌肉阻滞发生的关键因素;在氨基糖苷类药物的说明书中,明确规定了滴注时间不得少于 30 分钟。林可霉素也有导致肢体瘫痪的报道。

(5)血液系统损伤:抗菌药物引起的血液系统不良反应,临床表现包括血小板减少或增多、粒细胞减少、凝血功能异常和再生障碍性贫血(全血细胞减少)等,其中又以血小板减少和凝血功能异常最为常见,可增加患者出血风险。

很多抗菌药物可引起贫血,如氯霉素、两性霉素 B、青霉素类、头孢菌素类,以氯霉素、两性霉素 B 较为常见。两性霉素 B 可与红细胞膜上的固醇结合,使细胞膜的通透性改变而发生溶血。β- 内酰胺类如青霉素类、头孢菌素类等可因与附着于红细胞膜上的抗原相应抗体结合,或免疫复合物在补体的作用下非特异地吸附在红细胞膜上,引起溶血性贫血。后者的直接 Coombs 试验多呈阳性。

头孢菌素类可以引起凝血功能障碍,引起此类不良反应的头孢菌素类抗生素主要有头孢哌酮、头孢米诺、头孢孟多、头孢甲肟、头孢尼西等，其中以头孢哌酮最为常见。文献报道，替加环素可使患者的活化部分凝血活酶时间（activated partial thromboplastin time，APTT）和凝血酶原时间（prothrombin time，PT）延长、血小板减少以及纤维蛋白原降低，通常停药后可恢复。文献研究提示，替加环素的凝血功能障碍与使用的时间相关。磺胺类药有个案报道可引起血液系统不良反应，如溶血性贫血、再生障碍性贫血、白细胞减少、血小板减少等。利奈唑胺可抑制线粒体蛋白合成，其上市后，出现骨髓抑制的报道，常见的血液系统不良反应有血小板、红细胞计数减少等，有研究显示利奈唑胺疗程超过 28 日时会升高严重贫血发生率，肾功能不全的患者在使用利奈唑胺后更易发生血小板减少。

在不良反应监护中，要观察患者是否有出血的临床表现（如皮肤瘀斑、瘀点，皮下血肿，牙龈出血、鼻出血等，严重的有血尿、黑便），由于每个人对于出血的耐受程度不一样，出现相应临床表现的时间也不同，所以要密切监测血常规、凝血功能、尿常规、便常规等。尤其对于有相关病史的患者，更要严密监测血小板计数和凝血时间。老年人、肝肾功能不全者要更谨慎使用具有血液系统毒性的药物。

（6）胃肠道不良反应：抗菌药物引起的胃肠道不良反应可表现为胃部不适，如恶心、呕吐、上腹饱胀、食欲减退，以及便秘等。几乎所有的抗菌药物均可引起消化道不良反应，其中以四环素类、大环内酯、抗真菌类，甚至第三代头孢菌素。

甲硝唑的不良反应以消化道最为常见，包括恶心、呕吐、食欲减退、腹部绞痛，一般不影响治疗。文献报道替加环素的消化道不良反应达 24%～35%，通常发生在治疗的第 1～2 日。临床中替加环素发生的恶心及呕吐的严重程度通常为轻至中度。

几乎所有抗菌药物的应用都有艰难梭菌相关性腹泻（clostridium difficile associated diarrhea，CDAD）的报告。艰难梭菌产生毒素 A 和 B，这些毒素导致了 CDAD 的发生发展。艰难梭菌高产毒菌株导致发病率和病死率的升高，用抗菌药物治疗这些感染常常难以治愈，故可能需要接受结肠切除术。在接受抗菌药物治疗后发生腹泻的患者，应该考虑有 CDAD 的可能。CDAD 可能发生在抗生素使用后两个多月，故应仔细了解病史。

另外，抗菌药物的长期应用会导致人体内微生物种类构成及其数量发生一定变化，致肠道菌群失调，引起维生素 B 族和维生素 K 缺乏，也可引起二重感染。

（7）二重感染或菌群失调：二重感染又称重复感染，是指长期使用广谱抗生素，使体内的敏感菌群体受到抑制，而耐药菌群乘机生长繁殖，产生新的感染的现象。引起新感染的细菌既可以是在正常情况下对身体无害的寄生菌，由于菌群改变，其他能抑制该菌生长的无害菌为药物所抑杀后转变为致病性菌，也可以是原发感染菌的耐药菌株。ICU 患者常出现二重感染的原因主要有两个方面，①机体免疫功能低下导致病原体侵入，如高龄、长期营养不足、糖皮质激素及免疫抑制剂的使用会使二重感染概率增加；②广谱抗菌药物的应用，致菌群紊乱。除此之外，侵袭性操作如中心静脉导管、导尿管的长期置留，呼吸机使用可诱发相关二重感染事件。二重感染主要临床表现有腹泻，泌尿道、消化道、呼吸道感染。

对于二重感染，应进行目标性治疗。尽早进行病原体送检并追踪培养结果和药敏试验结果，针对性用药，尽量避免使用糖皮质激素及免疫抑制剂，侵袭性操作应加强无菌意识。常见导致二重感染的病原体有艰难梭菌、白念珠菌等。对艰难梭菌引起的 CDAD，按照《ACG 临床指南：艰难梭菌感染的预防、诊断和治疗》的推荐可以给予口服甲硝唑或万古霉素。

几乎任何抗菌药物都可引起微生物生态的失衡，如青霉素类、头孢菌素类、头霉素类、氧头孢烯类、林可霉素类等所致的肠道菌群。β- 内酰胺酶抑制剂复合制剂（如阿莫西林 / 克拉维酸钾）、口服四环素类可能发生假膜性肠炎。口服四环素类引起二重感染发生风险比青霉素类药物高。

（8）药物热：药物热指用药所致的发热，是药物过敏反应的一种特殊类型，表现为持续高热，热型不定，常达 39～40℃；伴药疹，可伴有瘙痒感，也有不伴有药疹的药物热。抗菌药物引起的药物热往往不伴或仅有轻度皮疹，常伴有嗜酸性粒细胞绝对值升高（较常见）、白细胞数量下降、血清中总 IgE 值升高。

患者发生药物热时，虽然体温升高，但一般情况不差，采用各种退热措施效果不佳，但如果停致敏药物，体温可自行下降，一般预后良好。药物热临床表现由于没有特异性，常与感染性发热相混淆，造成使用抗菌药物时间延长，这不仅浪费了医疗资源，增加了患者的治疗费用，过多抗菌药物的使用还可增加耐药性发生率，对患者产生不利影响。

抗菌药物中以头孢菌素类、青霉素类、大环内酯类和糖肽类多见。头孢菌素类发生药物热可能与患者自身体质、超敏反应、体温调节、给药途径（静脉给药更易发生）等相关。

在危重症患者不良反应监护中，对于不明原因的高热，应要考虑这一点，药物热在临床工作中有一定的发生率，尤其在抗感染治疗中更为多见，掌握药物热的发生特点及主要症状，早发现、早治疗，减轻患者痛苦，降低医疗费用。

三、抗菌药物的相互作用监护

（一）相互作用的定义和分类

药物相互作用（drug interactions，DI）是指某一种药物的作用由于其他药物的存在而受到影响，使该药物的疗效发生变化或产生不良反应。

在临床实践或临床试验中患者有可能同时服用多种药物，此时药物会产生相互作用，报道显示 10%～20% 的不良反应由药物相互作用引起。发生药物相互作用的高风险人群：需要长期应用药物维持治疗的患者；并存多种疾病的患者；多器官功能障碍患者；接受多个医疗单位或共同有多名医师治疗的患者；患多种慢性疾病的老年人；自我药疗患者。因此，可见危重症患者是发生 DI 的高风险人群。

（二）药物相互作用的方式和机制

1. 药动学方面的相互作用

（1）影响药物吸收过程：药物通过不同途径被吸收进入血液循环，药物在给药部位的相互作用将会影响其疗效。其中，口服是临床上最常见的给药途径。药物在胃肠道吸收时影响相互作用结果的主要因素包括以下方面。

1）pH 对药物吸收的影响：药物在体内吸收方式主要是被动扩散，药物的脂溶性、解离程度对药物吸收有重要的影响，脂溶性越高、解离度越小，越容易吸收。又如四环素类、喹诺酮类等需要酸性条件，而碱性药物、抗胆碱药、H_2 受体拮抗剂、质子泵抑制剂等都可使胃肠道 pH 升高而使前者吸收减少。

2）消化道中吸附、螯合减少药物吸收：抗酸药复方制剂（钙、镁、铝、铋、铁、锌等盐）与四环素类、氟喹诺酮类、异烟肼等，可形成难溶性的络合物或螯合物而影响吸收，影响疗效，所以对于易发生化学相互作用的药物，尽量避免一起服用，有必要服用这些药物时，至少间隔 2～3 小时服用，减少不良反应。如抗酸药碳酸钙可使环丙沙星的吸收平均下降 40%。

3）胃肠动力变化对药物吸收的影响：小肠上部是药物吸收的主要部位，所以胃排空及肠蠕动速率能明显影响药物在小肠的吸收。如促胃动力药（如甲氧氯普胺、多潘立酮、西沙必利等）可使抗菌药物停留在十二指肠和小肠的时间缩短而减少吸收，而抗胆碱药（如溴丙胺太林）则相反。

4）肠吸收功能改变的影响：如长期服用细胞毒类抗肿瘤药物如环磷酰胺、长春碱，以及对氨基水杨酸会损害肠黏膜的吸收功能，使得肠的吸收能力减弱。

5）肠道菌群的改变对药物吸收的影响：一般情况下，消化道的菌群主要位于大肠内，胃和小肠内数量极少，那么在小肠内吸收的药物受到肠道菌群的影响较小。如对于一部分患者来说，口服地高辛后，其能被肠道内菌群大量代谢灭活，此时服用红霉素等能抑制这些肠道菌群，可使地高辛血浆浓度增加，疗效增加。

6）食物对药物吸收的影响：空腹服药，药物可迅速进入肠道，有利吸收。常用的口服抗生素，如青霉素类、头孢菌素类、大环内酯类均宜食前服药。脂溶性强的药物在餐后，尤其是油脂餐后吸收良好。伏立康唑片剂与高脂肪餐同时服用，可使 C_{max} 和 AUC 分别下降 58% 和 37%。泊沙康唑在伴非脂肪餐单剂服用本药 200mg 后，平均的 C_{max} 和 AUC 比空腹状态约高 3 倍，伴高脂肪餐（约 50g 脂肪）服用时则高约 4 倍；伴营养补充液（14g 脂肪）单剂服用本药 400mg 后，平均 C_{max} 和 AUC 比空腹状态高约 3 倍。

（2）影响药物分布：影响药物分布过程主要表现为相互竞争血浆蛋白结合部位，改变游离药物的比例，或组织血流量的改变，从而影响药物在靶器官及靶组织部位的浓度。当不同血浆蛋白结合率的药物联用时，强者占据了蛋白分子，阻碍其他药物结合或使其他药物自结合物中置换出来，致使后者的游离型浓度升高而显示较强作用。对于那些与血浆蛋白结合率高的、分布容积小的、安全范围窄的及消除半衰期较长的药物易受其他药物置换与血浆蛋白结合而致作用加强。

1）竞争血浆蛋白结合部位：药物被吸收入血后，一部分药物或其代谢产物均不同程度地与血浆蛋白发生可逆性结合，称为结合型药物，另一部分称为游离型。结合型药物的特征为，不呈现药理活性；不能通过血脑屏障；不被肝脏代谢灭活；不被肾脏排泄。当药物合用时，它们可在蛋白结合部位产生竞争，结果是与蛋白亲和力较高的药物可将另一种亲和力较低的药物从血浆蛋白结合部位上置换出来，使后一种药物的游离型增多。由于只有游离型的药物分子才能跨膜转运，分布到各组织，产生生物活性，并被代谢、排泄，因此这种蛋白结合的置换作用仅对蛋白结合率很高的药物具有临床意义。许多药物间均存在这种蛋白结合的置换现象，是临床上药物相互作用的重要机制。如磺胺类药能使华法林的作用增强，导致出血，使甲苯磺丁脲的降血糖作用增强，出现低血糖。

2）改变组织血流量：通过组织血流量的改变，从而影响药物在靶部位的浓度，进而影响疗效。

（3）影响药物代谢过程：药物在体内的代谢过程主要在肝脏，依赖肝微粒体中的药物代谢酶族（肝药酶）来完成代谢，最重要的酶系是细胞色素 P450 酶（cytochromeP450，CYP450）。血液、肾脏部位也存在某些药酶。目前已知约有 25 000 个化合物受其催化氧化，而在 CYP450 中最重要的是 CYP3A4 亚族，不仅酶含量占总数量的 25%～30%，功能上被 CYP3A4 代谢的为药物总量的 50%～60%。CYP450 活性可受多种因素的影响，尤其是药物本身的特性能显著影响它们的活性。代谢过程的药物相互作用分为酶促作用和酶抑作用。非肝药酶的酶代谢作用包括单胺氧化酶、胆碱酯酶、黄嘌呤氧化酶。

1）诱导作用：某些药物能诱导肝药酶的活性，使合用的其他药物代谢加快而导致药效减弱。需要注意的是，酶诱导剂促使药物代谢增加，但不一定都使药物疗效下降。因为有些药物的代谢产物与原型药的药理活性相同，有些代谢产物活性甚至大于原药的药理活性，这种情况下促反应反而使药效增强。另外，如果药物经代谢生成毒性代谢产物，与酶诱导剂联合使用后可导致不良反应发生。

具有酶诱导作用的药物有灰黄霉素、尼可刹米、苯妥英、苯巴比妥、卡马西平、水合氯醛、扑米酮、利福平、螺内酯等。所以如果抗菌药物与上述具有酶诱导作用药物合用时，需要考虑药物之间的相互作用可能会导致药物浓度不足的可能性。

2）酶抑制作用：有些药物能抑制或减弱肝药酶的活性，使合用的其他药物的代谢速率减慢，导致药物在体内的浓度过高而使作用增强。根据抑制剂与肝药酶结合的情况，分为竞争性抑制和非竞争性抑制。

竞争性抑制（competitive antagonist）指的是抑制剂和底物竞争游离酶的结合部位，其结合是可逆的。抑制程度取决于抑制剂与底物的相对浓度和对酶的相对亲和力。如奥美拉唑通过 CYP2C19 代谢，会延长其他酶底物如地西泮的代谢。

非竞争性抑制剂（noncompetitive antagonist）与酶的结合多是不可逆的，或能引起酶构型的改变，从而干扰底物与酶的结合。如克拉霉素经 CYP3A4 催化生成的代谢产物，能与 CYP3A4 分子中血红蛋白的亚铁形成亚硝基烷羟复合物而使药酶失去活性。

具有酶抑作用的药物有氯霉素、环丙沙星、依诺沙星、红霉素、氟康唑、伊曲康唑、伏立康唑、异烟肼、酮康唑、甲硝唑、咪康唑、克拉霉素等。

（4）影响药物排泄的相互作用：肾脏是药物的主要排泄器官，大多数影响药物排泄的相互作用发生在肾脏。影响药物的肾脏排泄因素主要有尿液 pH、肾小球滤过率、肾小管分泌和重吸收。此外，影响药物排泄的相互作用还包括影响药物的胆汁排泄。

肾小球滤过：与蛋白结合的结合型药物不能通过肾小球滤过膜，游离型的低分子药物可通过肾小球滤过作用。

肾小管的分泌是一个主动转运过程，要通过肾小管的特殊转运载体，包括酸性药物载体和碱性药物载体。当两种酸性药物合用时（或两种碱性药物合用），竞争同一载体时，竞争力弱的药物，其经由肾小管分泌的量减少，经肾脏排泄减慢，不良反应发生率明显增加。如丙磺舒与青霉素竞争肾小管上的酸性转运系统，可延缓青霉素的排泄速率，使其在体内发挥持久的疗效。

肾小管的重吸收可分为被动重吸收和主动重吸收，被动重吸收较常见。药物脂溶性是影响被动重吸收过程的重要因素。重吸收能力可因尿液 pH 的改变而改变。这主要是因为大多数药物为有机弱电解质，在酸性尿液中，弱酸药大部分不解离，以非解离型存在，脂溶性高，易通过肾小管上皮细胞重吸收；相反的，弱碱药大部分以解离型存在，随尿液排出多。所以，当酸性药物所致的中毒，碱化尿液可加快解救。

2. 药效学相互作用　药效学的相互作用的结果主要表现为协同作用和拮抗作用。

协同作用：指药物合用后原有作用或毒性增加。包括①相加作用，两药联合使用后的效应等于或接近两药分别用药时的效应和，$A(1)+B(1)≈2$；②增强作用，两药联合使用后的效应大于两者效应的代数和，$A(1)+B(1)>2$；③拮抗作用，两药联用所产生的药物效应小于单用一种药物的效应，药效的拮抗作用可分为生理性拮抗和药理性拮抗。

3. 生物药剂学方面的相互作用　生物药剂学相互作用指药物在进入体内前，由于理化性质和相互影响而使药物性质或药效发生变化。

生物药剂学相互作用包括三种形式：药物 - 药物相互作用，尤其静脉输液药物配伍相容性；药物与直接接触容器相互作用；药物与赋形剂相互作用。

（三）常用抗菌药物之间的相互作用

常见抗菌药物之间的相互作用见表 8-1。

表 8-1　常见抗菌药物之间的相互作用

抗菌药物（A 药）	其他药物（B 药）	作用结果
氨苄西林	β- 内酰胺酶抑制剂	增加 A 的疗效
氨苄西林 / 舒巴坦钠	磺胺类药	减少 A 在肾小管的排泄，A 的血药浓度增高，毒性也可能增加
	氯霉素、红霉素、四环素类、磺胺类药等抑菌剂	干扰 A 的杀菌活性
	氯喹	减少 A 的吸收
阿莫西林 / 克拉维酸钾	磺胺类药	减少 A 在肾小管的排泄，A 的血药浓度增高，毒性也可能增加

续表

抗菌药物（A 药）	其他药物（B 药）	作用结果
哌拉西林、哌拉西林 / 舒巴坦	头孢西丁	B 可诱导细菌产生 β- 内酰胺酶
	氨基糖苷类	而对铜绿假单胞菌、沙雷菌属、变形杆菌属和肠杆菌属出现拮抗作用
头孢唑林	硫酸卡那霉素、盐酸金霉素、硫酸阿米卡星、盐酸土霉素、盐酸四环素、葡萄糖酸红霉素、硫酸多黏菌素 B、黏菌素甲磺酸钠	配伍禁忌
头孢呋辛、头孢呋辛酯	氨基糖苷类	肾毒性增加
头孢克洛	氨基糖苷类等肾毒性药物	肾毒性增加
	克拉维酸	增强 A 对某些因产生 β- 内酰胺酶而对 A 耐药的革兰氏阴性杆菌的抗菌活性
头孢西丁	氨基糖苷类	肾毒性增加
拉氧头孢	氨基糖苷类	有抗菌协同作用
头孢唑肟	氨基糖苷类	有抗菌协同作用，但同时肾毒性增加
头孢曲松	氨基糖苷类	有抗菌协同作用，但同时肾毒性增加
	氯霉素	相互拮抗
头孢哌酮、头孢哌酮 / 舒巴坦	氨基糖苷类（庆大霉素和妥布霉素）	联合用药时对肠杆菌科细菌和铜绿假单胞菌的某些敏感菌株有协同作用，存在配伍禁忌
	多西环素	配伍禁忌
头孢他啶	硫酸阿米卡星、庆大霉素、卡那霉素、妥布霉素、新霉素、金霉素、四环素、土霉素、红霉素、林可霉素、多黏菌素 B、黏菌素	配伍禁忌
	青霉素、甲氧西林	偶可能配伍禁忌
	万古霉素	混合发生沉淀
	氯霉素	有拮抗作用
头孢克肟	氨基糖苷类	对某些菌株有协同抗菌作用
	氯霉素	相互拮抗 配伍禁忌
头孢吡肟	甲硝唑、万古霉素、庆大霉素、妥布霉素、奈替米星	配伍禁忌
	氨苄西林	头孢吡肟超过 40mg/ml 时，注意分开

续表

抗菌药物（A 药）	其他药物（B 药）	作用结果
氨曲南	氨基糖苷类	对某些菌株有协同抗菌作用
	头孢西丁	拮抗作用
亚胺培南／西司他丁	氨基糖苷类	对铜绿假单胞菌有协同抗菌作用
	更昔洛韦	引起癫痫发作
美罗培南	氨基糖苷类	对铜绿假单胞菌有协同抗菌作用
链霉素	氨基糖苷类	增加肾毒性、耳毒性、神经肌肉阻滞可能性
	万古霉素、去甲万古霉素	可能增加耳毒性或肾毒性
	头孢唑林、头孢噻肟	可能增加肾毒性
	多黏菌素	可增加肾毒性和神经肌肉阻滞作用
庆大霉素	同链霉素	
阿米卡星	同链霉素	
红霉素	氯霉素、林可霉素类	拮抗作用
	β- 内酰胺类	两者抗菌活性都降低
克拉霉素	齐多夫定	A 会干扰 B 的吸收，使血药浓度下降
	利托那韦	A 代谢明显被抑制
	氟康唑	A 血药浓度增加
克林霉素	同林可霉素	
万古霉素	氨基糖苷类	加重耳毒性或肾毒性
	两性霉素 B	加重肾毒性
替考拉宁	两性霉素 B、氨基糖苷类	加重耳毒性或肾毒性
	环丙沙星	增加惊厥发生风险
多黏菌素	利福平	抗菌协同作用
	氨基糖苷类、万古霉素、甲氧西林	肾毒性增加
	头孢噻吩	易发生肾毒性
甲硝唑	土霉素	干扰 A 清除阴道毛滴虫作用
磺胺甲噁唑、磺胺嘧啶	青霉素类药物	干扰 B 杀菌作用
环丙沙星	呋喃妥因	有拮抗作用
莫西沙星	抗逆转录病毒药（如去羟肌苷）	减少 A 吸收，至少在口服 A 4 小时前或 2 小时后服用

续表

抗菌药物（A 药）	其他药物（B 药）	作用结果
磷霉素	β- 内酰胺类	对金黄色葡萄球菌（包括耐甲氧西林金黄色葡萄球菌）、铜绿假单胞菌有协同作用
	氨基糖苷类	有协同作用
两性霉素 B	唑类抗真菌药	在体外有拮抗作用
	氟胞嘧啶	联合治疗隐球菌脑膜炎时，减少 A 药的毒性反应
	氨基糖苷类、多黏菌素、万古霉素等肾毒性药物	肾毒性增加
氟康唑	异烟肼、利福平	A 血药浓度降低
	齐多夫定	B 血药浓度升，毒性危险性增加，
伏立康唑	非核苷类逆转录酶抑制剂	B 血药浓度升高，尽量避免使用
	利福平	A 血药浓度降低，尽量避免使用
	依非韦伦	B 血药浓度升高，A 血药浓度降低，尽量避免合用
伊曲康唑	利福平	A 血药浓度降低
卡泊芬净	药物清除诱导剂和 / 或混合诱导剂（如依非韦伦）	A 血药浓度降低
米卡芬净	瑞帕霉素	B 血药浓度升高
氟胞嘧啶	两性霉素 B	有协同作用，B 增加 A 毒性
制霉菌素	尚不明确	

（四）常用抗菌药物与其他药物的相互作用

常用抗菌药物与其他药物的相互作用见表 8-2。

表 8-2　常见抗感染药物与其他药物的相互作用表

抗感染药物（A 药）	其他药物（B 药）	作用结果
青霉素	丙磺舒、阿司匹林、吲哚美辛、保泰松	减少 A 在肾小管的排泄，A 血药浓度增加，毒性也可能增加
	重金属，特别是铜、锌、汞	B 破坏 A 的氧化噻唑环
	甲氨蝶呤	降低 B 的肾清除率，毒性增加
	葡萄糖注射液	破坏 A 活性
	去甲肾上腺素、间羟胺、苯妥英钠、异丙嗪、维生素 B 族、维生素 C 等	A 输液增加 B 后将出现混浊

续表

抗感染药物（A药）	其他药物（B药）	作用结果
青霉素	华法林	B作用增强
	口服避孕药	降低B效果
	伤寒活疫苗	降低B的免疫效应
	考来烯胺、考来替泊	降低A血药浓度
氨苄西林/舒巴坦钠	丙磺舒、阿司匹林、吲哚美辛、保泰松	减少A在肾小管的排泄，A血药浓度增加，毒性也可能增加
	华法林	B作用增强
	口服避孕药	降低B效果
	别嘌醇	皮疹概率增加
阿莫西林/克拉维酸钾	丙磺舒、阿司匹林、吲哚美辛、保泰松	减少A在肾小管的排泄，A血药浓度增加，毒性也可能增加
	别嘌醇	皮疹概率增加
	口服避孕药	可降低B药效
哌拉西林/他唑巴坦	丙磺舒	他唑巴坦半衰期延长71%
	肝素、香豆素等抗凝血药及非甾体抗炎药	增加出血风险
头孢唑林	戊巴比妥	配伍禁忌
	强利尿剂	增加肾毒性
	丙磺舒	A血药浓度升高
头孢硫脒	丙磺舒	延迟A排泄
拉氧头孢	强利尿剂	增加肾毒性
	肝素、华法林	出血风险增加
	乙醇	出现嗜睡、幻觉等双硫仑样反应
头孢呋辛、头孢呋辛酯	口服避孕药	可降低B药效
	丙磺舒	延迟A排泄
	强利尿剂	增加肾毒性
	抗酸剂	减少A口服制剂的吸收
头孢米诺	强利尿剂	增加肾毒性
	乙醇	出现嗜睡、幻觉等双硫仑样反应
	氨茶碱、维生素B_6	配伍禁忌
头孢唑肟	丙磺舒	A血药浓度升高
	强利尿剂	增加肾毒性

续表

抗感染药物（A药）	其他药物（B药）	作用结果
头孢曲松	乙醇	出现嗜睡、幻觉等双硫仑样反应
头孢哌酮、头孢哌酮/舒巴坦	复方乳酸钠、利多卡因、阿义马林、普鲁卡因胺、喷他佐辛、氨茶碱等	配伍禁忌
	肝素、香豆素等抗凝血药及阿司匹林等非甾体抗炎药及磺吡酮等	可能引起出血
	饮酒或静脉注射含乙醇药物	出现嗜睡、幻觉等双硫仑样反应
头孢他啶	强利尿剂	注意肾损伤
	葡萄糖酸钙、苯海拉明、利多卡因、去甲肾上腺素、氨茶碱、氯化钙、间羟胺等	配伍禁忌
	苯妥英钠、维生素B族、维生素C、琥珀酸氢化可的松、水解蛋白、氯霉素	偶有配伍禁忌
	碳酸氢钠	稳定性较差
头孢克肟	丙磺舒、阿司匹林	A血药浓度升高
	卡马西平	B血药浓度升高
	华法林等抗凝血药	B作用增强
头孢泊肟酯	丙磺舒	A血药浓度升高
	抗胆碱药	降低A的峰浓度，但无临床意义
	含钙、镁或铝的药物或H_2受体拮抗剂	降低A血药浓度
亚胺培南/西司他丁	丙磺舒	A血药浓度升高
	环孢素	增加神经毒性
	茶碱	发生B中毒
美罗培南	丙磺舒	A血药浓度升高
	丙戊酸钠	B血药浓度降低，导致癫痫发作
比阿培南	丙戊酸钠	B血药浓度降低，导致癫痫发作
帕尼培南/倍他米隆	丙戊酸钠	B血药浓度降低，导致癫痫发作
厄他培南	丙磺舒	A血药浓度升高
庆大霉素	同链霉素	
阿米卡星、奈替卡星	同链霉素	

续表

抗感染药物（A药）	其他药物（B药）	作用结果
异帕米星	肌松药	加重神经肌肉阻滞作用
	利尿剂	增加耳毒性、肾毒性
	右旋糖酐、海藻酸钠等血浆代用品	增加肾毒性
四环素	制酸药如碳酸氢钠，含钙、镁或铝的药物	A吸收减少
	强利尿剂、全身麻醉药	增加肾毒性
	肝毒性药物	加重肝损害
	考来烯胺、考来替泊	影响A吸收
	口服避孕药（含雄激素）	可能导致避孕失败，并增加出血风险
	抗凝血药	A抑制血浆凝血酶原活性，需调整剂量
多西环素	地高辛	增加B吸收，导致B中毒
	苯妥英钠、卡马西平或巴比妥类	A血药浓度降低
	其他同四环素	
米诺环素	地高辛	增加B吸收，导致B中毒
	其他同四环素	
红霉素	地高辛、茶碱类、环孢素，卡马西平、丙戊酸钠等抗癫痫药	B浓度升高
	洛伐他汀	抑制B代谢使得血药浓度升高，可能引起横纹肌溶解
	三唑仑、咪达唑仑	减少B清除，作用增强
	阿芬太尼	延长B作用时间
	肝毒性药物	增强肝毒性
	耳毒性药物	增强耳毒性
	抗组胺药阿司咪唑、特非那定及促胃动力药西沙必利	出现Q-T间期延长，严重心律失常
	酒石酸麦角碱	急性麦角中毒
	华法林	凝血酶原时间延长，出血风险增加
	溴隐亭、他克莫司	B浓度升高
	抗心律失常药丙吡胺	影响B代谢
	口服避孕药	抑制肠肝循环，B药效降低

续表

抗感染药物（A 药）	其他药物（B 药）	作用结果
阿奇霉素	含铝、镁的抗酸药	降低 A 血药浓度
	香豆素类	抗凝作用增强
	麦角类	麦角中毒
	环孢素、地高辛、茶碱、三唑仑、卡马西平、苯妥英、特非那定等	B 血药浓度升高
罗红霉素	麦角碱、溴隐亭、特非那定、西沙必利、二氢麦角碱	不宜配伍
克拉霉素	与 CYP3A 相关药物阿普唑仑、阿司咪唑、卡马西平、西沙必利、环孢素、咪达唑仑、丙吡胺、麦角生物碱、洛伐他汀、甲泼尼龙、奥美拉唑、口服抗凝血药（如华法林）、奎宁丁、三唑仑、特非那定、他克莫司、辛伐他汀等	B 血药浓度升高
	HMG-CoA 还原酶抑制剂（辛伐他汀、洛伐他汀）	横纹肌溶解风险
	阿司咪唑	Q-T 间期延长，但无临床症状，合用禁忌
	西沙必利、特非那定、匹莫齐特	B 血药浓度升高，导致 Q-T 间期延长，发生心律失常如室性心动过速、心室颤动，充血性心力衰竭
	地高辛	B 血药浓度升高
克林霉素	同林可霉素	
万古霉素	全身麻醉药硫喷妥钠等	出现红斑、组胺样潮红、过敏反应等不良反应
	有耳毒性、肾毒性药物，含铂抗肿瘤药物如顺铂等	加重耳毒性或肾毒性
	有肾毒性药物如环孢素	加重肾毒性
替考拉宁	利尿剂、环孢素	加重耳毒性或肾毒性
多黏菌素	酸化尿液的药物	增强 B 的抗菌活性
	肌松药、麻醉药	增强 B 的神经肌肉阻滞作用
呋喃妥因	导致溶血的药物	增加溶血风险
	神经毒性药物	增加神经毒性
	肝毒性药物	增加肝毒性

续表

抗感染药物（A药）	其他药物（B药）	作用结果
呋喃妥因	丙磺舒、磺吡酮	抑制A的肾小管分泌，导致A血药浓度升高和/或血清半衰期延长，而尿浓度降低
甲硝唑	糖皮质激素	A血药浓度下降
奥硝唑	华法林	增强B抗凝作用
	巴比妥类、雷尼替丁、西咪替丁	A消除加快而降低疗效
	苯妥英钠	A血药浓度降低，B排泄减慢
复方磺胺甲噁唑	尿碱化药	增加A在碱性尿液中的溶解度，排泄增多
	对氨基苯甲酸、含对氨苯甲酰基的局部麻醉药如普鲁卡因	拮抗作用
	口服抗凝血药、口服降血糖药、甲氨蝶呤、苯妥英钠、硫喷妥纳	B作用时间延长或毒性发生
	骨髓抑制药	增强B对造血系统的不良反应
	避孕药（雌激素类）	可能避孕失败，并增加经期外出血机会
	溶栓药	增加潜在毒性
	肝毒性药物	肝毒性风险增加
	光敏感药物	光敏感作用增强
	维生素K	B的需求量增加
	乌洛托品	发生结晶尿危险增加
	保泰松	B作用增强
	磺吡酮	A血药浓度升高，毒性产生
环丙沙星	奥美拉唑	A的C_{max}和AUC轻度减少
	甲氨蝶呤、氯氮平	B的血药浓度升高
	非甾体抗炎药	诱发惊厥
	格列本脲	增强B作用
左氧氟沙星	茶碱	B的血药浓度升高，出现茶碱中毒
	华法林及其衍生物	增强B抗凝作用
	非甾体抗炎药	诱发抽搐
	口服降血糖药	可能血糖失调，包括高血糖及低血糖

续表

抗感染药物（A 药）	其他药物（B 药）	作用结果
莫西沙星	抗酸药、含铝或镁药物、含铁或锌的矿物质	减少 A 吸收，至少在口服 A 4 小时前或 2 小时后服用
	延长 Q-T 间期药物，如莫沙必利、红霉素、阿米替林、Ⅰa 或Ⅲa 类抗心律失常药物、抗精神病药、三环类抗抑郁药	导致 Q-T 间期延长风险增加
	口服抗凝血药	抗凝作用增强
	口服药用炭	阻止 A 80% 的吸收
利奈唑胺	选择性 5- 羟色胺再摄取抑制剂	引起中枢神经系统毒性或高 5- 羟色胺综合征。至少间隔 14 日使用
	多巴胺、肾上腺素等	增强 B 的升压作用
	苯丙醇胺、伪麻黄碱	使血压正常的患者血压升高
两性霉素 B	肾上腺皮质激素	在控制 A 药物不良反应时可以合用，但不推荐同时使用，因可加重 A 诱发的低钾血症。如必须合用时 B 应用最小剂量和最短疗程，并监测血钾浓度及心脏功能
	洋地黄苷	A 所致低钾血症可增强潜在的洋地黄毒性，合用时监测血钾浓度及心脏功能
	氟胞嘧啶	有协同效应，但 A 增加细胞对 B 的摄取并损害其经肾排泄，进而增强 B 毒性
	骨髓抑制剂、放射治疗	贫血风险增加
	神经肌肉阻断药	B 作用增强，合用时监测血钾
	尿液碱化药	增强 A 排泄，减少或阻止肾小管中毒发生可能性
氟康唑	甲苯磺丁脲等磺酰脲类降血糖药	B 血药浓度升高，可能导致低血糖
	环孢素、茶碱、苯妥英钠、他克莫司、西沙必利、阿司咪唑	B 血药浓度升高，毒性风险增加
	氢氯噻嗪	A 血药浓度升高
	双香豆素类抗凝血药	抗凝作用增强
	特非那定	Q-T 间期延长
	西沙必利	可出现心脏不良反应，包括尖端扭转型心动过速

抗感染药物（A 药）	其他药物（B 药）	作用结果
伊曲康唑	苯巴比妥、苯妥英钠	A 血药浓度降低
	环孢素	A 血药浓度升高
	抗酸药、抑酸药	胃酸降低时影响 A 吸收，应服用 A 至少 2 小时后在服用 B
	特非那定、阿司咪唑、西沙必利、口服咪达唑仑和三唑仑	抑制 B 的代谢
	口服抗凝血药、地高辛、环孢素、全身使用甲泼尼龙、长春生物碱和他克莫司	B 血药浓度升高
	二氢吡啶类钙通道阻滞剂和奎尼丁	水肿、听力下降
伏立康唑	CYP450 同工酶抑制剂，如奥美拉唑	A 血药浓度升高
	CYP3A4 底物如特非那定、阿司咪唑、西沙必利、奎尼丁等	B 血药浓度升高，导致 Q-T 间期延长，偶见尖端扭转性室性心动，过速
	CYP450 同工酶诱导剂，如卡马西平	A 血药浓度降低
	麦角生物碱类	麦角中毒
	香豆素类、他汀类、磺酰脲类、环孢素、他克莫司、美沙酮等	B 血药浓度升高
	苯妥英	B 血药浓度升高，A 血药浓度降低
卡泊芬净	环孢素	A 的 AUC 增加
	他克莫司	B 血药浓度降低
	药物清除诱导剂和 / 或混合诱导剂（如地塞米松）	A 血药浓度降低产生临床意义下降
氟胞嘧啶	骨髓抑制药	毒性增加，尤其是血液系统的不良反应
	阿糖胞苷	灭活 A 的抗真菌活性

（五）抗菌药物相互作用效应的利用和预防

药物相互作用的结果，注意联合用药对临床治疗的影响。药物的相互作用，对治疗造成的影响临床意义不大，可无须改变治疗方案；会造成确切的不良后果，但临床仍然可以在严密观察下使用；对临床可造成严重的不良后果，需要改变剂量、药物和给药方案。临床期望获得有益的药物相互作用，避免产生不良药物相互作用。

第三节　危重症患者开展抗菌药物血药浓度监测指导临床合理用药

血药浓度监测是指测定血液中药物的浓度，是一个狭义的概念。广义上是指治疗药物监测（therapeutic drug monitoring，TDM），是近30多年来新的临床药学分支，在药物治疗过程中，通过灵敏可靠的分析技术，测定生物样品（包括全血、血清、血浆、尿液、唾液等）中药物及活性代谢产物的浓度，结合药动学及药效学基本理论，指导临床合理用药方案的制订和调整，从而实现给药方案的个体化，提高药物治疗的有效性和安全性，减少不良反应的发生。在临床工作中，血药浓度监测是最常见的，也称其为TDM。

一、危重症患者开展抗菌药物治疗药物监测的临床意义

1. 危重症患者个体变异大　危重症患者个体变异大主要由于重症监护患者往往发生一个或多个器官功能紊乱和器官衰竭、危重患者的病理生理变化、脓毒症、肝肾功能不全、持续血液滤过、药物的不同PK/PD特点，以及多种药物相互作用等因素。因此，常常导致药物在机体的吸收、分布、代谢和排泄与健康受试者存在较大的变异性，若没有合理地调整给药剂量，血药浓度变化极易导致患者临床治疗失败，出现耐药菌感染甚至药物毒性反应，潜在地进一步恶化了患者的临床结局。

2. 提高临床治疗的有效性和安全性　具有非线性药动学特征和药动学个体差异大的抗菌药物，如万古霉素、伏立康唑、利奈唑胺等，通过血药浓度监测可以提高临床疗效，降低由于药物浓度过高带来的药品不良反应风险。

《中国万古霉素治疗药物监测指南》推荐对危重症患者、肾功能不全患者、合并肝脏疾病的患者、合用肾损害药物的患者和老年患者都进行万古霉素的血药浓度监测。ICU患者由于肌酐清除率常常更高或更低，导致不容易准确预测万古霉素血药谷浓度，且ICU患者的肾毒性发生率更高，因此推荐ICU患者进行万古霉素的血药浓度监测。

《伏立康唑个体化用药指南》推荐对肝功能不全患者、联合使用影响伏立康唑药代动力学药物的患者、CYP2C19基因突变的患者、曾发生伏立康唑药物不良事件或疗效欠佳的患者、重症真菌感染的患者进行伏立康唑血药浓度监测。研究显示，伏立康唑血药谷浓度与患者感染治疗有效率和肝毒性发生率显著相关。研究提示，伏立康唑血药谷浓度＞5μg/ml时，肝毒性显著升高。

利奈唑胺非肝药酶代谢，约35%以原型经肾排泄，说明书提示肾功能不

全患者不需调整剂量,但临床研究表明,肾功能不全患者利奈唑胺所致血小板减少症或贫血发生率升高与利奈唑胺高暴露相关,且利奈唑胺与某些药物存在的相互作用可显著影响其血药浓度。利奈唑胺的血药浓度在危重症患者中个体差异大,推荐进行血药浓度监测。

二、抗菌药物的血药浓度监测

临床常用的抗菌药物血药浓度参考范围见表8-3。

表8-3　临床常用的抗菌药物血药浓度参考范围

监测药物名称	药物血药浓度参考范围
万古霉素	治疗浓度:谷浓度 $10\sim20$mg/L
	复杂感染:谷浓度 $15\sim20$mg/L
替考拉宁	大多数革兰氏阳性菌感染,谷浓度至少达到10mg/L;心内膜炎或其他重度感染:谷浓度 $15\sim30$mg/L
利奈唑胺	谷浓度 $2\sim7$mg/L
替加环素	腹腔感染:$AUC_{0\sim24}/MIC\geq7$
	肺部感染:$AUC_{0\sim24}/MIC\geq12$
	皮肤感染:$AUC_{0\sim24}/MIC\geq18$
头孢哌酮	重度感染:谷浓度 $>4MIC$
	中度感染:谷浓度 $>MIC$
美罗培南	重度感染:谷浓度 $>4MIC$
	中度感染:谷浓度 $>MIC$
阿米卡星	剂量方案 7.5mg/kg q.12h.
	峰浓度 $15\sim30$mg/L,谷浓度 $5\sim10$mg/L
	剂量方案 15mg/kg q.d.,峰浓度 $56\sim64$mg/L,谷浓度 <1mg/L
伏立康唑	$1\sim5$mg/L
伊曲康唑	$0.5\sim5$mg/L
泊沙康唑	预防:谷浓度 >0.7mg/L
	治疗:谷浓度 >1mg/L
卡泊芬净	$C_{min}\geq1$mg/L

（梁　丹　伍俊妍）

参 考 文 献

[1] 茹仁萍,武谦虎. 抗感染药物临床合理应用手册. 北京:中国医药科技出版社,2016.

[2] 卫生部合理用药专家委员会. 中国医师药师临床用药指南. 重庆:重庆出版集团,2014.

[3] 颜青，夏培元，杨帆，等. 临床药物治疗学感染性疾病. 北京：人民卫生出版社, 2017.

[4] 汪复，张婴元. 实用抗感染治疗学. 3 版. 北京：人民卫生出版社, 2020.

[5] 崔红霞，于苏文. 125 例替加环素不良反应回顾性分析. 中国药物警戒, 2018, 15（8）：489-492.

[6] 董艺宁. 20 例万古霉素致红人综合征国内文献分析. 中国医院药学杂志, 2015, 35（16）：1509-1511.

[7] 王凯，王生浩，朱光发. 感染性心内膜炎抗生素治疗致红人综合征的案例分析. 中国临床药理学杂志, 2016, 32（4）：349-350.

[8] 李梅，曹玉莹，张华吉，等. 基于本体的国内抗感染药物不良反应报告分析. 药物流行病学杂志, 2017, 26（2）：115-119.

[9] 汪少锋. 抗感染药物不良反应／事件报告的相关因素分析及其对策. 抗感染药学, 2016, 13（1）：112-113.

[10] 王彧杰，张杰，王欢，等. 抗感染治疗过程中药物不良反应的药学监护. 中国临床药学杂志, 2017, 26（4）：272-274.

[11] 孙淑娟. 抗菌药物不良反应、相互作用与用药安全. 中国执业药师, 2012, 9（6）：37-41.

[12] 刘玉波. 抗菌药物相关性癫痫的研究进展. 天津药学, 2017, 29（6）：65-68.

[13] 徐迪，张荣嘎. 抗菌药物相关性急性肾损伤. 安徽医药, 2012, 16（6）：839-841.

[14] 刘备，马国. 抗菌药物致肝损伤的研究进展. 中国医院药学杂志, 2016, 36（9）：778-784.

[15] 窦林杰，韩欣妍，董海燕. 利奈唑胺致血小板减少症研究进展. 中国感染与化疗杂志, 2019, 19（1）：96-100.

[16] 刘晓东，李佳楠，孙浩，等. 两性霉素 B 与两性霉素 B 脂质体不良反应文献分析. 中国临床药学杂志, 2014, 23（4）：252-255.

[17] 张艳，张运周，宿英英. 去甲万古霉素致粒细胞缺乏症及红人综合征. 药物不良反应杂志, 2010, 12（4）：290-292.

[18] 于晓佳，周虹，崔向丽. 注射用两性霉素 B 致肝损害的药学监护. 中国临床药理学杂志, 2017, 33（15）：1475-1476, 1490.

[19] 李冬梅，闫赋琴，孙慧萍. 碳青霉烯类抗菌药物与丙戊酸存在临床意义的药物相互作用. 中华医院感染学杂志, 2011, 21（19）：4133-4134.

[20] 陈恩，张相林，克晓燕，等.《伏立康唑个体化用药指南》解读. 临床药物治疗杂志, 2019, 17（3）：47-52, 78.

[21] 翟所迪，贺蓓，王睿，等.《中国万古霉素治疗药物监测指南》解读. 中国临床药理学杂志, 2016, 32（17）：1633-1636.

[22] 陈耀龙，陈恩，叶志康，等. 中国万古霉素治疗药物监测指南的制定. 中国循证医学杂志, 2015, 15（2）：236-239.

[23] ANSARI FA, MANUEL S, DWIVEDI R, et al. A rare case of acute kidney injury due to levofloxacin-induced crystal nephropathy. Indian J Nephrol, 2019, 29（6）：424-426.

[24] MISHIMA E, MARUYAMA K, NAKAZAWA T, et al. Acute kidney injury from excessive

potentiation of calcium-channel blocker via synergistic CYP3A4 inhibition by clarithromycin plus voriconazole. Intern Med, 2017, 56 (13): 1687-1690.

[25] CHEN Z, SHI X. Adverse events of high-dose tigecycline in the treatment of ventilator-associated pneumonia due to multidrug-resistant pathogens. Medicine (Baltimore), 2018, 97 (38): e12467.

[26] ABBOTT KL, FLANNERY PC, GILL KS, et al. Adverse pharmacokinetic interactions between illicit substances and clinical drugs. Drug Metab Rev, 2019, 52 (1): 1-22.

[27] LI HP, JIANG ZQ, ZHAO QN, et al. Adverse reactions of fluoroquinolones to central nervous system and rational drug use in nursing care. Pak J Pharm Sci, 2019, 32 (1): 427-432.

[28] VARDAKAS KZ, KALIMERIS GD, TRIARIDES NA, et al. An update on adverse drug reactions related to beta-lactam antibiotics. Expert Opin Drug Saf, 2018, 17 (5): 499-508.

[29] KHALILI H, BAIRAMI S, KARGAR M. Antibiotics induced acute kidney injury: incidence, risk factors, onset time and outcome. Acta Med Iran, 2013, 51 (12): 871-878.

[30] QUTRIO BZ, RAZA MA, ABBAS SA, et al. Ciprofloxacin-induced hepatotoxicity in a healthy young adult. Cureus, 2017, 9 (2): e1016.

[31] BASKARAN UL, SABINA EP. Clinical and experimental research in antituberculosis drug-induced hepatotoxicity: a review. J Integr Med, 2017, 15 (1): 27-36.

[32] SANTOS CR, TUON FF, CIESLINSKI J, et al. Comparative study on liposomal amphotericin B and other therapies in the treatment of mucosal leishmaniasis: a 15-year retrospective cohort study. PLoS One, 2019, 14 (6): e218786.

[33] ZAGURSKY RJ, PICHICHERO ME. Cross-reactivity in beta-lactam allergy. J Allergy Clin Immunol Pract, 2018, 6 (1): 72-81.

[34] LI J, GREEN SL, KRUPOWICZ BA, et al. Cross-reactivity to penicillins in cephalosporin anaphylaxis. Br J Anaesth, 2019, 123 (6): e532-e534.

[35] MABILAT C, GROS MF, NICOLAU D, et al. Diagnostic and medical needs for therapeutic drug monitoring of antibiotics. Eur J Clin Microbiol Infect Dis, 2020, 39 (5): 791-797.

[36] BJORNSSON ES. Drug-induced liver injury due to antibiotics. Scand J Gastroenterol, 2017, 52 (6-7): 617-623.

[37] OKADA N, CHUMA M, AZUMA M, et al. Effect of serum concentration and concomitant drugs on vancomycin-induced acute kidney injury in haematologic patients: a single-centre retrospective study. Eur J Clin Pharmacol, 2019, 75 (12): 1695-1704.

[38] KWON YS, LEVIN A, KASPERBAUER SH, et al. Efficacy and safety of tigecycline for Mycobacterium abscessus disease. Respir Med, 2019, 158: 89-91.

[39] LILLY CM, WELCH VL, MAYER T, et al. Evaluation of intravenous voriconazole in patients with compromised renal function. BMC Infect Dis, 2013, 13: 14.

[40] PARK C, JI HM, KIM SJ, et al. Fenofibrate exerts protective effects against gentamicin-

induced toxicity in cochlear hair cells by activating antioxidant enzymes. Int J Mol Med，2017，39（4）：960-968.

[41] FUGH-BERMAN A. Herb-drug interactions. Lancet，2000，355（9198）：134-138.

[42] HEO ST，AITKEN SL，TVERDEK FP，et al. How common is subsequent central nervous system toxicity in asymptomatic patients with haematologic malignancy and supratherapeutic voriconazole serum levels? Clin Microbiol Infect，2017，23（6）：387-390.

[43] NINAN J，GEORGE GM. Imipenem-cilastatin-induced psychosis: a case report. J Med Case Rep，2016，10（1）：107.

[44] TOKHADZE N，CHENNELL P，BERNARD L，et al. Impact of alternative materials to plasticized PVC infusion tubings on drug sorption and plasticizer release. Sci Rep，2019，9（1）：18917.

[45] CHEN K，ZHANG X，KE X，et al. Individualized medication of voriconazole: a practice guideline of the Division of Therapeutic Drug Monitoring，Chinese Pharmacological Society. Ther Drug Monit，2018，40（6）：663-674.

[46] KISHOR K，DHASMANA N，KAMBLE SS，et al. Linezolid induced adverse drug reactions - an update. Curr Drug Metab，2015，16（7）：553-559.

[47] GONZALEZ SN，GALVIS TD，BORBOLLA PA，et al. Linezolid-associated optic neuropathy in a pediatric patient with Mycobacterium nonchromogenicum: a case report. Medicine（Baltimore），2017，96（50）：e9200.

[48] MORAZA L，LEACHE L，AQUERRETA I，et al. Linezolid-induced haematological toxicity. Farm Hosp，2015，39（6）：320-326.

[49] PAECH F，MESSNER S，SPICKERMANN J，et al. Mechanisms of hepatotoxicity associated with the monocyclic beta-lactam antibiotic BAL30072. Arch Toxicol，2017，91（11）：3647-3662.

[50] URBAN TJ，NICOLETTI P，CHALASANI N，et al. Minocycline hepatotoxicity: clinical characterization and identification of HLA-B *35：02 as a risk factor. J Hepatol，2017，67（1）：137-144.

[51] OLIOTA AF，PENTEADO ST，TONIN FS，et al. Nephrotoxicity prevalence in patients treated with polymyxins: a systematic review with meta-analysis of observational studies. Diagn Microbiol Infect Dis，2019，94（1）：41-49.

[52] DAI C，LI J，LI J. New insight in colistin induced neurotoxicity with the mitochondrial dysfunction in mice central nervous tissues. Exp Toxicol Pathol，2013，65（6）：941-948.

[53] NATION RL，RIGATTO M，FALCI DR，et al. Polymyxin acute kidney injury: dosing and other strategies to reduce toxicity. Antibiotics（Basel），2019，8（1）：24.

[54] SOARES DS，REIS A，SILVA JG，et al. Polymyxin-B and vancomycin-associated acute kidney injury in critically ill patients. Pathog Glob Health，2017，111（3）：137-142.

[55] VELKOV T，DAI C，CICCOTOSTO GD，et al. Polymyxins for CNS infections: pharmacology

and neurotoxicity. Pharmacol Ther, 2018, 181: 85-90.

[56] FERRY T, PONCEAU B, SIMON M, et al. Possibly linezolid-induced peripheral and central neurotoxicity: report of four cases. Infection, 2005, 33 (3): 151-154.

[57] KUSCU F, ULU A, INAL AS, et al. Potential drug-drug interactions with antimicrobials in hospitalized patients: a multicenter point-prevalence study. Med Sci Monit, 2018, 24: 4240-4247.

[58] MORATA L, DE LA CALLE C, GOMEZ-CERQUERA JM, et al. Risk factors associated with high linezolid trough plasma concentrations. Expert Opin Pharmacother, 2016, 17 (9): 1183-1187.

[59] NAVALKELE B, POGUE JM, KARINO S, et al. Risk of acute kidney injury in patients on concomitant vancomycin and piperacillin-tazobactam compared to those on vancomycin and cefepime. Clin Infect Dis, 2017, 64 (2): 116-123.

[60] WANG J, PAN Y, SHEN J, et al. The efficacy and safety of tigecycline for the treatment of bloodstream infections: a systematic review and meta-analysis. Ann Clin Microbiol Antimicrob, 2017, 16 (1): 24.

[61] LINNIK YA, TSUI EW, MARTIN IW, et al. The first reported case of concurrent trimethoprim-sulfamethoxazole-induced immune hemolytic anemia and thrombocytopenia. Transfusion, 2017, 57 (12): 2937-2941.

[62] JIN H, WANG T, FALCIONE BA, et al. Trough concentration of voriconazole and its relationship with efficacy and safety: a systematic review and meta-analysis. J Antimicrob Chemother, 2016, 71 (7): 1772-1785.

[63] TANNENBAUM C, SHEEHAN NL. Understanding and preventing drug-drug and drug-gene interactions. Expert Rev Clin Pharmacol, 2014, 7 (4): 533-544.

[64] YANG J, WANG Q, WANG S, et al. Unusual drug fever caused by imipenem/cilastatin and a review of literature. Heart Surg Forum, 2019, 22 (2): E119-E123.

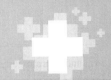

第九章

外科重症感染病例分析

病例一　巨大肝脓肿、左肺脓肿并呼吸窘迫综合征

（一）病例资料总结与分析

姓名：姚××　　　　　性别：女

年龄：66岁　　　　　身高：156cm

民族：汉族　　　　　体重：60kg

婚姻：已婚　　　　　入院时间：2016年4月4日

主诉：发热、寒战并右上腹痛2周。

现病史：患者2周前无明显诱因出现发热，最高体温38.5℃，伴畏寒、寒战、大汗，右上腹、右胸部胀痛不适，放射到右侧肩背部，咳嗽时疼痛加重，伴纳差，服中药治疗，未见明显好转；3日前出现咳嗽，伴胸闷、气促，无咳痰，咳嗽时小便失禁，即刻到当地医院就诊，胸腹部CT提示"①肝占位，脓肿可能性大；②双肺炎症"，予抗感染、药物止痛等对症治疗，但患者仍有发热、气促、右上腹疼痛，2016年4月4日拟"肝脓肿"收入肝胆外科。患者自起病以来，无反酸、嗳气、恶心、呕吐、腹泻、便秘等不适，无黑便、血便，无肛门停止排气排便。起病以来精神、胃纳、睡眠较差，大便如常，小便可自解，咳嗽时失禁，体重无明显改变。

既往史：40多年前行"左侧卵巢良性肿瘤切除术"，具体不详；8年前行"腹腔镜下胆囊切除术"，术后出现胆瘘并感染，有"输血、输白蛋白"史，且诉输白蛋白时出现"过敏性休克"；3年前行"右侧肘关节固定术"，固定钢板未拆，具体不详。否认"高血压、糖尿病、冠心病"等慢性疾病史，否认"乙型肝炎、结核"等传染病史。

个人史：出生并生长于原籍。否认疫区旅居史及疫水接触史，否认放射线及特殊毒物接触史。无烟酒等嗜好。无不洁性交史。

家族史：否认家族中类似疾病患者，否认家族有恶性肿瘤病患者。

既往用药史：既往 3 个月无抗生素用药史。

入院查体：体温 38.5℃，脉搏 111 次/min，呼吸 25 次/min，血压 20.9/13.7kPa（157/103mmHg）。神志清醒，精神差，对答切题，半坐卧位，查体合作。胸廓对称无畸形，右下肺叩诊实音，听诊双肺呼吸音粗，右侧呼吸音减弱，双下肺闻及少许湿啰音。心率 111 次/min，律齐，各瓣膜听诊区未闻病理性杂音。腹部膨隆，未见胃肠型及蠕动波，腹壁静脉无曲张。下腹部正中可见一竖直陈旧性手术疤痕。腹肌软，全腹未触及明显包块，右上腹有压痛，无反跳痛，肝肋下未扪及，肝区有叩击痛，Murphy 征阴性。脾肋下未扪及。双肾区无明显叩击痛。移动性浊音阳性。肠鸣音正常，4 次/min。外生殖器无异常。

辅助检查：当地医院胸腹部 CT 提示"①肝占位，脓肿可能性大；②双肺炎症"。

入院诊断：①肝脓肿；②双肺肺炎，肺脓肿待排；③腹腔镜下胆囊切除术后；④右侧肘关节固定术；⑤左侧卵巢良性肿瘤切除术后。

1. 治疗经过

（1）住院第一阶段（肝胆外科病房治疗）：辅助检查（2016-4-4 结果）如下。

血常规：WBC 8.42×10^9/L，HB 95g/L，PLT 363×10^9/L，NEUT 91.2%。

降钙素原：7.0ng/ml。

凝血常规：PT 15.7s，PTA 51%，INR 1.38，Fbg 4.53g/L，APTT 29s，D-Dimer 7.04mg/L FEU。

生化：GPT 151U/L，GOT 134U/L，TBIL 15.2μmol/L，ALB 20.3g/L，K^+ 4mmol/L，Na^+ 121mmol/L，Ca^{2+} 1.72mmol/L，Scr 60μmol/L，BUN 2.7mmol/L，SAMY 26U/L。

胸部正位片：双肺少许炎症并右侧中量胸腔积液。

入院后予美罗培南 1g i.v.drip. q.8h. 抗感染，护肝制酸，纠正低蛋白血症，营养支持，氧疗等治疗。

4 月 5 日行胸腹部 CT（图 9-1）提示：肝右叶见一巨大多房囊性肿块，大小约 11cm × 10cm，平扫肿块呈低密度，内见条索分隔，增强扫描肿块壁及肿块内分隔条索强化，肿块内囊性成分未见明显强化。左肺上叶尖段、下叶背段多发空洞性病灶，考虑肺脓肿可能性大；右肺上叶、下叶背段及左肺上叶前段、尖后段散在炎症。右侧中等量胸腔积液，右肺受压并右肺下叶含气不全。

患者反复发热，4 月 7 日超声引导下肝脓肿穿刺置管引流治疗，引出 120ml 脓液。

4 月 8 日因气促加重，高流量吸氧下 SPO_2 仅达 80%，转入外科 ICU 治疗。

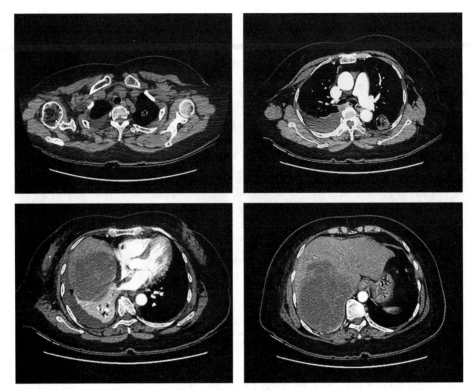

图 9-1　4 月 5 日胸腹部 CT

（2）住院第二阶段（外科 ICU 治疗）

转入诊断：①肝脓肿；②急性呼吸窘迫综合征；③双肺肺炎；④左肺多发小脓肿；⑤胆囊切除术后；⑥右侧肘关节固定术；⑦左侧卵巢良性肿瘤切除术后。

转入外科 ICU 后给予患者生命体征监护、无创呼吸机辅助通气，并继续予美罗培南 1g i.v.drip. q.8h.（予延长输注时间，维持泵入 3 小时）抗感染，以及抗炎、血液净化、强心、加强营养支持等治疗；并在床旁 B 超引导下，行肝脓肿液化部位再次定位穿刺置管，并予以冲洗、引流；同时行右侧胸腔穿刺置管闭式引流。

因右侧胸腔积液有分隔，予多次穿刺引流，4 月 9 日至 4 月 13 日行分别行右侧胸腔穿刺置管，一次引流液为混浊脓性，另一次为清亮淡黄色。

4 月 9 日报告 4 月 7 日送检肝脓肿脓液细菌培养为肺炎克雷伯菌（ESBL阴性）（图 9-2），药敏结果提示美罗培南敏感，继续美罗培南 1g i.v.drip. q.8h.（维持泵入 3 小时）抗感染。

微生物检验报告　　标本编号：

姓名：	送检科室:重症医学科（ICU）二区	标本类型:脓液	住院号：
性别:女	送检医生：	床　号:16	流水号：
年龄:66岁	临床诊断:肝脓肿	检验目的:细菌培养鉴定及药敏	

1.1 细菌培养鉴定及药敏
　共发现细菌 1 种，分别是：肺炎克雷伯菌
1.1.1 肺炎克雷伯菌 Klebsiella pneumoniae

序号	抗菌药物	方法	结果	药敏度	成人剂量	血药浓度	尿液浓度
1.	ESBL检测ESBL Detection	MIC	Neg	–			
2.	米诺环素Minocycline	KB	8	R		1	
3.	厄他培南Ertapenem	MIC	≤0.5	S			
4.	阿莫西林/克拉维酸Amoxicillin/CA	MIC	4	S	p.o. 250/125mg	3.3Amox	1.5Clav
5.	阿莫西林Amoxicilin			R		6～8	
6.	妥布霉素Tobramycin	MIC	≤1	S	i.v. 1.5mg/kg	4～6	4～8
7.	哌拉西林/他唑巴坦Piperacillin/Tazobactam	MIC	8	S	i.v. 4.5g	242Pip/24Tazo	298Pip/34Tazo
8.	头孢唑林Cefazolin	MIC	≤4	I	i.v. 1g	65	185
9.	头孢呋辛Cefuroxime	KB	15	I			
10.	头孢噻肟Cefotaxime			S	i.m. 1g	40～45	20
11.	头孢曲松Ceftriaxone	MIC	≤1	S		2.3	
12.	头孢他啶Ceftazidime	KB	22	S	i.v. 1g	40	70
13.	头孢吡肟Cefepime	MIC	≤1	S	i.v. 1g	30	82
14.	头孢哌酮/舒巴坦Ceperazone/Sulbactam	KB	23	S			
15.	亚胺培南Imipenem	MIC	≤1	S		25～35	
16.	美罗培南Meropenem	KB	25			25～35	
17.	氨曲南Aztreonam	MIC	≤1	S	i.v. 1g	45	90～160
18.	头孢西丁Cefoxitin	MIC	32	R	i.m. 1g	55～110	20～25
19.	阿米卡星Amikacin	MIC	≤2	S	i.m. 7.5mg/kg.	15～20	20～40
20.	庆大霉素Gentamicin	MIC	≤1	S	i.v. 1.5mg/kg	4～6	4～8
21.	环丙沙星Ciprofloxacin	MIC	≤0.25	S	p.o. 400mg	2.5	4.5
22.	左氧氟沙星Levofloxacin	MIC	1	S	i.v. 500mg	5.5	6.5
23.	复方磺胺甲噁唑Trimethoprim/Sulfa	MIC	≤20	S	i.v. 160mgT800mgS	1-3T/20～50S	3-9T/45～100S
24.	呋喃妥因ftnNitrofurantoin	MIC	64	I		<2	

图9-2　肝脓肿穿刺液细菌培养药敏报告

　　4月13日复查胸腹部CT（图9-3）提示"肝脓肿治疗后"复查，对比2016-4-5前片，肝右后叶可见大片状低密度病灶，较大层面范围约8.2cm×7.2cm，边界欠清，病灶内可见高密度引流管影及少许气体密度影；邻近肝后上缘处可见条片状液性密度影。胆总管下段结石并其上胆总管轻度扩张。所见右下肺炎症并右侧胸腔积液。

　　肝脓肿引流液再报（4月9日标本）肺炎克雷伯菌（ESBL阴性）（与图9-2为同一菌株），此时患者症状明显好转，肝脓肿缩小，继续美罗培南抗感染。

　　4月15日再次B超定位下行肝脓肿穿刺置引流管1条引流，并继续冲洗引流，抗感染方案不变。

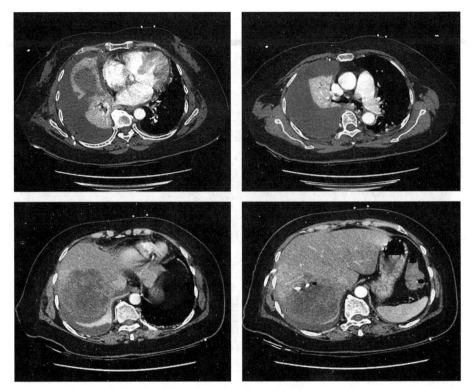

图9-3　4月13日胸腹部CT

4月18日复查胸腹部CT（图9-4）：对比2016年4月13日CT片，现肝右叶术后改变，见少许积气影；肝右叶巨大多房囊性肿块范围较前稍缩小，现大小约7.4cm×7.2cm，平扫肿块呈低密度，内见条索分隔，增强扫描肿块壁及肿块内分隔条索强化，肿块内囊性成分未见明显强化。胆总管下段稍高密度结节，考虑结石可能；肝内外胆管稍扩张。右侧少许液气胸，对比前片，积液较前明显减少，右肺受压并含气不全。

继续原方案治疗。4月21日考虑肝脓肿缩小，呼吸好转，胸腔积液减少，左肺多发小脓肿缩小，病情稳定，转回肝胆外科继续治疗。

（3）第三阶段（肝胆外科病房治疗）：转回病房后两条肝脓肿穿刺管持续冲洗引流，根据药敏结果，抗菌药物降阶梯为头孢他啶2g静脉注射q.8h.，继续营养支持等治疗，患者5月13日复查CT（图9-5）提示"肝脓肿治疗后"复查，对比2016年4月18日前片，肝右后叶病灶范围较前缩小，病变周围肝周少量积液；胆总管下段结石并其上胆总管轻度扩张；右下肺炎症并右侧胸腔积液。

5月19日患者情况继续稳定,肝脓肿穿刺管冲洗引流通畅,无发热,感染控制良好,予出院,转回当地医院继续治疗。

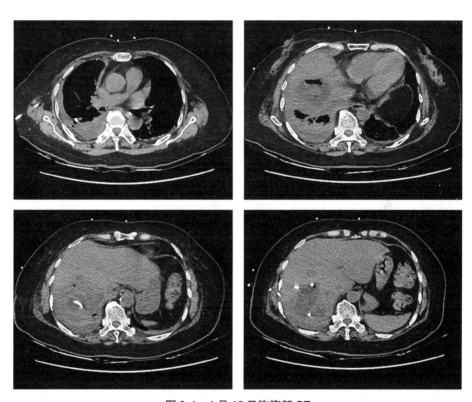

图9-4　4月18日胸腹部CT

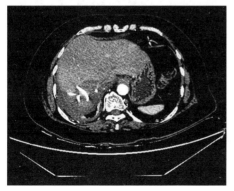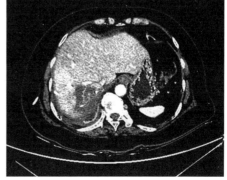

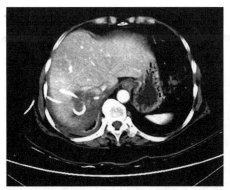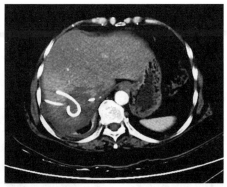

图 9-5　5 月 13 日胸腹部 CT

（4）转归：9 月 8 日返院复查，胸腹部 CT（图 9-6）提示"肝脓肿治疗后"复查，对比 2016 年 5 月 13 日片，原肝右后叶可见大片状低密度病灶，现肝实质密度弥漫性减低，增强扫描动脉期及门脉期强化稍减低，静脉期未见明确异常。

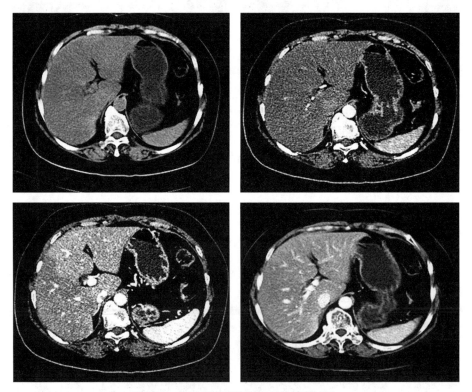

图 9-6　9 月 8 日返院复查的胸腹部 CT

2. 病例分析

（1）肝脓肿并发肺脓肿病因分析：肝脓肿可分为细菌性肝脓肿和阿米巴肝脓肿。细菌性肝脓肿是由细菌引起，细菌可通过门静脉途径、胆道途径、肝动脉途径和邻近入侵。其中胆源性感染是肝脓肿的主要感染途径，包括急性胆囊炎、胆总管结石、慢性胰腺炎和肿瘤所造成的胆道梗阻，患者也可因进行了相关手术治疗后，发生逆行胆源性感染。值得注意的是隐源性肝脓肿有明显上升趋势，这可能与肝内已存在的隐匿病变有关。隐匿病变可在人抵抗力减弱时，使病原菌在肝内迅速繁殖而导致肝脓肿，已有研究指出糖尿病患者比非糖尿病人群更易发生肝脓肿。这主要与糖尿病患者自身免疫受损、中性粒细胞趋化及吞噬功能下降有关，同时高糖状态也为细菌生长提供了良好的内环境。有研究对比了糖尿病肝脓肿患者和非糖尿病肝脓肿患者，发现糖尿病肝脓肿患者中，恶性肿瘤、败血症、产气脓肿和肺炎克雷伯菌感染率的比例更高，临床症状较非糖尿病组患者更严重。阿米巴性肝脓肿已逐渐少见，经皮穿刺可吸出巧克力色脓液，培养多无细菌生长，脓肿多数形成单一的大脓腔。此例患者既往有胆囊切除术后胆瘘、感染病史，且患者肝脓肿脓液培养病原学结果为肺炎克雷伯菌，为肠道常驻菌群之一，考虑感染来源为胆道逆行感染，符合胆源性肝脓肿。

肺脓肿是由多种病原菌引起的肺部化脓性感染，早期为肺组织感染性炎症，继以坏死、液化，外周有肉芽组织包围而形成的脓肿。根据感染的途径，肺脓肿可分为三种类型：吸入性肺脓肿、继发性肺脓肿和血源性肺脓肿。吸入性肺脓肿主要由于患者存在意识障碍、全身免疫力和气道防御清除功能降低的情况，病原体经口、鼻、咽腔吸入后不能被气道黏液-纤毛运载系统、咳嗽反射和肺巨噬细胞迅速清除所致。继发性肺脓肿主要由于原有的肺部病变如细菌性肺炎、支气管扩张、支气管囊肿、支气管肺癌、肺结核空洞和肺部邻近器官化脓性病变。血源性肺脓肿主要因皮肤外伤感染、中耳炎或骨髓炎等所致的菌血症，菌栓经血行播散到肺，引起小血管栓塞、炎症和坏死而形成肺脓肿。患者巨大肝脓肿并发右侧胸腔分隔性积液，并出现左肺多发脓肿，考虑肝脓肿播散所致肺脓肿形成可能性较大。

（2）肝脓肿病理生理

1）炎症反应：细菌侵入肝后，引起局部炎症反应，形成单个或多个小脓肿。若及时抗感染治疗，小脓肿多能吸收。若感染扩散，多个小脓肿可融合成一个或数个大脓肿。

2）全身变化：肝血运丰富，在脓肿的形成发展过程中，大量毒素吸收可导致严重的脓毒血症。当肝脓肿进入慢性期后，脓肿周边肉芽组织增生、纤维化，肝脓肿可向膈下、腹腔或胸腔穿破，导致严重的感染并发症。

（3）肝脓肿临床表现

1）症状：可表现为寒战、高热、肝区痛，或全身症状，主要表现为恶心、呕吐、乏力、食欲下降等。

2）体征：触诊，肝区压痛和肝大最为常见，右下胸部和肝区可有叩击痛。脓肿巨大时，右季肋部或上腹部饱满，局部皮肤可出现红肿、皮肤温度升高，甚至局限性隆起。严重时可触及肿大的肝及波动性肿块，可出现腹肌紧张。

（4）肝脓肿的诊断：由于肝脓肿缺乏特异性的临床症状和实验室检查，较难做到快速诊断，尤其是起病隐匿的患者，容易造成被误诊、漏诊。因此对肝脓肿的诊断既要重视临床表现，又要结合各项实验室结果和影像学检查，更需要动态观察病情。

1）实验室检查：常见的实验室异常指标为白细胞计数、中性粒细胞数、CRP、GPT 和 ALP 等。74.5%～91.0% 患者的白细胞计数升高；中性粒细胞对反映炎症反应有更高敏感性，约 95% 患者升高；几乎百分之百肝脓肿患者的 CRP 升高，CRP 也作为评估抗感染治疗效果的一项简单有效和敏感的指标；超过 50% 的肝脓肿患者可发现肝功能异常，包括 GPT、ALP 和 TBIL 升高，ALB 降低等。虽然实验室检查对肝脓肿诊断具有一定价值，但缺乏特异性，还需要结合影像学及临床。

2）影像学：超声和 CT 是肝脓肿诊断的常用影像学工具，也对指导治疗有重要价值，特别是引导经皮穿刺和置管引流时。肝脓肿的超声表现为病灶边缘不规则的低回声病变，病变内透声不佳；CT 则表现为病灶呈片状或分叶状的低密度影，边缘不清，增强扫描后边缘可明显强化，而内部无强化。由肺炎克雷伯菌引起的肝脓肿在 CT 中有时可见具相对特征性的"中央坏死碎片"。若发现患者肝病灶有 CT 中呈薄壁（<2mm）、中央区坏死碎片，且有血行播散，没有基础胆道疾病这些特点，可以优先考虑肺炎克雷伯菌肝脓肿。肝脓肿的 CT 上还有其他一些特殊表现。MR 也是肝脓肿诊断常用的工具，对于肝脓肿的诊断，其与 CT 平扫相比，磁共振扩散加权成像进行序列扫描能够显著提高肝脓肿临床诊断的准确率、敏感性和特异性，有效增强肝脓肿的检出率。

对于患有基础疾病特别是糖尿病的患者，不明原因反复高热，并有上腹部隐痛不适者，更应考虑到有肝脓肿可能，应注意避免漏诊。

（5）巨大肝脓肿并发肺脓肿的治疗原则

1）抗菌药物治疗：一旦患者拟诊或确诊为肝脓肿或伴发腹腔感染（伴局部或全身炎症反应），立即开始抗感染治疗。细菌性肝脓肿常见的病原菌包括肠道或胆道来源的革兰氏阴性杆菌（肺炎克雷伯菌）、厌氧菌等，从肝动脉侵入多可出现金黄色葡萄球菌、链球菌等。经验性抗生素应覆盖肠杆菌科、肠球菌、厌氧菌，特殊情况下还需覆盖葡萄球菌和链球菌。在我国细菌性肝脓肿的流行病学数据显示，肺炎克雷伯菌已经取代了大肠埃希菌成为肝脓肿的主要致病菌，革兰氏阳性球菌中以链球菌和肠球菌为主。有研究显示，肺炎克雷伯菌培养阳性率最高达 72.4%，大肠埃希菌次之，占 13.2%。有学者认为，抗菌药物滥用引起的肠道菌群生态改变是导致肺炎克雷伯菌增多的重要原因，且肺炎克雷伯菌产生的血清型 K1 特异性荚膜聚合酶也是形成肝脓肿的重要因素。肺炎克雷伯菌容易引起转移性脓肿，肺脓肿、脑脓肿、髂腰肌脓肿是其常见并发部位，是导致患者入住 ICU、死亡率升高的主要病因。患者巨大肝脓肿并发肺脓肿，结合病原学，符合肺炎克雷伯菌高侵袭性特点。

　　抗菌药物一线治疗方案为头孢哌酮 / 舒巴坦、头孢他啶 + 甲硝唑、头孢曲松 + 甲硝唑、哌拉西林 / 他唑巴坦；严重感染治疗方案为厄他培南、美罗培南、亚胺培南 / 西司他丁钠。在个别危重患者中，应重视 ESBL（+）肺炎克雷伯菌的可能，特别是有糖尿病的患者。因此对于高龄、糖尿病等基础疾病、入住 ICU 的肝脓肿患者，应首选使用碳青霉烯类，有时甚至需要联合用药。

　　2）穿刺引流：经皮穿刺引流已经成为肝脓肿的主要治疗措施，其创伤小，定位精准且恢复较快。经皮穿刺引流分为经皮穿刺抽脓和置管引流，均是在超声或 CT 引导下穿刺抽取脓液，再使用猪尾管或其他引流管置入脓腔内持续引流。多数肝脓肿为分割性或不规则性，不同部位液化成熟时期不一样，大部分患者可能需要进行多次穿刺。有研究发现，低蛋白血症是首次穿刺引流失败的危险因素。对于直径 <3cm 的小脓肿，不需也不适合穿刺引流，单纯应用抗生素治疗即可达到治疗效果；直径 >5cm 的脓肿，则建议抗生素治疗联合经皮穿刺抽脓或持续置管引流。虽然有报道认为对于脓肿未完全液化或者多房的脓腔，不宜应用经皮穿刺引流治疗及置管，但笔者认为，局部明显液化或多房肝脓肿常致使脓腔压力明显增大，对于症状明显，甚至需要入住 ICU 的患者，超声引导下精确定位穿刺引流有利于尽快缓解症状，避免脓毒症的进展，对减少危重患者死亡率有价值。所以，对于单发的小脓肿可以考虑单纯抗生素治疗，直径 >5cm 的大脓肿，应考虑抗生素联合经皮穿刺抽脓或以持续置管引流。患者巨大肝脓肿直径 11cm×10cm，除药物抗感染治疗外，经皮穿刺抽脓或持续置管引流非常重要，甚至决定治疗成功与否。

　　3）手术治疗：包括传统手术和腹腔镜手术。传统手术治疗包括肝脓肿切开引流和肝叶切除术。随着腹腔镜技术的成熟，经腹腔镜引流手术安全可靠，且术后护理、康复和住院时间方面都要优于传统手术。有以下情况需考虑手术干预，①脓液太黏稠无法被吸引；②多个脓肿；③抗感染治疗和经皮穿刺引流后仍有败血症表现；④脓肿破裂；⑤合并其他腹腔内疾病需一并处理。总的来说，手术治疗应限于那些经皮穿刺引流和抗感染效果不佳的患者。

（二）抗感染方案分析与药学监护

1. 抗感染方案分析　本案例为老年女性患者，既往有胆道手术史及胆道扩张表现病史，考虑胆道细菌逆行致肝脓肿以及由肝脓肿破入肺内形成肺脓肿可能。此次入院主要表现为发热、寒战、感染指标 PCT 7.0ng/ml、肝区有叩击痛，以及 CT 提示肝占位性脓肿，结合患者临床症状、实验室检查和影像学检查基本可以明确为细菌性肝脓肿。入院后胸腹部 CT 提示胸腔积液、肺脓肿可能性大。患者病情进展迅速，很快导致呼吸功能受损，需要转入 ICU 进行胸腔穿刺引流和对症支持治疗。患者转入 ICU 时感染指标 PCT 21ng/ml，血气提示 I 型呼吸衰竭。对细菌性巨大肝脓肿并发肺脓肿的抗感染治疗，在获得病原体培养药敏结果前，经验性给予美罗培南抗感染治疗。在治疗的过程中再根据培养药敏结果和临床治疗情况调整抗感染治疗方案。美罗培南为人工合成的广谱碳青霉烯类抗菌药物，其高度的抗菌活性取决于其良好的细菌细胞膜通透性、与细菌 PBPs 的高度亲和力及对 β- 内酰胺酶高度稳定性。美罗培南对大多数革兰氏阳性菌和阴性菌均敏感，尤其对于革兰氏阴性菌及脆弱拟杆菌有很强的抗菌活性。本药在组织和体液中有较好的分布，美罗培南的药品说明书显示，静脉滴注美罗培南 1g 后在肺组织中药物浓度为 4.8mg/L，支气管黏膜中为 4.5mg/L，腹腔液中为 30.2mg/L，胆汁中为 14.3mg/L，在胆汁浓度远远高于亚胺培南。由此可见，美罗培南在肝脏、胆道和肺部都有较高的组织浓度，且可以经验性覆盖上述感染部位可能的病原菌，适合本患者肝脓肿并发肺脓肿抗菌药物治疗选择的需求，因此在初始经验性治疗选择美罗培南是合适的。由于脓肿一般含菌量非常大，较低的表面积和体积比以及纤维囊的存在，都限制了抗生素渗透入脓肿。因此，经验性治疗需要使用最佳的抗生素暴露，确保最大疗效和最小毒性并减少耐药性。患者经验性给予美罗培南 1g q.8h. 静脉输注（延长 3 小时）抗感染治疗，通过延长输注的方式优化抗菌药物治疗，可以提高药物在脓液中的暴露，有助于使 PK/PD 达到靶标，确保治疗的疗效。

对细菌性肝脓肿并发肺脓肿，除药物抗感染治疗外，感染病灶的清除保持脓液引流通畅对感染的治疗至关重要。患者经过脓肿部位穿刺冲洗引流与药物治疗，感染的临床症状明显好转，影像学检查提示病灶较前缩小，呼吸好转，胸腔积液减少，左肺多发小脓肿缩小，病情稳定可转回普通病房继续治疗。患者脓液标本的病原微生物培养结果为肺炎克雷伯菌（ESBL 阴性），对第三代头孢菌素类抗菌药物敏感，包括对头孢他啶敏感（KB＝22）。在患者病情稳定并好转的情况下，将美罗培南降阶梯为头孢他啶是合适的。头孢他啶为 β- 内酰胺类，对肺脓肿抗菌药物的治疗疗程建议 6～10 周，或直至临床症状完全消失，X 线胸片显示脓腔及炎性病变完全消散，仅残留纤维条索状阴影为止。

2. 药学监护

（1）监测感染指标、病原微生物培养结果及肝、肾功能情况：患者入院时感染指标包括体温、降钙素原均升高，应用美罗培南及头孢他啶期间应该动态监测，以评价抗感染临床疗效，并指导用药。治疗过程，追踪病原微生物培养结果，对药敏结果进行解读并调整抗感染治疗方案。患者入院时转氨酶升高，所用抗菌药物主要经肾排泄，治疗过程需要监测肝肾功能的变化。

（2）美罗培南使用的药学监护：美罗培南为碳青霉烯类抗菌药物，对青霉素类或其他 β- 内酰胺类抗生素过敏者要慎用。美罗培南与所有 β- 内酰胺类抗生素同样，极少报告出现过敏反应（但严重时可致死）。因此，在使用本药前，应详细询问患者过去对 β- 内酰胺类的抗菌素的过敏史。若对本药有过敏反应，应立即停药并作相应处理。

（3）头孢他啶使用的药学监护

1）对头孢菌素过敏、有青霉素过敏性休克史的患者禁用；对青霉素过敏的患者慎用（交叉过敏率为 10%）；在用药过程中一旦发生过敏反应，立即停药；如发生过敏性休克，须立即就地抢救并给予肾上腺素等相关治疗。

2）主要经肾排泄，用药过程监测肾功能。

3）头孢菌素类抗生素可延长凝血酶原时间（PT），对有影响凝血酶原活性风险因素（包括肾功能损害、营养状况差、长期接受抗感染治疗）的患者应监测 PT，必要时补充维生素 K。

（张克林　梁　丹　何　清）

病例二　重症急性胰腺炎并复杂性腹腔感染、脓毒症休克、多器官功能障碍综合征

（一）病例资料总结与分析

姓名：陈×　　　　　　　性别：男

年龄：46 岁　　　　　　　身高：不详

民族：汉族　　　　　　　体重：不详

婚姻：已婚　　　　　　　入院时间：2014 年 10 月 24 日

主诉：腹痛 3 周，加重伴腹胀 1 周。

现病史：患者 3 周前因"腹痛半天"于当地医院就诊，诊断为"重症急性胰腺炎"（酶学结果不详）。入住当地医院后予机械通气、血液净化、胰周积液穿刺引流、抗感染、抑酸抑酶、免疫调理、镇静镇痛等治疗，但治疗效果不理想，腹胀逐渐加重，每日腹腔引流 200ml 左右暗红色血性液体。1 周前复查全腹 CT 检查提示重症急性胰腺炎，伴胰体部坏死、出血，周围大量包裹积液，腹腔积液/积血；门脉主干管腔明显狭窄，疑血栓形成；拟脾梗死；胆汁淤积；双肾灌注减低。现为进一步治疗转院。

既往史：否认"高血压、糖尿病、冠心病"等慢性疾病史，否认"乙型肝炎、结核"等传染病史。

个人史：无烟酒嗜好，无工业毒物、粉尘、放射性毒物接触史，无疫区、疫水接触史。

家族史：否认家族中有遗传病或肿瘤患者。

既往用药史：未发现药物过敏。

入院查体：体温 37.9℃，中度昏迷；皮肤黏膜未见出血；持续呼吸机辅助通气，自主呼吸 0～5 次/min，双肺呼吸音粗，双肺可闻散在湿啰音；血压 12/6kPa（90/45mmHg），心率 120 次/min，律齐，未闻病理性杂音；腹膨隆，腹肌紧张，腹腔压力 2.3kPa（17mmHg），未闻肠鸣音，肝脾触诊不大；生理反射存在，病理反射未引出。

辅助检查：

血气：pH 7.355，PO_2 12.8kPa（95.7mmHg），PCO_2 4.6kPa（34.4mmHg），Lac 1.6mmol/L，PaO_2/FiO_2 23.9kPa（179mmHg）。

血常规：WBC $15.83×10^9$/L，NEUT 89.7%，降钙素原 3.4ng/ml。

生化：SAMY 96U/L，BUN 30.2mmol/L，Scr 320μmol/L。

凝血常规：PT 16.6s，PTA 46.6%，Fbg 4.71g/L，APTT 42.0s，D-Dimer 7.16mg/L FEU。

心功能：NT-proBNP 321.5pg/ml。

当地医院全腹 CT（图 9-7）：重症急性胰腺炎，伴胰体部坏死、出血，周围大量包裹积液，腹腔积液/积血；门脉主干管腔明显狭窄，疑血栓形成；拟脾梗死；胆汁淤积；双肾灌注减低。

APACHE Ⅱ评分：24 分。

入院诊断：①重症急性胰腺炎；②复杂性腹腔感染并脓毒症休克；③多器官功能障碍综合征（肺、肾脏、胃肠道）；④腹腔内高压（Ⅱ级）。

1. 治疗过程及转归

（1）病例特点：中年男性，既往无特殊病史，起病以"腹痛"为主要表现，

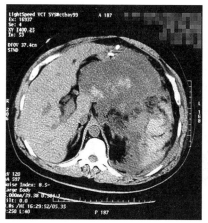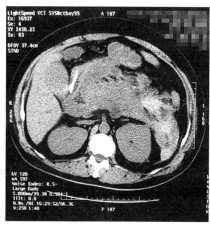

图 9-7 当地医院腹部 CT 检查

当地医院治疗近 3 周，未行开腹手术，保守治疗未见好转，持续引流暗红色腹腔积液，CT 提示重症急性胰腺炎，伴胰体部坏死、出血，周围大量包裹积液，腹腔积液/积血。

（2）具体治疗策略

腹腔感染：抗菌药物，连续性肾脏替代治疗（CRRT）滤过炎症因子。

腹腔高压：镇静镇痛，通便，CRRT 脱水，临时性腹腔开放减压。

辅助支持：抑酸、抑酶，改善心、肺、脑功能，营养支持，纠正水电解质酸碱失衡。

（3）治疗经过

入院当日：立即给予抗感染、抑酸、抑酶等支持治疗，并完善相关检查。入院查体血压 12/6kPa（90/45mmHg），脓毒症休克，予去甲肾上腺素 0.05μg/（kg•min）维持血压；血气氧合 PaO$_2$/FiO$_2$ 23.9kPa（179mmHg），予呼吸机辅助通气支持；首个 24 小时患者尿量只有 5ml，予 CRRT 治疗。

入院后第 1 日：经过补液扩容，患者血压逐渐回升至 16.3/8.3kPa（122/62mmHg），予停用升压药物，经 CRRT 治疗，患者部分感染指标有所回落，WBC 12.93×10^9/L，NEUT 90.6%，PCT 1.1ng/ml。腹腔压力 2.1kPa（15.5mmHg）。胸片显示，左肺大片渗出性病变，考虑肺部感染可能；左侧胸腔积液；心影增大，主动脉增宽。考虑患者目前存在的问题是①感染，包括腹腔感染和肺部感染，未排除血流感染，经验性给予美罗培南 1g q.8h.、替加环素（首剂 100mg，维持 50mg q.12h.）和卡泊芬净（首剂 70mg，维持 50mg q.d.）抗感染治疗；②腹腔高压；③多器官功能障碍，包括肝、肾、胃肠道、凝血等系统。治疗方面持续血液净化、抗感染、营养支持、对症改善器官功能、降低腹腔压力。

入院后第 2 日：为减轻过高腹压对脏器的压迫，患者在手术室全身麻醉下行剖腹探查＋胰腺坏死物质清创＋腹腔开放减压＋置管引流术，并予负压封闭引流术（vacuum sealing drainage，VSD）冲洗引流（图 9-8）。

入院后第 3 日：患者神志改善，呼之可睁眼。

入院后第 6 日：置入鼻空肠管，开展肠内营养（从氨基酸型

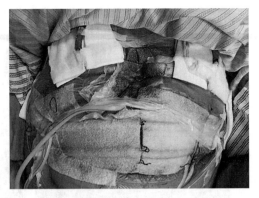

图 9-8　腹腔开放＋VSD（见书末彩插）

肠内营养制剂开始）。患者腹腔引流液培养可见泛耐药鲍曼不动杆菌、泛耐药铜绿假单胞菌、屎肠球菌，痰培养可见泛耐药铜绿假单胞菌、泛耐药鲍曼不动杆菌、嗜麦芽窄食单胞菌。停用美罗培南、卡泊芬净，调整为替加环素 100mg q.12h. 联合阿米卡星 600mg q.12h.。

入院后第 11 日：再次送手术室行腹腔坏死物质清创＋负压封闭引流术（VSD）。

入院后第 12 日：腹腔引流管可见混浊絮状物，影像学提示肺部改善不明显，患者有痰量增多的趋势，停用阿米卡星，调整抗感染方案为替加环素 100mg q.12h. 联合左氧氟沙星 500mg q.12h.。

入院后第 15 日：患者神志清楚，自主呼吸规律，PaO_2/FiO_2 35.9kPa（269mmHg），尝试给予间断停呼吸机。

入院后第 16 日：患者尿量开始增加（此前为 5～153ml/d），达 335ml/d。

入院后第 20 日，患者 PaO_2/FiO_2 34.1kPa（256mmHg），腹腔引流液持续冲洗，引流液颜色清，PCT＜0.05ng/ml，停用抗感染药物替加环素和左氧氟沙星。

入院后第 21 日：肠内营养开展顺利，调整为短肽型肠内营养制剂。

入院后第 24 日：患者神志清楚，遵嘱动作，自主呼吸规律，PaO_2/FiO_2 35.2kPa（264mmHg），停呼吸机，导管吸氧，呼吸锻炼。尿量达 2 370ml/d，CRRT 频率调整为每 2～3 日 1 次。腹腔引流液再次培养到泛耐药铜绿假单胞菌和屎肠球菌，给予替加环素 100mg q.12h. 联合阿米卡星 600mg q.d. 抗感染治疗。

入院后第 30 日，患者再次出现发热，WBC $15×10^9$/L，腹腔引流液培养出弗氏柠檬酸杆菌。

入院后第 31 日：腹腔压力为 1.4kPa（10.5mmHg），送手术室行腹腔坏死物质清创＋关腹术。其后继续持续冲洗引流。

入院后第 35 日：间断血液净化以来平均尿量 3 121ml/d，停用 CRRT。床上康复锻炼。停用替加环素和阿米卡星，抗感染方案调整为左氧氟沙星 500mg q.d.。

（4）病情转归：经过近 40 日的外科 ICU 治疗，患者成功脱离呼吸机，可行简单的床上康复锻炼，并转至普通病房。

（5）治疗过程中腹腔引流液病原学以及药敏结果见图 9-9 至图 9-13。

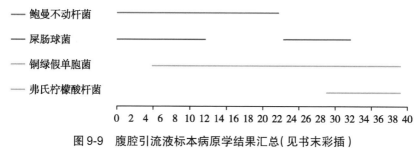

图 9-9　腹腔引流液标本病原学结果汇总（见书末彩插）

性别：　男	床号：　　　　1	标本类型：　腹腔引流物
年龄：47岁	诊疗卡号：	内部流水号：　　　　流水号：
临床诊断：		检验目的：　细菌培养鉴定及药敏

共有细菌　2　种，细菌分别是　鲍曼不动杆菌，屎肠球菌
结果：

1　鲍曼不动杆菌 Acinetobacter baumannii　　　　　　　　　　　　　　　　　　细菌计数(CFU/L)　　百分比(%)

临床评语：

抗菌药物	KB*	MIC**	敏感度	成人剂量	血液浓度	尿液浓度
氨苄西林Ampicillin		≥32	R	i. v. 1g	2.5～5/8～10	40
氨苄西林/舒巴坦Ampicillin/sulbactam		≥32	R	i. v. 1.5g	120Amp/60Sulb	18Amp/13Sulb
头孢哌酮/舒巴坦Ceperazone/Sulbactam	6		R			
环丙沙星Ciprofloxacin		≥4	R	p. o. 400mg	2.5	4.5
头孢替坦Cefotetan		≥64	R	i. v. 1g	50～80	160
头孢曲松Ceftriaxone		≥64	R		2.3	
头孢唑林Cefazolin		≥64	R	i. v. 1g	65	185
头孢吡肟Cefepime		≥64	R	i. v. 1g	30	82
呋喃妥因ftnNitrofurantoin		256	R		<2	
庆大霉素Gentamicin		≥16	R	i. v. 1.5mg/kg	4～6	4～8
亚胺培南Imipenem		≥16	R		25～35	
左氧氟沙星Levofloxacin		≥8	R	i. v. 500mg	5.5	6.5
美罗培南Meropenem	6		R		25～35	
米诺环素Minocycline	6		R		1	
哌拉西林Piperacillin		≥128	R	i. v. 4g	36	240
头孢呋辛钠Cefuroxime-Sodium		≥64	R		100	
头孢呋辛酯Cefuroxime-Aaxeril		≥64	R		9	
复方磺胺甲恶唑Trimethoprim/Sulfa		≤20	S	i. v. 160mgT800mgS	1～3T/20～50S	3～9T/45～100S
头孢他啶Ceftazidime		≥64	R	i. v. 1g	40	70
妥布霉素Tobramycin		≥16	R	i. v. 1.5mg/kg	4～6	4～8
哌拉西林/他唑巴坦Piperacillin/Tazobactam		≥128	R	i. v. 4.5g	242Pip/24Tazo	298Pip/34Tazo

图 9-10　腹腔引流液标本病原学及药敏结果

性别：男	床号： 1		标本类型： 腹腔引流物	
年龄：47岁	诊疗卡号：		内部流水号：	流水号：
临床诊断：			检验目的：	细菌培养鉴定及药敏

共有细菌 2 种，细菌分别是 鲍曼不动杆菌，屎肠球菌
结果：

					细菌计数(CFU/L)	百分比(%)
2	屎肠球菌 Enterococcus faecium					

临床评语：*1.对肠球菌属，头孢菌素，氨基糖苷类（筛选高水平耐药除外），林可霉素类，磺胺类均为耐药。*

抗菌药物	KB*	MIC**	敏感度	成人剂量	血液浓度	尿液浓度
氨苄西林Ampicillin		≥32	R	1g	2.5～5/8～10	40
阿莫西林Amoxicilin			R		6～8	
β-内酰胺酶Beta lactamase			-			
克林霉素Clindamycin		≥8	R	i.v. 600mg	2.5	14.7
环丙沙星Ciprofloxacin		≥8	R	p.o. 400mg	2.5	4.5
HLAR检测HLAR Detection						
多西环素（强力霉素）Doxycycline			S	i.v. 100mg	2.5	4
红霉素Erythromycin		≥8	R	i.v. 1g	2～3	10
呋喃妥因ftnNitrofurantoin		128	R		<2	
庆大霉素高水平耐药GNH		SYN-R	R			
链霉素高水平耐药Streptomycin High Level Resist		SYN-R	R			
左氧氟沙星Levofloxacin		≥8	R	i.v. 500mg	5.5	6.5
利奈唑烷Linezolid		1	S		15	
米诺环素Minocycline			S		1	
莫西沙星Moxifloxacin		≥8	R			
青霉素GPenicillin-G		32	R	i.v. 500mg/h	1.5～2.5	16
奎奴普丁/达福普汀Quinu/Dalfopristin		0.5	S		2.8	
利福平Rifampin		6			4～32	
四环素Tetracycline		2	S	i.v. 500mg	4	8
替考拉宁Teicoplanin		16	S	i.v. 400mg	7	20～40
万古霉素Vancomycin		≤0.5	S		20～40	
替加环素Tigecycline		≤0.12	S			

报告备注：2.HLAR(庆大霉素、卡那霉素或链霉素高水平耐药)提示：该种抗生素不能与作用于细胞壁的药物协同，且要注意其它药物的多重耐药.

图9-11 腹腔引流液标本病原学及药敏结果

性别：男	床号： 1		标本类型： 引流液	
年龄：47岁	诊疗卡号：		内部流水号：	流水号：
临床诊断：			检验目的：	细菌培养鉴定及药敏

共有细菌 3 种，细菌分别是 鲍曼不动杆菌，铜绿假单胞菌，屎肠球菌
结果：

					细菌计数(CFU/L)	百分比(%)
2	铜绿假单胞菌 Pseudomonas aeruginosa					

临床评语：*注意多重耐药(MDR)*

抗菌药物	KB*	MIC**	敏感度	成人剂量	血液浓度	尿液浓度
氨苄西林Ampicillin		≥32	R	i.v. 1g	2.5～5/8～10	40
阿米卡星Amikacin		16	S	i.m. 7.5mg/kg.	15～20	20～40
头孢哌酮/舒巴坦Ceperazone/Sulbactam		10	R			
环丙沙星Ciprofloxacin		≥4	R	p.o. 400mg	2.5	4.5
头孢替坦Cefotetan		≥64	R	i.v. 1g	50～80	160
头孢唑林Cefazolin		≥64	R	i.v. 1g	65	185
头孢吡肟Cefepime		≥64	R	i.v. 1g	30	82
呋喃妥因ftnNitrofurantoin		≥512	R		<2	
庆大霉素Gentamicin		≥16	R	i.v. 1.5mg/kg	4～6	4～8
亚胺培南Imipenem		≥16	R		25～35	
左氧氟沙星Levofloxacin		4	I	i.v. 500mg	5.5	6.5
美罗培南Meropenem		≥16	R		25～35	
哌拉西林Piperacillin		≥128	R	i.v. 4g	36	240
头孢呋辛钠Cefuroxime-Sodium		≥64	R		100	
头孢呋辛酯Cefuroxime-Aaxeril		≥64	R		9	
头孢他啶Ceftazidiae		≥64	R	i.v. 1g	40	70
妥布霉素Tobramycin		≥16	R	i.v. 1.5mg/kg	4～6	4～8
哌拉西林/他唑巴坦Piperacillin/Tazobactam		64	I	i.v. 4.5g	242Pip/24Tazo	298Pip/34Tazo

图9-12 腹腔引流液标本病原学及药敏结果

性别: 男　　　　床号:　　1　　　　标本类型: 腹腔引流物
年龄: 47岁　　　诊疗卡号:　　　　　内部流水号:　　　　　流水号:
临床诊断:　　　　　　　　　　　　检验目的: 细菌培养鉴定及药敏

共有细菌　2　种, 细菌分别是　弗氏柠檬酸杆菌, 铜绿假单胞菌
结果:

细菌计数(CFU/L)　　百分比(%)

1　弗氏柠檬酸杆菌 Citrobacter friundii

临床评语: *注意多重耐药(MDR); 通过金属酶和KPC检测, 显示该菌产碳青霉烯酶(产金属酶)!*

抗菌药物	KB*	MIC**	敏感度	成人剂量	血液浓度	尿液浓度
阿米卡星Amikacin		16	S	i.m. 7.5mg/kg.	15~20	20~40
氨曲南Aztreonam		≥64	R	i.v. 1g	45	90~160
头孢哌酮/舒巴坦Ceperazone/Sulbactam	12		R			
环丙沙星Ciprofloxacin		2	I	p.o.400mg	2.5	4.5
头孢曲松Ceftriaxone		≥64	R		2.3	
头孢吡肟Cefepime		≥64	R	i.v. 1g	30	82
呋喃妥因ftnNitrofurantoin		≤16	S		<2	
庆大霉素Gentamicin		≥16	R	i.v. 1.5mg/kg	4~6	4~8
亚胺培南Imipenem		≥16	R		25~35	
左氧氟沙星Levofloxacin		2	S	i.v. 500mg	5.5	6.5
美罗培南Meropenem	6		R		25~35	
头孢呋辛Cefuroxime	6		R			
复方磺胺甲噁唑Trimethoprim/Sulfa		≥320	R	i.v. 160mgT800mgS	1~3T/20~50S	3~9T/45~100S
头孢噻肟Cefotaxime			R	i.m. 1g	40~45	20
头孢他啶Ceftazidime		≥64	R	i.v. 1g	40	70
妥布霉素Tobramycin		≥16	R	i.v. 1.5mg/kg	4~6	4~8
哌拉西林/他唑巴坦Piperacillin/Tazobactam		≥128	R	i.v. 4.5g	242Pip/24Tazo	298Pip/34Tazo

图9-13　腹腔引流液标本病原学及药敏结果

（6）治疗过程中痰液标本病原学以及药敏结果见图9-14至图9-17。

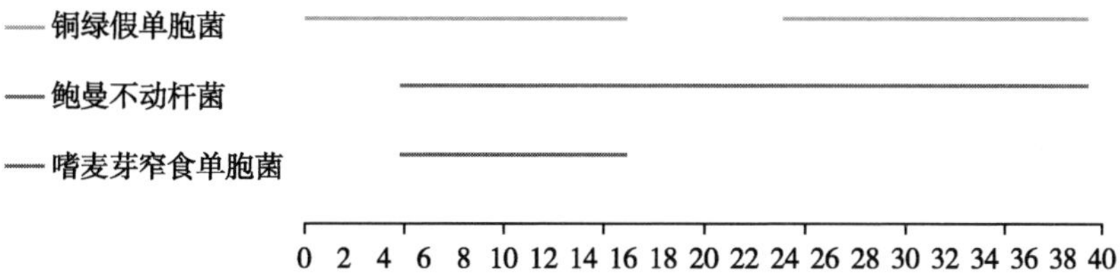

—— 铜绿假单胞菌

—— 鲍曼不动杆菌

—— 嗜麦芽窄食单胞菌

0　2　4　6　8　10 12 14 16 18 20 22 24 26 28 30 32 34 36 38 40

图9-14　痰液标本病原学结果汇总(见书末彩插)

外科重症感染病例分析

性别：男　　　　床号：　　1　　　　标本类型：　痰
年龄：47岁　　　诊疗卡号：▓▓▓　　内部流水号：▓▓▓　流水号：▓▓▓
临床诊断：　　　　　　　　　　　　检验目的：　　　细菌培养鉴定及药敏

共有细菌 1 种，细菌分别是 铜绿假单胞菌
结果：

细菌计数(CFU/L)　　百分比(%)

1　铜绿假单胞菌 Pseudomonas aeruginosa
临床评语：

抗菌药物	KB*	MIC**	敏感度	成人剂量	血液浓度	尿液浓度
氨苄西林Ampicillin		≥32	R	i.v. 1g	2.5~5/8~10	40
阿米卡星Amikacin		16	S	i.m. 7.5mg/kg.	15~20	20~40
头孢哌酮/舒巴坦Ceperazone/Sulbactam		8	R			
环丙沙星Ciprofloxacin		≥4	R	p.o. 400mg	2.5	4.5
头孢替坦Cefotetan		≥64	R	i.v. 1g	50~80	160
头孢唑林Cefazolin		≥64	R	i.v. 1g	65	185
头孢吡肟Cefepime		≥64	R	i.v. 1g	30	82
呋喃妥因ftnNitrofurantoin		256	R		<2	
庆大霉素Gentamicin		8	I	i.v. 1.5mg/kg	4~6	4~8
亚胺培南Imipenem		≥16	R		25~35	
左氧氟沙星Levofloxacin		≥8	R	i.v. 500mg	5.5	6.5
美罗培南Meropenem		≥16	R		25~35	
哌拉西林Piperacillin		≥128	R	i.v. 4g	36	240
头孢呋辛钠Cefuroxime-Sodium		≥64	R		100	
头孢呋辛酯Cefuroxime-Aaxeril		≥64	R		9	
头孢他啶Ceftazidime		≥64	R	i.v. 1g	40	70
妥布霉素Tobramycin		≥16	R	i.v. 1.5mg/kg	4~6	4~8
哌拉西林/他唑巴坦Piperacillin/Tazobactam		≥128	R	i.v. 4.5g	242Pip/24Tazo	298Pip/34Tazo

图 9-15　痰液标本病原学及药敏结果

性别：男　　　　床号：　　1　　　　标本类型：　痰
年龄：47岁　　　诊疗卡号：▓▓▓　　内部流水号：▓▓▓　流水号：▓▓▓
临床诊断：　　　　　　　　　　　　检验目的：　　　细菌培养鉴定及药敏

共有细菌 3 种，细菌分别是 鲍曼不动杆菌,铜绿假单胞菌,嗜麦芽寡养单胞菌
结果：

细菌计数(CFU/L)　　百分比(%)

1　鲍曼不动杆菌 Acinetobacter baumannii
临床评语：*注意泛耐药(XDR)*

抗菌药物	KB*	MIC**	敏感度	成人剂量	血液浓度	尿液浓度
氨苄西林Ampicillin		≥32	R	i.v. 1g	2.5~5/8~10	40
阿莫西林/克拉维酸Amoxicillin/CA		≥32	R	p.o. 250/125mg	3.3Amox	1.5Clav
阿米卡星Amikacin	6	8	R	i.m. 7.5mg/kg.	15~20	20~40
氨曲南Aztreonam		≥64	R	i.v. 1g	45	90~160
头孢哌酮/舒巴坦Ceperazone/Sulbactam	12		R			
环丙沙星Ciprofloxacin		≥4	R	p.o. 400mg	2.5	4.5
头孢曲松Ceftriaxone		≥64	R		2.3	
头孢唑林Cefazolin		≥64	R	i.v. 1g	65	185
头孢吡肟Cefepime		32	R	i.v. 1g	30	82
头孢西丁Cefoxitin		≥64	R	i.m. 1g	55~110	20~25
呋喃妥因ftnNitrofurantoin		≥512	R		<2	
庆大霉素Gentamicin		≥16	R	i.v. 1.5mg/kg	4~6	4~8
亚胺培南Imipenem		≥16	R		25~35	
左氧氟沙星Levofloxacin		≥8	R	i.v. 500mg	5.5	6.5
美罗培南Meropenem	6		R		25~35	
米诺环素Minocycline	6		R			
复方磺胺甲噁唑Trimethoprim/Sulfa		≤20	S	i.v. 160mgT800mgS	1~3T/20~50S	3~9T/45~100S
妥布霉素Tobramycin		≥16	R	i.v. 1.5mg/kg	4~6	4~8
哌拉西林/他唑巴坦Piperacillin/Tazobactam		≥128	R	i.v. 4.5g	242Pip/24Tazo	298Pip/34Tazo
替加环素Tigecycline		4	I			

图 9-16　痰液标本病原学及药敏结果

性别：男   床号：   1   标本类型： 痰

年龄：47岁   诊疗卡号： ▓▓   内部流水号： ▓▓   流水号： ▓▓

临床诊断：   检验目的：   细菌培养鉴定及药敏

共有细菌 3 种，细菌分别是 鲍曼不动杆菌，铜绿假单胞菌，嗜麦芽寡养单胞菌

结果：

细菌计数(CFU/L)   百分比(%)

3 　嗜麦芽寡养单胞菌 Stenotrophomonas maltophilia

临床评语：

抗菌药物	KB*	MIC**	敏感度	成人剂量	血液浓度	尿液浓度
亚胺培南Imipenem	6		R		25～35	
左氧氟沙星Levofloxacin	19		S	i.v. 500mg	5.5	6.5
美罗培南Meropenem	6		R		25～35	
米诺环素Minocycline	23		S		1	
复方磺胺甲噁唑Trimethoprim/Sulfa	20	≤20	S	i.v. 160mgT800mgS	1～3T/20～50S	3～9T/45～100S
头孢他啶Ceftazidime	6		R	i.v. 1g	40	70
替卡西林/棒酸Ticarcillin/CA	6		R	>30分钟	330替卡西林	8-16棒酸

图9-17　痰液标本病原学及药敏结果

（7）治疗期间根据患者病情及病原学培养结果调整抗菌药物治疗方案汇总，见图9-18。（备注：横轴为入院日数）

（8）治疗期间主要治疗措施及其方案调整见图9-19。

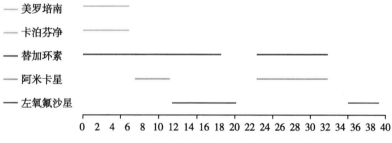

图9-18　治疗过程抗菌药物治疗方案（见书末彩插）

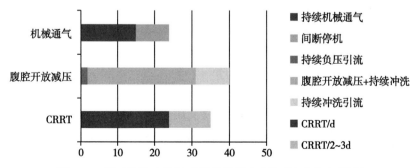

图9-19　治疗期间主要治疗措施及其方案调整（见书末彩插）

2. 病例分析

(1)重症急性胰腺炎的诊断：重症急性胰腺炎（severe acute pancreatitis，SAP）是指多种病因引起的胰酶激活，继以胰腺局部炎症反应为主要特征，并伴有全身炎症反应综合征和多器官功能障碍的疾病。其临床表现多为急性发作的持续性上腹部剧烈疼痛，常向背部放射，可伴有腹胀及恶心呕吐。SAP通常以局部非感染性炎症开始，由于炎性介质的过度生成，可发展为全身性炎症反应，并逐渐影响多个器官的功能。大量生成的炎症介质可刺激胸膜组织，引起急性呼吸窘迫综合征（acute respiratory distress syndrome，ARDS）。随着病程的进展，ARDS 基础上可继发肺部感染，甚至成为主要的感染源。

临床上符合以下 3 项特征中的 2 项，即可诊断为急性胰腺炎：①与急性胰腺炎相符合的腹痛；②血清淀粉酶和/或脂肪酶活性至少高于正常上限值 3 倍；③腹部影像学检查符合急性胰腺炎影像学改变。急性胰腺炎伴有脏器功能障碍，或出现坏死、脓肿或假性囊肿等局部并发症者，或两者兼有，则为 SAP。患者入院 1 周前查全腹 CT 检查提示重症急性胰腺炎，伴胰体部坏死、出血，周围大量包裹积液，腹腔积液/积血，患者 SAP 并发腹腔感染诊断明确。

(2)重症急性胰腺炎的病理生理变化：重症急性胰腺炎引起胰腺及周围组织炎症渗出、水肿，严重者出血、坏死。严重的炎症反应引起胃肠道功能减弱甚至瘫痪，腹胀逐渐加重，早期以无菌性炎症为主。当腹腔内压力升高，胃肠道的血流灌注会因阻力增加而减少，进一步减弱胃肠道的蠕动功能，肠内容物滞留，继而发生菌群移位入腹腔（甚至入血），即腹腔感染，如果胰酶、消化液等腐蚀肠道导致穿孔，则感染症状会进一步加重，此时的感染则以肠杆菌科、肠球菌科常见。该患者转入 ICU 时 APACHE Ⅱ 评分 24 分，感染严重，以腹腔感染为主，伴发肺部感染，继发脓毒症休克。当感染加重，腹腔压力进一步上升甚至出现腹腔间隔室综合征时，外周血液回流心脏受阻，心脏负荷增大，而肾脏血流灌注减少，尿量减少，继而引起液体潴留、电解质紊乱，造成心功能不全、心源性休克。腹腔高压同时会使胸腔受压，通气/血流比例失调，严重影响肺部通气功能，出现低氧血症及高碳酸血症；而炎症加重出现 ARDS 或者液体潴留引起肺水肿时，肺部的换气功能也会受到严重影响，因此大部分此类患者都需要呼吸机支持。

(3)治疗原则：据统计，在美国每年有超过 275 000 例患者因急性胰腺炎住院，总体病死率约为 5%，我国胰腺炎发病率也逐年升高，其中以血脂异常导致者为著。而发展为重症急性胰腺炎的占比为 20%~30%，常并发胰腺和胰周坏死感染、器官衰竭等，院内病死率达 15%。对重症急性胰腺炎并脓毒症休克、多器官功能障碍综合征的患者，治疗策略包括①器官功能维护。针对呼吸衰竭给予呼吸机辅助呼吸，给予血液净化滤过炎症因子，治疗急性肾衰竭。其他器官功能的支持，如出现肝功能异常时可予以保肝药物，急性胃黏膜损伤需应用质子泵抑制剂或 H_2 受体拮抗剂。②给予充分的液体复苏。《2018 年美国胃肠病学会指南：急性胰腺炎的初期处理》及《2019 年世界急诊外科学会重症急性胰腺炎诊治共识》均建议，对于急性胰腺炎患者使用目标导向治疗进行液体复苏，纠正休克状态，同时应通过频繁多次评估血流动力学的状态来指导液体给药，因为液体超负荷会产生有害影响，复苏液体首选等渗晶体液。③予适当的镇静和镇痛治疗。疼痛剧烈时考虑镇痛治疗，可肌内注射哌替啶。④根据病情予器官支持，如机械通气、肾替代治疗等。⑤尽早开展肠内营养。⑥监测和控制腹腔压力，适时采用经皮 / 内镜引流胰腺积液（临床表现有恶化迹象或强烈怀疑感染坏死性胰腺炎，最好是在疾病发作 4 周后，坏死已被包裹后进行），如病情不能改善，如出现腹腔间隔室综合征，需考虑外科手术干预。2019 年中华医学会发布了《急性胰腺炎基层诊疗指南（2019 年）》，提到采用中医中药如大黄浸水口服、芒硝外敷腹部等方法改善胃肠道功能。中药大黄已被临床实践证明有效，通过降低血管通透性，抑制巨噬细胞和中性粒细胞活化，清除内毒素达到治疗功效。⑦抗感染治疗。《WSES 指南：急性重症胰腺炎管理》中指南指出，有感染性坏死的患者应使用可穿透胰腺坏死组织的抗生素，经验性使用抗生素的抗菌谱需要覆盖需氧和厌氧、革兰氏阳性和革兰氏阴性微生物，不建议常规预防性使用抗真菌药物，需根据实际情况选择。⑧抑制胰腺分泌。生长抑素及其类似物（奥曲肽）可直接抑制胰腺外分泌；H_2 受体拮抗剂或质子泵抑制剂可通过抑制胃酸分泌而间接抑制胰腺分泌，并预防应激性溃疡发生。

（4）重症急性胰腺炎（SAP）合并肺部感染、ARDS 的经验性抗感染治疗：重症胰腺炎相关指南，只有经过引流液检查明确为感染坏死，或通过 CT 扫描发现胰腺积聚物中见到气体，才有抗生素的使用指征。抗感染治疗的方案应根据引流液的培养和药敏结果而定。胰腺炎常见的致病菌主要考虑以肠道来源的革兰氏阴性杆菌和厌氧菌为主，例如大肠埃希菌、拟杆菌、肠杆菌、克雷伯菌，以及肠球菌和其他革兰氏阳性球菌（表皮葡萄球菌和金黄色葡萄球菌）。选择抗生素时除了要考虑覆盖可能病原菌，还应考虑到血胰屏障的存在，因此抗生素的选择应考虑：对革兰氏阴性杆菌和厌氧菌有效，脂溶性强，有效穿过胰腺组织和胰腺积液，并能超过常见致病菌的最小抑菌浓度（MIC）的抗菌药物。抗菌药物一般可选择碳青霉烯类抗生素、喹诺酮类、甲硝唑、第三代头孢菌素等。在经验性抗感染治疗的同时，需要进行腹腔感染灶标本送检病原菌培养，以根据药敏结果进行目标性治疗。

SAP 是 ARDS 的强烈诱因，随着病情的进展，可在 ARDS 基础之上出现肺部感染，甚至成为主要的感染源。在 SAP 初期，患者可表现为轻度呼吸频率加快，多数患者没有明显的呼吸困难，听诊两肺呼吸音清，没有啰音。血气检查仅表现为过度通气，二氧化碳分压下降，氧分压在正常范围。随着病情的进展，呼吸困难加重，可出现发绀，双肺啰音增多，影像学提示出现双肺弥漫性、对称性密度增高，以间质水肿为主。随着肺部感染加重，可能会出现大片肺实变、肺不张，低氧血症及高碳酸血症并存。因此，SAP 诱发的肺部感染，初始抗感染治疗病原菌考虑与 SAP 具有同源性可能，深部痰液标本送检后再根据培养的致病菌药敏结果调整抗感染治疗方案。

（二）抗感染方案分析与药学监护

1. 抗感染方案分析　患者为中年男性，结合病史、临床表现和相关检查诊断为重症急性胰腺炎（SAP）并复杂性腹腔感染、脓毒症休克合并多器官功能障碍综合征（MODS）。患者转入 ICU 时，感染指标 WBC 15.83×10^9/L、NEU 89.7%、PCT 3.4ng/ml；当地医院全腹 CT 检查提示重症急性胰腺炎，伴胰体部坏死、出血；入院胸片提示双肺大片渗出，考虑肺部感染。患者本次入住 ICU，感染主要考虑 SAP 并复杂性腹腔感染和肺部感染。

（1）初始经验性抗感染方案分析：根据急性胰腺炎及腹腔感染相关指南推荐，结合患者的入院情况，经验性给予美罗培南 1g q.8h.、替加环素（首剂 100mg，维持 50mg q.12h.）联合卡泊芬净（首剂 70mg，维持 50mg q.d.）抗感染治疗。美罗培南为碳青霉烯类抗菌药物，对大多数革兰氏阴性菌和厌氧菌敏感性较高，且较易通过血胰屏障，在胰腺组织中可形成有效的浓度，可作为感染坏死性胰腺炎的初始经验性抗感染治疗。患者入住 ICU 时，给予 CRRT（CVVHDF 模式）器官功能支持治疗，维护内环境稳定。美罗培南为亲水性抗菌药物，蛋白结合率低，主要通过肾脏清除。相关文献研究显示，当使用高强度的 CRRT（置换/透析液流速 >70ml/min）时，CRRT 占美罗培南的总清除率超过 50%；在使用 PIRRT 期间也可见美罗培南被显著清除。同时，考虑患者在入院时血肌酐 320μmol/L，几乎无尿状态（尿量 5ml/h），因此，需要注意美罗培南由于被 CRRT 清除而导致剂量不足，同时又要考虑患者由于急性肾衰竭导致的药物蓄积可能性。药师建议：患者美罗培南的血药浓度受 CRRT 的治疗时间和患者肾功能恢复情况影响，推荐动态监测美罗培南血药浓度指导剂量调整。替加环素可覆盖常见革兰氏阴性杆菌如大肠埃希菌、肺炎克雷伯菌、鲍曼不动杆菌等，以及耐甲氧西林金黄色葡萄球菌、屎肠球菌等革兰氏阳性菌，且在腹腔具有较高的组织浓度。对于 SAP、入住 ICU、中心静脉插管的患者，具有念珠菌感染的高危因素，应警惕深部真菌感染，根据菌种选用抗真菌药物，且检测患者真菌 D- 葡聚糖浓度为 79.14pg/ml，因此给予卡泊芬净（首剂 70mg，维持 50mg q.d.）经验性抗真菌治疗是合适的。卡泊芬净可以覆盖常见的念珠菌（如白念珠菌、光滑念珠菌、季也蒙念珠菌、克柔念珠菌和葡萄牙念珠菌）并有较好的敏感性。药物的选择和给药剂量都是合适的。

（2）治疗过程抗感染方案分析：患者入院后第 1 日的腹腔引流液标本细菌培养可见鲍曼不动杆菌和屎肠球菌。从药敏结果单可判断，这是泛耐药的鲍曼不动杆菌（图 9-10），对目前所用的美罗培南是耐药的（美罗培南 KB = 6），未对替加环素做敏感性试验。所培养的屎肠球菌（图 9-11），对替加环素和万古霉素都是敏感的，对替加环素的 MIC≤0.12，对万古霉素的 MIC≤0.5。《广泛耐药革兰阴性菌感染的实验诊断、抗感染治疗及医院感染控制：中国专家共识》推荐对于多重耐药的鲍曼不动杆菌，宜选用多黏菌素或替加环素，备选舒巴坦、氨基糖苷类、碳青霉烯或氟喹诺酮等；泛耐药鲍曼不动杆菌则可选用分别以舒巴坦及其合剂、替加环素或多黏菌素为基础的两药联合方案，三类药物之间常互相组合或分别根据药敏结果进行联合，亦可选用头孢哌酮 / 舒巴坦 + 替加环素 + 碳青霉烯的三药联合方案。患者在入院的第 4 日，腹腔引流液标本培养到泛耐药铜绿假单胞菌（图 9-12），药敏结果显示对美罗培南耐药 MIC≥16，对哌拉西林 / 他唑巴坦为中介 MIC = 64。对于多重耐药的铜绿假单胞菌，宜选用多黏菌素，或具有抗假单胞菌酶抑制剂复合制剂、碳青霉烯类、喹诺酮类和氨基糖苷类；泛耐药的铜绿假单胞菌通常需要以多黏菌素为基础的联合治疗，或以敏感的 β- 内酰胺类药物为基础的联合治疗，可联合喹诺酮类或氨基糖苷类，亦可以采用双 β- 内酰胺类联合或多黏菌素 + 敏感的 β-内酰胺类 + 环丙沙星的三药联合方案。在入院后的第 5 日，痰标本先后培养到多重耐药的铜绿假单胞菌（图 9-15）、泛耐药的鲍曼不动杆菌（图 9-16）和嗜麦芽窄食单胞菌（图 9-17）。从药敏结果可见，培养到的多重耐药铜绿假单胞菌只对阿米卡星敏感 MIC = 16，对美罗培南为耐药 MIC≥16。对于多重耐药的铜绿假单胞菌，宜选用多黏菌素，或具有抗假单胞菌酶抑制剂复合制剂、碳青霉烯类、喹诺酮类和氨基糖苷类；泛耐药的铜绿假单胞菌通常需要以多黏菌素为基础的联合治疗，或以敏感的 β- 内酰胺类药物为基础的联合治疗，可联合喹诺酮类或氨基糖苷类，亦可以采用双 β- 内酰胺类联合或多黏菌素 + 敏感的 β- 内酰胺类 + 环丙沙星的三药联合方案。痰标本培养的泛耐药鲍曼不动杆菌，药敏结果提示对替加环素中介 MIC = 4。痰标本培养的多重耐药嗜麦芽窄食单胞菌，药敏结果提示对左氧氟沙星、米诺环素和复方磺胺甲噁唑均敏感。多重耐药的嗜麦芽窄食单胞菌治疗方案通常以 SMZ-TMP 为基础，联合 β- 内酰胺酶抑制剂复合制剂、氟喹诺酮、氨曲南；亦可选用喹诺酮类联合β-内酰胺酶抑制剂复合制剂；替加环素对嗜麦芽窄食单胞菌敏感性良好，必要时也可与其他抗菌药物联合。方案调整：①考虑患者腹腔和痰标本均培养到泛耐药的铜绿假单胞菌，对美罗培南的 MIC≥16；多次 G 试验结果和真菌筛查提示阴性结果，因此，在入院后第 6 日停用卡泊芬净、美罗培南。②考虑痰培养鲍曼不动杆菌对替加环素为中介 MIC＝4，且替加环素在肺部浓度低，遂调整抗感染治疗方案为替加环素 100mg q.12h.，并根据药敏结果联合阿米卡星 600mg q.d. 抗感染治疗。在入院后第 12 日，影像学提示肺部改善不明显，患者有痰量增多的趋势，考虑阿米卡星在组织浓度不高可能，且由于无法对阿米卡星进行血药浓度监测，使用时间较长时存在肾毒性和耳毒性的风险，遂停用阿米卡星，调整为静脉滴注左氧氟沙星 500mg q.d. 联合替加环素抗感染治疗。在入院后第 21 日，患者整体情况好转，PCT＜0.05ng/ml，停用所用的抗菌药物；在入院后第 24 日，腹腔引流液培养到泛耐药的铜绿假单胞菌和屎肠球菌，再次加用替加环素 100mg 联合阿米卡星 600mg q.d. 抗感染治疗。药师分析，考虑患者整体情况好转，如果腹腔冲洗引流通畅，腹腔引流液颜色清亮的情况下，可以继续保持冲洗引流，暂可不予频繁加用药物抗感染治疗，毕竟对泛耐药的铜绿假单胞菌，阿米卡星单药治疗作用非常有限。在入院的第 30 日，腹腔引流液培养到弗氏柠檬酸杆菌，药敏结果（图 9-13）显示对阿米卡星和左氧氟沙星均敏感。在入院第 32 日同时痰培养到鲍曼不动杆菌，但此时患者整体肺部呼吸情况好转，呼吸机参数下调，氧合明显好转，多次痰培养提示鲍曼不动杆菌，考虑为定植菌可能性较大。经过积极抗感染治疗、外科处理（持续冲洗引流）以及各种治疗措施，患者整体情况好转，主要表现为生命体征平稳，不需血管活性药物；呼吸氧合肺部情况明显改善；肾功能明显好转，CRRT 治疗时间大幅缩短，尿量恢复；顺利开展肠内营养。考虑抗感染有效，治疗方案降阶梯，第 35 日予左氧氟沙星单药治疗。在治疗的第 40 日患者病情稳定，成功脱离呼吸机，并转至普通病房。

（3）讨论：对全身多部位的多重耐药菌抗感染治疗，往往在实际治疗过程当中会非常棘手，特别对于泛耐药的细菌，例如铜绿假单胞菌、鲍曼不动杆菌、肺炎克雷伯菌等。本案例对多部位泛耐药菌治疗方案可能存在一些值得商讨的地方，主要原因包括①由于本病例发生于 2014 年，距今时间较长，考虑当时对多重耐药菌的抗感染治疗方案认识并不成熟；②一些针对多重耐药菌的抗菌药物（例如多黏菌素、头孢他啶 / 阿维巴坦等）在国内还未上市；③由于条件所限，也未能开展抗菌药物联合药敏试验指导抗生素的联合应用。但是，本案例患者最后的治疗结局是成功的，由此可见，对重症急性胰腺炎并复杂性腹腔感染，药物抗感染治疗只是整个治疗策略的其中一部分，其他包括外科的冲洗引流、多器官功能支持治疗、营养支持、免疫调节等都非常重要。

2. 药学监护

（1）抗感染疗效监护：动态监测患者的感染指标，如体温、WBC、PCT、NEUT 的变化，腹腔引流液量、引流液性状变化，腹围和膀胱压的变化，以及影像学的改善程度。根据对疗效评估结果，对患者的抗感染治疗方案进行调整。

（2）胃肠道反应：美罗培南、替加环素、奥曲肽均可引起恶心、腹泻、便秘等消化道症状。用药期间注意观察，如有发生及时对症处理。

（3）过敏反应：美罗培南、左氧氟沙星等可引起血管性水肿、荨麻疹等过敏反应。一旦发生过敏反应，应及时对症处理。

（4）替加环素使用监护：卡泊芬净、替加环素可引起肝酶水平升高。应密切监测肝功能。替加环素可引起凝血酶原时间（PT）和活化部分凝血活酶时间（APTT）延长、血小板减少，以及纤维蛋白原的降低。患者在治疗过程中调整为加倍剂量，需要严密监测肝功能、凝血指标的变化。

（5）阿米卡星使用监护：阿米卡星经肾脏排泄，具有严重的肾毒性，用药期间密切监测患者肌酐和尿量。同时，阿米卡星具有耳毒性，且通常不可逆，包括前庭功能障碍和耳蜗听神经损失，用药期间密切监测，有条件应监测血药浓度。

（程慧华　梁　丹　何　清）

病例三　感染性心内膜炎合并脓毒性肺栓塞

（一）病例资料总结与分析

姓名：莫×　　　　　　　　性别：男

年龄：38 岁　　　　　　　身高：175cm

民族：汉族　　　　　　　　体重：62kg

婚姻：已婚　　　　　　　　入院时间：2018 年 7 月 20 日

主诉：反复发热、咳嗽 3 个月余，加重 1 周。

现病史：患者 3 个月前无明显诱因出现畏寒、发热，伴咳嗽、咳痰，无胸闷、胸痛，无恶心、呕吐、头晕、头痛，无尿频、尿痛等其他不适，至当地医院就诊，行相关检查，CT 提示"重度肺炎"，心脏超声提示"三尖瓣重度关闭不全"，当地医院予抗感染治疗（具体方案不详），效果不佳。3 周前为进一步治疗就诊呼吸内科，行胸部 CT 及头颅 CT 检查提示"双肺病变，考虑肺动脉栓塞并局部肺梗死可能性大，不除外合并感染，颅内未见明确异常病灶"，心脏彩超提示"三尖瓣重度关闭不全，二尖瓣脱垂并轻度反流，左室收缩功能大致正常"，细菌培养、真菌培养、厌氧菌培养及真菌 D- 葡聚糖试验均阴性,考虑诊断"肺动脉栓塞合并肺部感染",予万古霉素 + 美罗培南抗感染治疗、低分子量肝素抗凝治疗,后患者无明显发热,症状明显改善,情况逐步稳定,1 周前患者要求出院返回当地医院继续治疗。患者近 1 周再次出现反复发热、咳嗽,无明显咳痰,伴少许胸闷、气促,活动后明显,3 日前再次就诊呼吸内科,复查心脏彩超提示"三尖瓣前叶毁损、赘生物形成并关闭不全(极重度)、二尖瓣脱垂并轻度反流,左室收缩功能大致正常",现为进一步诊治收入呼吸内科住院治疗。

既往史:否认"肝炎、结核、伤寒"等传染病史,否认"冠心病、高血压、糖尿病"等慢性疾病,否认输血史,否认外伤手术史,否认药物、食物过敏史,预防接种史不详。

个人史:有静脉吸毒史,出生并生长于原籍,否认血吸虫、肝吸虫等疫区、疫水接触史。否认放射性物质及工业毒物接触史,无烟酒嗜好。

家族史:否认家族性遗传病和精神病史。家族中无类似疾病成员。

既往用药史:无长期服用药物病史,3 周前使用"万古霉素 + 美罗培南"抗感染治疗、"低分子量肝素"抗凝治疗。

入院查体:体温 37.6℃,呼吸 21 次 /min,血压 18.3/11.9kPa(137/89mmHg),心率 123 次 /min。神志清醒,精神疲倦,平卧位。双肺呼吸音粗,左肺呼吸音稍低,双下肺闻及湿啰音。心律齐,胸骨左缘 4～5 肋间可闻及全收缩期 4/6 级吹风样杂音,余瓣膜听诊区未闻及病理性杂音。腹部平坦,腹壁柔软,无压痛反跳痛及包块,肝脾胆囊肋下未触及,肝颈回流征阴性,Murphy 征阴性,肝肾区无叩痛,移动性浊音阴性。肠鸣音正常,2～4 次 /min,未闻及振水音及血管杂音。双下肢无水肿。

辅助检查如下:

循环系统(7 月 20 日):NT-proBNP 2685pg/ml(↑),磷酸肌酸激酶 42U/L,肌酸激酶同工酶 8U/L。

消化系统(7 月 20 日):谷草转氨酶 15U/L,谷丙转氨酶 16U/L,总胆红素 12.5μmol/L,总蛋白 58.8g/L(↓),白蛋白 29.5g/L(↓),前白蛋白 0.11g/L(↓)。

泌尿系统(7 月 20 日):尿常规无异常,肌酐 103μmo/L,血清钾 3.17mmol/L(↓),血清钠 139mmol/L,血清氯 105.8mmo/L,血清钙 1.92mmol/L(↓)。

血液系统(7 月 20 日):血浆凝血酶原时间 15.8s(↑),凝血酶原活度 46.5%(↓),凝血酶原国际标准化比值 1.38(↑),纤维蛋白原 4.16g/L(↑),活化部分凝血活酶时间 47.7s(↑),D- 二聚体 4.47mg/L(↑)。

感染相关检查(7 月 20 日):白细胞计数 13.90×10⁹/L(↑),红细胞计数 2.74×10¹²/L(↓),血红蛋白 79g/L(↓),血小板计数 94×10⁹/L(↓),中性粒细胞百分比 80.6%(↑)，超敏 C 反应蛋白 161.28mg/L(↑)，降钙素原定量 0.67ng/ml(↑)。

既往影像学检查：7 月 12 日胸部 CT"双肺病变，结合病史，考虑肺动脉栓塞并局部肺梗死可能性大，不除外合并感染，双侧少量胸腔积液"。7 月 6 日心脏彩超"三尖瓣重度关闭不全，二尖瓣脱垂并轻度反流，左室收缩功能大致正常"，7 月 19 日心脏彩超"三尖瓣前叶毁损、赘生物形成并关闭不全(极重度)，二尖瓣脱垂并轻度反流，左室收缩功能大致正常"。

入院诊断：①亚急性感染性心内膜炎，三尖瓣前叶赘生物并三尖瓣关闭不全(极重度)，二尖瓣关闭不全(轻度)，窦性心动过速，心功能Ⅱ～Ⅲ级(NYHA 分级)；②肺动脉栓塞并局部肺梗死，肺部感染，双侧少量胸腔积液；③凝血功能异常；④中度贫血；⑤血小板减少；⑥轻度营养不良。

1. 治疗过程及转归

(1) 治疗过程：入院后追问患者病史，本次起病前曾因"感冒"于私人诊所静脉输液治疗(具体药物不详)，无口腔感染、静脉药瘾等其他病史。入院后完善相关检查，予万古霉素 + 美罗培南抗感染、抗凝及对症支持治疗，查细菌培养、真菌培养、真菌 D- 葡聚糖(G 试验)、真菌抗原(GM 试验)等均阴性，未见明确下肢深静脉血栓等，但患者仍反复高热、寒战，体温最高达 40.2℃。于 7 月 22 日更改抗生素方案为达托霉素 + 美罗培南治疗，其余治疗同前，患者体温峰值稍下降，但仍无明显改善，波动于 38～39.8℃，频繁干咳，时有发作性喘息，发作时双肺可闻及散在哮鸣音，再次复查病原学检查、感染相关指标、影像学检查及心脏彩超，以期明确肺栓塞病因及有无加重。7 月 24 日请呼吸内科会诊排除是否为继发于感染性心内膜炎的脓毒性肺栓塞，呼吸科会诊后考虑：结合患者病史、影像学检查及抗凝治疗效果不佳，考虑"感染性心内膜炎合并脓毒性肺栓塞"可能性大，鉴于目前仍有高热，感染指标仍高，建议更改抗生素方案为万古霉素 + 美罗培南治疗，并予地塞米松 3mg + 异丙嗪 50mg 静脉注射，后患者喘息症状缓解。考虑患者为脓毒性肺栓塞，但长期卧床，深静脉血栓风险高，遂减少低分子量肝素用量，使用预防深静脉血栓剂量。体温峰值逐渐下降，7 月 28 日患者咳嗽有所加重，伴咳少量血丝痰，呼吸内科会诊后建议继续当前抗感染治疗，若仍反复高热可考虑甲泼尼龙 20mg 治疗，同时完善尿四项 + 红细胞位相、血管炎四项，并请眼科会诊观察眼底有无出现全身性小血管病变改变。按会诊意见行相关检查未见明显异常，考虑患者脓毒性肺栓塞诊断相对明确，有血丝痰，停用每日预防深静脉血栓的抗凝药物。继续当前抗感染方案，其后患者体温逐渐正常，无喘息发作，无咳血丝痰，考虑感染基本控制，遂于 7 月 30 日行"三尖瓣赘生物清除 + 三尖瓣置换"术，术后痰培养为鲍曼不动杆菌，无明显感染加重表现，未予更改抗菌方案，继续万古霉素＋美罗培南治疗4周，患者病情稳定，复查各项指标满意后顺利出院。

（2）治疗方案

1）抗感染治疗药物方案（图9-20）

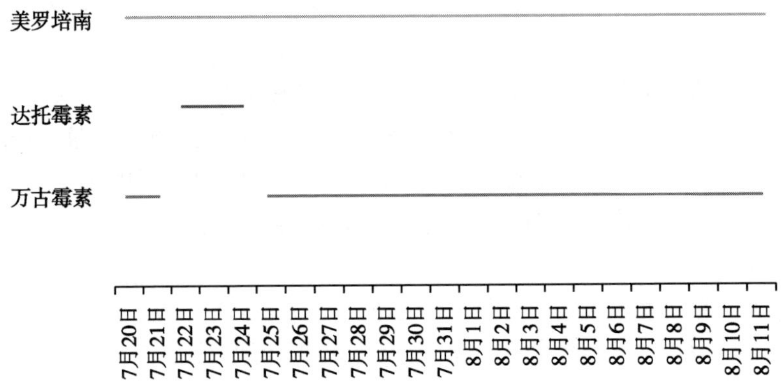

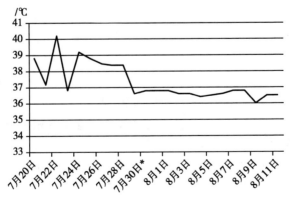

图9-20　抗菌药物使用方案图（见书末彩插）

2）手术治疗方案

手术时间：2018-7-30

手术方案：全身麻醉＋体外循环；三尖瓣赘生物清除＋三尖瓣置换（生物瓣）。

病理结果：（三尖瓣赘生物）送检组织广泛坏死，伴大量中性粒细胞浸润。

术后效果：术后复查心脏彩超，右房、右室内径较术前减小。三尖瓣位生物瓣瓣架固定，瓣叶回声纤细，启闭正常，未见明确异常回声附着。未见瓣周漏。左室收缩功能正常。（详见表9-5）

3）治疗期间体征及检验检查结果变化

A. 体温峰值变化见图9-21。

图9-21　体温峰值曲线图（＊为手术当日）

B. 治疗过程感染相关指标变化情况见表9-1。

表9-1　感染相关指标变化统计表

	白细胞 / （×10⁹/L）	中性粒细 胞 /%	血红蛋白 / （g/L）	血小板 / （×10⁹/L）	C反应蛋白 / （mg/L）	降钙素原 / （ng/ml）
7月20日	13.90	80.6	79	94	161.28	0.67
7月22日	15.10	80.6	82	120	＞200	0.56
7月24日	15.51	77.7	72	181	＞200	0.26
7月27日	12.30	72.5	69	224	123.7	
7月30日*	25.60	83.7	87	218	35	
7月31日	17.81	85	75	202	40.8	
8月1日	16.65	85.8	97	239	141.8	
8月2日	13.56	80.4	97	273	80.6	
8月6日	10.37	75.2	85	280	42.6	
8月9日	5.55	53.9	99	247	15.1	

注：* 为手术当日。

C. 病原学检查结果见表9-2、表9-3及表9-4。

表9-2　细菌培养及药敏结果统计表

日期	标本来源	结果
7月20日	血	未见细菌生长
7月22日	血	未见细菌生长
7月24日	血	未见细菌生长
7月25日	血	未见细菌生长
7月26日	痰	多重耐药鲍曼不动杆菌
7月30日	赘生物	未见细菌生长

表9-3　厌氧菌培养及药敏

日期	标本来源	结果
7月20日	血	未见细菌生长
7月22日	血	未见细菌生长
7月24日	血	未见细菌生长
7月25日	血	未见细菌生长

表9-4　真菌培养及药敏

日期	标本来源	结果
7月20日	血	未见真菌生长
7月25日	血	未见真菌生长

D. 心脏彩超结果见表9-5。

表9-5　心脏彩超结果统计表

	7月23日	7月25日	8月8日
LA/mm	29	33	28
LVDd/mm	42	43	46
RA（4CV）/mm	51	59	50
RV（4CV）/mm	49	50	48
EF/%	56	60	60
超声描述	右房、右室扩大，余房室内径大致正常。室壁厚度正常，室间隔与左室后壁呈同向运动。主动脉、肺动脉近端未探及明显异常。三尖瓣前叶探及较大缺损；一长椭圆形回声（大小约38mm×18mm）附着于前叶根部，并随心动周期运动，舒张期脱入三尖瓣口，收缩期返回右房内，瓣叶关闭不拢。二尖瓣前叶稍松软，收缩期略脱向左房，致瓣叶对合欠佳。主动脉瓣形态、对合未见异常。 多普勒检查：三尖瓣口探及大量往返血流。探及二尖瓣反流束。二尖瓣环处TDI频谱显示Ea>Aa。 （三尖瓣反流口较大，致无法准确估测PASP）	右房、右室扩大，余房室内径大致正常。室间隔及左室壁厚度正常，室间隔与左室后壁运动错位，运动幅度尚可。升主动脉未见明显异常；肺动脉增宽，可显示肺动脉主干未探及明显异常回声。三尖瓣环扩张，三尖瓣前叶探及较大缺损，可探及一长条状疏松回声（大小约32mm×13mm）附着于前叶根部，并随心动周期甩动，舒张期脱入三尖瓣口，收缩期返回右房内，瓣叶关闭不拢；二尖瓣前叶稍松软，收缩期略脱向左房，瓣叶对合欠佳；余瓣膜形态、结构未见明显异常。心包腔见液性暗区，其舒张末宽度为：左室后4mm。下腔静脉增宽（24mm）。 多普勒检查：三尖瓣口探及大量往返血流；探及二尖瓣、肺动脉瓣反流束。估测PASP约52mmHg（三尖瓣反流口较大，可能低估PASP）	右房、右室内径较术前减小。室间隔及左室游离壁厚度正常，收缩幅度正常。三尖瓣位生物瓣瓣架固定，瓣叶回声纤细，启闭正常，未见明确异常回声附着。二尖瓣前叶稍松软，收缩期略脱向左房，致瓣叶对合欠佳。主动脉瓣形态、对合未见异常。 多普勒检查：三尖瓣位生物瓣舒张期峰值流速正常（约0.87m/s），未见瓣周漏，伴收缩期反流。探及二尖瓣偏心性反流。二尖瓣环处TDI频谱显示Ea<Aa

注：LA，左房内径；LVDd，左室内径；EF，左室射血分数；RA（4CV），四腔心切面右房内径；RV（4CV），四腔心切面右室内径。

E. 胸部影像学检查结果

7月24日胸部CT（图9-22）：左肺上叶新增大片状及斑片状致密影，右肺中叶片状影内见空气支气管征，相应管腔稍扩张，增强扫描显示呈轻中度不均匀强化。

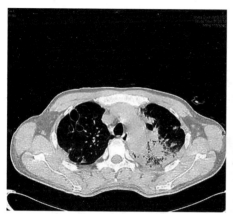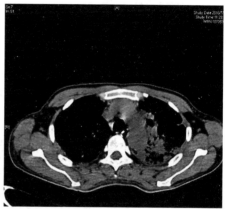

图9-22　7月24日胸部CT

7月24日胸部CT矢状位（图9-23）：左肺上叶大片状及斑片状致密影。

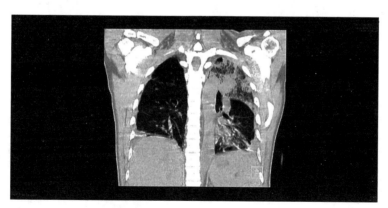

图9-23　7月24日胸部CT矢状位

7月27日胸部CT正位（图9-24）：左肺上叶肺动脉及其分支未见充盈。

7月27日胸部CT矢状位（图9-25）：左肺上叶肺动脉及其分支未见充盈。

8月9日胸部CT（图9-27）与7月27日胸部CT（图9-26）肺窗比较：右肺中叶、左肺上叶及双肺下叶斑片状及结节状病灶较前明显吸收，范围较前明显缩小。

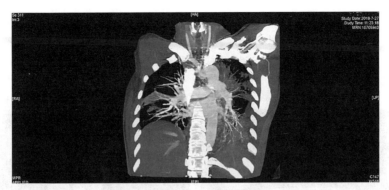

图 9-24　7 月 27 日胸部 CT 正位

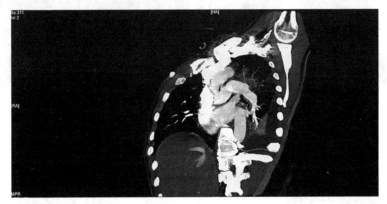

图 9-25　7 月 27 日胸部 CT 矢状位

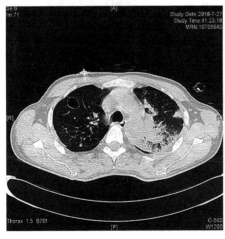

图 9-26　7 月 27 日胸部 CT

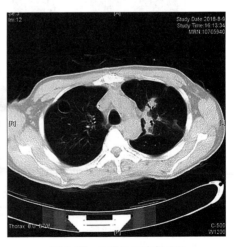

图 9-27　8 月 9 日胸部 CT

8月9日胸部CT（图9-29）与7月27日胸部CT（图9-28）纵隔窗比较：右肺中叶、左肺上叶及双肺下叶斑片状及结节状病灶较前明显吸收，范围较前明显缩小。

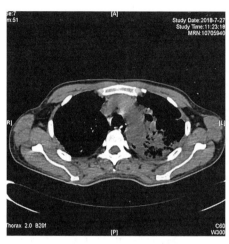

图9-28 7月27日的胸部CT

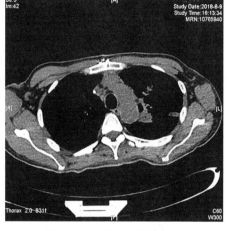

图9-29 8月9日胸部CT

出院诊断：①亚急性感染性心内膜炎，三尖瓣前叶赘生物并三尖瓣关闭不全（极重度），二尖瓣关闭不全（轻度），窦性心动过速，心功能Ⅱ～Ⅲ级（NYHA分级）；②脓毒性肺栓塞，肺部感染，双侧胸腔积液；③凝血功能异常；④中度贫血；⑤血小板减少；⑥轻度营养不良。

2. 病例分析

（1）感染性心内膜炎（infective endocarditis，IE）的诊断与治疗：大多数感染性心内膜炎发生于伴器质性心脏病的患者，主动脉瓣和二尖瓣受累者常见（多发在人工心脏瓣膜、复杂的发绀型先天性心脏病、既往有过感染性心内膜炎、肥厚性心肌病、后天性如风湿性及老年退行性心脏瓣膜病）。感染性心内膜炎是心胸外科领域最易发展为重症感染及多器官功能损害的疾病之一，其起病时临床症状有时典型、有时隐匿。在发病早期诊断相对困难，特别是在未发现赘生物时，诊断困难更大，需结合前驱病史、临床表现、有无结构性心脏病基础等综合判断。当临床上遇到下列情况时，需高度警惕感染性心内膜炎的可能。①器质性心脏病患者不明原因发热1周以上；②心脏手术或心内操作后不明原因发热，持续1周以上；③原无心脏杂音者突然出现心脏杂音（特别是瓣膜关闭不全性杂音），或原有心脏杂音短期内发生变化或出现新杂音，且合并临床感染的表现或证据；④不明原因体动脉或肺动脉栓塞（多见于右心感染性心内膜炎）；⑤不明原因心力衰竭或进行性心功能减退，合并临床感染的表现或证据等。如遇上述情况，均应该及时进行血培养和超声心动图检查，以明确诊断。对高度怀疑或诊断尚不明确的患者，反复多次进行病原学检查及超声心动图检查跟踪随访尤其重要。

感染性心内膜炎患者在瓣膜形成赘生物之前或同期，绝大多数曾经或正在有菌血症发生，病原学检查，特别是血培养的阳性结果，对本病具有决定性诊断价值，并为治疗提供确切依据。但近年来国内血培养阳性率远低于国外，或与下述因素有关。①缺乏恰当的培养手段，如许多患者血培养前已使用抗生素，体内病原微生物增殖已受抑制，但仍按常规未使用抗生素的条件进行标本采集和培养；②标本采集欠规范，不能满足培养需要，如采血量不足，未能连续采血，单部位采血等；③未能多次采集或采集时机不恰当，因感染性心内膜炎存在间歇排菌，若仅单次采血或非寒战及体温正常时采血，或恰逢无菌期，可导致假阴性。为提高血培养的阳性率，可采取以下措施：尽可能在应用抗生素前进行血培养（需了解患者有无院外使用抗生素病史），一般在 24～48 小时内采血 3～5 次即可，但每次采血量应达 10ml 或更多（应向患者及其家属说明原因和理由，以取得配合）。已应用过抗生素且病情许可者，可考虑停药 1 周后再行血培养，但有时患者情况不允许此种做法，可将用过抗生素患者的血标本用培养液稀释 20 倍，以稀释抗生素浓度和减少特异性杀灭病原微生物抗体的影响。有条件的单位应开展多项培养手段，包括需氧菌、厌氧菌、真菌及特殊菌种培养，以及适当延长培养时间。

除血培养的阳性结果外，超声心动图可检查心脏和血管瓣膜及其支持结构上有无赘生物，对感染性心内膜炎诊断亦有重要价值。但未发现赘生物也不能完全排除感染性心内膜炎诊断，当赘生物较小（直径小于 2mm）、赘生物的位置不易被超声束所探及、在疾病早期赘生物尚未形成或赘生物脱落等情况时，原发部位可能无法找到赘生物，因此可以造成假阴性结果。故对高度怀疑感染性心内膜炎者，应追踪复查超声心动图，以免延误诊治。感染性心内膜炎在超声心动图上的表现，除典型的赘生物附着于心内或血管结构外，亦可有下列间接征象：瓣膜及其瓣下装置的破坏性改变（如腱索断裂、瓣叶穿孔破坏以及相应的血流动力学改变）、瓣周脓肿、室间隔脓肿、主动脉根部脓肿等。需要强调的是，超声心动图虽然对感染性心内膜炎的诊断有重要价值，但它难以判断赘生物内病原微生物是否存活，病灶是否活动，故应紧密结合临床相关情况作全面综合分析。

感染性心内膜炎病原学的流行病学统计表明，国内外既往长期公认自体瓣膜感染性心内膜炎的病原体主要为草绿色链球菌，尤其是亚急性感染性心内膜炎，在抗生素问世之前草绿色链球菌致病占 90%～95%，但近年来已逐渐降至 20%～30%。但近年来，其他致病菌例如葡萄球菌（包括金黄色葡萄球菌、柠檬色葡萄球菌和表皮葡萄球菌）、肠球菌和革兰氏阴性杆菌（包括大肠埃希菌、肺炎克雷伯菌、铜绿假单胞菌、产气杆菌、变形杆菌等）也有增多的趋势。此外，由于广谱抗生素、肾上腺皮质激素和免疫抑制剂的广泛应用，及心血管创伤性诊疗技术、心脏外科手术的普及开展，真菌亦成为感染性心内膜炎重要的致病原。

感染性心内膜炎的抗生素应用原则：①尽早用药。一旦明确感染性心内膜炎的诊断，必须尽早给予抗感染治疗。②选用杀菌剂。应尽量采用能杀灭病原微生物的杀菌剂，而不是抑菌剂。抑菌剂不能杀灭细菌，停药后受抑制的细菌可重新繁殖。③足剂量。抗菌药物在赘生物内需要达到有效的抗菌药物浓度，必须大剂量（有效杀菌浓度 6～8 倍以上）经静脉用药。④足疗程。用药至少 4～6 周以上，用药至退热 2 周，连续血培养 2～3 次阴性。在获得血培养结果之前，可先按临床经验，针对可能性最大的致病菌，选择相应有效的抗生素，待取得血培养结果后，按药物敏感试验结果调整抗生素方案。⑤联合用药。目前针对感染性心内膜炎的治疗多主张联合用药，以尽快杀灭病原微生物。至于具体用药及方法应视临床情况综合分析制订。

感染性心内膜炎患者出现下列情况者，应考虑外科手术治疗。①充血性心力衰竭；②急性瓣膜功能障碍；③瓣周脓肿；④窦道形成；⑤赘生物引起的反复系统性栓塞，应用足量敏感抗生素治疗 4～5 日以上仍无法控制的败血症。

（2）脓毒性肺栓塞（septic pulmonary embolism，SPE）的诊断与治疗：脓毒性肺栓塞是指含有细菌或真菌病原体的栓子脱落后随血流进入肺动脉系统而导致肺小动脉栓塞（或梗死）和局灶性肺脓肿。

脓毒性肺栓塞多源于肺外感染迁徙至肺组织。引起脓毒性肺栓塞的原因很多，包括三尖瓣感染性心内膜炎、外周脓毒性血栓静脉炎、中心静脉导管相关感染、Lemierre 综合征、肝脓肿、肾周脓肿、牙源性感染、静脉应用毒品成瘾者、骨髓炎，以及免疫功能受损患者，如艾滋病、器官移植、白血病、淋巴瘤患者等。脓毒性肺栓子可源于原发深部组织感染，如骨髓炎、脓毒性关节炎、蜂窝织炎以及罕见的脓性肌炎。大多数脓毒性肺栓塞都见于静脉应用毒品成瘾者。

脓毒性栓子经血行播散至肺部后引起小血管栓塞，肺组织缺血、坏死，产生化脓性炎症，可形成多发肺脓肿。组织学表现为由炎症细胞、纤维蛋白丝包绕菌落构成的多发肺脓肿包围肺微小动脉。坏死物经支气管排出后形成空洞。脓毒性栓子侵及或穿破胸膜则可形成脓胸或脓气胸。病变消散可形成肺气囊。

在既往研究和临床实践中，因取材困难且操作有创，根据组织病理学证据对脓毒性肺栓塞进行诊断并不常见。脓毒性肺栓塞的诊断主要依靠临床、微生物学及放射学的证据，而较少组织学的确诊。因此，能将病理标本与影像学表现进行对照的机会较小。有学者提出脓毒性肺栓塞的诊断标准包括①单发或多发的肺内浸润影；②存在活动性肺外感染作为可能的脓毒栓子来源；③除外其他可能引起肺部浸润影的疾病；④经恰当的抗生素治疗，肺部浸润影吸收。另外，亦有学者提出脓毒性肺栓塞的诊断基于多发胸膜下外周结节、小于3cm的楔形影和滋养血管征CT表现，且合并以下1个或数个标准：血培养阳性，超声心动图证实三尖瓣赘生物存在，与临床过程一致的细菌性心内膜炎存在或其他脓毒性栓塞征象（脾大、瘀斑或两者兼有）。

根除感染是脓毒性肺栓塞治疗的关键环节。脓毒性肺栓塞不适合给予抗凝治疗，因为感染性栓子区可能诱发出血的高风险。脓毒性肺栓塞的常见病原微生物包括革兰氏阳性球菌，如金黄色葡萄球菌、草绿色链球菌，革兰氏阴性菌，如大肠埃希菌、铜绿假单胞菌、肺炎克雷伯菌、温和气单胞菌等细菌，以及曲霉、毛霉等真菌，金黄色葡萄球菌最为常见。临床上怀疑或拟诊本病时，未来得及获取或无法明确病原菌时，可据此选择经验性抗感染治疗方案，若已取得病原学及药敏结果，据结果制订相应抗感染治疗方案。

（二）抗感染方案分析与药学监护

1. 抗感染方案分析　患者为青年男性，有静脉吸毒病史及可疑不洁静脉输液治疗史。主要表现为反复发热伴少许胸闷、气促，活动后明显，查体提示胸骨左缘4~5肋间可闻及全收缩期4/6级吹风样杂音，血常规提示血象增高、血液高凝状态，胸部CT提示感染合并肺梗死，心脏彩超提示三尖瓣重度关闭不全、术中可见大量三尖瓣赘生物。综合上述考虑感染性心内膜炎（自体瓣膜，静脉药瘾）可能。在没有获得病原体的情况下初始经验性抗感染治疗，首先考虑覆盖自体瓣膜感染性心内膜炎以及感染性心内膜炎最常见的病原菌进行经验性抗感染治疗。结合患者静脉吸毒病史及可疑不洁静脉输液治疗史，经验性需要覆盖革兰氏阳性球菌和阴性杆菌治疗。初始经验性选择美罗培南1g q.8h.（延长输注3小时）联合万古霉素1g q.12h.静脉滴注进行抗感染治疗合理，剂量及给药方案符合原则及PK/PD参数特点。患者用药2日后仍反复高热、寒战，更改抗生素方案为美罗培南联合达托霉素400mg q.d.静脉滴注。达托霉素用于感染性心内膜炎，推荐8~10mg/(kg·d)剂量方案。调整抗感染治疗方案后，患者体温和感染指标稍微下降，但整体改善不理想，结合呼吸专科意见，考虑感染性心内膜炎和脓毒性肺栓塞诊断明确，遂调整抗感染治疗方案为美罗培南1g q.8h.联合万古霉素1g q.12h.抗感染治疗。根据相关指南推荐，感染性心内膜炎治疗疗程至少 4～6 周。在治疗过程中，患者血培养虽然一直阴性，但体温、感染指标恢复正常，肺部影像学提示病灶较前明显吸收，治疗有效。

2. 药学监护

（1）应用万古霉素，提醒医师和护士注意万古霉素配置的浓度和输注速度。推荐成人给药浓度为 5mg/ml，对需要限制液体的患者给药浓度不超 10mg/ml。在滴注时需要缓慢静脉滴注，快速静脉滴注可使组胺释放出现"红人综合征"，每次滴注应在 60 分钟以上。用药第 4 剂后进行血药浓度监测，使万古霉素谷浓度在 15～20µg/ml 范围内。必要时根据万古霉素血药浓度监测结果调整剂量方案。用药过程监测患者肾功能、听力等情况。

（2）应用达托霉素，提醒医师和护士使用氯化钠作为配置液，静脉滴注时间为 30 分钟。在使用过程中，需要监测肌酸激酶和肾功能等情况。

（高敏楠　江慧琦　梁　丹）

病例四　食管胸膜瘘合并脓胸、肺部和血流感染、脓毒症休克、多器官功能障碍综合征

（一）病例资料总结与分析

姓名：刘××　　　　　性别：男

年龄：41 岁　　　　　身高：168cm

民族：汉族　　　　　　体重：55kg

婚姻：已婚　　　　　　入院时间：2017 年 7 月 1 日

主诉：食管破裂修补术后反复高热、气促 20 余日。

现病史：患者因进食粽子时发生食管破裂，于 2017 年 6 月 9 日在当地医院行"食管下段破裂膈肌皮瓣修补术"，术后出现反复发热，经处理效果不佳，疑有"食管胸膜瘘"，于 2017 年 6 月 15 日转上级医院治疗。转入后给予胸腔引流、抗感染、机械辅助通气、营养支持等治疗，患者病情曾一度好转，于 2017 年 6 月 20 日拔除气管插管。2017 年 6 月 22 日患者再次出现气促、血压下降、高热，纵隔引流管引流出大量黄褐色液体，与胃内容物相似，考虑仍有"食管胸膜瘘并胸腔感染"，予停用肠内营养、胃肠减压、重新气管插管、机械通气等治疗。2017 年 6 月 24 日纵隔引流液培养出"肺炎克雷伯菌、奇异变形杆菌、屎肠球菌"，2017 年 6 月 26 日血培养出"肺炎克雷伯菌"，继续予抗感染、胸腔引流、血液净化、机械通气等治疗，效果不佳，家属要求转院继续治疗，遂从急诊收入。

既往史：于 2016 年 12 月因"病态窦房结综合征"放置心脏起搏器，并因"十二指肠间质瘤"行"胰十二指肠切除术"。否认高血压、糖尿病、冠心病等病史。否认食物、药物过敏史。

个人史：原籍出生成长。否认疫区、疫水接触史。无烟酒嗜好。无长期工业毒物、粉尘、放射性物质接触史。否认不洁性交史。

家族史：否认家族中有遗传病或肿瘤患者。

既往用药史：不详。

入院查体：体温 38.3℃，心率 115 次 /min，血压 9.8/6kPa（74/45mmHg），呼吸机辅助呼吸（模式：SIMV），自主呼吸 3～8 次 /min。急性病容，神志模糊，体查合作。全身皮肤黏膜无黄染、发绀、出血，浅表淋巴结未触及。头颅五官无畸形，毛发分布正常。眼睑无水肿，睑结膜无苍白、出血，巩膜无黄染，角膜透明，双瞳孔等圆等大，直径 3mm，对光反射迟钝。左胸开胸术口、纵隔引流管口敷料仍可见黄褐色渗液，伤口可见坏死组织，伤口内侧与胸腔相通，胸腔、纵隔引流管引流出黄色混浊液体。双肺呼吸音粗，双下肺闻及少量湿啰音。心前区无异常隆起，心界不大，心率 115 次 /min，律齐，各瓣膜听诊区未闻病理性杂音。腹部见陈旧手术疤痕，腹软，肠鸣音弱。脊柱无畸形，双上肢中度水肿，生理反射存在，病理反射未引出。

辅助检查如下：

影像学：2017 年 6 月 26 日 CT 显示①食管下段破裂修补术后，右侧胸腔积液较前稍减少，右肺下叶较前进一步复张，左侧胸腔积液、左侧胸腔少量积气；肺部感染；后纵隔少量积气积液。②胰腺术后改变，胰头区及邻近肠管水肿稍减轻，胰体尾胰管轻度扩张。③腹、盆腔少量积液、积气。

胃镜检查（2017 年 6 月 28 日）：食管下段及贲门见多处糜烂及浅溃疡，距门齿约 42cm 处见一处瘘口，大小约 10mm×25mm，可见黄白苔附着。

入院后实验室检查如下：

感染相关：白细胞计数 13.64×10⁹/L，红细胞计数 3.12×10¹²/L，血红蛋白 90g/L，血小板计数 98×10⁹/L，中性粒细胞百分比 87.0%，降钙素原定量检测 3.56ng/ml。

肝功生化：谷草转氨酶 94U/L，谷丙转氨酶 96U/L，总胆红素 188.0μmol/L，直接胆红素 121.0μmol/L，间接胆红素 67.0μmol/L，碱性磷酸酶 143U/L，血氨 57.0μmol/L，肌酐 66μmol/L。

循环系统：肌酸肌酶 52U/L，乳酸脱氢酶 238U/L，肌酸激酶同工酶 8U/L，肌钙蛋白 I 定量为 0，NT-proBNP 364.2pg/ml。

凝血常规：血浆凝血酶原时间 17.7s，凝血酶原活度 43.4%，活化部分凝血活酶时间 52.4s，D- 二聚体 8.34mg/L FEU。

血气分析：pH 7.454，PCO_2 46.6mmHg，血乳酸 1.8mmol/L，PaO_2/FiO_2 392mmHg。

入院诊断：①食管下段破裂并食管胸膜瘘；②重症感染（胸腔、血流、肺部、伤口）并脓毒症休克；③多器官功能障碍综合征（神经系统、循环、呼吸、肝、胃肠道）；④食管下段破裂膈肌皮瓣修补术后；⑤病态窦房结综合征，起搏器植入术后；⑥十二指肠间质瘤，胰十二指肠切除术后。

1. 治疗过程及转归

（1）患者转入后治疗方案

1）呼吸机辅助呼吸：考虑患者意识障碍，咳痰能力差，插管时间长，短期内拔除气管插管可能性不大，于 2017 年 7 月 3 日行气管切开术。根据患者呼吸、氧合、胸片情况，调整呼吸机参数，逐步过渡到停机。

2）控制感染：查看当地医院的引流管脓液及血培养结果（无药敏结果），结合患者转院时的感染情况，抗生素初始治疗方案为亚胺培南 / 西司他丁钠 1g q.8h. 静脉输注（延长输注 2 小时）+ 万古霉素 1g q.12h. 静脉输注 + 卡泊芬净（首剂 70mg，维持 50mg q.d.）静脉输注。

3）纵隔和胸腔引流管持续引流脓液，伤口清创 + 真空封闭引流（vacuum sealing drainage，VSD）。

4）促使受压的肺组织尽早复张，同时给予全身支持疗法。

5）留取引流管脓液、血液、痰液、尿液培养。

6）胃镜下食管瘘口夹闭并放置鼻肠管，逐步开展肠内营养；胃镜下见瘘口较大，且因瘘口角度问题无法夹闭，仅放置鼻肠管。

经处理后患者血流动力学趋于稳定，停用血管活性药物，但仍有反复发热，降钙素原继续升高至 6.38ng/ml，胸腔引流管引流不通畅，考虑有手术清创引流的指征，于 2017 年 7 月 5 日全身麻醉下行"胸腔清创引流术"，术中放置两条引流管冲洗引流（一条冲洗，一条引流）；继续目前抗感染治疗方案；鼻肠管鼻饲肠内营养，渐进式增加肠内营养量，当患者鼻饲达到目标热卡时停用肠外营养。

通过上述综合处理，患者体温峰值下降，但仍有低热，降钙素原、白细胞下降，2017 年 7 月 7 日胸腔引流液培养结果显示：耐碳青霉烯铜绿假单胞菌（仅对喹诺酮类和氨基糖苷类敏感）、奇异变形杆菌（仅对喹诺酮类和氨基糖苷类敏感）以及泛耐药肺炎克雷伯菌（仅替加环素敏感）；痰培养：泛耐药鲍曼不动杆菌；血培养：阴性。调整抗感染治疗方案为左氧氟沙星 500mg q.d.+ 替加环素（首剂 100mg）50mg q.12h.+ 卡泊芬净 50mg q.d. 静脉滴注。根据患者呼吸、氧合、胸片情况，调整呼吸机参数，逐步过渡到停机。

2017年7月22日患者出现发热，2017年7月23日出现高热，体温达40℃，降钙素原从0.76ng/ml上升至1.5ng/ml，白细胞计数15.1×10⁹/L，红细胞计数2.50×10¹²/L，血红蛋白78g/L，血小板计数355×10⁹/L，中性粒细胞百分比92.5%，真菌D-葡聚糖235pg/ml，留双侧外周血及导管血、胸腔引流液、痰液、尿液送检培养，并拔除中心静脉导管；2017年7月24日胸腔引流液培养结果为奇异变形菌（喹诺酮耐药）、泛耐药肺炎克雷伯菌（仅对替加环素敏感）以及泛耐药鲍曼不动杆菌；痰：泛耐药鲍曼不动杆菌；血培养：口头报真菌生长（最终报告为近平滑念珠菌）。更改抗生素方案为亚胺培南/西司他丁钠1g q.8h.（延长输注2小时）+替加环素50mg q.12h.+卡泊芬净50mg q.12h.+伏立康唑（第1个24小时负荷剂量300mg q.12h.，维持200mg q.12h.）静脉滴注。患者体温、白细胞、降钙素原逐渐下降，至8月4日患者完全停呼吸机，自主呼吸，氧合情况好，呼吸平顺，肠内营养进行顺利，体温降至正常3日，血培养连续2次阴性，胸腔引流液培养虽然仍有奇异变形菌、肺炎克雷伯，但考虑胸腔引流通畅，冲洗后引流液清，予停用亚胺培南/西司他丁钠，8月6日停用卡泊芬净，患者体温、白细胞正常，降钙素原无升高，生命体征稳定，复查CT食管下段、胃底贲门区结构较前清晰，瘘口较前缩小；双肺情况同前相仿，于8月8日转普通病房继续治疗。转回普通病房后停用替加环素，仅使用伏立康唑抗感染治疗，1周后改为口服；8月21日复查胸部CT瘘口较前缩小，转回当地医院继续治疗。

（2）治疗期间辅助检查

1）胸部影像学检查结果

2017年7月10日CT：食管下段、胃底贲门区结构紊乱，贲门胃底右内侧壁连续性中断，见一宽约6mm的缺口通向左侧胸腔，考虑食管下段-贲门胃底区瘘；双肺多发渗出性病变，考虑感染。

2017年7月24日CT：食管下段、胃底贲门区结构较前清晰，原贲门胃底右内侧壁缺口，现直径约4mm，较前缩小；双肺散在渗出性病变，考虑感染，较前吸收。

2017年8月7日CT：食管下段、胃底贲门区结构较前清晰，原贲门胃底右内侧壁缺口，现直径约2mm，较前缩小；双肺散在渗出性病变，考虑感染，同前相仿。

2017年8月21日CT：食管胸段、胃腔内见高密度影填充，食管下段-贲门处见线样高信号影，部分进入左侧胸腔；双肺散在渗出性病变，考虑感染，以双肺下叶为著。

2）体温峰值变化曲线见图9-30。

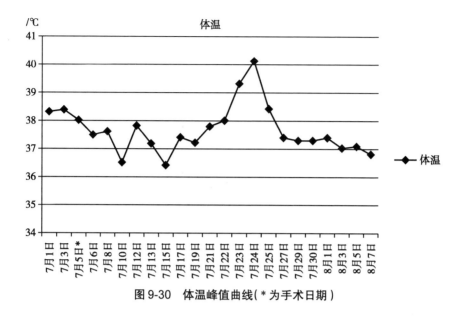

图 9-30 体温峰值曲线(* 为手术日期)

3）感染相关指标数值的变化见表 9-6。

表 9-6 感染相关指标数值的变化

日期	白细胞 / (10⁹/L)	中性粒比 例 /%	血红蛋白 / (g/L)	血小板 / (10⁹/L)	降钙素原 / (ng/ml)	G 实验 / (pg/ml)	GM 实验
7 月 1 日	11.9	78.1	90	100	2.9	15	0.5
7 月 3 日	16.6	86.9	89	121	3.5		
7 月 5 日 *	16.4	90.8	61	133	6.4		
7 月 6 日	25.4	96.1	76	143	4.4	73	0.4
7 月 8 日	15.9	93.1	68	158	2.3		
7 月 10 日	10.9	91.2	64	132	1.5	38	0.1
7 月 16 日	7.3	74.3	71	127	1.3	83	0.4
7 月 20 日	7	72.1	65	241	0.76		
7 月 23 日	15.1	92.5	78	355	1.5	235	0.1
7 月 24 日	10	86.1	72	299	1.9		
7 月 25 日	7.8	74.7	69	289	2.8	74	0.4
7 月 26 日	8.5	70.1	74	336	1.4		
7 月 28 日	11.4	68.2	73	367	0.4	49	0.1
7 月 31 日	12.2	73.7	71	500	0.1		
8 月 7 日	12.4	75.1	79	535	0.1	90	0.2

注：* 为手术日期，G 实验＞100pg/ml 阳性，GM 实验正常范围 0～1.00。

4）病原学检查结果汇总见表9-7。7月7日痰标本培养结果见图9-31，7月13日胸腔引流液标本培养结果见图9-32，7月25日血标本培养结果见图9-33。

表9-7　病原学检查结果汇总

留标本日期	出结果日期	标本类型	细菌培养结果	真菌培养结果
7月1日	7月7日	胸腔引流液	奇异变形杆菌 耐碳青霉烯铜绿假单胞菌 泛耐药肺炎克雷伯菌	阴性
		痰	泛耐药鲍曼不动杆菌	阴性
		血	阴性	阴性
		尿	阴性	阴性
7月5日	7月13日	胸腔引流液	奇异变形杆菌 泛耐药鲍曼不动杆菌 泛耐药肺炎克雷伯菌	阴性
		痰	泛耐药鲍曼不动杆菌	阴性
7月12日	7月17日	胸腔引流液	奇异变形杆菌 泛耐药鲍曼不动杆菌 泛耐药肺炎克雷伯菌	阴性
		痰	泛耐药鲍曼不动杆菌	阴性
7月16日	7月21日	胸腔引流液	奇异变形杆菌 泛耐药鲍曼不动杆菌 泛耐药肺炎克雷伯菌	阴性
		痰	奇异变形杆菌 泛耐药鲍曼不动杆菌 泛耐药肺炎克雷伯菌	阴性
7月19日	7月24日	胸腔引流液	奇异变形杆菌 泛耐药鲍曼不动杆菌 泛耐药肺炎克雷伯菌	阴性
		痰	奇异变形杆菌 泛耐药鲍曼不动杆菌	阴性
7月23日	7月25日	胸腔引流液	奇异变形杆菌 全耐药肺炎克雷伯菌	阴性
		痰	奇异变形杆菌 泛耐药鲍曼不动杆菌	阴性
		血	真菌	近平滑念珠菌

续表

留标本日期	出结果日期	标本类型	细菌培养结果	真菌培养结果
7月26日	7月30日	胸腔引流液	奇异变形杆菌 全耐药肺炎克雷伯菌	阴性
		痰	奇异变形杆菌 泛耐药鲍曼不动杆菌	阴性
		血	阴性	阴性
7月31日	8月4日	胸腔引流液	奇异变形杆菌 泛耐药鲍曼不动杆菌	阴性
		痰	奇异变形杆菌 泛耐药鲍曼不动杆菌	阴性
		血	阴性	阴性

1.1 细菌培养鉴定及药敏
共发现细菌 1 种，分别是：鲍曼不动杆菌
1.1.1 鲍曼不动杆菌 Acinetobacter baumannii
临床评语：注意泛耐药(XDR)

抗菌药物	KB	MIC	敏感度	抗菌药物	KB	MIC	敏感度
米诺环素Minocycline	14		I	妥布霉素Tobramycin		≥16	R
头孢曲松Ceftriaxone		≥64	R	头孢吡肟Cefepime		≥64	R
头孢哌酮/舒巴坦Ceperazone/Sulbactam	6		R	亚胺培南Imipenem		≥16	R
阿米卡星Amikacin	6		R	庆大霉素Gentamicin		≥16	R
替加环素Tigecycline		2	S	环丙沙星Ciprofloxacin		≥4	R
左氧氟沙星Levofloxacin		≥8	R	复方磺胺甲噁唑Trimethoprim/Sulfa		≥320	R
呋喃妥因ftnNitrofurantoin		≥512	R				

图 9-31　痰标本病原学及药敏结果

2. 病例分析

（1）病因分析：脓胸主要是由化脓菌引起的胸腔感染，多继发于化脓性的肺部感染，开放性胸外伤、胸内手术、食管损伤、脓毒血症是其他常见致病原因，致病菌一般经破损的胸壁、肺、食管侵入胸腔，有时经淋巴或血液循环入侵，致病菌多为化脓性球菌与肠杆菌、肠球菌的混合感染。随着抗生素的使用，葡萄球菌特别是耐药金黄色葡萄球菌明显增多。革兰氏阴性杆菌可见大肠埃希菌、铜绿假单胞菌等。此外，还可见真菌临床表现和诊断。

（2）临床表现和诊断：常有高热、脉快、呼吸急促、食欲差、胸痛、全身乏力、白细胞含量升高等征象。积脓较多者尚有胸闷、咳嗽、咳痰症状。叩诊浊音，听诊呼吸音减弱或消失。严重患者可伴有发绀和休克。胸部 X 线检查显示患侧有积液所致的致密阴影。若有大量积液，患侧呈现大片浓密阴影，纵

1.1.1 鲍曼不动杆菌 Acinetobacter baumannii

临床评语:注意泛耐药(XDR)

抗菌药物	KB	MIC	敏感度	抗菌药物	KB	MIC	敏感度
米诺环素Minocycline	13		I	氨苄西林Ampicillin		≥32	R
阿莫西林/克拉维酸Amoxicillin/CA		≥32	R	妥布霉素Tobramycin		≥16	R
头孢唑林Cefazolin		≥64	R	头孢曲松Ceftriaxone		≥64	R
头孢吡肟Cefepime		≥64	R	头孢哌酮/舒巴坦Ceperazone/Sulbactam	6		R
亚胺培南Imipenem		≥16	R	美罗培南Meropenem	6		R
氨曲南Aztreonam		≥64	R	头孢西丁Cefoxitin		≥64	R
庆大霉素Gentamicin		≥16	R	替加环素Tigecycline		2	S
环丙沙星Ciprofloxacin		≥4	R	左氧氟沙星Levofloxacin		≥8	R
复方磺胺甲噁唑Trimethoprim/Sulfa		≥320	R	呋喃妥因ftnNitrofurantoin		≥512	R

1.1.2 肺炎克雷伯菌 Klebsiella pneumoniae

临床评语:通过KPC酶检测,显示该菌产碳青霉烯酶!

抗菌药物	KB	MIC	敏感度	抗菌药物	KB	MIC	敏感度
ESBL检测ESBL Detection		Neg	-	米诺环素Minocycline	6		R
厄他培南Ertapenem		≥8	R	阿莫西林/克拉维酸Amoxicillin/CA		≥32	R
阿莫西林Amoxicilin			R	妥布霉素Tobramycin		≥16	R
哌拉西林/他唑巴坦Piperacillin/Tazobactam		≥128	R	头孢唑林Cefazolin		≥64	R
头孢呋辛Cefuroxime	6		R	头孢噻肟Cefotaxime			R
头孢曲松Ceftriaxone		≥64	R	头孢吡肟Cefepine		≥64	R
头孢哌酮/舒巴坦Ceperazone/Sulbactam	6		R	亚胺培南Imipenem		≥16	R
美罗培南Meropenem	6		R	氨曲南Aztreonam		≥64	R
头孢西丁Cefoxitin		≥64	R	丁胺卡那霉素Amikacin		≥64	R
庆大霉素Gentamicin		≥16	R	替加环素Tigecycline		2	S
环丙沙星Ciprofloxacin		≥4	R	左氧氟沙星Levofloxacin		≥8	R
复方磺胺甲噁唑Trimethoprim/Sulfa		≥320	R	呋喃妥因ftnNitrofurantoin		≥512	R

1.1.3 奇异变形菌 Proteus mirabilis

抗菌药物	KB	MIC	敏感度	抗菌药物	KB	MIC	敏感度
ESBL检测ESBL Detection			+	米诺环素Minocycline	8		R
哌拉西林Piperacillin		32	R	氨苄西林Ampicillin		≥32	R
阿莫西林Amoxicilin			R	头孢呋辛钠Cefuroxime-Sodium		≥64	R
妥布霉素Tobramycin		8	I	哌拉西林/他唑巴坦Piperacillin/Tazobactam		≤4	S
头孢唑林Cefazolin		≥64	R	头孢呋辛酯Cefuroxime-Aaxeril		≥64	R
头孢噻肟Cefotaxime			R	头孢曲松Ceftriaxone		16	R
头孢他啶Ceftazidime		≤1	S	头孢吡肟Cefepime		2	S
头孢哌酮/舒巴坦Ceperazone/Sulbactam	25		S	美罗培南Meropenem		≤0.25	S
氨曲南Aztreonam		≤1	S	头孢替坦Cefotetan		≤4	S
阿米卡星Amikacin		≤2	S	庆大霉素Gentamicin		8	I
环丙沙星Ciprofloxacin		2	I	左氧氟沙星Levofloxacin		1	S
复方磺胺甲噁唑Trimethoprim/Sulfa		≥320	R	氨苄西林/舒巴坦Ampicillin/sulbactam		16	I

图 9-32　胸腔引流液病原学及药敏结果

检验项目	结 果	单 位	参考范围	检测方法
真菌培养				
1. 真菌培养：(E.C)	近平滑念珠菌			
2. 真菌药敏：(E.A)	———			
3. 氟康唑(FLZ)	敏感			
4. 伏立康唑(VOR.1)	敏感			
5. 伊曲康唑(ITRA)	敏感			
6. 两性霉素(AMPHO)	敏感			
7. 氟胞嘧啶(5FC)	敏感			

图 9-33　静脉血真菌病原学及药敏结果

隔向健侧移位。如脓液在下胸部，可见一由外上向内下的斜行弧线形阴影。伴有气胸时则出现液面。若未经胸腔穿刺而出现液面者，应高度怀疑有气管、食管瘘。超声检查所示积液反射波能明确范围和准确定位，有助于脓胸诊断和穿刺。胸腔穿刺抽得脓液，可诊断为脓胸。

（3）治疗原则：

1）引流脓液，促使受压的肺组织尽早复张。目前引流脓液的方法主要有①穿刺排脓，如果穿刺 1～2 次后症状无好转，肺扩张不佳，渗出量不减少，应改用更有效的引流措施。②胸腔镜脓胸清除引流术，适用于纤维素性脓胸、包裹性脓胸，除了清除脓液，还可以放置引流管，冲洗引流。随着腔镜技术的发展，经腔镜清脓引流手术安全可靠，而且术后护理、康复、住院时间方面都要优于传统手术。有效的冲洗引流是重要的治疗措施，经积极治疗渗出期和纤维素性脓性期脓胸，绝大多数患者 1 个月左右病愈。慢性脓胸很少见。

2）控制感染。根据致病菌对药物的敏感性，选用有效的抗生素。急性化脓性脓胸的常见致病菌包括革兰氏阴性杆菌、葡萄球菌和厌氧菌。脓胸的抗感染药物治疗主要是根据胸腔脓液以及血培养结果和药敏试验结果，选择有效的抗菌药物，同时给予全身对症支持治疗。经验性抗菌药物可以选择第三代头孢菌素、碳青霉烯类药物和万古霉素。

（二）抗感染方案分析与药学监护

1. 抗感染方案分析　患者为中年男性，因食管破裂修补术后反复高热、气促 20 余日，在当地医院治疗效果不佳后转院。患者在当地医院胸腔积液培养出肺炎克雷伯菌、奇异变形杆菌、屎肠球菌，血培养见肺炎克雷伯菌（上述药敏结果均未明）。7 月 1 日转院后胸腔可持续引流出脓液，感染指标 PCT 2.9ng/ml，WBC 11.9×10^9/L，体温 38.5℃。考虑患者使用广谱抗生素，住院时间长，存在食管胸膜瘘，胸腔和血流感染情况较为严重且食管有念珠菌定植感染的风险，初始给予亚胺培南/西司他丁钠 1g q.8h.+ 万古霉素 1g q.12h.+ 卡泊芬净（首剂 70mg，维持量 50mg q.d.）静脉滴注经验性抗感染治疗。CHINET 2018 年全国数据云调查统计分析显示,呼吸道分离标本和血液标本对肺炎克雷伯菌的耐药率分别为 25.8% 和 34%。因此,需要及时追踪脓液细菌培养及药敏结果回报后,及时评估原药物治疗方案,根据药敏结果选择合适的抗菌药物。考虑患者存在食管胸膜瘘有念珠菌定植感染的风险,经验性给予卡泊芬净抗真菌治疗是合适的。

7月7日胸腔引流液培养提示耐碳青霉烯铜绿假单胞菌(仅对喹诺酮类和氨基糖苷类敏感)、奇异变形杆菌(仅对喹诺酮类和氨基糖苷类敏感)以及泛耐药肺炎克雷伯(仅对替加环素敏感);痰培养见泛耐药鲍曼不动杆菌。调整抗感染治疗方案为左氧氟沙星 500mg q.d.+ 替加环素(首剂 100mg,维持量50mg q.12h.)+ 卡泊芬净 50mg q.d. 静脉滴注。根据《广泛耐药革兰阴性菌感染的实验诊断、抗感染治疗及医院感染控制:中国专家共识》,对多重耐药铜绿假单胞菌(喹诺酮类敏感)推荐选择以环丙沙星为基础的联合治疗方案。对多重耐药肠杆菌科细菌(替加环素敏感)推荐选择以替加环素为基础的联合治疗方案。因此,上述治疗方案调整以环丙沙星联合替加环素可能更为合适。

7月24日胸腔引流液培养结果提示奇异变形菌(喹诺酮耐药)、泛耐药肺炎克雷伯(仅替加环素敏感)以及泛耐药鲍曼不动杆菌;痰:泛耐药鲍曼不动杆菌;血培养见真菌生长(最终结果为近平滑念珠菌)。更改抗生素方案为亚胺培南 / 西司他丁钠 1g q.8h.(延长输注小时)+ 替加环素 50mg q.12h.+ 卡泊芬净50mg q.12h.+ 伏立康唑(第 1 个 24 小时负荷剂量 300mg q.12h.,维持量 200mgq.12h.)静脉滴注。根据药敏结果调整把左氧氟沙星更换为亚胺培南。血培养报真菌生长,加用伏立康唑抗真菌治疗。真菌菌血症,以念珠菌感染为多见,且考虑该患者以食管胸膜瘘感染所致血行播散感染,因此,在真菌培养鉴定前需要经验性覆盖念珠菌感染治疗,但患者目前卡泊芬净抗真菌治疗较长一段时间后效果不佳,需要警惕近平滑念珠菌感染所致。根据 2016 年 IDSA 念珠菌病临床实践指南推荐两性霉素 B 脂质体 3～5mg/kg q.d. 或大剂量卡泊芬净150mg q.d.。患者选择两性霉素 B 抗真菌治疗可能更为合适。7月25日患者真菌血培养提示近平滑念珠菌。药物调整抗感染治疗方案后,继续给予冲洗引流保持引流管通畅,患者感染指标逐渐下降并停用呼吸机,转回普通病房。

2. 药学监护

(1)监测患者感染指标变化、胸腔穿刺引流情况和药敏结果:患者入院时体温、感染指标异常,需要及时动态监测;追踪药敏结果。评价患者抗感染药物的临床疗效,解读药敏报告,结合患者临床情况及时调整抗感染治疗方案。

(2)过敏反应:亚胺培南 / 西司他丁钠、万古霉素、伏立康唑均可引起皮疹、红斑、瘙痒等过敏反应,用药过程应注意观察,一旦发生过敏反应需及时处理。万古霉素快速滴注易引起"红人综合征"，需要缓慢滴注，每次滴注时间应在 60 分钟以上。

（3）二重感染：患者因食管胸膜瘘继发脓胸和血流感染，抗感染治疗过程时间较长，应注意由于耐药菌大量繁殖而引起的肠道菌群失调，注意患者大便量及大便性质，避免二重感染的发生。应注意肠内营养的开展，补充益生菌，防治菌群失调。

（4）肝肾功能：患者肾功能可，但考虑亚胺培南/西司他丁钠、万古霉素主要通过肾脏排泄，注意药物对肾功能的影响。患者原本没有导致肝功能不全的基础疾病，转院时胆红素 188.0μmol/L，考虑患者主要由于感染、肠外营养等原因所致急性肝损伤。患者入院后先后给予卡泊芬净、替加环素、伏立康唑抗感染治疗，在用药过程注意及时评估药物对肝功能的影响。随着患者感染的控制和肠内营养的开展，可观察到患者肝功能情况明显好转，转出外科 ICU 时患者的胆红素下降至 65.6μmo/L。

（5）神经系统反应：亚胺培南/西司他丁钠可引起头痛、失眠、四肢麻木、痉挛、癫痫发作、运动失调和神经错乱、意识障碍等中枢神经系统反应，用药期间应注意观察，若发生及时对症处理。

（6）凝血功能：替加环素使用期间可引起凝血指标活化部分凝血活酶时间（APTT）延长，凝血酶原时间（PT）延长，注意监测患者的凝血功能。

（钟贵芳　梁　丹　何　清）

病例五　巨大盆腹腔脓肿并脓毒症休克、多器官功能障碍综合征

（一）病例资料总结与分析

姓名：朱××　　　　性别：女
年龄：35 岁　　　　身高：158cm
民族：汉族　　　　体重：56 公斤
婚姻：已婚　　　　入院时间：2019 年 4 月 3 日
主诉：腹痛、气促 20 日，发热 4 日。

现病史：患者于 2019 年 2 月 3 日因 34 周孕胎膜早破，行剖宫产早产一男婴，无产后出血、发热。2019 年 3 月 14 日患者无明显诱因出现脐周疼痛，为持续性绞痛，无向他处放射，伴气促、端坐呼吸，无咳嗽咳痰、咯血，无恶心、呕吐，无胸痛、胸闷，无发热。于当地医院就诊，考虑腹腔感染，予亚胺培南/西司他丁钠抗感染治疗 4 日（3 月 19 日至 23 日），效果欠佳，后改为抗结核

（利福平＋异烟肼＋吡嗪酰胺＋乙胺丁醇）治疗。2019年3月30日患者出现发热，体温最高达38.3℃。2019年4月2日患者于急诊科就诊，腹痛、气促明显，血压偏低，考虑患者为盆腹腔炎性包块，感染严重，已出现休克表现，另包块内可见一实性成分，也不排除恶性病变可能，考虑妇科来源肿瘤可能性大，患者病情危重，直接收入重症医学科二区进一步抢救治疗。

既往史：否认"乙型肝炎、结核、伤寒"等传染病史，否认"高血压、心脏病、糖尿病、肾脏病"史，否认手术及重大外伤史，否认过敏史，否认输血及血制品史。

个人史：出生于原籍，无疫区长期居住史。无烟酒等不良嗜好，无性病史。

家族史：否认家族类似病史，否认遗传病、传染病、肿瘤病史。

既往用药史：既往体健，无特殊用药史。

查体：体温38.8℃，心率138次/min，呼吸38次/min，血压11.6/7.9kPa（87/59mmHg），SPO$_2$ 94%，体重56kg。发育正常，营养中等，急性病容，端坐体位，神志清醒，体查合作。全身皮肤及黏膜无黄染、瘀斑，未见蜘蛛痣，无肝掌，无皮疹，腹股沟、腋窝、锁骨上浅表淋巴结未及肿大。头颅五官无畸形，结膜无溃疡充血，巩膜无黄染；双侧瞳孔等大等圆，对光反射灵敏；耳廓无畸形，乳突无压痛，双侧听力正常；鼻外观无畸形，无流涕，鼻窦区无压痛；口唇无发绀，伸舌居中，咽无充血，双扁桃体无肿大。颈软，无颈项强直，甲状腺无肿大，气管居中，左右对称，无颈静脉怒张及颈动脉异常搏动。胸廓无畸形，乳房对称，未扪及结节，无压痛，无胸膜摩擦感，双肺可闻及湿啰音，右下肺呼吸音减弱。心前区无隆起，心尖搏动位于左侧第5肋骨锁骨中线以内0.5cm，心浊音界无扩大，律齐，各瓣膜区未闻及明显杂音、额外心音、心包摩擦音。腹部膨隆，腹壁静脉未见曲张，未见胃肠型及蠕动波，肝肋下未触及，肝区无叩击痛，脾肋下未触及，腹部自下腹部扪及一巨大实性包块，上界达右肋下，欠活动，无压痛，无反跳痛，移动性浊音阳性，双肾区无叩击痛，肠鸣音4次/min。脊柱四肢无畸形，活动自如，下肢无水肿。肛门无异常。生理反射存在，病理征未引出。

辅助检查如下：

2019年3月19日（当地医院）

血常规：白细胞23.35×10^9/L，中性粒细胞比例87.04%，血小板256×10^9/L。

降钙素原：42.55ng/ml。

肿瘤标志物：CEA 96.9mg/ml，CA125 801.6U/L。

腹水常规：李凡他试验阳性，白细胞19.6×10^6/L，分叶核95%，腹水生化ADA 40U/L，抗酸杆菌阴性。

全胸＋全腹CT：双肺炎症，双侧胸腔积液，右肺下叶盘状肺不张，盆腔积液，未排除膀胱上方包裹性积液，大量腹水。

2019 年 4 月 2 日（急诊）

血常规：白细胞 32.41×10^9/L，中性粒细胞比例 96.3%，血小板 78×10^9/L。

降钙素原：52.4ng/ml。

血气分析：pH 7.385，PO_2 9.1kPa（68.5mmHg），PCO_2 5.2kPa（39mmHg），乳酸 4.1mmol/L，氧合指数 167。

胸片：右下肺渗出，右侧中量胸腔积液。

全腹 CT 平扫 + 增强：盆腔内及腹腔右侧结肠旁沟至肝右叶表面见巨大囊性病灶（315mm × 153mm × 112mm 及 126mm × 138mm × 93mm），考虑附件来源肿瘤性病变（黏液性囊腺瘤继发腹膜假黏液性瘤）与盆腔、腹腔感染并包裹性积液鉴别。降结肠及横结肠肠壁增厚，考虑炎症可能性大。腹腔少量积液。右肺下叶炎症，胸膜增厚、粘连；右侧胸腔中量积液。

入院诊断：①盆腹腔感染性包块、脓毒症休克、多器官功能障碍综合征（呼吸、循环、造血系统）。②卵巢癌或卵巢转移性肿瘤？③肺部感染。④右侧胸腔积液。

APACHE Ⅱ 评分：20 分，SOFA 评分：11 分。

1. 治疗经过及转归

（1）第一阶段（术前治疗）：入院后考虑患者盆腹腔感染性包块，杆菌感染可能性大，但也不排除球菌及厌氧菌，经验性给予哌拉西林 / 他唑巴坦 4.5g q.8h. 抗感染治疗，同时给予成人高流量氧疗、补液扩容、维持循环稳定、刺激血小板生成、营养支持、免疫调理等治疗。在 B 超定位下行右胸腔穿刺置管引流术。患者症状稍改善，但感染指标仍高，请妇科会诊，建议手术治疗。

（2）第二阶段（手术治疗）：患者于 2019 年 4 月 8 日在全身麻醉下行"剖腹探查 + 盆腔粘连松解 + 盆腔脓肿切开引流"术。术中见子宫前方一直径约 10cm 大小脓肿，脓肿壁由肠管粘连包裹形成，清除盆腔内脓肿后，见子宫及双附件外观正常。大网膜及肠管与右侧盆壁粘连包裹形成一巨大囊性包块，包块上界达膈下，钝性分离与右侧盆壁粘连的网膜及肠管后，其内流出约 1 000ml 淡黄色液体，表面见大量淡黄色脓苔附着。术中留取脓液送病原学检查。术中分别留置一条结肠旁沟引流管和一条盆腔引流管。术后带气管插管回外科 ICU 继续治疗。

（3）第三阶段（术后治疗）：根据患者术中情况，术后调整抗感染治疗方案为亚胺培南 / 西司他丁钠 1g q.8h. 联合卡泊芬净 70mg 首剂，50mg q.d. 维持剂量；同时给予机械通气、适当镇静镇痛、盆腹腔引流、免疫调理、营养支持等治疗。2019 年 4 月 9 日患者拔除气管插管，生命体征稳定，转妇科病房治疗。

患者转妇科病房后继续给予亚胺培南 / 西司他丁钠抗细菌、卡泊芬净抗真菌、盆腹腔引流、免疫调理、营养支持等治疗。患者两条引流管引流量逐步减少，感染症状改善。2019 年 4 月 15 日拔除结肠旁沟引流管和盆腔引流管。2019 年 4 月 16 日患者生命体征稳定，感染控制较为理想，停用亚胺培南 / 西司他丁钠和卡泊芬净，调整抗感染治疗方案为头孢哌酮 / 舒巴坦 3g q.12h.。2019 年 4 月 22 日患者感染基本控制，可下床活动，胃纳可，予办理出院。

出院诊断：①巨大盆腹腔脓肿并脓毒症休克、多器官功能障碍综合征（呼吸、循环、造血系统）；②肺部感染；③右侧胸腔积液。

（4）住院过程抗菌药物治疗方案见图 9-34。

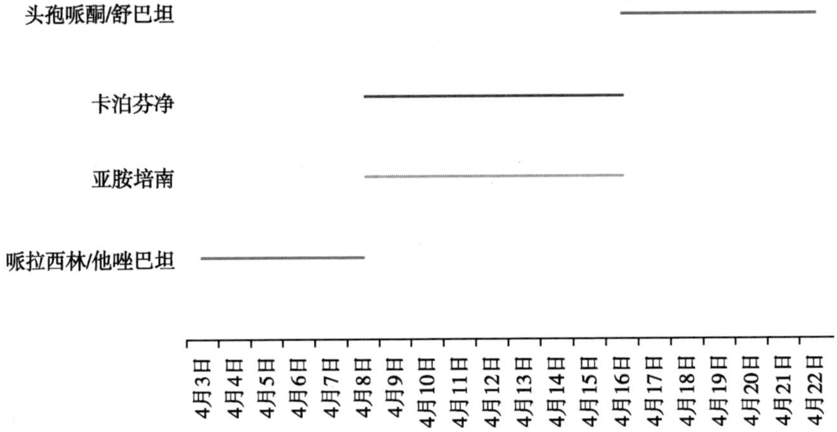

头孢哌酮/舒巴坦
卡泊芬净
亚胺培南
哌拉西林/他唑巴坦
4月3日
4月4日
4月5日
4月6日
4月7日
4月8日
4月9日
4月10日
4月11日
4月12日
4月13日
4月14日
4月15日
4月16日
4月17日
4月18日
4月19日
4月20日
4月21日
4月22日

图 9-34　住院过程抗感染药物治疗方案（见书末彩插）

（5）住院期间体温变化情况见图 9-35，WBC 变化情况见图 9-36，PCT 变化情况见图 9-37，真菌检测结果见表 9-8，病原学结果见表 9-9，术中脓液标本培养结果见图 9-38。

/℃
40
39
38
37
36
4月3日
4月5日
4月7日
4月9日
4月11日
4月13日
4月15日
4月17日
4月19日
4月21日

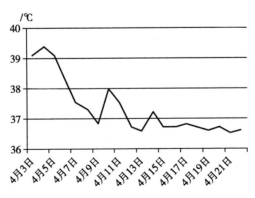

图 9-35　住院过程体温变化

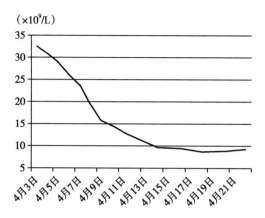

图 9-36　住院期间 WBC 变化情况

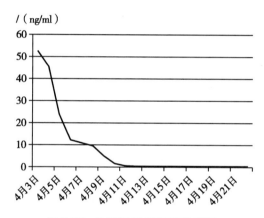

图 9-37　住院期间 PCT 变化情况

表 9-8　住院过程真菌检测结果

日期	真菌(1-3)-β-D 葡聚糖检测	曲霉半乳甘露聚糖监测
4 月 4 日	48.9pg/ml	<0.25μg/ml
4 月 9 日	108.8pg/ml	<0.25μg/ml
4 月 15 日	35.6pg/ml	<0.25μg/ml
4 月 19 日	33.5pg/ml	<0.25μg/ml

外科重症感染病例分析

表9-9　病原学培养结果

日期	培养	痰	结肠旁沟引流管	盆腔引流管	术中脓液
16/4	细菌培养				产气克雷伯菌
	厌氧菌培养				产气克雷伯菌
	真菌荧光镜检				念珠菌
	真菌培养				近平滑念珠菌
17/4	细菌培养	无菌生长	无菌生长	无菌生长	
	真菌荧光镜检	无菌生长	无菌生长	无菌生长	
	真菌培养	无菌生长	无菌生长	无菌生长	
19/4	细菌培养		无菌生长	无菌生长	
	真菌荧光镜检		无菌生长	无菌生长	
	真菌培养		无菌生长	无菌生长	

细菌计数(CFU/L)

1.1.1　产气肠杆菌 Enterobacter aerogenes

抗菌药物	KB	MIC	敏感度	抗菌药物	KB	MIC	敏感度
米诺环素Minocycline	17		S	厄他培南Ertapenem		≤0.12	S
哌拉西林/他唑巴坦Piperacillin/Tazobactam	32		I	头孢曲松Ceftriaxone		8	R
头孢他啶Ceftazidime	16		R	头孢吡肟Cefepime		≤0.12	S
头孢哌酮/舒巴坦Ceperazone/Sulbactam	≤8		S	亚胺培南Imipenem		1	S
美罗培南Meropenem	25		S	阿米卡星Amikacin		≤2	S
替加环素Tigecycline	1		S	左氧氟沙星Levofloxacin		1	I
复方磺胺甲噁唑Trimethoprim/Sulfa	≤20		S				

真菌培养

1.真菌培养：(E.C)　　　　　　　近平滑念珠菌
　　　　　　　　　　　　　　　生长

药敏结果：

抗菌药物	MIC折点范围		MIC值(mg/L)	敏感度
阿尼芬净AND	≤2	>2	0.5	S
米卡芬净 MF	≤2	>2	0.25	S
卡泊芬净 CAS	≤2	>2	0.25	S
氟胞嘧啶 FC	≤4	≥32	0.06	S
泊沙康唑 PZ			0.06	
伏立康唑 VOR	≤1	≥4	0.05	S
伊曲康唑IT	≤0.125	≥1	0.12	S
氟康唑FZ	≤8	≥64	1	S
两性霉素AB	≤1	>1	0.25	S

备注：S-敏感，SDD-剂量依赖性敏感，I-中介，R-耐药。

图9-38　术中脓液标本病原学及药敏结果

2．病例分析

（1）盆腹腔脓肿的临床表现和诊断：盆腹腔脓肿形成多由阴道菌群与子宫颈黏液屏障被破坏或手术造成盆腔环境改变，刺激病原菌增殖等原因导致，且是以厌氧菌为主的混合感染。临床表现为持续的腹痛或发热，可有下腹包块及局部压迫刺激症状；包块位于前方可出现膀胱刺激症状，如排尿困难、尿频，若引起膀胱肌炎还可有尿痛等；包块位于后方可有直肠刺激症状，若在腹膜外可致腹泻、里急后重感和排便困难。盆腔脓肿确诊首选 B 型超声检查，CT 及 MRI 检查较昂贵但准确率极高，其中 CT 可作为穿刺引导，安全性高且定位精准。

（2）盆腹腔脓肿的治疗

1）抗感染治疗：盆腔感染和脓肿经验性选择抗菌药物需覆盖可能的病原体，包括淋病奈瑟球菌、沙眼衣原体、支原体、厌氧菌和需氧菌等，在脓液培养中最常发现的是拟杆菌属的脆弱拟杆菌、大肠埃希菌等。根据药敏试验结果选择抗菌药物进行目标性抗感染治疗最为合理，但在获得实验室结果前需要给予经验性抗感染治疗。

2）手术治疗：对于抗感染效果不满意的盆腔脓肿可选择手术治疗。包括①经过抗生素静脉治疗 72 小时，体温持续不降，脓毒血症持续存在，或者盆腔脓肿增大患者；②脓肿破裂，出现腹痛加剧、高热、寒战、急腹症；③脓肿经过抗生素治疗症状好转，但包块仍然存在，已局限，可选择手术治疗。

患者在当地医院经验性抗感染 4 日后，仍有高热，转院后 CT 提示盆腔、腹腔感染并包裹，占位巨大，无论是超声还是 CT 定位下穿刺都困难。单纯抗感染治疗效果欠佳，全身脓毒症状明显，患者需要考虑手术清除感染灶。患者转院第 6 日在全身麻醉下行"剖腹探查＋盆腔粘连松解＋盆腔脓肿切开引流"术，术中可见子宫前方一直径约 10cm 大小脓肿。患者盆腹腔脓肿诊断明确。术后再结合抗感染治疗，治疗效果理想。患者连续两次盆腹腔手术史，病程长，广谱抗感染治疗超过 7 日，这些都是腹腔念珠菌感染的危险因素。根据《中国腹腔感染诊治指南（2019 年版）》，术后需要尽早启动腹腔念珠菌感染经验性治疗。

（二）抗感染方案分析与药学监护

1．抗感染方案分析　根据患者在当地医院的临床表现，感染指标（体温、白细胞、中性粒细胞百分比、降钙素原水平明显升高）、全腹 CT（提示盆腔积液，大量腹水）以及腹水常规，盆腹腔感染诊断明确。患者入院后给予哌拉西林／他唑巴坦 4.5g q.8h. 静脉滴注抗感染治疗。哌拉西林／他唑巴坦为 β- 内酰胺／酶抑制剂的复方制剂，可以覆盖常见革兰氏阴性杆菌和厌氧菌；广泛分布于组织体液（包括肠黏膜、胆囊、肺、女性生殖组织、肠液和胆汁）；该药物为时间依赖性抗菌药物，每日 3 次给药符合该药物的 PK/PD 特点。经验性药物的选择、给药剂量和给药频次都是合适的。考虑患者术中感染灶面积较大且感染指标较高，术后调整抗感染治疗方案为亚胺培南/西司他丁钠1g q.8h.联合卡泊芬净首剂70mg，维持50mg q.d.静脉滴注抗感染治疗。4月9日患者G试验108.8pg/ml，考虑患者盆腹腔感染以及二次腹腔大手术、入住ICU、中心静脉插管，具有念珠菌感染的高危因素，给予腹腔念珠菌感染经验性治疗。卡泊芬净可以覆盖常见的念珠菌（如白念珠菌、光滑念珠菌、季也蒙念珠菌、克柔念珠菌和葡萄牙念珠菌）并有较好的敏感性。对近平滑念珠菌，需要警惕卡泊芬净的高MIC值导致的"矛盾现象"。经过手术以及药物抗感染治疗，患者的感染体征及感染实验室指标明显好转。4月16日患者在术中脓液标本病原学检查为产气肠杆菌和近平滑念珠菌。患者的药敏报告单提示产气肠杆菌对头孢哌酮/舒巴坦（MIC≤8）和亚胺培南（MIC=1）均敏感。抗感染治疗方案降阶梯为头孢哌酮/舒巴坦3g q.12h.静脉滴注抗感染治疗是合适的。4月16日患者脓液标本培养的近平滑念珠菌药敏试验提示对卡泊芬净为敏感，考虑患者目前整体情况好转，暂不予调整抗真菌治疗方案。最后患者感染控制和好转并可顺利办理出院。

2. 药学监护要点

（1）疗效监护：疗效评估可以从临床症状、辅助检查及检验三方面进行。每日动态监测感染的各项指标，如根据患者体温、WBC、PCT、感染灶分泌物培养、症状和体征缓解进行判断。

（2）过敏反应：患者虽然无药物过敏史，但在使用哌拉西林/他唑巴坦、亚胺培南/西司他汀钠和头孢哌酮舒/巴坦期间，应该注意监护，是否有迟发型过敏反应发生。

（3）头孢哌酮/舒巴坦用药期间可能引起维生素K、维生素B族缺乏，导致低凝血酶原血症，建议用药期间补充维生素K，预防凝血功能障碍。

（郭瑞莲　梁　丹　陈燕涛）

病例六　耳源性脑脓肿并双侧脑室室管膜炎

（一）病例资料总结与分析

姓名：陈××	性别：女
年龄：9岁	身高：135cm
民族：汉族	体重：30kg
婚姻：未婚	入院时间：2019年4月16日

主诉：左颞叶脑脓肿抗感染治疗后3个月，复发四肢抽搐半小时。

现病史：患者于两个月前因头痛、发热，就诊于当地医院，行头颅 CT 检查提示"左颞叶脑脓肿"，行"脓肿钻孔引流术"，脓液细菌培养见"大肠埃希菌"，当时根据药敏给予头孢吡肟抗感染治疗后好转，复查 CT 示"未见明显脓肿腔"。1 个多月前患者因"慢性中耳炎"行"左侧乳突根治术"，1 周后无明显诱因突发高热，胡言乱语，伴四肢间断抽搐。查血常规显示白细胞明显升高，达 48.7×10^9/L，于当地医院就诊后考虑"脓毒血症"，给予"美罗培南"和"万古霉素"抗感染，但病情控制不佳，遂于 2016 年 4 月 8 日再次行"左侧颞叶脓肿钻孔引流术"，术后脑脊液细菌培养仍为"大肠埃希菌"，药敏试验提示"美罗培南"敏感，当地医院继续按原抗感染方案治疗，患者神志较前好转，体温也有下降，但左侧外耳道仍有流液，现为进一步治疗转院。

既往史：平素身体健康，否认外伤史，无任何食物、药物过敏史，否认输血史。

个人史：出生并生长于原籍，无疫水接触史。无吸烟及饮酒嗜好。无长期工业毒物、粉尘、放射性物质接触史。否认不洁性交史。

家族史：家族中无类似疾病成员。

既往用药史：头孢吡肟、万古霉素及美罗培南治疗颅内脓肿。

入院查体：体温 38.3℃，心率 102 次/min，呼吸 22 次/min，血压 14/8.4kPa（105/63mmHg）。神志清醒，精神差，对答切题，查体合作。胸廓对称无畸形，双下肺叩诊清音，听诊双肺呼吸音清，双下肺未闻及干湿啰音。心率 102 次/min，律齐，各瓣膜听诊区未闻病理性杂音。腹部平，未见胃肠型及蠕动波，腹壁静脉无曲张。腹肌软，全腹未触及明显包块，无压痛及反跳痛，肝肋下未扪及，Murphy 征阴性。脾肋下未扪及。双肾区无叩击痛。移动性浊音阴性。肠鸣音正常，5 次/min。外生殖器无异常。

专科情况：左颞枕部见两处缝合口，无红肿、渗出，愈合良好。左侧外耳道口见液体流出，同侧乳突有压痛。神志清楚，格拉斯哥昏迷量表评分（glasgow coma scale score，GCS）：E4V5M6=15 分，双侧瞳孔等大等圆，直径 3mm，对光反射灵敏，四肢肌力Ⅴ级，肌张力不高。病理征阴性，脑膜刺激征阴性，认知、情感等无异常。

辅助检查：头颅 MRI（当地医院）：①与 2016 年 3 月 15 日比较原颞叶类圆形脓腔现已明显缩小，原颞叶脓腔内侧方新出现两椭圆形脓腔（两腔相通），比原病灶更大，并双侧侧脑室室管膜炎；②左侧乳突小房感染、积脓可能。

入院诊断：①左颞叶耳源性脑脓肿；②双侧脑室室管膜炎；③脑积水；④左侧乳突炎。

1. 治疗过程及转归

（1）治疗过程：入院后辅助检查如下。

血常规：WBC $5.24×10^9/L$，NEUT 61.9%。

降钙素原：0.19ng/ml。

脑脊液生化：WBC $125×10^6/L$，葡萄糖 1.5mmol/L。

头颅 MRI 平扫 + 增强 + DWI（图 9-39）：①左侧顶叶侧脑室旁及左侧颞叶白质内多发病灶，结合病史，考虑为脓肿形成，其中左侧颞叶皮质下病灶合并出血，伴左侧顶叶、枕叶及颞叶大片脑实质水肿；②左侧颞骨呈术后改变，邻近右侧颞叶少许出血灶。

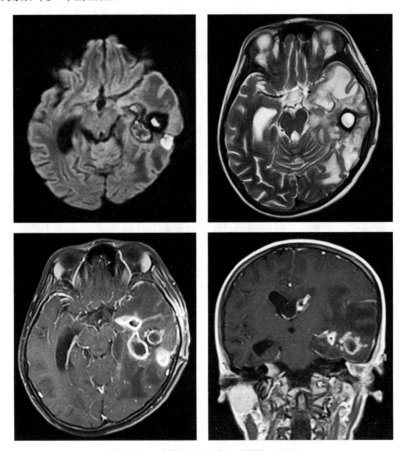

图 9-39　头颅 MRI 平扫 + 增强 + DWI

入院后即给予美罗培南 0.5g q.8h. 静脉滴注抗感染治疗，并行腰大池持续外引流，2016 年 4 月 20 日考虑患者持续外耳道流液，未能排除继发革兰氏阳性球菌感染可能，加用万古霉素 0.5g q.12h. 静脉控速输液 + 万古霉素 10mg q.12h. 鞘内注射（每次鞘内注射后夹闭引流管 1 小时再开放）。

2016 年 4 月 26 日考虑脑脊液 WBC 升高至 $370×10^6/L$，其余脑脊液指标改善不佳，调整美罗培南剂量为 1g q.8h. 静脉滴注，并加用阿米卡星注射液 1 万 U（10mg）q.d. 鞘内注射。脑脊液细胞和生化指标持续改善，影像学表现亦逐步好转。

2016 年 4 月 28 日复查头颅 MR（图 9-40）报告：左侧顶叶侧脑室旁及左侧颞叶白质内多发病灶，结合病史，考虑为脓肿形成，其中左侧颞叶皮质下病灶合并出血，伴左侧顶叶、枕叶及颞叶大片脑实质水肿，与 2016 年 4 月 19 日 MR 对比，脓肿及出血灶较前缩小。

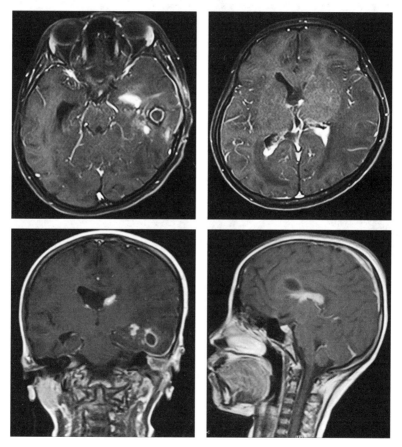

图 9-40　复查头颅 MR

2016 年 6 月 22 日更换腰大池引流管，继续持续腰大池脑脊液引流以及鞘内注射抗菌药物。近 3 周脑脊液葡萄糖持续较长时间正常，但细胞数仍维持在（100～150）×10^6/L 左右，考虑存在化学性脑膜炎可能，加用地塞米松鞘内注射。

2016 年 7 月 5 日脑脊液培养发现白念珠菌感染，加用氟康唑 0.2g q.d. 静脉滴注，其余抗感染方案同前。

2016 年 8 月 1 日脑脊液白细胞 $58×10^6$/L，红细胞 $0×10^6$/L，葡萄糖 2.8mmol/L，复查 MR（图 9-41）提示：未见新发感染病灶，脓肿壁及室管膜强化大部分消失。颅内感染病灶得到完全控制，脑脊液指标稳定，停止抗感染治疗，于 2016 年 8 月 3 日出院。

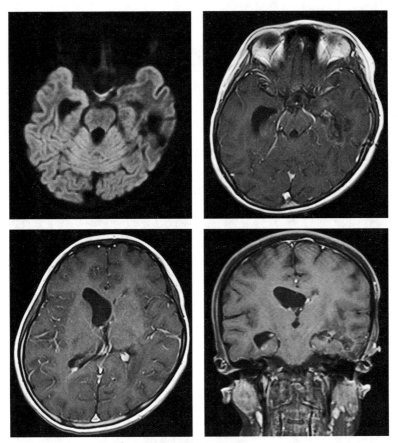

图 9-41　出院前头颅 MR（2016 年 8 月 1 日）

（2）治疗过程抗菌药物使用情况见图 9-42。

（3）治疗过程脑脊液细胞学及生化指标变化见表 9-10，脑脊液培养药敏结果见表 9-11。

2. 病例分析

（1）病因分析：脑脓肿是化脓性细菌侵入脑内所形成的脓腔，常见致病

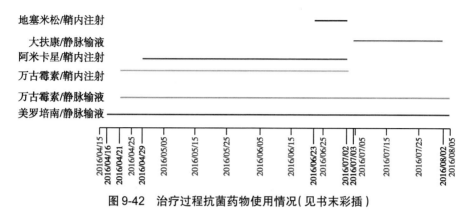

图9-42 治疗过程抗菌药物使用情况(见书末彩插)

菌为葡萄球菌、链球菌、肺炎克雷伯菌等,往往因感染途径不同,致病菌也有所不同。

感染途径包括①直接侵犯:颅内感染灶由邻近感染源蔓延而来,如中耳炎颅内病灶多位于颞叶,鼻窦炎颅内病灶多位于额叶;②血行播散:远隔部位脓肿(如肺炎、心内膜炎、牙周炎等),随血液播散到大脑动脉的分布区域,脓肿病灶常多发;③开放性颅脑损伤后感染灶的直接侵入。患者因"慢性中耳炎"行"左侧乳突根治术"1周后无明显诱因突发高热,胡言乱语,伴四肢间断抽搐,经检查发现为左侧颞叶脓肿,考虑脑脓肿为耳源性。

(2)病理分期:脑脓肿的发生发展一般经历以下三个阶段。①急性脑炎阶段。炎性细胞浸润,可见脓毒性小静脉炎或动脉炎,感染性栓子阻塞小血管,继而局部脑组织软化、坏死,出现多而小的液化区,周围脑组织水肿。②化脓性阶段。液化区相互沟通汇合、扩大,开始含少量脓液,周围为薄层不明显且不规则的炎性肉芽组织,邻近脑组织严重水肿及胶质细胞增生。③包膜形成阶段。脓腔外围的肉芽组织因血管周围结缔组织和神经胶质细胞增生逐渐形成脑脓肿的包膜,形成快慢不一,取决于炎症的性质、发展的快慢和机体的反应程度。

(3)临床表现:脑脓肿可有如下临床表现。①全身感染症状,如高热、寒战、头痛、四肢乏力。②神经系统症状。脑膜刺激征;癫痫;颅内高压症状,如头痛、恶心呕吐、视盘水肿;局灶的神经功能缺失,如失语、性格改变、偏瘫等,取决于脓肿部位;严重者脑疝可能。本例患者均有脑脓肿的全身感染表现和神经系统症状。

(4)脑脓肿的诊断:脑脓肿的诊断一般根据病史和临床表现综合判断,有中耳炎、口腔疾患、鼻窦炎或感染性心内膜炎病史者,需注意脑脓肿发生可能。以下辅助检查有助于临床诊断。

表 9-10 脑脊液细胞学及生化指标变化

项目名称	20/4	25/4	28/4	4/5	20/6	24/6	27/6	30/6	7/7	1/8	单位	参考范围
球蛋白	阴性	(++)	(+)	(+++)	(+)	(+)	(+)	(±)	(++)	阴性		阴性
红细胞	0	0	150	0	112	160	0	196	1 000	0	10^6/L	0
白细胞	125	370	611	574	108	70	49	40	178	58	10^6/L	0~15
葡萄糖	1.5	1.6	1.9	1.6	2.4	2.8	3.1	2.8	1.2	2.8	mmol/L	2.5~4.5
氯化物	120.5	122.4	121.2	119.8	123.5	124.8	124.0	122.3	120.3	125.6	mmol/L	117~129
蛋白	1.08	1.67	1.56	1.77	0.71	0.42	0.34	0.38	0.64	0.29	g/L	0.45~1.05

表 9-11 脑脊液培养药敏结果

项目名称	2016/7/5	2016/7/7	2016/7/11	2016/7/15	2016/7/16	2016/7/18	2016/7/20
真菌培养	白念珠菌						
真菌药敏							
氟康唑	敏感						
伏立康唑	敏感						
酮康唑							
咪康唑							
克霉唑							
制霉菌素							
特比萘芬							
伊曲康唑	敏感						
两性霉素	敏感						
细菌培养	无菌生长	有真菌生长	有真菌生长	有真菌生长	有真菌生长	无菌生长	无菌生长

1）实验室检查：血常规可见白细胞及中性粒细胞增多，脑脊液压力增大；急性脑炎阶段，白细胞及中性粒细胞增多，糖、氯化物降低；脓肿形成阶段，白细胞及中性粒细胞逐渐减少，糖恢复正常，蛋白增高。

2）头颅 CT：非脑脓肿的主要诊断，平扫下脓肿为低密度影，当脓肿壁形成时，强化可显影。CT 主要急诊明确脓肿的占位效应、有无脑疝等。

3）头颅 MRI：随着脓肿进展的时期不同，MRI 的信号亦有不同。包膜未形成时，常为边界不清的长 T_1 长 T_2 信号，占位效应明显。包膜形成完好时，边界清楚，T_1 信号为均匀的类圆形低信号或等信号影，T_2 高信号。增强可见环形、完整、厚度均一的壁。

（5）脑脓肿的治疗

1）抗感染治疗策略：①对细菌性脑脓肿，由于脑脓肿较高的潜在致残致命风险，需要尽早开始经验性抗感染治疗。脑脓肿常见的致病菌有金黄色葡萄球菌、链球菌、大肠埃希菌等，有时可能为混合致病菌感染。尽可能在用药前取得细菌学标本，推荐连续采集，增加阳性率。②选用杀菌剂和血脑屏障通透性好的抗菌药物，必要时联合用药。在未取得病原学证据前，一般采用广覆盖的联合用药方案。待细菌培养结果出来后再根据培养和药敏结果调整抗菌药物治疗方案。③抗菌药物需要高剂量，病情改善后血脑屏障通透性下降，不宜立即减量。

针对脑脓肿合并蛛网膜炎或室管膜炎的病例，可采取联合脑脊液引流置换和鞘内注射敏感抗生素。对于常规静脉注射抗生素和手术无法控制的脑脓肿，脑室内或腰大池注射给药是很好的选择。药物可不通过血脑屏障直接注射到脑脊液中达到很高的浓度，还可避免静脉注射引起的全身不良反应。

2）外科治疗：若是到中期和晚期，形成脓肿腔之后，并且在局部有压迫症状，建议进行手术切除治疗。若是脓肿腔在深部，建议进行微创手术将脓液抽出，然后进行抗生素针对性治疗，达到局部病灶消除的目的。

3）病因治疗：脑脓肿的治疗除了对脑部病变的处理外，还强调同步对病因进行治疗。

（二）抗感染方案分析与药学监护

1. 抗感染方案分析　患者为 9 岁儿童，体重 30kg，因头痛、发热在当地医院 CT 检查提示左颞叶脑脓肿，两次行"脓肿钻孔引流术"，脓液细菌培养见"大肠埃希菌"，先后给予头孢吡肟和美罗培南抗感染治疗后感染有所好转。转院后，实验室检查 PCT 0.19ng/ml，脑脊液 WBC 125×10^6/L，MR 提示脑脓肿形成。根据院外药敏结果，继续静脉给予美罗培南 0.5g q.8h. 联合万古霉素 0.5g q.12h. 以及万古霉素 10mg q.12h. 鞘内注射抗感染治疗。根据 2019 年《儿童社区获得性细菌性脑膜炎诊断与治疗专家共识》推荐，对大肠埃希菌引起的颅内感染，可以根据药敏结果选择敏感的抗菌药物，例如头孢曲松、头孢吡肟、美罗培南等。考虑到患者发病后治疗到转院已经 3 个月余，且在当地医院经过广谱抗革兰氏阴性菌治疗后病情出现反复，不能排除合并耐药阳性球菌（耐甲氧西林金黄色葡萄球菌、凝固酶阴性葡萄球菌或肠球菌属）感染，因此，患者转院后初始给予美罗培南联合万古霉素抗感染治疗，药物的选择是合适的。考虑脑室内抗生素的治疗剂量和间隔应保证脑脊液最低药物浓度为致病菌 MIC 的 10～20 倍，对儿童中枢神经系统感染，推荐美罗培南给予 40mg/kg q.8h. 的剂量方案，患者 30kg，建议给予美罗培南 120mg q.8h.（延长 3 小时输注）的剂量方案可能更为合适；推荐万古霉素 15mg/kg q.6h. 联合鞘内注射 5～20mg/d，并维持谷浓度在 15～20μg/ml。患者静脉给予美罗培南 0.5g q.8h. 和万古霉素 0.5g q.12h. 的剂量方案，存在剂量不足的可能性。

2016 年 4 月 26 日考虑患者脑脊液 WBC 升高至 $370×10^6/L$，生化指标改善不佳，增加阿米卡星 1 万 U（10mg）q.d. 鞘内注射抗感染治疗。根据 2019 年《儿童社区获得性细菌性脑膜炎诊断与治疗专家共识》推荐，针对大肠埃希菌，如果单用美罗培南效果不佳时可根据临床需要考虑添加氨基糖苷类抗菌药物。对中枢神经系统感染，根据指南推荐可给予阿米卡星鞘内注射 5～20mg/d。调整抗感染治疗方案后，患者脑脊液细胞、生化指标和影像学逐渐持续改善。

2016 年 7 月 5 日患者脑脊液培养到白念珠菌，临床加用静脉氟康唑 0.2g q.d. 抗真菌治疗。2016 年《美国感染病学会临床实践指南：念珠菌病的管理》推荐，对氟康唑敏感的分离菌株，推荐每日静脉或口服给予氟康唑 12mg/kg。患者给予静脉氟康唑 0.2g q.d.，需要注意存在剂量不足导致治疗失败的风险。

2. 药学监护

（1）疗效监护：患者开始抗感染治疗后，通过监测患者的血常规、降钙素原、脑脊液常规、影像学以及临床表现，对抗感染疗效进行评估，并根据细菌培养和药敏结果对抗感染治疗方案进行调整。

（2）输液反应：万古霉素快速大剂量静脉给药时，可由于组胺释放出现"红人综合征"，表现为颈根、上身、背、臂等处发红或麻刺感。因此，需要注意万古霉素的配置浓度和输注速度。推荐给药浓度为 5mg/ml，每次输注 1 小时以上。

（3）肾毒性和耳毒性：万古霉素和阿米卡星均有肾毒性；两者联合使用

增加肾毒性发生的风险,在治疗过程中应动态监测患者的肾功能情况变化。阿米卡星具有耳毒性,且通常不可逆,在治疗过程中进行听力功能的监测。为保证药物治疗的临床疗效,降低万古霉素和阿米卡星的肾毒性和耳毒性风险,应该对这两种药物进行血药浓度监测,并根据监测结果调整剂量。

(4)药物鞘内注射监护:每次2ml注射用水稀释进行鞘内注射,注射时用脑脊液反复稀释药液,边稀释边缓慢注入。每次脑室给药后,将引流管夹闭60分钟后再开放,以使药物在脑脊液中平衡分布。

(郑眉光 梁 丹 陈燕涛)

参 考 文 献

[1] 李玉,翟芳芝,都勇,等. 美罗培南在多种抗生素过敏患者中的应用探讨. 中华医院感染学杂志,2005,15(2):188-190.

[2] 乔海灵,赵永星,马统勋. 青霉素类抗生素过敏反应机制及诊断的新近研究进展. 国外医药(抗生素分册),2002,23(5):197-205.

[3] 刘晓东,谢思宁,菅凌燕,等. 替加环素不良反应的文献计量分析. 中国新药杂志,2017,26(19):2364-2368.

[4] 兰博,李佳,周甘平. 注射用头孢哌酮舒巴坦致急性凝血功能障碍分析. 中国药物警戒,2020,17(2):111-113,116.

[5] 彭小林,范亚新,张亮,等. 氨基糖苷类抗生素治疗药物浓度监测的研究进展. 中国感染与化疗杂志,2017,17(1):104-109.

[6] 张瑜,李新刚,杜鹏强,等. 万古霉素致重症药疹的药学监护与分析. 药品评价,2020,17(11):1-4.

[7] 中华医学会儿科学分会神经学组. 儿童社区获得性细菌性脑膜炎诊断与治疗专家共识. 中华儿科杂志,2019,57(8):584-591.

[8] 王明贵. 广泛耐药革兰阴性菌感染的实验诊断、抗菌治疗及医院感染控制:中国专家共识. 中国感染与化疗杂志,2017,17(1):82-93.

[9] ZHU LL, ZHOU Q. Optimal infusion rate in antimicrobial therapy explosion of evidence in the last five years. Infect Drug Resist. 2018 Aug 8;11:1105-1117.

[10] CHAIJAMORN W, RUNGKITWATTANAKUL D, PATTHARACHAYAKUL S, et al. Meropenem dosing recommendations for critically ill patients receiving continuous renal replacement therapy. J Crit Care. 2020 Dec;60:285-289.

[11] CUI N, CAI H, LI Z, et al. Tigecycline-induced coagulopathy: a literature review. Int J Clin Pharm. 2019 Dec;41(6):1408-1413.

[12] BENITEZ LL, CARVER PL. Adverse effects associated with long-term administration of azole antifungal agents. Drugs. 2019 Jun;79(8):833-853.

[13] WU Y, CHEN K, SHI Z, et al. A retrospective study on the incidence of seizures among

neurosurgical patients who treated with imipenem/cilastatin or meropenem. Curr Pharm Biotechnol. 2014；15（8）：685-90.

[14] YAMADA T，ISHIKAWA S，ISHIGURO N，et al. Evaluation of daptomycin-induced cellular membrane injury in skeletal muscle. Biol Pharm Bull. 2020 Sep 1；43（9）：1338-1345.

中英文名称对照索引

N

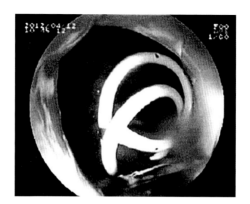

图 2-6　双支架置入

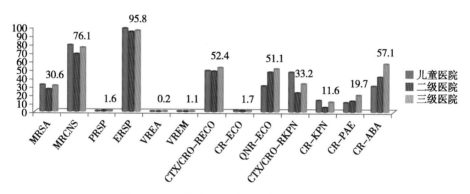

图 3-3　不同等级医院常见耐药细菌的检出率

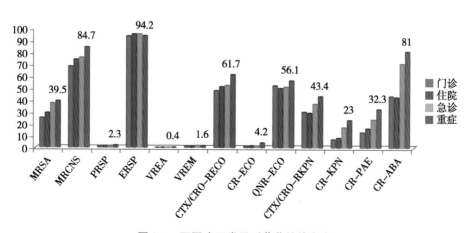

图 3-4　不同病区常见耐药菌的检出率

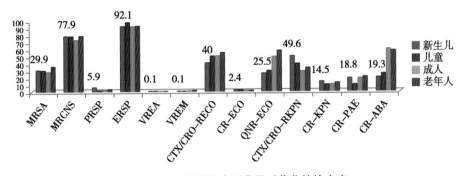

图 3-5　不同年龄段人群常见耐药菌的检出率

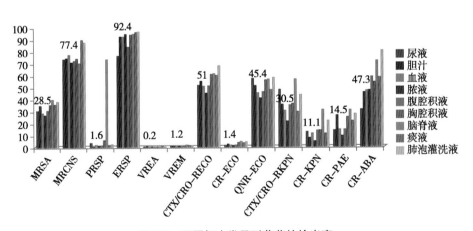

图 3-6　不同标本常见耐药菌的检出率

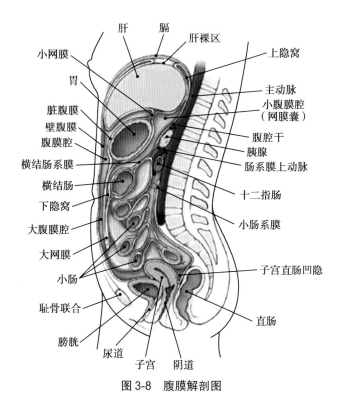

图 3-8　腹膜解剖图

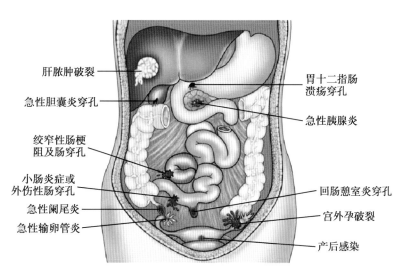

图 3-9　继发性腹膜炎的常见感染来源

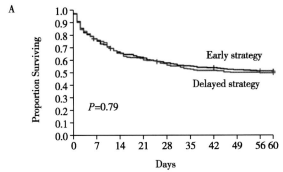

No. at Risk

Early strategy	311	241	207	194	179	172	167	161	158	157
Delayed strategy	308	239	204	191	178	165	161	156	156	155

NEJM

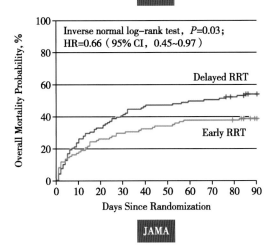

JAMA

图 3-10　两组研究的生存时间比较（文献原图引用）

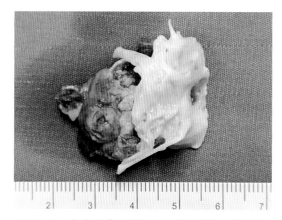

图 3-13　自体瓣膜感染性心内膜炎的赘生物形成

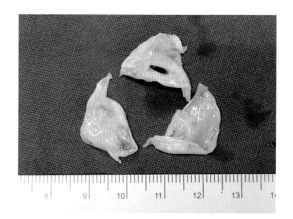

图 3-14　自体主动脉瓣感染性心内膜炎，瓣膜穿孔

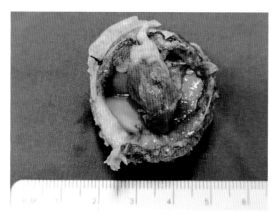

图 3-15　人工瓣膜感染性心内膜炎赘生物

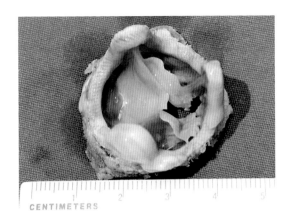

图 3-16　人工瓣膜感染性心内膜炎所致瓣膜穿孔

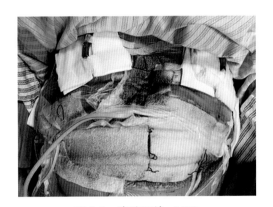

图 9-8　腹腔开放＋VSD

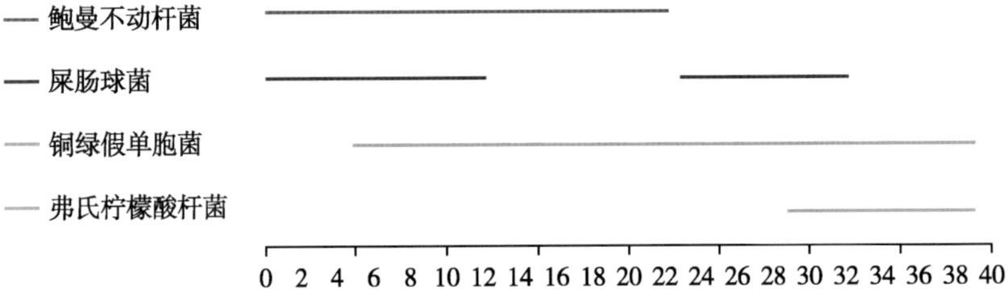

—— 鲍曼不动杆菌

—— 屎肠球菌

—— 铜绿假单胞菌

—— 弗氏柠檬酸杆菌

0　2　4　6　8　10　12　14　16　18　20　22　24　26　28　30　32　34　36　38　40

图 9-9　腹腔引流液标本病原学结果汇总

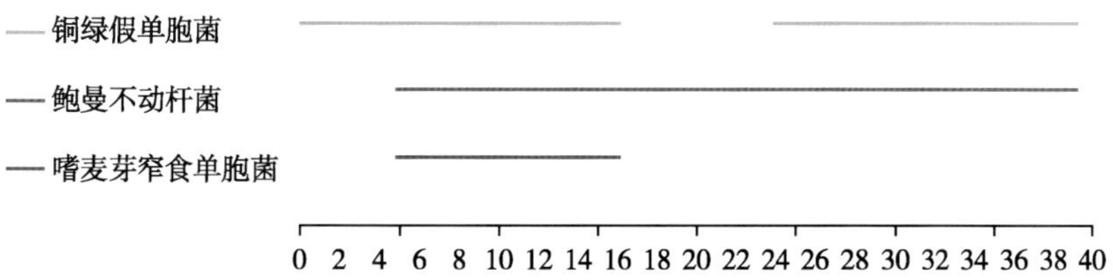

图 9-14　痰液标本病原学结果汇总

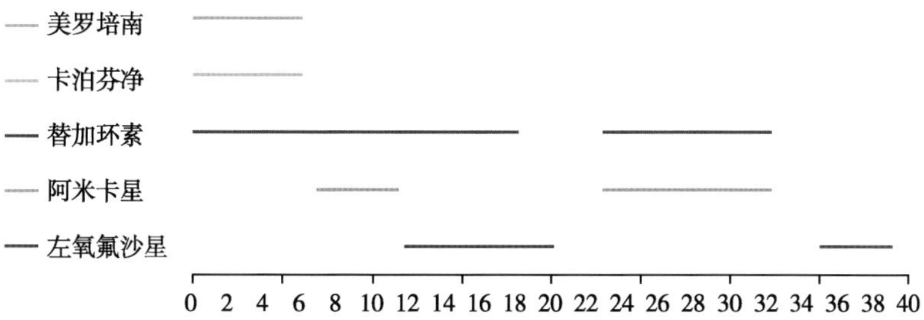

图 9-18　治疗过程抗菌药物治疗方案

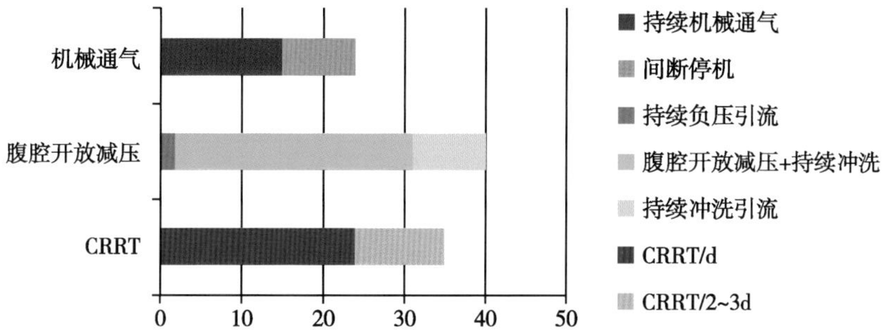

图 9-19　治疗期间主要治疗措施及其方案调整

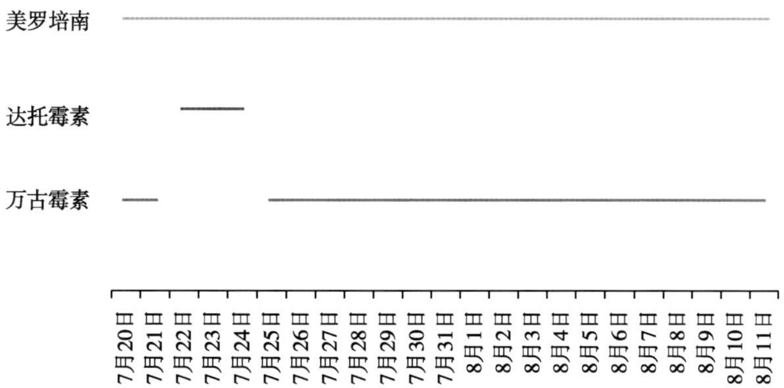

图 9-20　抗菌药物使用方案图

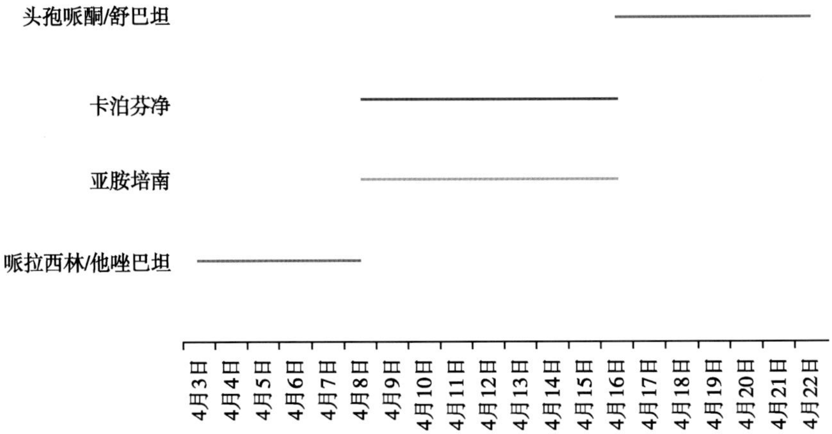

头孢哌酮/舒巴坦

卡泊芬净

亚胺培南

哌拉西林/他唑巴坦

4月3日 4月4日 4月5日 4月6日 4月7日 4月8日 4月9日 4月10日 4月11日 4月12日 4月13日 4月14日 4月15日 4月16日 4月17日 4月18日 4月19日 4月20日 4月21日 4月22日

图 9-34　住院过程抗感染药物治疗方案

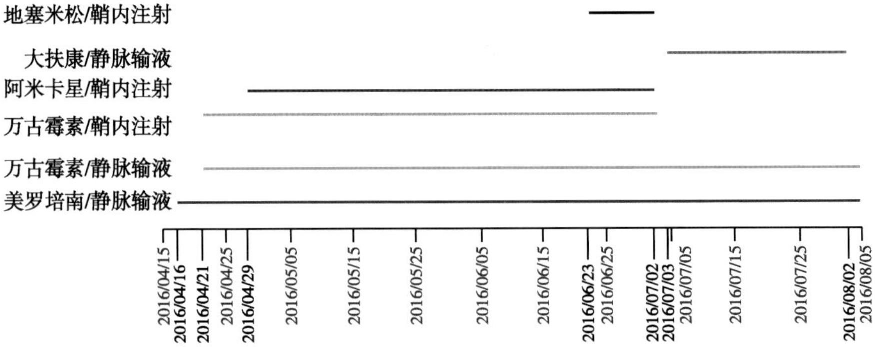

地塞米松/鞘内注射
大扶康/静脉输液
阿米卡星/鞘内注射
万古霉素/鞘内注射
万古霉素/静脉输液
美罗培南/静脉输液

2016/04/15 2016/04/16 2016/04/21 2016/04/25 2016/04/29 2016/05/05 2016/05/15 2016/05/25 2016/06/05 2016/06/15 2016/06/23 2016/06/25 2016/07/02 2016/07/03 2016/07/05 2016/07/15 2016/07/25 2016/08/02 2016/08/05

图 9-42　治疗过程抗菌药物使用情况